KB271755

● 약용식물학 이론 실무 및 약용식물관리사 자격시험의 지침서

NCS 국가직무능력표준에 따른 –

약용식물관리사

공동저자 ; 이호선, 김대건, 이경아, 이재성, 이정란, 김양숙, 김진규, 박기남, 지창원, 노성배

약용식물학 개론
약용식물학 각론
약용식물의 관리
약용식물의 활용
약용식물관련 법규

〈약용식물관리사 자격시험 예상문제〉

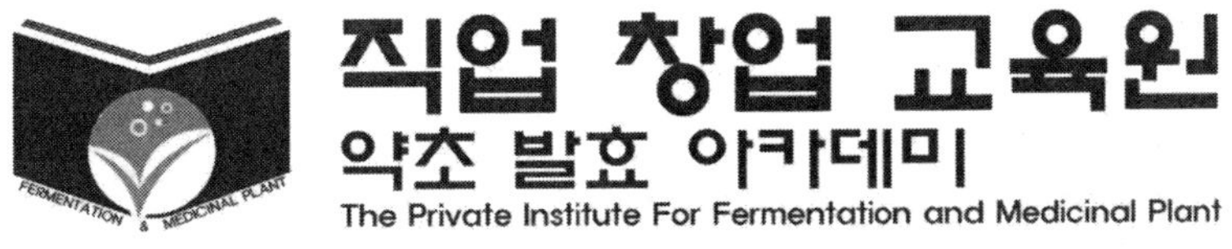

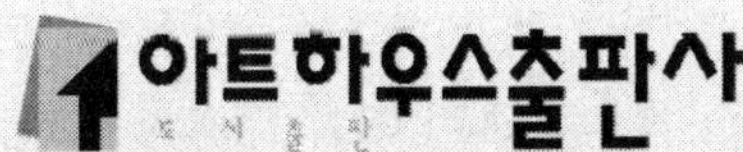

|공동저자 소개 |

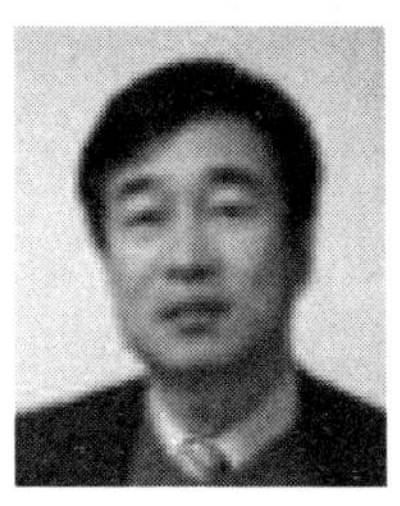

이 호 선
한의학 박사

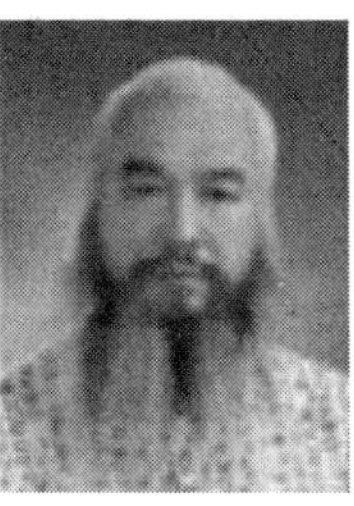

김 대 건
에이범 대학 교수

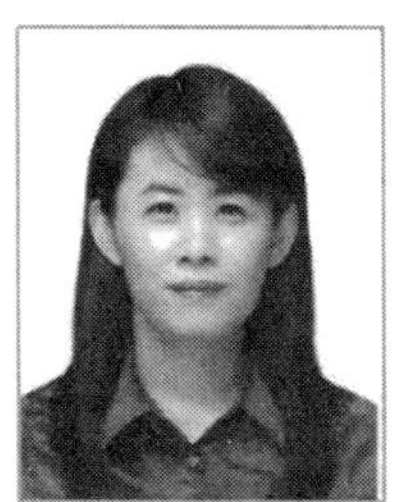

이 경 아
본원 원장

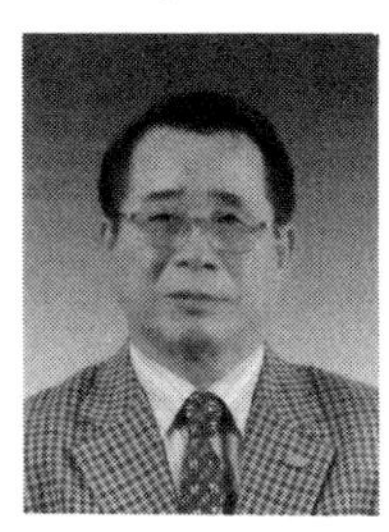

이 재 성
부산 원장

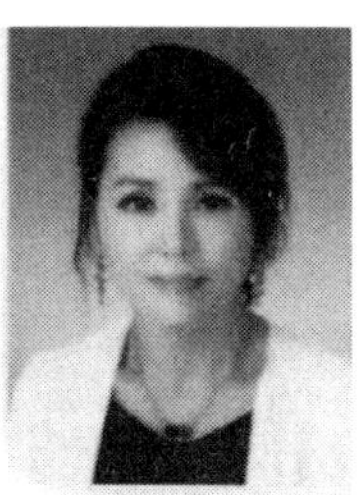

이 정 란
경기 원장

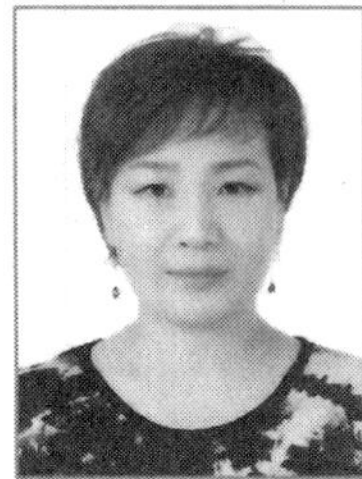

김 양 숙
수원 원장

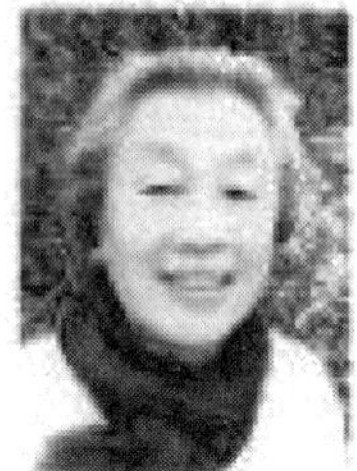

김 진 규
강원 원장

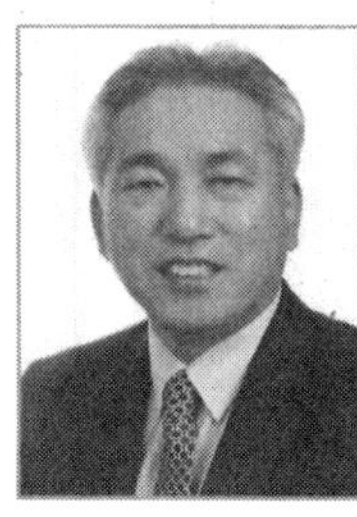

박 기 남
충북 원장

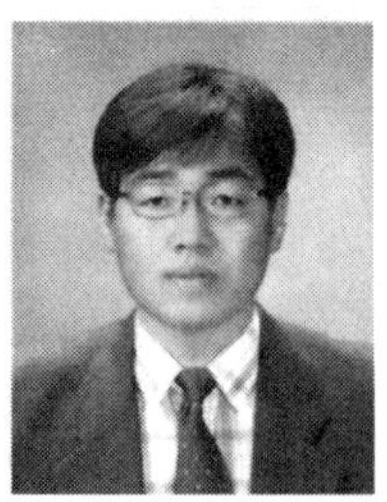

지 창 원
대전 원장

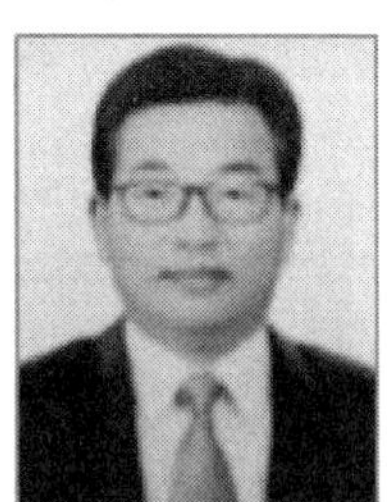

노 성 배
광주 원장

약용식물관리사

초판 발행일 ; 2010년 1월 10일   개정판 3쇄 발행일 ; 2021년 9월 10일

저자 : 이호선, 김대건, 이경아, 이재성, 이정란, 김양숙, 김진규, 박기남, 지창원, 노성배

발행인 : 채말녀
편집인 ; 김수경

출판사 : 아트하우스출판사

주 소 : 서울 성북구 동선동 3가 250-1
본 사 : TEL : 02)921-7836 FAX ; 02)928-7836
            E-mail ; bestdrq@empal.com

정 가 : 35,000원

ISBN; 978-89-93639-22-3 (13510)
copyright@2009 ARTHOUSE publishing Co.
 * 잘못 제본된 책은 교환해드립니다. * 내용을 무단, 복제 및 발췌하는 행위는 저작권법에 저촉

인간은 누구나 무병장수를 소망하며 건강을 제일의 가치로 생각하고 있으며 21세기의 유망한 직업군을 꼽으라면 단연 건강에 관한 분야일 것이다. 전 세계적으로 웰빙(Well-Being)붐과 로하스(Lohas)생활, 그리고 웰루킹(Well-Looking)패턴으로 건강증진을 위한 관련식품의 소비가 늘어나고 있는 추세이며 특히 기능성 농산물과 건강식품의 주도적 역할을 하고 있는 약용식물이야말로 이 시대의 최고의 화두며 이를 관리 연구하는 약용식물관련 자격증이야 말로 21C 웰빙 전문자격증이라고 할 수 있다.

수 천 년간의 경험을 바탕으로 우리의 건강을 지켜온 것이 우리의 산야에서 자라고 재배된 약초가 바로 그것이다. 더욱이 천연약용식물의 유효성분이 과학의 발달로 밝혀지고 있는 것은 상당히 고무적이다. 천연약용식물은 인체의 체질개선과 면역력의 강화, 혈류를 좋게 해주는 매우 우리와 가깝고 친숙한 식물들이다.

신종플루 발생, 노인인구의 급속한 증가로 약용식물의 수요는 늘어가고 있고 자연 약초를 수집 채취하는 전문 약초인의 수는 적어지고 과학적인 유기농 재배법 및 합리적 유통기술이 요구된다. 이러한 시점에서 관련 자격증의 필요성은 중요하다고 볼 수 있다.

약초를 취급 할 때의 마음가짐은 신유(神癒)의 자세로 임해야 효과를 볼 수 있음은 분명하다. "현재의 일을 쫓지 말고 먼저 앞서 나가 이끌고 일을 해야 발전이 있다." 라는 21세기 위원회의 지적처럼 우리 약초인의 도전은 무한한 가능성을 지닌다.

비룡득주(飛龍得珠)를 가슴에 새기며 이 좁은 땅에 안주하지 말고 세계적 약용식물전문가로 거듭 났으면 하는 바람이 있다.

근래 약용식물의 체계화가 되고 있고 일반화, 과학화, 표준화가 진행되고 있는 점은 무척 다행스럽다. 이 책은 NCS 국가직무능력표준 기반 식품가공 분야 등에도 많은 도움을 줄 것으로 생각하며 아울러 본 협회의 자격증을 취득 시에는 약용식품건강원 창업의 특전도 제공될 수 있다. 편집 및 교정을 보아준 아트하우스 출판부, 약용식물관리사 회원 여러분에게 고마움을 전한다.

공동 대표저자 이호선

Natural Medicinal Plant

Contents

제1과목 약용식물학 개론

제2과목 약용식물학 각론

제3과목 약용식물의 관리

제4과목 약용식물의 활용

제5과목 약용식물관련법규

Natural Medicinal Plant

| 이 책의 구성 |

본서는 약용식물학의 체계적이고 전반적인 내용을 약용식물 개론에서부터 약용식물의 관리, 약용식물의 활용 및 약용식물 법규에 이르기까지 종합적으로 다루었다.

* 본서는 본초학 등 약용식물학의 역사에서부터 약용식물의 활용, 약용식물관련 법규에 이르기까지 전반적인 내용을 상세하게 수록하여 학습과 자료로서 이용될 수 있도록 배려하였다.

* 약용식물관리사 자격시험의 밀기 및 실기의 적중 예상문제를 수록하여 이 책 한권으로 자격시험에 충실히 대비 할 수 있도록 하였다.

* 초보자에서부터 실무종사자에 이르기까지 필요로 하는 약용식물에 관한 지식을 폭넓게 수록하였으며 부록으로 식품공전과 증상별 약용식물처방 및 약용식물 컬러 도감을 첨부하여 쉽게 활용되도록 하였다.

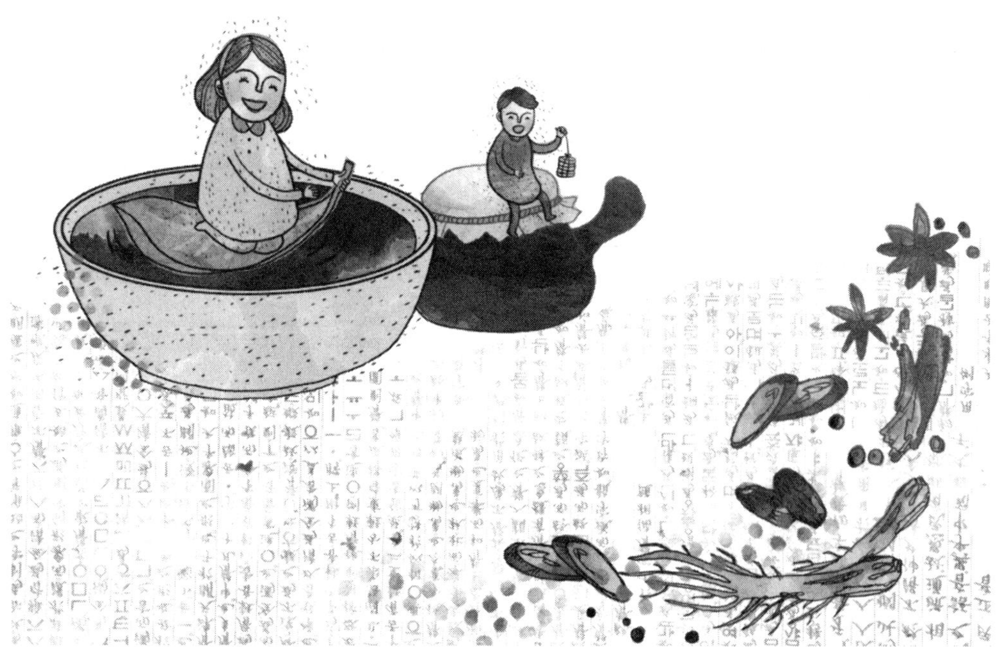

제1과목

1. 약용식물학 개론

Medicinal Plant Manager

제1장 약용식물학(藥用植物學)

제1절 약용식물학의 정의

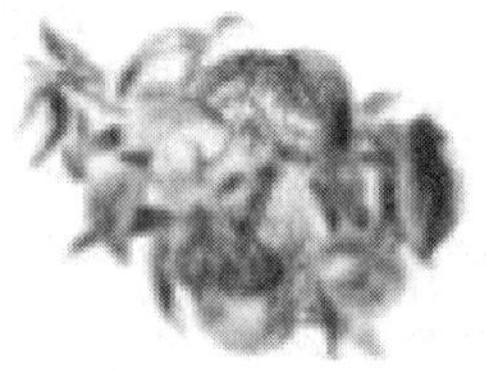

1. 약용식물학 정의 ＊＊＊

– 약용식물이라 함은 식물 중에서 전체 또는 그 일부분이 사람의 인체나 기타 동물의 생체에 대해 긍정적인 효과를 지니는 것, 긍정적인 효과를 지니고 있을 거라는 생각에서 사용되는 것, 또는 지금 약재로 쓰이고 있거나 건강관리 예방에 곧 이용이 가능한 것, **유효성분이 과학적으로 규명된 자원식물**이라고 정의할 수 있다.

– 약용식물학은 인간의 생활과 가장 밀접하게 관련을 맺고 있는 학문으로 직접 또는 간접적으로 의료의 목적으로 사용되는 자원식물들을 약학적 방법의 접근을 통해서 연구하는 학문이며 넓은 의미에서는 응용식물학의 한 분야라고 할 수 있다.

현재 세계적으로 약용자원식물로써 이용 가능한 것은 수 만종 이상에 이를 것으로 생각되며 이중 실제로 지금 사용되고 있는 것은 수천 종에 달한다. 그러나 우리나라에서 현재 사용되고 있는 재배 또는 야생 약제는 700여 종에 불과 하며 이중에서 재배가 중점적으로 되고 있는 것은 수 십 종 밖에 안 되는 실정이다. 약용식물의 세계화로 인하여 사차인치를 비롯하여 여러 나라로 부터 약용식물이 하루가 다르게 수입된다. 우리나라는 예로부터 서양의학이 들어오기 오래 전부터 주변의 약용자원식물을 적극 사용하여왔으며 조선시대에는 허준에 의하여 '동의보감' 이라는 훌륭한 의서를 출간하기에 이르렀다.

2. 대상 ＊＊＊

① 생약(生藥) – 약용식물을 비롯하여 동물 및 광물 등의 천연물질에서 채취한 것으로 사용하는 부위나 기관을 원형 그대로 사용하거나 또는 세척, 건조, 절단하거나 필요에 의해 가공을 하여 정제한 것을 말하며 한의학계에서는 생약을 한약(漢藥)이라고 한다.

② 민간약

③ 본초(本草)

④ 허브와 스파이스

☞ 허브

　　허브의 어원은 라틴어의 "푸른 풀"을 의미하는 Herba에서 비롯되었으며 "잎, 줄기와 뿌리 등이 식용, 약용에 쓰이거나 향기에 이용되는 식물의 총체" 라고 할 수 있다. 인류에게 허브식물은 꽃, 줄기, 잎, 뿌리, 씨앗 등이 약, 요리, 향료, 방향살균, 살충, 미용, 입욕제, 염료, 관상용 등으로 널리 사용되어왔다. 허브의 발상지는 지중해 연안지역으로 중동, 터키, 이집트, 그리스, 로마 등의 지역에서 옛날부터 허브가 이용되어 왔다. 허브는 우리인간과 밀접한 관계가 있어서 사람들의 생활 속에서 음식이나, 향기 몸의 컨디션조절을 위해 허브를 폭넓게 사용해 왔다.

☞ 주요 허브의 부위별 사용

꽃(flower)-쟈스민, 네롤리, 로즈, 일랑일랑
잎(leaves)-레몬그래스, 시트로밀라, 페티그레인
껍질(bark)-시나몬

나무(wood)-샌탈우드, 시더우드
뿌리(roots)-진저, 베티버
식물전체-제라늄, 라벤더, 로즈마리, 민트류
과일껍질-레몬, 라임, 만다린, 스위트오렌지

☞ 스파이스

　　향신료(香辛料)로서 음식에 풍미를 주어 식욕을 촉진시키는 식물성 물질. 영어로 스파이스(spice)라 하며, 스파이스라는 말의 어원은 후기 라틴어로 '약품' 이라는 뜻인데, 한국어의 '양념'에 해당된다. 향신료는 세계적으로 보았을 때 상상 이상의 중요성을 가지고 있었다. 'C.콜럼버스의 아메리카 대륙 발견, '바스코 다 가마' 가 아프리카 남단의 희망봉을 돌아 인도까지의 항로를 개발한 일, 마젤란의 세계일주 등의 목적의 하나는 스파이스, 즉 향신료를 구하기 위한 것이었으며 이를 계기로 유럽인들의 세계 식민지화가 시작된 것이다

제2절 약용식물학의 역사

---
1. 약용식물연구의 역사　　　　　　　　✳✳✳
---

① 식물학의 아버지 테오프라토스는 그의 저서 식물의 역사(BC300년, 500여종의 약용식물 총9권으로 구성)에서 유향, 후추 등 의약학적으로 성성과 용도를 기재하고 있나. 디오스코리테스(BC100년)는 그의 저서 'De Materia Media'에서 지중해연안과 인도 등에 이르는 각지의 식물을 대상으로 약용식물을 수집 효능, 저장, 산지, 성상 등을 기재. 라틴어, 아라비아어로 번역이

되어 15C 이상 유럽 및 중동의 최고의 약용식물 백과사전이 되었다.

② 오래 예전부터 인간은 병이 걸리게 되면 이를 치료하기 위하여 일상 주변에서 흔히 구 할 수 있는 것을 사용하였는데 대표적인 것이 바로 식물이다.

③ 예전부터 세계 각지에서는 전통적으로 약용식물을 이용하여 질병을 치료하였고 지금도 이용을 하고 있다. 인도에서는 현대에도 의료의 주체가 되고 있는 아유르베다 의학도 식물을 주제로 하는 다수의 천연물을 이용하여 질병을 치료하고 있다.

④ 이집트 초기 약학 및 의학은 주로 사원을 중심으로 발달하였으며 약학이외에도 모든 학문들이 사원의 승려들에 의해서 연구되고 교육되어 졌다.

⑤ 그리스 시기의 약용식물은 일찍이 이집트 및 메소포타미아의 문명의 영향을 받아 다시 로마 및 유럽으로 이동이 되었다.

⑥ 로마시대에는 로마가 유럽의 중심세력이지만 자연과학의 발전은 그리스 시대에 비해 발전하지 않은 반면 의학은 발전이 되어 Galenos는 그리스 시대와 비교해서 현저하게 많은 약을 사용, 병을 치료하였으며 그 중 유명한 복합처방제제인 Galenical preparations을 만들기도 하였다.

⑦ 중국에서는 기원전 3,000~2,000년경에 황제 중 한 사람인 염재(炎帝) 신농(神農)씨가 약용으로 쓸 수 있는 식물을 처음으로 발견 조사하여 많은 업적을 남겼다.

⑧ 우리나라의 약은 1280년에 나온 삼국유사에 의하면 신정시대의 환웅이 쑥과 마늘로서 곰과 호랑이를 인간으로 변하게 하기 위해 먹이로 주었다는 전설이 있다.

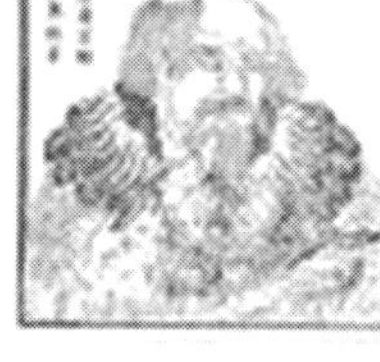

[염재(炎帝)] 신농

☞ 아유르베다(Ayurveda)

오랜 전통의 아유르베다(Ayurveda)는 Ayur 와 veda의 산스크리트 합성어이다. "나이를 늘려주는 학문" 이라는 뜻을 지니고 있다.
고대 힌두교도의 의술과 장수법으로 Ayurveda는 인도의 전통의학을 일컫는 말이며 우리의 한의학과 비슷한 면도 많이 지니고 있다고 볼 수 있다. 우리가 민간요법을 오래전부터 많이 사용하여 온 것처럼 인도에서도 아유르베다는 민간요법을 많이 포함하고 있다.

☞ 갈레노스(Claudius Galenos 129~199)

로마시대 대표적 의학자, 철학자, 식물학자이다. 유명한 '치료기술에 대하여' 를 저술했고 "좋은 식물성분으로 모든 질병을 치료할 수 있다." 라고 하는 실질적이며 구체적인 접근 방식을 시도한 의학자이다.

제3절 약용식물의 분포

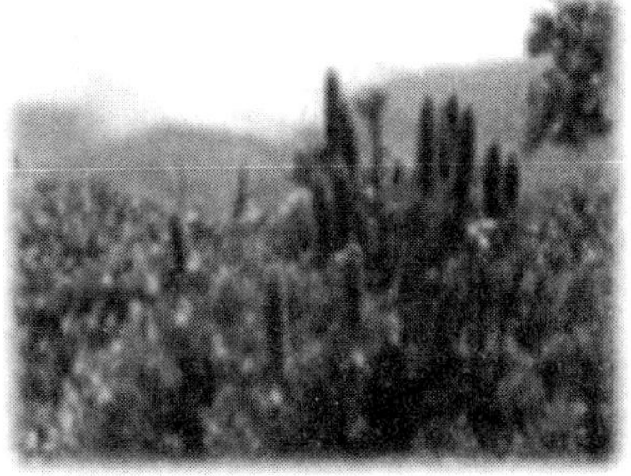

해발 고도와 위도의 증가에 따른 기후 조건과 토양 조건 등 환경조건의 변화에 따라 식물 군락은 분포한다. 식물은 대기, 토양, 햇빛, 온도, 수분 등의 무기적인 환경요인(대기, 토양, 햇빛, 온도, 수분)에 따라 분포지역이 정해진다.

1. 수직분포와 수평분포 ✻✻✻

① 고도에 따른 식물의 분포는 군락학적으로 수직분포와 수평분포로 구별해서 살펴볼 수 있다
② 수직분포 : 토지의 고도와 수심과의 관계로 본 생물의 생태적인 분포를 말함
③ 수평분포 : 온도와 강우량이 크게 작용을 하며 열대로부터 아열대, 온대, 아한대, 한대지역이 차례로 나타나고 있다.

2. 식물상 (Flora) ✻✻✻

특정 한 지역에 분포, 생육하고 있는 식물의 종류를 말하며, "플로러" 라고도 한다. 식생이 그 지역의 대표적인 식물로 특징을 나타낸 반면 식물상은 그 지역에 생육하는 모든 식물의 종명(種名)을 동정(同定)하여 표로 나타내고 있는 것을 말한다. 식물상에 관해서 자세한 기록 즉, 식물지를 가리키는 경우도 있다.
① 자생종 : 원래 그 지역의 식물 상에 속하는 종류 (예: 소나무, 진달래, 쑥 등)
② 귀화종 : 본래의 자생지로부터 사람에 의해서 다른 지역에 이동하여 그 곳에서 생존, 번식할 수 있게 된 것(예: 개망초, 토끼풀)
③ 고유종 : 자생종으로서 그 지역에 분포하여 다른 지역으로 분포를 확대하지 않은 종 (예 : 금강인가목, 금강초롱, 황칠나무, 미선나무 등)
④ 범존종 : 넓은 지역에 분포하는 종류로서 생활의 폭이 넓어서 번식력이 강한 특징이 있다. (예 : 부들, 좀개구리밥, 분홍바늘꽃 등)

3. 식물구계에 따른 분류　　　　　　　✳✳✳

　18C 린네가 확립한 생물군의 분류체계를 기초로 하여 과학으로서의 생물분류학의 기초가 이 때에 형성되었다. 이러한 바탕위에 Engler에 의해 19C에 식물구계가 결정되어서 식물상의 특성에 따라 세계 각 지역을 구분하였으며 이후 Good에 의해서 1964년에 6구 43소구로 수정 보완이 되었다.

(1) 구열대(舊熱帶)
　① 인도 식물구 : 자운영, 육두구, 백단향, 사목, 마전자나무, 소두구, 삼, 호황련 등
　② 말레이식물구 : 정향나무, 백단향, 육두구, 사목, 마전자나무, 소두구, 울금, 명감나무 등
　③ 열대아프리카식물구 : 인도사목, 스트로판치, 컬럼비 등

(2) 북대 (北帶)
　① 한대식물구 : 봉선화 등
　② 지중해연안구 : 벨라돈나, 콜히친, 해총 등
　③ 중앙아시아구 : 마황, 쑥, 감초 등
　④ 동아식물구 : 장미, 범의귀, 국화, 은행, 소나무, 목련 등
　⑤ 북미서안식물구(태평양지역) : 카스카라사그라다 등
　⑥ 북미동안지역(대서양지역) : 히드라스티스, 세네가 등

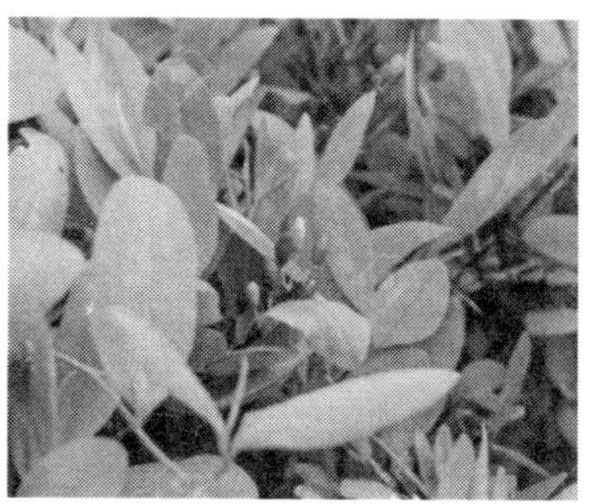

[코카잎]

(3) 신열대 (新熱帶)
　멕시코 이남의 아메리카, 남미의 끝은 제외한다.
　대표적 약용식물은 코카엽, 바닐라, 고구마, 코카, 마과 등이 있다.

(4) 남대 (南帶)
　오세아니아지방과 남미의 남단 끝 쪽(온대 식물구)
　대표적 약용식물은 코카, 유칼리나무 등

(5) 남아프리카대
　희망봉중심으로 온대식물구, 특이한 식물 상을 갖고 있다.
　대표적 약용식물은 각종 센나(차), 알로에 등

(6) 호주대 ; 노니, 유칼리나무

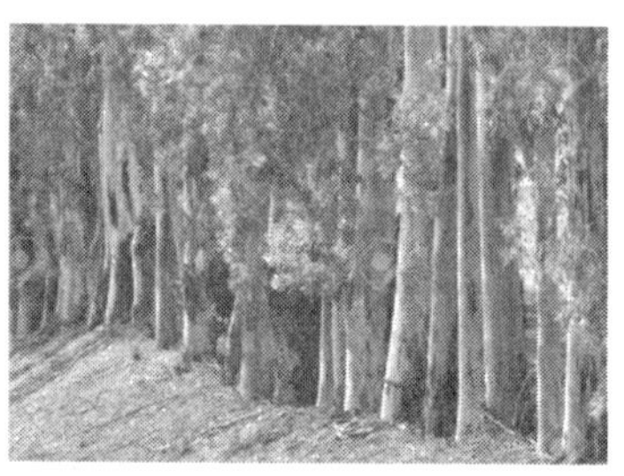

[유칼리나무]

4. 우리나라의 약용식물 분포　　　　✳✳✳

　　우리나라는 식물구계의 분포에 따라서 북대식물계의 동아식물구에 속하며 한대와 온대의 중간이며 지형과 기후변화가 많이 있고 식물도 풍부한 지역적 특징을 갖고 있다.

① 북부 : 황해도 장산곶과 원산만을 연결하는 선의 북쪽을 말하며 백두산 및 개마고원 같은 산악지대가 대부분이며 이곳에는 잣나무를 비롯하여 장군풀, 월귤, 삼지구엽초 및 노란만병초가 풍부하게 자생하고 있다.

② 중부 : 중부는 장산곶 및 원산만을 잇는 선의 남쪽과 태안반도와 영일만을 잇는 선의 북쪽 즉 그 사이를 말하며 동쪽에는 태백산맥이 있고 이곳에는 향나무, 주목, 노간주나무, 소나무가 군락으로 자생하며 서해안의 섬 지방엔 후박나무, 동백나무가 자생하고 그 외에 삼지구엽초, 미치광이풀, 매자나무, 시호, 당귀, 쥐오줌풀, 산수유, 오미자 등 다양하게 자생 또는 재배되고 있다.

③ 남부 : 남부는 태안반도와 영일만을 잇는 선의 남쪽 지방을 말하며 우리나라에서 식물의 분포가 가장 많은 **지리산**을 중심으로 덕유산, 가야산, 가지산 등이 있고 지리산에는 특산이 구상나무 외에 지리오갈피, 지리바꽃, 참당귀 등이 많이 자생하고 해안지방에는 동백나무, 사철나무, 굴거리나무, 차나무가 분포하고 이외에 진도에는 붓순나무, 거제도에는 팔손이나무 등이 자생하고 있다.

④ 울릉도; 옛날에는 일본 및 한국과 더불어 하나의 대륙이었다가 화산활동 때문에 생겨난 화산섬이다. 성인봉을 중심으로 자생하는 수목의 종류는 대략 표고 600m를 기준으로 하여 차이가 있으며 그 이하에서는 해류 중 난류의 영향을 받아 남부 지방에서 자생하는 식물인 후박, 사철, 동백나무 및 송악, 자금우, 순비기와 같은 식물이 자생하며, 그 이상에는 너도밤나무, 마가목, 섬대가 자생함, 울릉도는 위도면에서는 고위도에 위치하고 있으나 난류의 영향을 받아 남방계 식물이 많은 것이 특색이며 오랫동안 격리되어 진화함으로써 특산식물이 많으며 아직 연구는 되어 있지 않은 섬시호, 섬현삼, 섬노루귀 등이 있다[1].

⑤ 제주도 : 제주도는 홍적세, 아니면 3세기 말에 대륙과 분리된 것으로 추정되며 이전에는 일본의 큐우슈우와 연결되어 있었을 것으로 추정된다. 제주도는 난대구에 속하므로 난대요소가 많으며 우리나라 대륙보다는 일본의 큐우슈우 식물분포와 더욱 비슷함, 제주도는 크게 해안을 중심으로 한 식물대와 한라산을 중심으로 한 식물대로 나눌 수 있으며 해안식물군으로는 방기, 후박나무, 굴거리나무, 동백나무, 순비기나무, 한라돌쩌귀, 흑오미자 등을 들 수 있다.

---

1) 울릉도에는 121과 419속 944종이 분포 한다. (독도 31과 50속 69종)

제4절 약용식물학의 분류

1. 식물분류학　　　　　　　　　　　　　　❋ ❋ ❋

　　지구상에 존재하는 많은 식물군을 적절한 방법으로 사용하여 정리하고 명명하여 체계를 세우는 식물학의 한 분과이다. 식물을 명명, 기재하면서 성립된 학문으로 18C 린네(1707~1778) 이후부터 획기적인 발전을 하게 되었다. 린네는 '이명법' 이라는 방법을 사용하여서 식물계를 24개의 강(綱)으로 분류하고 정리하였다. 1940년부터는 염색체에 의한 세포학적인 특성과 생리, 생화학적인 특성 등도 식물분류의 기준이 될 수 있다는 것을 알게 되어서 실험분류학과 세포 분류학 등으로 불리는 새로운 분야가 개척되었다.

☞ 린네(1707 ~1778) 스웨덴의 식물학자

　　라틴 이름은 카롤루스 리나이우스(Carolus Linaeus). 룬트 · 웁살라대학교에서 의학을 공부하였으나, 다시 친구와 함께 생물학을 공부했으며, 졸업 전인 1724년에 식물학을 대강(代講)하였다. 1732년 연구보조금을 받아 라플란드로 식물을 채집하러 떠났으며, 이를 정리하여 좋은 성적으로 졸업하였다. 한때 영국 · 네덜란드로 건너가기도 했지만, 1738년 스톡홀름으로 돌아와 병원을 개업했고, 웁살라대학교 교수가 되었다. 그의 명성이 알려지면서 많은 학생들이 웁살라대학교로 모여들었으며, 1774년 강의 중에 뇌일혈로 쓰러져 후유증으로 4년 후에 죽었다. 그의 업적은 생물분류법의 기초를 확립한 것이다. 저서 《자연의 체계 Systema naturae》(10판, 1758)는 이명법(二名法)을 확립한 분류학의 보전(寶典)이다.

(1) 식물분류학의 연구방법

① 형태학 : 생존과 번식을 위한 기관인 줄기, 뿌리, 잎 등 관찰하고 연구하는 학문

② 해부학 : 관속의 배열과 형성층의 특색, 기공의 보호세포와 부세포의 배열상태 등을 연구하는 학문. 내부형태학

③ 발생학 : 개체의 발생 시 나타나는 대소아포의 발생, 수정현상, 배유, 배 및 종피의 발달 등을 기준으로 관찰하는 것

④ 화분학 : 꽃가루와 포자에 대하여 막의 형태, 극성, 대칭, 모양 및 크기 등을 연구하는 학문

⑤ 세포학 : 염색체수와 형태 및 암수분열 할 때의 결합상등을 연구하는 학문

⑥ 생리학 : 신진대사 체계 및 생화학적 경로에 대한 것을 연구하는 학문

⑦ 화학분류학 : 식물체에서 단백질을 추출하여 혈청반응으로서 유연관계를 규명하는 학문

⑧ 생물지리학 : 대륙분포의 과거와 현재의 차이를 연구하는 학문
⑨ 고생식물학 : 과거에 살았던 식물을 지사학적인 연구와 병행하여 연구하는 학문

2. 린네의 이명법　　　＊＊＊

린네가 1756년 발간한 "국제식물명명규약"에 따라서 식물명을 붙이는 방법으로 생물분류학에서 생물군의 분류기준을 종으로 하고 라틴어로 속명과 종명을 차례로 나타내는 학명표시법이다.

(1) 이명법의 규칙
① 속명과 종명은 라틴어를 쓰고 속명의 첫 글자는 대문자 종명의 첫 글자는 소문자를 사용한다.
② 종명의 다음에는 명명자의 이름을 쓰고 첫 글자는 대문자를 사용한다.
③ 필요에 의해서 명명자의 이름을 생략하거나 간단하게 첫 글자만 사용하기도 한다.
④ 속명과 종명의 글자체는 이탤릭체를 사용하며 사용할 수 없을 때에는 밑줄을 긋는다.

(2) 이명법의 예시

구　분	속　명	종　명	명명자의 이름
사　람	Homo	sapiens	Linne
개	Canis	familiaris	Linne

(3) 종의 정의
① 생물 분류단위의 기본이다.
② 생활이 비슷하고 자연 상태에서 교배가 가능하며 생식능력이 있어 자손을 낳을 수 있는 생물의 무리이다.

(4) 종의 분류
① 종은 분류학적으로 기본단위이다
② 종은 형태학적 및 다른 생물학적 형질이 닮은 개체의 집단이다.
③ 종은 다른 종과 명확한 차이가 있다.
④ 종은 지리적으로 정해진 분포역을 가지고 있다.
⑤ 종의 아래에는 아종(subspecies), 변종(variety), 품종(form) 등이 있으며 이는 유전자적인 정

도 또는 차이에 따라서 세분한 것이다. 종의 상위에는 속(genus), 과(family), 목(order), 강(class), 문(division)등이 있다.

⑥ 종의 분류순서 / 〈고려인삼〉을 예로 들어 보면 ⇨ [계] ───────[식 물 계]
　　　　　　　　　　　　　　　　　　　　　　　 [문] ───────[피자식물문]
　　　　　　　　　　　　　　　　　　　　　　　 [강] ───────[쌍자엽식물강]
　　　　　　　　　　　　　　　　　　　　　　　 [목] ───────[형 화 목]
　　　　　　　　　　　　　　　　　　　　　　　 [과] ───────[오 가 과]
　　　　　　　　　　　　　　　　　　　　　　　 [속] ───────[인 삼 속]
　　　　　　　　　　　　　　　　　　　　　　　 [종] ───────[고 려 인 삼]

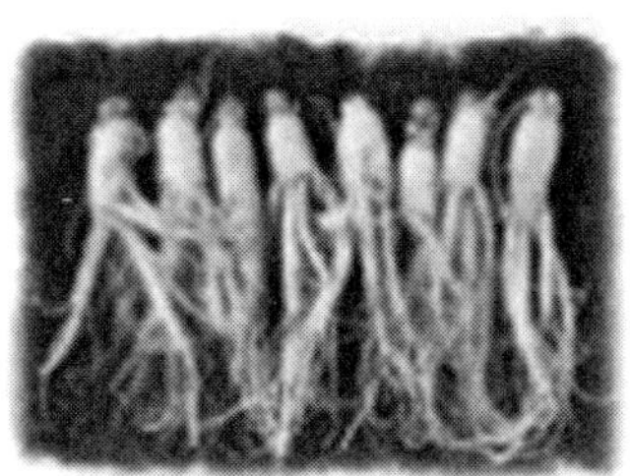

[고려인삼]

제2장 본초학(本草學)

제1절 본초학의 정의

---

1. 본초의 의미　　　　　　　　　　　　　　　　＊＊＊

---

(1) 본초명칭의 기원

　본초라는 문자가 처음으로 문헌에 기재된 것은 반고(32~92)의 저서 〈한서〉에서 "본초석지한온(本草石之寒溫)"이라 한 것이 본초명칭의 기원이다.

(2) 본초의 개념

　본초의 개념은 전한 무제이후 성제에 이르는 100년 사이에 성립되었다. 의술과 함께 취급되어 오던 본초가 후세가 와서는 약품에 관한 서적을 대신하여 부르게 되었다. 즉, 천연약물을 말하며, 특히 초근목피(草根木皮)를 근본으로 사용하였기 때문에 본초라고 한 것이다. 본초라는 말을 쓴 것은 약 중에서 풀 종류가 제일 많기 때문이며, 나무의 뿌리인 본(本)과 풀과 나무의 잎인 초(草)가 모여 성립되었다. 현재 문헌상의 한약재는 약 6,000여종이며 이 중 500여종이 사용되고 있다. 이 500여종의 85% 이상이 식물이며 나머지 15% 가까이가 동물, 광물로 구성되어 있다.

☞ 실제로 처방에 사용되는 본초의 수는 200 ~ 300종이다. 결론적으로 본초는 "자연에서 얻어지며 동양의학과 밀접한 관계를 맺고 있다. 즉 인간의 치병(治病)을 위해서 원형대로 건조하거나, 간단히 가공하여 치료제로 사용되는 약용천연산물을 말한다.

2. 본초학의 정의　　　　✳✳✳

(1) 좁은 의미의 본초학

질병치료를 위해 식물, 동물, 광물계에서 얻는 천연약물, 약용으로 쓰이는 식물의 전초(全草), 근(根), 목(木), 피(皮), 과실(果實), 종자(種子)등을 일컬을 때 정의이다.

(2) 넓은 의미의 본초학

약용으로 쓰이는 식물, 광물, 동물에 대한 연구뿐만 아니라 이와 관련된 약용식물재배학, 약용으로 쓰이는 약물의 감정 및 감별, 약물의 보관과 저장 나아가 약물의 효능과 작용기전 및 임상 약리작용을 연구하는 분야도 포함하는 정의이다.

(3) 본초학의 3가지 의미

① 한의학 약에는 식물의 꽃, 잎, 씨앗, 줄기, 뿌리와 동물의 부위별 혹은 전체를 사용하기도 하며 광물 등에서 기원한 것이 있는 데 그 중에서 식물에서 기원하는 한의학약이 가장 많기 때문에 한의학에서 쓰이는 약을 본초학이라고 한다.

② 한의학약인 〈신농본초경(神農本草經)〉, 〈본초강목(本草綱目)〉을 생략해서 본초학이라 부르기도 한다.

③ 인체의 질병치료에 사용되고 있는 산물을 원형 그대로 건조하거나 또는 이것을 간단히 가공하여 치료제로 사용하는 것을 본초라 하며, 본초에 대한 개념과 치료 효과의 기전을 연구하는 학문을 본초학이라 한다.

☞ 본초는 한약재라는 의미 이외에도 전통적인 본초 서적을 의미할 때도 사용된다. – 신수본초(新修本草), 증류본초(證類本草)

☞ 서양의 유사 본초학– 가훈 파피루스(The Kahun Papyrus BC 2000)식물연구 등에 나타난다.

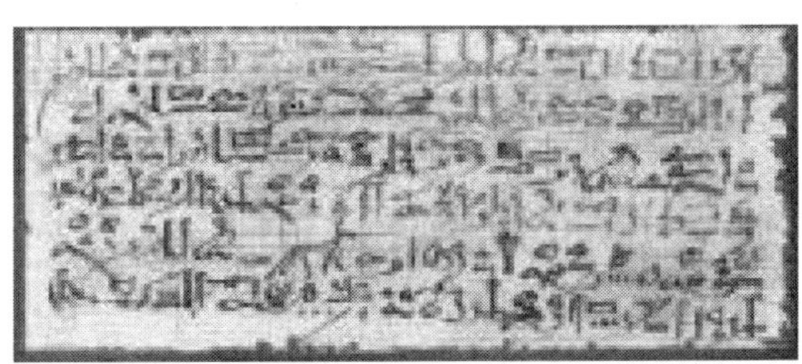

[가훈 파피루스(The Kahun Papyrus)]

☞ 〈식물의 역사〉 기원전 300년 식물학의 아버지라 불리는 테오프라토스가 쓴 총5권으로 된 500여종의 약용식물에 관한 저서이다.

제2절 본초학의 역사

1. 중국의 본초학   ✳✳✳

<중국 본초학의 발달과정>

<제1기>		<제2기>		<제3기>		<제4기>
전본 초기	→	본초의 초창기	→	본초의 최성기	→	약리설 주체
(先奏時代)		(漢晋時代)		(도홍경~증류본초)		(金元이후 시대)

(1) 춘추시대 이전

은나라의 수도인 은허에서 출토된 갑골문의 자료를 보면 은나라 당시의 사람들이 인체표면 구조에 관하여 상당한 인식이 있었음을 알 수 있는 데, 수(首), 면(面), 이(耳), 목(目), 비(鼻), 설(舌) 등의 부위는 지금까지 사용되고 있다. 산해경에 의하면 이 시기에 질병에 관한 인식은 상당히 진보하였는데 산해경에는 역질(疫疾) 등 28종의 질병에 대한 명칭이 있다. 이외에도 주나라의 관제를 보면 의사(醫師)라는 관직이 나오는데, 의사는 당시의 의료에 관련된 모든 일들을 처리하던 담당자였으며 당시에 이미 식의(食醫) 등의 분과체계가 있었다.

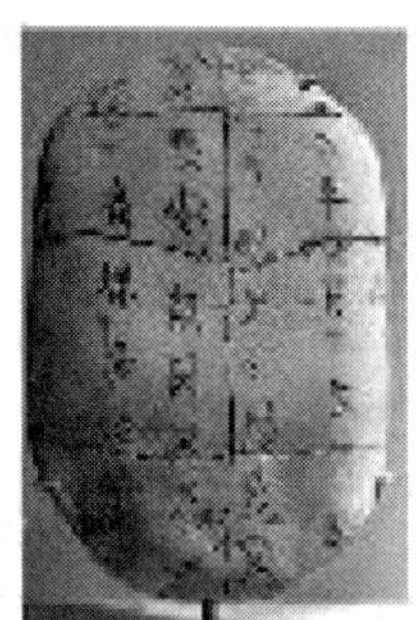

[갑골문]

(2) 춘추시대

전국시대는 사회, 경제, 문화의 발전과 전업의의 출현으로 말미암아 의학의 지식이 비약적으로 발전하였는데 첫째 진료방법에 있어서는 사기의 편작열전에 "절맥(切脈), 망색(望色), 청성(聽聲), 언병지소재(言病之所在)" 등의 구절이 있는데 이는 후세의 진료방법인 사진법이 이때에 이미 기본을 갖추고 있음을 설명해 주는 것이다.

약물요법에 있어서는 약물 중에 보통 먹을 수 있는 오곡과 환자를 보양하는 보통 약과 병을 공격하는 독약이 있음을 설명하였고 오기(五氣), 오미(五味)로서 약물의 작용을 추론하기 시작하였다 이것으로 볼 때 약물요법에서도 이론적인 발전을 시작한 시기였다.

(3) 漢晉(한.진)시대

화타, 이귀지, 오보 등이 약용식물학 발전에 기여하였다. 이시기에는 황제내경(黃帝內經)이 저술되고 본초라는 용어가 한의학의 약물지식을 총괄하는 의미로 처음 사용되기 시작하였고 도교에서 중시하던 양생술(養生術)이 지속적으로 발전되던 시기이다.

☞ 황제내경(黃帝內經) - 중국의 가장 오래된 의학서

내경(內經)이라고도 하며, 의학오경(醫學五經)의 하나이다. 중국 신화의 인물인 황제와 그의 신하이며 천하의 명의인 기백(岐伯)과의 의술에 관한 토론을 기록한 것이라 하나 사실은 진한(秦漢)시대에 황제의 이름에 가탁(假託)하여 저작한 것 같다. 이 책은 원래 18권으로 전반 9권은 소문(素問), 후반 9권은 영추(靈樞)로 구분된다.

소문은 천인합일설(天人合一說)·음양오행설(陰陽五行說) 등 자연학에 입각한 병리학설을 주로 하고 실제치료에 대한 기록은 적다. 영추는 침구(鍼灸)와 도인(導引) 등 물리요법을 상술하고 있으며, 약물요법에 대하여는 별로 언급이 없다. 현존하는 내경으로는 당(唐)나라의 왕빙(王氷)이 주석(注釋)을 가한 24권본이 있으며, 이보다 앞서 수(隋)나라의 양상선(楊上善)이 편집한 《황제내경태소(黃帝內經太素)》 30권이 있었으나 소실되고 전해지지 않는다.

☞ 신농본초경(神農本草經)

후한시대 장홍경이 BC250년경 집성 편찬한 모든 본초학의 기초로서 동양에서 현존하는 가장 오래된 본초 서적이다. 그 원전에 대한 고증은 알 길이 없다. 365종의 약물이 상, 중, 하품으로 구별되어 수록되어 있다. 동양에서 본초의 창시자로 알려져 있는 신농씨가 신농본초경에 그 이름이 기재되어 있다.

양나라의 도홍경이 편찬한 〈신농본초경집주〉, 오씨의〈신농본초경〉, 송나라의 〈증류본초〉등의 역대 본초서의 내용을 통하여 신농본초경의 이름이 보전되어 왔다. 현재까지 여러 종류의 복원본이 만들어졌다. 마황의 천식치료, 련실의 구충작용, 대황의 사하작용 등 많은 내용들이 오늘날에 와서도 과학적으로 입증되고 있다.

☞ 신농씨(神農氏)

《제왕세기(帝王世紀)》 등에 의하면, 신농씨의 성은 강(姜)이며 신농씨는 화덕(火德)을 가지고 있었기 때문에 염제(炎帝)라 하였는데, 나무를 잘라 구부려서 뇌사(耒耜:호미 같은 농구)를 만들어 백성에게 농경을 가르쳤으며, 백초(百草)를 맛보아 약초를 찾아내 치병(治病)하였고, 오현금(五絃琴)을 만들었으며, 팔괘(八卦)를 겹쳐 육십사효(六十四爻)의 점(占)을 보는 점술을 고안해냈고, 저자(시장)를 세워 백성들에게 교역을 가르쳤다고 한다. 즉 그는 중국의 농업 ·의약 ·

음악 · 점서(占筮) · 경제의 조신(祖神)이며, 중국문화의 원천으로 알려져 있다. 역경, 회남자, 수신기, 사기 등에 기록된 전설상의 인물로 예전 한약방에 가면 그의 뜻을 기리기 위해 초상화 한두 편쯤은 보았을 것이다.

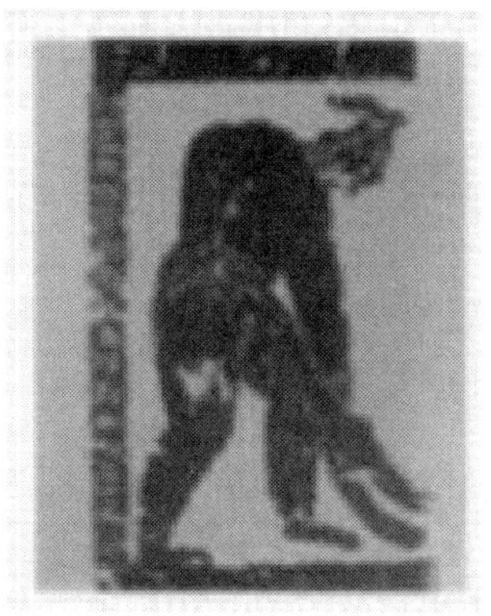

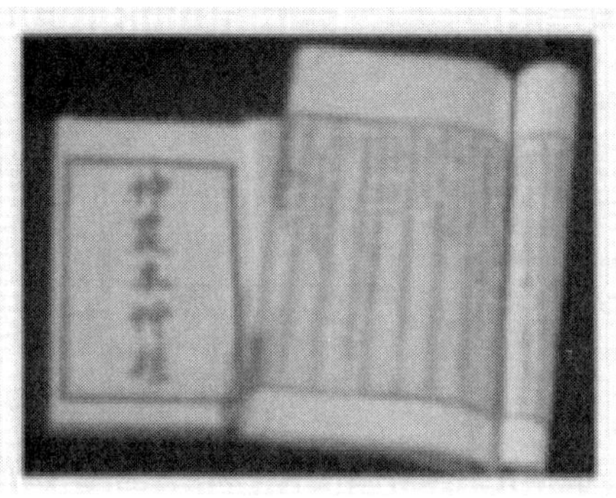

〈동한시기 무량사 신농씨상〉   〈신농본초경〉

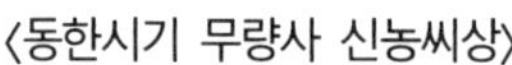

☞ 화타(華佗)

한말(漢末)의 전설적인 명의(名醫)로, 외과에 특히 뛰어나 중국에서는 지금까지도 '외과의 비조(鼻祖)'로 통한다. 그러나 외과뿐 아니라 내과 · 부인과 · 소아과 · 침구 등 의료 전반에 두루 통하였고, 특히 치료법이 다양하면서도 처방이 간단한 것으로 유명하다.

그러나 화타가 널리 알려진 것은 외과 수술 때문인데, 마비산(麻沸散)을 사용해 환자를 전신마취시킨 뒤 위장 절제수술을 해 4~5일 만에 완치시켰다고 한다. 화타와 관련된 전설적인 이야기는 이 외에도 여러 가지가 있다.

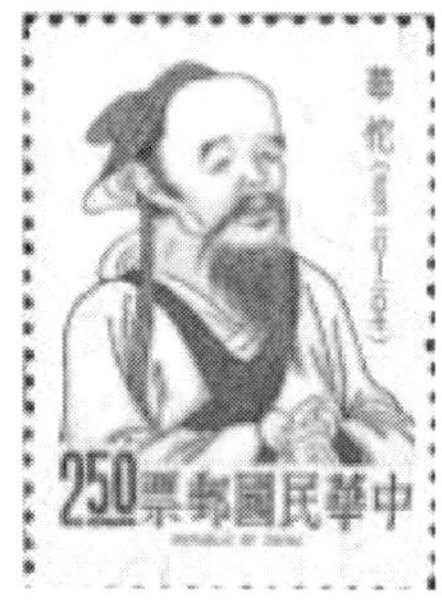

[화타(華佗)]

(4) 6C 양(梁)나라 : 본초경집주(本草經集註)

중국 남조 양(梁)나라의 학자 도홍경(陶弘景)(AD456~536)이 중국 본초경(本草經)과 명의 별록(名醫別錄)의 내용을 편집한 저서로 약물 730종이 수록되어 있다. 옥석(玉石), 초(草), 과채(果菜), 충수(蟲獸) 등의 자연적인 기원에 의하여 분류함으로써 본초학에 있어 약물의 자연분류법의 효시가 되었다. 이 방법은 후세의 증류본초, 본초강목 등에서 효과적인 방법으로 사용되었다. 약물의 채취시기, 저장, 보관, 진위감별, 포제방법, 제약규범 등에 대한 설명이 일관적으로 서술되어 있어 본초학사상 중요한 위치를 점하고 있다.

(5) 7C 당(唐)나라

본초학 저서가 약 30여종 저술되었다. 중요한 저서로는 신수본초가 있다. 신수본초는 당나라 고종(659) 때 이적 외 20인이 편찬한 저서로, 약물 884종에 관한 사항을 기재하고, 전국 각지의 약재 표본 그림을 수집하여 편찬된 것으로, 여기에서 처음으로 서역의 여러 가지 약재가 소개되었다.

신수본초는 국가가 반포한 최초의 약전으로, 세계 최초의 약전이라 할 수 있으며 동.식물, 광물의 그림도 실렸다. 개방정책을 취하여 서북육로(西北陸路)와 동남해로(東南海路)가 주요한 교통 노선이 되어 조선(고구려)´ 일본, 인도´ 파키스탄´ 아프가니스탄´ 이란´ 아랍 등 여러 국가나 지역과 정치´ 경제적으로 광범하게 교류하였고 사절이나 상인들의 왕래가 빈번하였다. 대외적으로 교류하는 가운데 의학을 포함한 문화적인 교류가 촉진되었다.

(6) 북송(北宋)시대

서기 960 ~ 1127년(남송시대 : 1127 ~ 1179)에 걸친 시기로 세계3대 발명품인 화약, 나침반, 인쇄술을 만든 시기로 본초학에 관련된 서적도 많았다.

① 개보상정본초(開寶詳定本草),개보중정본초(開寶重定本草).고대의 의서들을 정리하여 재발간한 본초서적이다.

② 증류본초(證類本草) ; 경류증류비급본초를 국가에서 몇 차례에 걸쳐 수정작업을 하여 경사증류대관본초, 정화 신수경사증류비용본초 등을 출판하게 되는 데 후세에 와서 이 두 서적을 통칭하여 증류 본초라고 부른다. 이 책은 송이전의 본초학의 성과를 집대성한 본초서로서 많은 고대 명저들의 정화가 유지되어 있으며 초기 문헌들의 내용이 충실히 보존하고 있어 본초강목이 출판되기 이전에 널리 사용되었던 대형 본초서이다. 본초학을 연구하는 데 중요한 참고 서적이다.

우리나라 조선시대 본초 교과서로도 사용되어서 허준 선생의 동의보감에도 자주 인용되었던 책이다. 역사적으로도 중요한 문헌사적 의의를 가진다.

(7) 명(明)나라

① 본초품회정요(本草品彙精要)

유문태 등이 왕명에 의해서 편찬한 본초서이다. 내용이 간단명료하며 상당히 정확하다

국가에서 편찬한 두 번째 본초서이다. (첫 번째는 신수본초)

② 본초강목(本草綱目)

제가(諸家)중 마지막으로 집대성한 본초학서로 이시진이 편찬한 것이다. 처음으로 동.식물, 광물로 분류 역대 제가들이 수록한 약종보다 374종의 신약이 증약 되었고 처방 8,160종이 실렸다. 증류본초를 근간으로 하고 백가(百家)의 본초서 약 800여종을 참고하고 실지조사연구를 통하여 진위를 감별한 52권으로 편찬한 본초서이다. 출판 후 300여년에 걸쳐 수차례 편찬되었으며, 영국, 일본, 독일, 프랑스, 러시아 등에 번역본이 출판되어 세계적인 본초서가 되었다.

☞ 이시진(李時珍)〈1518~1593〉

후베이성[湖北省] 치춘[蘄春] 출생. 할아버지와 아버지가 의사였으며, 박물학적인 흥미는 아버지의 영향을 받은 바가 크다. 민간에 있으면서 의업(醫業)에 종사하는 한편, 35세에 약물의 기준서(基準書)를 집대성하는 일에 착수하여 생전에 탈고하였지만, 간행된 것은 그가 죽은 후인 1596년이었다. 이것이 유명한 《본초강목(本草綱目)》 (전52권)이며, 도판 2권에 1871종의 약품에 대하여 명칭의 유래와 형태·수치(修治)·약효·약리(藥理)를 해설하고 처방을 부록으로 달아놓았다.

(8) 청(靑)나라

본초강목의 기초위에서 여러 각도로 관찰하여 본초서를 편찬하였다.

① 식물명실도고(植物名實圖考)

식물에 근거하여 약물의 그림을 매우 정교하게 그렸다. 고대 본초도해의 오류를 수정함.

② 그 외 본초강목을 증보하고 오류를 교정한 본초강목습유, 간단히 요약한 본초강목적요, 본초회찬, 본초비요, 본초종신 등이 있다.

(9) 신해혁명 이후

중의정책(中醫政策)반포하였으며, 중의약 연구기구를 설립하였다. 중의약원교(中醫藥院校)를 개편하였다.

① 중화인민공화국약전

중국 위생부에서 편찬, 반포한 서적이다. 중약의 규격, 효능, 주치, 제량(劑量), 용법, 질량 등을 명확히 규정한 서적이다.

② 종합약물서적인 중약지, 전국중초약회편, 중약대사전〈강소신의학원〉, 약물학대사전〈진준인〉 등이 편찬되어 한약연구를 체계적으로 정리하였다.

2. 한국의 본초학　　　　　　＊＊＊

(1) 고조선시대

〈환웅유업〉 〈삼국유사〉 쑥과 마늘(소산) 등장, 단군은 셋째 아들 무소에게 의약을 관장시켰다. 중국의 고서 산해경(山海經)에서 "고씨의 산에는 옥이 많고 그 아래에는 돌침이 많다."고 기록되어 있어 돌침의 소산지는 조선이라는 것을 암시하고 있어 고조선의학에서는 약물의 지식과 함께 침구법이 시술되었음을 짐작할 수 있다.

(2) 삼국시대

1) 고구려

① 고구려 의방(醫方)이 당대(唐代) 에 채용된 것으로는 752년 당나라의 왕도가 지은 외태비요방(外台秘要方) 권18 각기항(脚氣項)의 독기공심수족맥절(毒氣攻心手足脈絶)에서 오수유(吳茱萸), 모과(木瓜)를 사용한다고 하였다. 처방 출처는 고구려의 노사방(老師方)이라는 점에서 밀접한 상호교류가 있음을 알 수 있다. 특히 오수유, 모과나무는 중국산으로 고구려에서 각기(脚氣), 요족무력(腰足無力), 제습(除濕) 등에 사용되고 있었다는 것은 고구려인이 본초에 대한 지식이 높았고 백제와 신라에 까지 그 영향을 미친 것이라고 할 수 있다.

② 본초서가 수입된 시기는 고구려 평원왕 3년(561년) 중국 오나라 지총이 약서, 내외전, 명당도 등 164권을 가지고 고구려를 거쳐서 일본에 귀화하였다. 지총에 의해 전해진 본초서‐도홍경의 〈신농본초경〉3권, 〈신농본초경집주〉7권, 〈명의별록〉3권, 〈신농본초경뇌경집주〉, 〈오보본초〉6권, 이당지의 〈본초경〉1권, 〈동군약록〉3권 등이며 이외 많은 의약서적이 전래 되었다.

③ 양나라 도홍경의 〈신농본초경집주〉에 고구려 인삼이 기재되어 있고 〈명의별록〉에는 고구려인삼, 백제인삼, 신라인삼 순으로 질이 양호하다고 기재되어 있다.

2) 백제

약부(藥部)라는 관직을 두고, 채약사(採藥師)라는 약용식물을 연구하는 관직이 있었다.

신농본초경집주에 백제 인삼의 외형은 가늘고 길며 뿌리는 딱딱하고 유백색을 띠는 좋은 품종이라고 기술되어 있다.

☞ 백제신집방(百濟新集方)

중국 약방문(藥方文)에 의거하지 않고 백제인들의 경험을 통해 터득한 요법을 수록한 것이다. 현재 책은 전해지지 않고 약간의 약방문만이 몇몇 사서(史書)에 전해진다. 백제는 중국 남북조시대(南北朝時代)의 여러 나라로부터 우수한 의서를 수입했는데, 《백제신집방(白濟新集方)》에 이들 의서의 내용들이 기록되어 있었다고 전해진다. 그 결과 독자적인 개발을 통해 《백제신집방》 을 저술했다고 한다.

이 저서로 인해 백제 의학이 득유의 독자적 발전을 이루고, 우수한 승의가 배출되어 일본의학을 지도·육성하는 계기가 되었다. 일본의 원왕 영관 2년(고려 성종 3)에 단파강뢰(丹波康賴)가 편술한 《의심방(醫心方)》과 그의 증손 단파아충(丹波雅忠)이 저술한 《의략초(醫略抄)》에 그 내용의 일부가 인용되어 있으므로 그 존재를 알 수 있다.

3) 통일신라시대

지리적으로 본초서의 도입이 어려웠다. 그 예로 신농본초경집주, 신수본초에 신라의 약재가 소개되지 않은 것을 들 수 있다. 그 뒤 성덕왕12년(739년)에 이루어진 진장기의〈본초습유〉, 이순의〈해약본초〉에 비로소 신라의 본초가 소개된 것으로 보아 삼국 중 본초발전이 가장 늦었다고 볼 수 있다.

통일신라시대에 와서는 당나라 본초학의 영향을 받아서 발전하게 된다. 채용된 본초서로는 〈신농본초경〉, 〈명의별록〉3권, 〈신농본초경집주〉권 〈신수본초〉등이 있다. 주요 약재로는 인삼, 우황, 신라양지, 위령선, 백부자, 남등근, 국, 박하, 석발, 가자, 곤포, 대엽조, 해송자, 진자, 온눌제(해구신), 담라 등이다. 국가차원의 약재관리가 시행되고 신문왕 때 의학이 설치되어 체계적인 의사의 양성도 진행되었다.

☞ 신라법사방

통일신라시대의 고유한 의서로써 저서의 내용은 약을 복용 시 주문과 몸가짐의 자세를 수록 일본에서 편술된 의심방의 권2 복약용의(服藥用意)와 권10 치적취방(治積聚方)에 신라법사방(新羅法師方)이라 하여 복약법과 처방이 인용되어 있고, 권28의 방내용약석(房內用藥石)에서는 신라법사류관비밀요술방(新羅法師流觀秘密要術方) 또는 신라법사비밀방(新羅法師秘密方)이라 하여 방중술에 관한 내용을 인용하고 있다.

적취 치료에 있어 속수자(續遂子)에 술을 함께 쓴 것은 단방이긴 하지만 현재에도 속수자(續遂子)가 부인병의 경폐어혈(經閉瘀血)에 쓰이는 것에 비추어 보면 실제적인 내용이라 할 수 있다.

☞ 신라법사비밀방

말벌의 봉소인 노봉방(露蜂房)을 기재하였는데 일종의 민간 방중술로 일본 〈의심방〉에 보면 '신라법사비밀방'에 이르기를 "음력 8월 중순에 노봉방을 편평한 곳에 놓고 하룻밤을 지낸 뒤 속에 있는 것을 꺼내 비단주머니에 넣고 장대에 걸어 그늘에서 100일 동안 말리면 묘한 약이 된다." 라고 되어있다. 현재 노봉방은 유선염 및 피부소양증의 치료목적으로 외용제로 쓰이기도 하는 동물 생약의 하나이다,

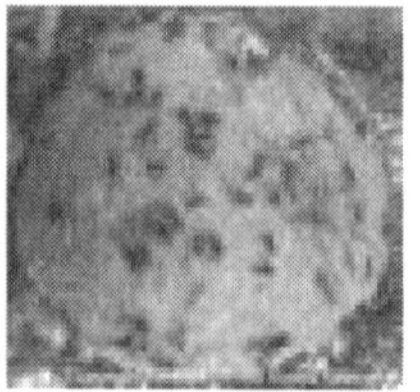

[노봉방(말벌집)]

☞ 의심방(醫心方)

일본의 의관 丹波康賴가 984년(永觀 2)에 지었다는 이 의방서는 동양 3국의 전통의학 문헌

중 방중술에 대해 전문적으로 기술한 성의학(性醫學)의 고전으로 통한다. 그러나 우리에게는 이보다도 잊혀 진 고대 삼국시대 의학의 잔편을 볼 수 있다는 점에서 더욱 의의가 크다. 이 시기에 우리의 의학이 전해진 내용이 담겨져 있어 중요한 가치를 지녔다고 볼 수 있다

(3) 고려시대

통일신라시대의 본초학 방식을 그대로 따르면서 중국의 송나라와 접촉을 시작하였다.

수입된 의서로는 〈태평성혜방〉100권, 〈신의보구방〉1,010권 등이며   고려 중.후기 본초학의 경향은 향약에 눈을 뜨면서 점차 자주적인 시각을 완성시켰다.

고려에서 송나라에 전해진 약재는 인삼, 유황, 솔방울, 향유 등이며, 송나라에서 고려로 들여온 약재는 정향, 침향, 목향 등의 방향성 향약을 비롯하여 희귀한 열대 아시아산 서각(犀角), 육두구(肉豆久), 빈랑자, 몰약 등이다.

고려시대에는 최고 의료기관으로서 귀족 지배층의 건강관리를 위한 약물의 공급과 질병치료를 전담하는 전의사(典醫寺)와 봉의서(奉醫署)가 있었고 서민용은 동서대비원(東西大悲院), 혜민국(惠民局)이 있었다. 의서로는 고려 후기에 실용되던 의학서인 〈삼화자 향약방(三和子鄕藥方)1398년 태종7년〉, 현존하고 있는 최고 의서 중 하나인 구선활인심방(臞僊活人心方)과 향약구급방(鄕藥救急方) 등이 편찬되었다.

☞ **향약(鄕藥)**

우리나라의 약이란 뜻으로 고려시대 독창성 발휘, 중국산, 국내산 최초 표기

☞ **향약구급방(鄕藥救急方)**

활자본. 3권 1책. 현존하는 한국 최고의 의서(醫書)로서 약재의 자급자족을 위하여 1236년 (고종 23)에 최종준이 집필하고 대장도감(大藏都監)에서 간행하였으나 이 초간본은 망실되어 전해지지 않는다. 그 후 1417년 7월 의흥현(義興縣)에서 현감 최자하(崔自河)에 의하여 중간(重刊)되었으나 국내에서는 찾아볼 수 없고, 현재 일본 궁내청서릉부(宮內廳書陵部)에 소장되어 있다 이 방서는 고려 중기의 의약적 지식을 고찰하는 자료가 될 뿐 아니라 당시의 본초학 및 약용식물 등의 연구, 고려어(高麗語)의 연구 및 이두(吏讀)로 표기하는 한자 사용법 고증(考證)에 있어서도 귀중한 문헌이다.

(4) 조선시대

기존에 사용되던 중국산 및 열대산의 약재 명칭을 국산으로 바꾸려고 노력하고 민간에서 폭넓게 계속 사용해온 상약(常藥), 향약(鄕藥), 경험방(經驗方) 등 여러 측면에서 자료를 수집하여 자립의 기틀을 마련하는 시기였다. 개국 초부터 의학이 발전되었다. 태조 때 육학을 설치하여 그 중 의학을 두어 의사를 양성하였다. 태종 때는 의녀(醫女)제도(1406년)가 창시되어 여자의

사를 전문적으로 양성하였다.

☞ 의녀(醫女)

〈백과사전〉에는 조선시대에 궁중의 내의원에 소속되어 부인들의 질병을 구호 진료하기 위하여 두었던 여자 의원으로 규정하고 있다. 〈성종실록〉에 의하면 의녀를 3등으로 나누어 내의녀, 간병의녀, 초학의녀라 했다. 이중 초학의녀는 간병에 배정하지 않고 학업에만 전념하게 했으며, 내의녀는 정해진 급료를 받아갔지만, 간병의녀의 경우에는 20명중 전달에 점수가 많은 자 4명에게만 지급한다는 기록이 있다.

〈중종실록〉에 의하면 "의녀의 요식(料食)에는 전체아(全遞兒)가 있고 반체아(半遞兒)가 있는데, 요즈음 전체아에 빈자리가 있어도 그것을 받을 자를 아뢰지 않으니, 아래에서 아뢰기 어렵다고 생각하기 때문일 것이다. 다만 의녀 대장금의 의술이 그 무리 중에서 조금 나으므로 바야흐로 대내에 출입하며 간병하니, 이 전체아를 대장금에게 주라." 는 구절이 있다.

〈주요서적〉

✓ 향약채취월령(鄕藥採取月令)

1431년 박윤덕, 노중례, 유효통이 약용식물의 채취와 가공법을 자세히 기술한 필사본. 1권 1책. 약용식물의 채취에 적합한 월령(月令)들을 배치하고, 그 약초 이름 아래에는 향명(鄕名)을 낱낱이 기록하였으나 초간본은 망실되고, 사본만이 전해진다. 약초의 총수 160여 종을 12개월에 나누어 그 아래에 향명을 부기하였다. 약용식물의 명칭 뿐 아니라 고전어의 연구에도 중요 자료이다.

✓ 향약집성방(鄕藥集成方)

활자본이며, 85권 30책으로, 국립중앙도서관에 소장되어 있다. 1431년(세종 13)에 권채(權採)·유효통(俞孝通)·노중례(盧重禮)·박윤덕(朴允德) 등이 재래의 여러 의서를 참고하여 편찬, 1433년에 간행한 것으로 1488년(성종 19)에 부분적으로 된 한글 번역본이 간행되고 1633년(인조 11)에 중간(重刊)되었다. 수록 내용은 병증(病症) 959종·약방문(藥方文) 1만 706종·침구법(鍼灸法) 1,416종·향약본초(鄕藥本草)·포제법(炮製法) 등으로 되어 있다.

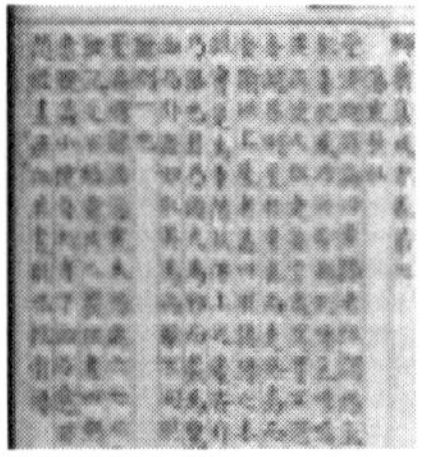

[향약집성방]

✓ 향약간이방(鄕藥簡易方)

고려 말~조선 초 우리나라에서 나는 동약(향약)을 가지고 민간에서 병을 치료하는 방법과 처방들을 간단하게 묶어놓은 책. 유실되어 현재는 전해지지 않으므로 출판연대, 책의 내용, 규모 등은 정확히 알 수 없다. 이 책이 편찬된 경위는 권근(權近)의 《양촌집(陽村集)》에 실려 있는데, 그 내용은 《삼화자향약방》이 너무 간략해서 권중화가 서찬에게 명하여 저술. 그 당시 향약의 보급과 의료 확충을 목적으로 편찬. 그때까지 중국의학을 그대로 받아들이고, 발전시키던 관례를 넘어 자주적으로 의학을 발전시키려는 시도에 의의가 있다.

✓ 의방유취(醫方類聚)

백성들의 의서로 쓸 수 있는 약6만방의 우리나라와 중국의 의서를 포함한 방대한 서적이다. 266권 264책. 세종은 조선의 자주적 의학을 발전시키기 위하여 1433년(세종 15)《향약집성방(鄕藥集成方)》을 완성한 후, 다시 한방 의서들의 유취(類聚)를 편집하기 위하여 집현전(集賢殿) 부교리(副校理) 김예몽(金禮蒙)과 저작(著作) 유성원(柳誠源) 등에게 명하여 의방(醫方)을 수집 편찬케 하였으며, 1445년(세종 27)에 완성하였다. 이 중에는 오늘날 그 원산지인 중국에서도 이미 망실된 것 40여 부나 들어 있다. 연세대학교 소장,

✓ 동의보감(東醫寶鑑)

1613년(광해군5년)에 허준이 저술한 동양의학사의 위대한 업적을 남긴 저서

개주갑인자본, 25권 25책이다. 1596년(선조 29) 왕명에 의해 내의원(內醫院)에 편찬국을 두고 허준ㆍ양예수(楊禮壽)ㆍ이명원(李命源)ㆍ정작(鄭碏)ㆍ김응탁(金應鐸)ㆍ정예남(鄭禮男) 등이 한(漢)나라 때에 체계화를 이룬 한의학을 중심으로 동방의학의 총집성과 더불어 민족의학을 정립시키는 대역사(大役事)에 착수하였다.

그러나 1년 후 정유재란(丁酉再亂)으로 중단되는 곡절이 있었지만, 허준은 자신의 필생의 사업으로 추진하여 집념으로 저술하였다. 실사구시(實事求是)의 실증적 학구의 자세와 명민한 관찰력, 그리고 고전에 대한 해박한 학식을 토대로, 풍부한 임상경험을 살려 기본학리가 임상에 직결되기까지 일관하여 보다 체계적이고 실용적인 의술의 구체화를 이룩하였다.

그 결과 14년 후인 1610년(광해군 2) 8월 6일 마침내 25권이라는 방대한 의서가 완성되었고, 《동의보감》이라 이름하여 1613년 11월에 개주갑인자로 인쇄, 간행되었다. 이 책은 내과에 관계되는 내경편(內經篇) 4권, 외과에 관한 외형편(外形篇) 4권, 유행성병ㆍ급성병ㆍ부인과ㆍ소아과 등을 합한 잡병편 11권, 약제학ㆍ약물학에 관한 탕액편(湯液篇) 3권, 침구편 1권, 목차편 2권, 계 25권으로 되어 있다. 동의보감의 어제본은 국립중앙도서관과 한국학중앙연구원에 소장 중으로, 국보로 지정되었으며, 2009년에는 유네스코 세계기록유산으로 등록되었다.

☞ 허준(1546~1615년)

본관 양천(陽川), 자 청원(淸源), 호 구암(龜岩). 선조 때 내의(內醫)가 되어 왕실의 진료에 공을 세웠다. 1592년(선조 25) 임진왜란 때 어의(御醫)로 왕을 끝까지 호종(扈從)하고 돌아와 1604년 호성공신(扈聖功臣) 3등에 책록 되고, 1606년 양평군(陽平君)에 봉해졌다. 후에 대간의 반대로 직위가 취소되고, 1608년 선조가 죽자 치료를 소홀히 했다는 죄로 한때 파직당했다.

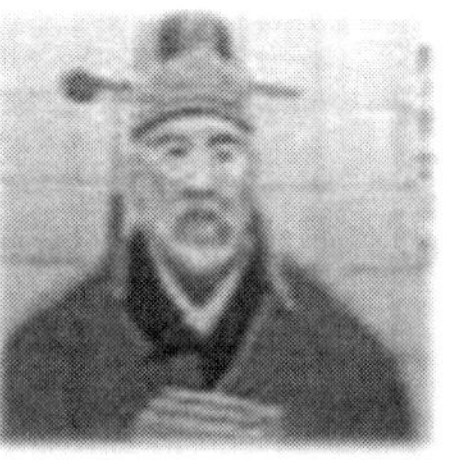

1610년(광해군 2) 16년의 연구 끝에 완성한 《동의보감(東醫寶鑑)》은 조선 한방의학의 발전에 큰 영향을 미쳤을 뿐만 아니라, 18세기에는 일본과 청 (淸)나라에서도 간행될 만큼 높이 평가되었으며 지금도 여러 나라에서 번 역 출판되고 있다.

[허준]

✓ 침구경험방(鍼灸經驗方)

1644년(인조22)허임이 저술한 조선 최고의 침구 저서이며, 일본에도 전수된 일본판 〈침구경험 방〉이 존재한다. 목판본. 1권 1책. 규장각도서, 한독의약박물관 소장. 저자의 서(序)와 내의원제 조(內醫院提調) 이경석(李景奭)의 발(跋)이 실려 있다. 본서는 주로 자신의 경험을 토대로 하여 편술한 것이어서 보사법(補寫法)에서도 독자적 분야를 개척하였다.

✓ 방약합편(方藥合編)

활자본, 1권 1책이다. 고종 때의 의원(醫員) 황도연(黃道淵)이 자신의 저서 《의방활투(醫方活 套)》와 《의종손익(醫宗損益)》을 합본, 새로운 체재로 엮은 것을 아들 필수(泌秀)가 증보하여 1 884년(고종 21)에 편찬한 것이다. 체재에 있어 종래에 실용되어 오던 많은 처방들을 상·중·하 3 단에 나누어 의방과 약물의 지식을 일목요연하게 이해할 수 있도록 하여 실용에 적합한 의서로 평가받고 있어 지금도 관련 종사자들이 상비하는 의서 중 하나이다.

☞ 일본판 침구경험방

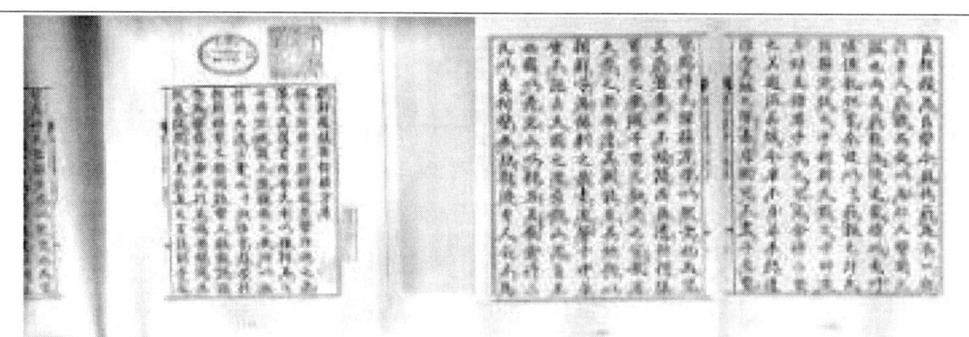

허임기념사업회

일본판 〈침구경험방〉 18세기 초반 무렵 조선에서 유학 했던 일본인 의사 야마카와가 귀국하며 가져가서 1725 년 발간했던 일본판 〈침구경험방〉의 서문이다. '조선국침구경험방서(朝鮮國鍼灸經驗方序)'라는 제목이 선명한 이 글에는 '태의(太醫)'와 '신술(神術)' 등의 표현이 등장한다.

(5) 근세이후

1894년 이제마의 동의수세보원(東醫壽世保元)을 저술하여 사상의학(四象醫學)이라는 독창적 인 의학이론을 수립하였다.

☞ **사상의학**

한의학에서 사람의 체질을 사상(四象), 곧 태양(太陽)·태음(太陰)·소양(少陽)·소음(少陰)으로 나누어 같은 병이라도 그 체질에 따라 약을 달리 써서 병을 고치는 의술. 성명론(性命論)이하 7 편으로 되어 있는데, 이 가운데 사단론에서 폐대간소자(肺大肝小者)는 태양인, 간대폐소자(肝大肺小者)는 태음인, 비대신소자(脾大腎小者)는 소양인, 신대비소자(腎大脾小者)는 소음인으로, 네 장기의 대소차이와 그에 따른 4형의 체질로 분류하고, 심(心)은 중앙의 태극(太極)이라 한다.

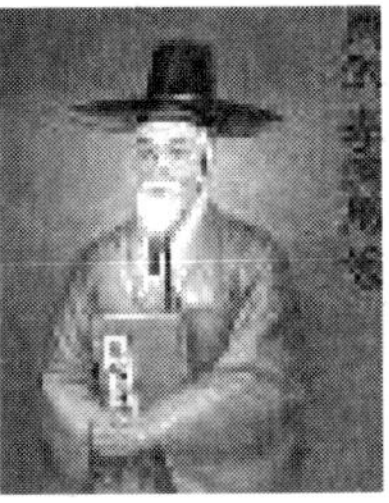

[이제마]

이제마가 창시한 사상의학의 특징은 음양오행설과 인체의 소우주론에서 벗어나 병자의 체질에 근본을 둔 것이라 하겠다. 1910년부터 36년간의 일본 식민지 통치는 우리민족의 문화유산을 말살하려는 것과 같이 한의학을 말살하려는 정책을 펴 본초학을 비롯한 모든 학문의 발전도 중단되었다. 더욱이 양방의학이 도입되면서 침구학을 비롯한 동양의학이 답보 상태에 빠져 들었다.

제3절 기미약성론(氣味藥性論)

---

1. 기미약성론의 정의　　　　✳✳✳

한약의 약리작용은 기미론을 바탕으로 하고 있다. 기미론이란 약물의 사기(四氣)와 오미(五味)를 중심으로 설명되나 이 외에도 승강부침이론(昇降浮沈理論), 칠정론(七定論)등의 이론을 포괄하기 때문에 약성론이라고도 한다. 이 약성론을 중약의 성능이론이라고도 한다. 약물이 공통적으로 갖추고 있는 보편적인 특성이다. 질병치료에서 약물의 기본원리는 각종 약물이 갖고 있는 특성을 이용하는 데 있다. 이 이론은 약물의 공능과 효능을 알 수 있는 기본이론일 뿐만 아니라, 증(症)을 분별하고 약을 쓰는 것을 지도하는 중요한 근거이기도 하다.

---

2. 기미론(氣味論)　　　　✳✳✳

---

(1) 기미론이란
　① 약재가 인체 내에서 반응하는 작용을 설명하기 위한 이론

② 약재를 분류하고 사용하는데 바탕이 되는 이론이다.

③ 질병의 원인에 따라 적절히 약물을 사용

   * 동양 : 약성학(藥性學) : 약재가 가지고 있는 기(氣) 와 미(味)를 구분하여 약 분류

   * 서양 : 약리학(藥理學) : 약재를 성분만으로 바라보는 이론

◉ 한방에서 약재의 약성을 분류하는 방법 – **기(氣), 미(味), 색(色)**으로 구분한다.

(2) 기의 반응

① 약의 승(昇)과 강(降)– 약의 기운을 올리기도 하고 내리기도 하는 것

② 온량한열(溫凉寒熱)– 약성의 차고 더움으로 이를 다시 따뜻하고 서늘한 것으로 나누어서 4가지로 분류하는 것을 말한다.

③ 약의 보(補)와 사(瀉)– 우리 몸의 허한 곳은 다시 보태주고 실한 곳은 사하여 주는 것을 말한다.

④ 약의 표(表)와 리(裏)– 약이 밖으로 가는 곳과 안으로 가는 것을 말하며 발한해열제(發汗解熱劑)의 종류가 모두 여기에 속하게 된다.

⑤ 발산(發散)과 수렴제(收斂劑)– 발산은 배기와 소화의 가스를 발산하는 것이고 수렴은 땀이나 설사나 기침 등을 멈추게 하는 약성이다.

(3) 맛(味)

1) 오미의 특성

① 오미는 맛의 특성인 맵고, 짜고, 시고, 달고, 쓴맛을 말한다.

② 단맛은 혀의 가운데서 느낀다. 위장의 경락과 같다: 〈식욕본능(비와 위)〉

③ 매운맛은 혀끝에서 느낀다.

④ 쓴맛은 혀의 목구멍 쪽 뿌리에서 느낀다.

⑤ 신맛은 혀의 양가에서 느낀다. 간의 신맛의 범위: 〈방어본능(간과 담)〉

⑥ 짠맛의 범위는 혀의 거의 전체에서 느낀다. 신장(방광)의 경락처럼 범위가 제일 크다. : 〈성욕본능〉

◉ 이 맛이 인체에 미치는 영향은 감각신경에 의한 것, 또 하나는 화학작용에 의한 것인데 감각신경이 분포된 혀를 설위심지묘(舌爲心之苗)라 하는 것은 심의 싹이라는 뜻으로 이는 심장이 오장 중에 군장(君臟)으로 온 몸의 건강을 다스림이며 혀는 바로 심(心)에 속하기 때문이다.

2) 오미가 인체에 미치는 반응

① 약의 쓴맛은 내리는 기운과 수렴하는 기운이 있기 때문에 심장의 흥분을 가라앉히고 음식의 소화를 내리는 구실을 한다. 모든 소화제가 쓴 이유이다. 담배의 쓴맛이 흥분을 진정시켜 주는 이유이기도 하다.

② 약의 매운맛은 올라가는 기운과 발산하는 기운이기 때문에 폐장의 기운을 활성화 시켜 모든 기관을 확산, 발산시켜 땀을 흐르게 한다. 대체로 땀을 내는 감기약은 맵고 더운약이다.

③ 단맛은 중앙토(中央土)로서 중화와 화합으로 어린아이에게 단것을 주면 부드러운 표정을 짓는 이유가 여기에 있다.

④ 신맛은 간과 담이 오장 중에 반음반양(半陰半陽)에 위치(將軍之器官:방어본능)하며 머릿속에서 생각만 해도 군침이 입에 돌게 하는 것이다.

⑤ 짠맛은 침을 모으며 혈관을 수축시킨다. 그러므로 고혈압 예방차원에서 짜게 먹지 말 라는 깊은 뜻이 담겨있다.

---

3. 사기(四氣) 〈약성(藥性) : 온열한랑(溫熱寒凉)〉　　＊＊＊

(1) 사기란

① 사기란 음양에 입각한 약성의 분류체계로 인체에 영향을 미치는 생리활동도를 대별하 여 4가지로 표현한 것이다. 또한 사성(四性)이라고도 한다.

② 사기란 사절기(四節期)를 상징적으로 표현한 것으로 온량한열의 4종의 약성을 말한다.
  약물의 성질이 의술 치료에 대한 작용을 개괄 한 것이며 옛사람들은 이러한 성질들을 일년 사계절 즉, 춘온(春溫), 하열(夏熱), 추량(秋凉), 동한(冬寒)의 기후특징으로 개괄 하였기 때문에 또한 사기(四氣)라고 칭한 것이다.

③ 약물의 사기는 비록 온 , 열, 한, 량 네 가지이지만 귀납해 보면 두 가지에 불과하다. 바로 한량(寒凉)과 온열(溫熱)이다. 이것들은 상호대립적인 두 가지 약성이다. 온과 열, 한과 량은 일정한 공통적인 성질을 갖고 있다.

④ 고대 한약을 이해하는 자료이며 치료의 원천이다.

⑤ 몸이 차가운 사람은 차가운 음식을 먹게 되면 탈이 나고 역으로 몸이 더운 사람은 더운 음식을 먹게 되면 좋지 않은 결과를 얻듯이 이 처럼 우리 몸의 상태에 따라서 병 의 치료 및 예방을 위해서 사용되는 약도 성질이 있다고 보는 것이 약물의 사기이다.

(2) 온열한랑(溫熱寒凉)

  따스한 약, 뜨거운 약, 차가운 약, 서늘한 약으로 나누어서 사람에게 적용한다.

① 온성약물 - 봄기운에 비유되며 소생하는 기운을 받아 발육을 주관한다.
      완화(緩和), 강장(强壯), 승제(升提), 보양(補養), 이기보익(利氣益氣)

② 열성약물 - 여름에 비유되며 성장력이 왕성하고 번영하는 기운을 주관한다.
      발열(發熱), 흥분(興奮), 발한(發汗), 자극작용(刺戟作用)을 강력하게 나타냄

③ 한성약물 － 겨울에 비유되며 침장하는 기운을 받아 살벌을 주관한다.

　　　　　해열(解熱), 소담(消炎), 조습(燥濕), 지사(止瀉), 진정(鎭靜), 강화(降火)

④ 량성약물 － 가을에 비유되며 수렴하는 기운을 받아 숙청을 주관한다.

　　　　　한성보다 작용미약, 보음(補陰), 지혈(止血), 강화(降火), 산풍열(散風熱)시

　　　　　키고 청열작용 (淸熱作用)으로 조열(潮熱), 기열(氣熱) 등에 활용

4. 오미(五味)　　　　　　　　　　　＊＊＊

　　최초로 사람들이 인식했던 중약의 성능은 바로 오미(五味) 약성이다. 약물이 가지고 있는 산.
고. 감. 신. 함(酸,苦,甘,辛,鹹） 5종의 맛으로 각 약물의 약미는 오장육부(五臟六腑)의 유기적
상관성 속에서 치유와 예방적 효과를 효율적으로 유도한다. 오미 중 맵고 단맛은 (辛甘味) 양
(陽)이라 하고 시고 쓰고 짠맛(酸 苦. 鹹味)은 음(陰)으로 구분되며 이 약물들은 "신산(辛散),
산수(酸收), 감완(甘緩), 고견(苦堅), 함연(鹹軟)" 작용을 나타낸다.

　　오미는 辛, 甘, 酸, 苦, 鹹의 다섯 가지 맛을 가리키며, 약물 중에는 담미(淡味)와 삽미(澀味)
를 가진 것도 있으나, 오미가 가장 기본적인 맛이 되므로 일반적으로 '오미(五味)'라고 부르고
있다. 오미에 대한 기록 중 가장 빠른 것은 여씨 춘추이다, 약물과 함께 연결되어 설명된 오미에
대한 가장 빠른 기록은 황제내경, 신농본초경이다.

☞ 여씨춘추(呂氏春秋)

　　26권. 《여람(呂覽)》 이라고도 한다. 진나라의 정치가 여불위(呂不韋)가 빈객(賓客) 3,000명
을 모아서 편찬하였다. '미(味)' 는 정상 사람의 감각기관에서 변별되어 얻어지는 것으로, 오매(烏
梅)를 맛보면 신맛이 있고, 감초(甘草)는 매우 달며, 건강(乾薑)은 맵고 자극성이 있으며, 황련
(黃連)은 쓰다. 또, 코는 박하(薄荷), 백지(白芷) 등의 향기를 맡을 수 있다 ˊ. 질병을 예방하고 치
료하는 과정에서 서로 다른 맛을 가진 약물은 서로 다른 치료 작용을 나타내는 것을 알게 되었다.

(1) 신맛(酸味)

① 신맛은 처져 있는 기운을 북돋워서 올려주는 작용을 하며 퍼진 것을 모으고 외부로 무엇인가
　자꾸 빠져 나가는 것을 빠져 나가지 못하게 제자리에 잡아주는 기능을 한다.

② 간과 담에 속한다.

③ 능수능삽(能收能澁) － 염한(斂汗), 염기(斂氣), 지수(止嗽), 지사(止瀉), 삽정(澁精)작용

④ 대표적약물 － 오미자, 산수유, 오매, 오배자, 금앵자 등

(2) 쓴맛(苦味)

① 쓴맛은 내려주는 기능을 하는 데 열이 치솟거나 하면 열은 상승하는 기운이 매우 강력하므로 고열이 발생한다거나 혈압이 올라간다거나, 기침을 수반한 피를 토한다고 할 때 주로 사용하며 독소를 빼내는 작용도 한다.
② 심장과 소장에 속한다.
③ 능사능조능견(能瀉能燥能堅) −침정(沈精), 청열(淸熱), 조습(燥濕), 해독(解毒), 소염(消炎), 보음(補陰), 사하(瀉下)등 작용
④ 대표적 약물 − 대황, 고삼, 현삼, 고목, 황연, 황금, 황백 등

(3) 단맛(甘味)

① 보(補)하는 기능이 있으며 부드럽게 이완시키는데, 감미약(甘味藥)에는 대개 보익작용이 있다.
② 비와 위장에 속한다.
③ 능보능화능완(能補能和能緩) − 근육 이완작용, 피로를 회복시키고 윤장(潤腸), 발생(發生), 보기(補氣), 보양(補養), 완화(緩和), 지갈생진(止渴生津) 작용 등
④ 대표적 약물 − 감초, 대조, 용안육, 연자육, 검실 등

(4) 매운맛(辛味)

① 땀을 나게 하여 차가운 기운을 몰아내고 발열하는 작용을 하며, 기를 잘 돌게 하고 피도 잘 돌게 하는 힘이 있으며 아울러 처져 있는 기운을 올리는 기능을 한다.
② 폐와 대장에 속한다.
③ 능산능윤능횡행(能散能閏能橫行) − 조열(潮熱), 발산(發散), 활혈(活血), 건위(健胃), 식욕증진(食欲增進) 작용 등
④ 대표적 약물 − 세신, 박하, 신이, 자소엽, 우방자 등

(5) 짠맛(鹹味)

① 딱딱하게 굳어 있는 것을 부드럽고 연하게 하는 작용이 있다.
② 능하능연견(能下能軟堅) − 유연작용(柔軟作用), 연견(軟堅), 응결(凝結), 침하(沈下), 치류(治瘤)작용 등
③ 대표적 약물 − 곤포, 함초, 해조, 망초, 해부석 등

---

5. 승강부침(升降浮沈)   ✳✳✳

많은 약물은 약에 따라 승강부침의 작용이 있어 승(升)은 위로 상승을 하고 강(降)은 아래로

하강을 하며 부(浮)에는 발산(發散)과 퍼짐의 뜻이 있고 침(沈)은 삼설(滲泄)과 잠김의 의미를 지닌다. 즉 승강부침은 약물이 체내에서 작용하는 추세(추향)를 말한다. 이로써 장부의 기능을 조절하고 회복시키는 효과를 얻을 수 있다.

그러므로 약물의 승강부침(升降浮沈)의 성능을 이해하고 파악하는 것 또한 병증용약의 중요한 법칙의 하나이다. 결론적으로 약물의 승강부침 성능은 장부기기의 어지러움(병리상태)을 조절하여 정상적인 상태로 회복시키는 데 있다. 혹은 그 추향(추세)로 인해 이롭게 함으로써 사기(邪氣)를 제거하여 바깥으로 배출시킨다.

① 승부(升浮)

상승(上升), 발한(發汗), 산한(散寒), 개규(開竅) – 陽(양)   꽃이나 잎 등 가벼운 것이다.

(예) 형개(荊芥) 승마(升麻) 시호(柴胡) 갈근(葛根) 박하(薄荷) 황저(黃藷)

② 강침(降沈)

상역(上逆)을 내려주고 수렴(收斂), 사하(瀉下). 하부(下部)에 작용 – 陰(음)

열매나 씨 등 무거운 것이 대부분이다.

(예) 우슬(牛膝) 목통(木通) 상백피(桑白皮) 황금(黃芩)

※ 기미론적(氣味論的)으로 관찰할 때 신감 온열성(辛甘 溫熱性)의 약성은 대개 승부하며 고산 함 한랭성(苦酸鹹 寒凉性)의 약물은 침강(沈降)하는 작용이 있다.

③ 약물의 가공(수치.법제)에 따라서 약물 본래의 성질과 반대되는 성질로 개량할 수가 있게 되는 데 원래 약물이 승부의 효능이 있는 것인 데 침강작용을 하도록 개선을 시키는 것과 같은 것이다. 약물의 기본성질로 보자면, 일반적으로 성질이 가벼운 약물, 예를 들어 꽃, 잎, 줄기류의 약물들은 대부분 승부(升浮)를 주관하고 성질이 무거운 종자, 광석류는 대부분 침강(沈降)을 주관한다. 그러나 약물의 승강부침은 불변(不變)하는 것은 아니다.

항상 포제방법과 배오조방의 영향을 받아 변하거나 소실되기도 한다. 예를 들어 약물 법제에 있어서 술 법제법을 거치면 승(升) 할 수 있고, 생강 법제를 거치면 성질이 퍼지고 식초 법제를 거치면 수렴(收斂)하게 되고 소금물 포제법을 거치면 하행(下行)하게 된다. 병의 필요에 따라서 항상 법제방법으로 그 작용추향을 변화시킨다. 약물의 복방(複方)으로 배합시키면 그 공효의 추향성은 또한 다른 약물에 의해 제압당하거나 더욱 강화된다. 승부(升浮)성질의 약에 침강(沈降)의 약물을 넣으면 그 승부(升浮)의 정도를 변화시킬 수 있다. 이는 대부분 약물을 적당히 법제하여 약물의 효과를 더욱 증대 시킬 목적으로 사용하는 것이다.

---

6. 귀경(歸經)   ✳✳✳

① 장부의 경락을 기초로 하여 실제 치료 목적으로 약물을 투여한 결과 다양한 병증을 치료 하는 데 각각의 약물이 어느 장부에는 치료효과가 좋은 반면 어느 장부에는 치료효과가 상대적으로 떨어지는 것을 알게 되는 것을 말한다. 즉 약물이 인체에 어느 한 부분이나 많은 부분에 대한 선택적 치료 작용을 말한다.

② 어떤 장부에 병증을 주로 치료한다면 그 약물은 그 장부가 속한 경락으로 귀경한다는 것을 알 수 있다. 그러므로 각종약물은 각 장부, 경락 병변에 대한 치료 작용을 계통적으로 진행하고 귀납하여 귀경의 약성이론을 형성하였다.

③ 한 가지 약물은 귀경을 여러 개 가질 수 있으며 한 개만 가질 수도 있다.

④ 약물을 이해하는 데는 성미(사기와 오미)와 귀경을 이해하는 것은 필수다.

⑤ 귀경이론은 구체적으로 약물의 치료효과가 있는 곳을 가리키고 동시에 약물의 치료효과를 총결하여 설명하는 것이다.

⑥ 귀경이론을 파악하면 임상에서 병증용약에 유리하다. 임상에서 나타나는 질병을 근거로 해서 장부경락의 부위를 파악한 후 귀경약성에 따라 적당한 약물을 배합하면 약효를 더욱 높일 수 있다.

---

7. 약의 칠정(七情)　　　　　　＊＊＊

한 가지 혹은 두 가지 이상의 약물을 배합했을 때의 약물 상호간의 작용기전을 말한다. 다미약물(多味藥物)을 응용하여 질병을 치료하는 과정에서 배오(配伍)이론이 완성되었다.

1) 단행(單行) : 한가지의 약물로 질병을 치료하는 것.
  (예) 독삼탕(獨蔘湯)

2) 상수(相須) : 약효(藥效)가 비슷한 두 가지 이상의 약물을 배합할 때 서로 협력작용을 하여 약효가 강화되는 경우이다. 임상에서 치료효과를 높이기 위하여 이러한 배합을 많이 한다. 예를 들면 열을 내리는 약초인 지모(知母)와 황백(黃白)을 배합하여 쓰면 협력 작용에 의하여 음(陰)을 보(補)하고 열을 내리는 작용이 강하여 진다.
  (예)　석고 + 지모(知母)　　　시호(柴胡) + 황금(黃芩)
　　　　지모 + 황백(黃柏)　　　인삼(人參) + 감초(甘草)
　　　　당귀(當歸) + 천궁(川芎)　　연자육(蓮子肉) + 산약(山藥)

3) 상사(相使) : 성능이 부분적으로 비슷한 2가지 이상의 약초를 주, 보조약으로 구분하여 배합. 응용할 때 보조약이 주약의 원래 효능을 증가 하게 할 수 있는 배오방법이다. 예를 들면 관동화(款冬花)를 행인(杏仁)에 배합하여 사용하면 약효가 높아진다.

  (예) 황저(黃藷) + 복령(茯笭)　　　애엽(艾葉) + 향부자(香附子)

    전호(前胡) + 반하(半夏)

4) 상오(相惡) : 한 약물이 다른 일종의 약물의 효능을 소멸시키거나 감소시키는 배오방법.

  (예) 황련(黃連) + 생강(生薑)　　　방풍(防風) + 건강(乾薑)

    인삼(人參) + 나복자(萊葍子)　　백작약(白芍藥) + 석곡(石斛)

    천궁(川芎) + 황련(黃連)　　　후박(厚朴) + 택사(澤瀉)

5) 상외(相畏) : 2가지 이상의 약물을 배합할 때 한 약물이 다른 약물의 억제를 받아 그 독성이 감소되거나 심지어 효능이 완전히 상실되는 것을 말 하는데 예부터 전해오는 19가지의 상외(相畏)의 약물을 십구외(十九畏)라 한다.

☞ 십구외(十九畏)

유황(硫黃)은 박초(朴硝)를, 수은(水銀)은 비상(砒霜)을, 낭독(狼毒)은 밀타승(密陀僧)을, 파두(巴豆)는 견우(牽牛)를, 정향(丁香)관 울금(鬱金)을, 아초(牙硝)는 삼릉(三)을, 천오(川鳥)와 초오(草鳥)는 서각(犀角)을, 인삼(人蔘)은 오령지(五靈脂)를 두려워한다.

  (예) 반하(半夏) + 생강(生薑): 생강은 반하의 자극인후 등의 증상을 소멸, 감소시킨다.

    세신(細辛) + 활석(滑石)

    맥문동(麥門冬) + 고삼(苦蔘)

6) 상반(相反) : 한 약물과 다른 약물을 합용 할 시 독, 부작용이 생길 수 있는 배오방법

예를 들면, 대극(大戟:버들옻)에 감초(甘草)를 섞는 경우 대극의 독성이 강하여진다. 이러한 배합은 금기(禁忌)가 된다.

약리실험(藥理實驗)에 의하면 감초를 그 상반약(相反藥)들인 대극(大戟), 감수(甘遂), 원화(花::팥꽃나무꽃), 해조(海藻)를 섞을 때(감초를 같은 양 또는 더 많은 양) 독성이 더 강하게 나타나며 장(腸)의 연동운동(動運動), 이뇨작용(利尿作用)등이 억제된다.

  (예) 지황(地黃) + 래복자(萊苉子)　　호황련(胡黃連) + 현삼(玄參)

    감초(甘草) + 대극(大戟), 감수(甘遂)

7) **상살(相殺)** : 한 약물이 다른 약물의 독성을 없애는 것. 상외, 상살은 동일한 배오관계의 두 가지에 다른 제시 방법이다. 독성이 있는 약물을 쓸 때 부작용을 막기 위하여 흔히 이런 배합을 하게 된다.

해독약으로는 흔히 감초(甘草), 생강(生薑), 녹두(綠豆) 등을 쓴다.

(예) 방풍(防風) + 부자(附子)　　백지(白芷) + 석웅황(石雄黃)

　　　석위(石葦) + 단사(丹砂)　　반하(半夏) + 생강(生薑)

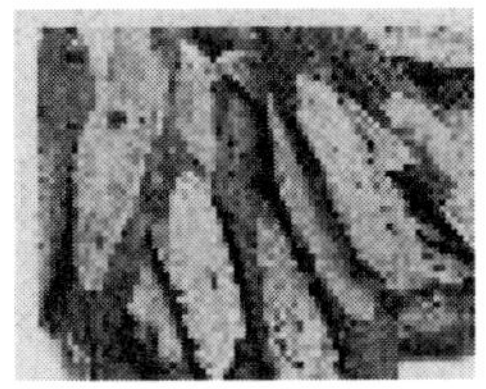

[감초(甘草)]

8. 약용식물의 유독(有毒). 무독(無毒)　　✳✳✳

신농본초(神農本草)에 치병약(治病藥)을 하약(下藥)이라고 정한 것은 의약에는 유독물(有毒物)이 많다고 생각하였다. 현대에서는 독성에 대한 인식은 약용식물의 해독작용을 가리킨다. 많은 약용식물은 그 성미 아래에 대독, 소독, 유독 등의 내용을 기재하여 약용식물에서도 일정한 독성과 부작용을 갖고 있어 사용이 적절치 못하면 중독과 부작용을 가져 올 수가 있다고 설명하였다.

독성을 가지고 있는 약용식물은 대부분 비교적 강한 치료 작용도 함께 가지고 있어 적당히 사용하면 좋은 효험을 얻을 수 있다. 독성약물이라도 엄격한 가공포제와 적절한 배오, 제형의 선택, 용량의 조절에 따라서 독성을 감소시키거나 제거 시킬 수 있다. 상대적으로 무독약물이라도 적절하게 사용되지 않거나 용량을 초과하여 먹었을 경우에는 독성과 부작용을 일으킬 수 있다.

예를 들어 약용식물이 가지고 있는 약성의 양독(良毒)과 독성의 크고 작음을 파악하는 것이 큰 도움이 되며 병정의 허실과 질청의 천섬(龍深)을 근거로 적당한 약물과 제량을 선택할 수 있다. 독성의 성질을 근거로 포제, 용법 등 적절한 방법으로 독성을 감소시키거나 제거시켜 임상용약의 안전성과 효과를 얻을 수 있다.

제4절 생약(生藥)

Natural Medicinal Plant

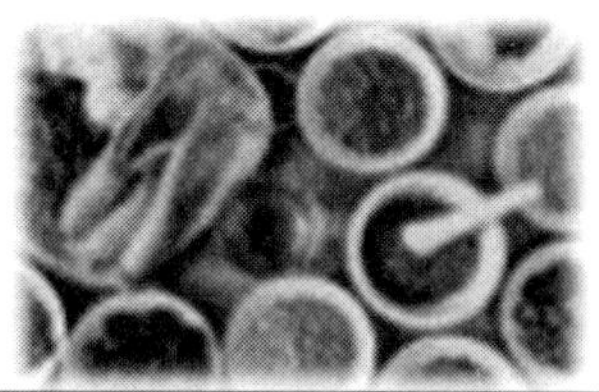

1. 생약이란?　　　　　　　　　　　　**＊＊＊**

① 자연계에 존재하고 있는 모든 물질 중에서 사람이나 동물에게 어떤 약효를 가지거나 약효가 있어서 사람이나 동물의 질병 치료 및 예방에 사용되는 물질을 말한다.

② 의약품의 일종이며, 천연으로 산출되는 자연물을 그대로 또는 말리든가, 썰거나 가루로 만드는 정도의 간단한 가공처리를 하여 의약품으로 사용하거나 의약품의 원료로 삼는 것.

　근래는 유기용매 또는 물에 의한 추출이라든가 증류 등의 간단한 조작을 가한 생약도 있다. 생약의 주류는 옛날부터 초근목피(草根木皮)라고 하는 바와 같이 식물을 바탕으로 하는 생약이 대부분을 차지하고 있어 이를 식물성 생약(vegetable drugs)이라고 한다. 그러나 동물성·광물성 생약도 식물성 생약에 비하면 적지만 상당히 많은 종류가 있다. 사향(麝香)·섬소(蟾酥)·웅담(熊膽)·꿀[蜂蜜] 등은 동물성 생약의 예이고, 망초(芒硝)·석고(石膏)·활석(滑石)·영사(靈砂) 등은 광물성 생약의 예이다. 생약의 원료가 되는 식물·동물 및 광물을 각각 약용식물·약용동물 및 약용광물이라고 한다.

서양에서는 근래 동물성 생약에 호르몬·효소·안티톡신(antitoxin) 등을, 식물성 생약에는 효소 생산물로 만든 비타민(B12 등), 항생물질 등을 포함시키는 학자도 있다.

생약은 자연물을 간단히 가공한 것이므로 조제나 저장법이 불량하면 쉽사리 곰팡이, 충해(蟲害), 쥐 등의 해를 입기 쉽고 그렇지 않더라도 경시변화(經時變化)를 일으켜서 색이 변하거나 냄새가 나빠지는 등의 변화가 일어난다. 이와 같은 것을 방지하기 위하여 팅크제(tincture劑), 엑스제(extract劑), 또는 추출물을 분무건조(噴霧乾燥)시켜서 분말로 만든 생약 등이 많이 개발되고 있다.

생약이라고 하면 바로 한약 또는 민간약이 전부라고 생각해서는 안 되며, 현대의 과학적 의약품 가운데도 생약이 많이 활용되고 있다. 한국의 의약품 공정서(公定書)인 《대한약전(大韓藥典)》에는 생약이 152종 수재되어 있으며, 생약에 관한 통칙조항(通則條項) 및 생약의 공정시험법이 규정되어 있다. 동서양을 막론하고 현대적 의약학(醫藥學)이 발전되기 이전에는 의약품으로서 오로지 생약만을 사용하였다. 특히 한방에서는 생약을 물로 달여서 복용하게 하는 전제(煎劑)가 약물요법의 기본을 이루고 있으며, 그와 같은 약을 탕액(湯液)이라 하고 그 원료가 되는 약재를 건재(乾材)라고 하였다.

2. 생약의 역사 　　　　　　　　　　　　　**＊＊＊**

　　문자로 된 최고의 기록은 메소포타미아 지방의 슈멜(Sumeria)이 설형문자(楔形文字)로 기록한 점토판 clay tablet(B.C 3-4세기로 추정됨)이 있고, 또 Ebers Papyrus는 이러한 사실들을 대표할 수 있는 좋은 예이다. 폭이 약 30센티, 길이가 약 20센티이며 116column으로 되어 있으며, 상형문자로 쓰여 있다. 현대 의약과 쌍벽을 이루고 있는 동양의학은 물리요법에 있어서는 황제내경, 약물요법에 있어서는 상한론, 그리고 본초에 있어서는 신농본초경이라는 한방의 대표적인 3가지 서책에 근거를 두고 있다.

신농본초경은 365종의 생약에 대해 그 기미와 효용을 주로 기재하고 있고, 도홍경의 본초경에는 730종이, 송대의 증류본초에는 1700여 종이, 명대의 본초강목에는 1892종의 생약재가 수록되어 있어 점진적으로 생약재의 수가 증가되었다.

우리나라는 향약(鄕藥)이란 우리나라 토산약이 처음 소개된 향약구급방을 시작으로 향약집성방, 동의보감 등이 전해져 오고 있다. 한반도에 보고된 약용자원 식물은 약 900여종으로 진료에 사용된 한약재는 약 260여종으로 알려지고 있다. 서양의학에 있어서도 그리스 시대의 디오스코리데스(Dioscorides, A.D 40~90)가 지중해의 여러 나라를 여행한 경험을 살려 저술한 약물지(De Materia Medica, A.D 77-78)는 16세기까지 1500여 년간 약물학자의 성서로, 약용 식물에 대한 법률서 등으로 군림한 중세 약학에서 최고로 권위 있는 약물서였다.

☞ 상한론

　　《금궤요략(金匱要略)》과 함께 한방(漢方)의 쌍벽을 이루며, 한의학의 중요한 원천이다. 한의학을 상한론 의학이라고 일컬을 정도이며 그 연구서적 만도 500종을 넘는다고 한다. 중국 의학에서 약물요법의 대성자라고 지목되는 후한(後漢)의 장중경(張仲景)이 저술한 것이라 전하며, 원래는 《상한잡병론(傷寒雜病論)》이란 이름으로, 급성열성전염병과 그 밖의 질환에 대한 치료법을 나타낸 것이었다.

3세기 말에 진(晉)의 왕숙화(王叔和)가 이것을 상한(傷寒)과 잡병으로 나누어 하나는 《상한론》, 또 하나는 《금궤요략》이라 개정(改訂)하였다. 이 책은 수(隋) ·당(唐)의 의서에도 인용되고 있으나, 중요시 된 것은 북송(北宋) 이후의 일이다. 송나라 초기에는 국가에서 직접 개정 출판하여 총 10권 22편으로 된 이른바 송본(宋本) 상한론이 나왔는데 모두 397조로 기재되고 처방수(處方數)는 중복된 것을 제외하고도 112종에 이른다.

3. 생약의 종류　　　　　　　＊＊＊

(1) 식물성 생약

① 전초류(全草類) 생약
② 잎류 생약
③ 뿌리 및 뿌리줄기류 생약
④ 열매 및 종자류 생약
⑤ 꽃류 생약
⑥ 껍질류 생약
⑦ 줄기류 생약
⑧ 수지류 생약 – 식물체를 상처 낼 때에 나오는 수액이나 젖 액을 약용으로 이용
⑨ 익스트랙트(추출물)류 생약
⑩ 기타 –식물체 가시모양, 덩굴손, 벌레혹 등

(2) 동물성 생약

대형 동물일 경우 동물 신체의 일부를 소형 동물일 경우 신체의 전체를 약용한다.

(3) 광물성 생약

암석류와 물, 동식물이 화석화한 것 등이 있으며 분말로 그대로 복용하거나 볶아서 이용.

4. 생약의 품질　　　　　　　＊＊＊

생약은 합성된 순수한 화학적인 의약품과는 다르며, 같은 이름의 약물에도 그 산지나 채집시기 등에 따라 함유되는 성분조성이 다른 것이 보통이다. 대부분의 생약은 그 유효성분이 아직 밝혀지지 않아 성분학적으로 품질 평가를 하는 데 어려움이 많으나 이 분야의 무궁한 영역이 기다리고 있고 첨단 실험진단기구 및 높은 수준의 약리. 임상학적인 연구가 진행 중이므로 상당한 기대효과가 나오리라 본다.

5. 생약의 장단점　　　　　　　＊＊＊

생약은 단일 성분의 화합물로 된 일반 의약품과는 달라서 많은 종류의 성분이 공존혼재(共存混在)하고 있다는 특성 때문에 여러 가지 장. 단점을 지니고 있게 된다.

(1) 장점

① 효과가 복합적이어서 확실하며 부작용이 적다 (예 : 아편의 진통작용)
② 부성분이 공존하므로 유효성분의 흡수가 완화하며 따라서 작용이 지속적이다.

③ 부성분 때문에 본래는 용해되기 어려운 유효성분이 물로 달여도 용해되어 나온다.

④ 유효성분의 작용과 부작용의 작용이 반대인 경우가 있어 그 것 때문에 생체에 대하여 일방통행적인 약효가 아닌 병의 상태를 정상화시키는 양방통행적인 바람직한 작용을 나타낸다. (예: 대황은 변비증에 완하제(緩下劑)로 작용, 설사를 일으키지 않는다)

(2) 단점

① 유효성분의 함량이 일정하지 않다. 따라서 일정한 효과가 보장되기 힘들다.

② 생약은 가공처리에 불편하고 시간이 걸린다.

③ 유효성분, 약리작용이 아직 밝혀지지 않았더라도 임상적으로 효과가 확실한 생약이 얼마든지 있으므로 그와 같은 생약을 과학적으로 밝혀내는 연구가 지속적으로 이루어져야 한다.

④ 외관상 품질 감정이 힘들다.

⑤ 최상의 약효로 발휘되도록 저장하기 힘들다.

⑥ 동식물의 생육 또는 재배는 지리적인 조건을 많이 받는다. (예: 고려인삼)

⑦ 충해를 받기 쉽고 부패하기 쉽다.

⑧ 약효가 없는 생약이 많다.

---

7. 생약학 　　　　　　　　✳✳✳

---

① 생약학(生藥學)영문 어원: pharmacognosy ; pharmacognosia (본초학 herbalogy 약물학 materia medica)

② 생약학의 연구분야; 생약의 기원, 역사, 분포, 재배, 제제화, 품질평가, 저장 및 약효 성분의 이용 등에 관하여 연구하는 학문이다. 최근에는 우리나라의 전통 의약학인 한약의 과학성과 우수성을 증명하기 위하여 최신 과학 연구 기법을 사용하고 있다.

- 기원의 해명(생약학적 연구)
- 역사적 변천의 해명(본초학적 연구)
- 생산과 유통에 관한 연구
- 품질평가법의 확정(이화학적, 생화학적 분석)
- 함유성분의 화학적 연구(천연물 화학)
- 생물활성에 관한 연구(약리학적 연구)

- 생물활성의 흡수, 대사, 배설에 관한 연구 (생화학적 연구
- 처방의 해석과 제제의 연구(수치포함)
- 원료개발에 관한 연구
- 임상적 연구
- 문헌학적 연구

제5절 약초요법(藥草療法)

1. 약초요법의 정의 및 역사　　　　　　　**＊＊＊**

　　약초를 이용하여 인체의 자연치유력을 증대시키는 치료법이다. 인류가 가장 오랜 옛날부터 사용한 자연요법으로 화학적인 약과는 달리 부작용이 전혀 없다는 장점이 있다. 현대에 이르러서는 식이요법과 더불어 가장 중요한 자연요법의 하나로 자리 잡았다.

인체의 상태에 따라 다양한 약초를 사용한다. 약초는 일반적으로 다음과 같은 몇 가지 공통된 성질을 지닌다. 우선 체질을 바꿔주고 피를 맑게 하며 통증을 억제하는 효과가 있다. 부패를 방지하며 항경련성 및 항염증성을 지닌다. 강장효과를 지니며 해열작용과 진정작용, 배변과 이뇨를 돕는다. 병의 치료를 위해 식물을 사용하는 것은 아주 오랜 옛날부터 전해 내려오는 보편적인 요법이다. 약초요법이란 약초의 잎, 꽃잎, 줄기, 열매, 그리고 뿌리를 이용하여 질환을 예방하며 증상을 호전시키고 치료하는 요법이다.

　　아직까지 약초의학을 현대의학의 눈으로 바라보면 비과학적이고 아직 검증되지 않은 학문으로 바라다보는 견해가 있다. 하지만 20세기에 개발되어 주요 질환을 치료하는 많은 약들이 약초에서 발견되어졌으며 최근의 연구에 의해 많은 수의 약물들이 바로 개발되어지고 있다. 약초요법은 합성의학과 같이 향균성, 항 바이러스성 같은 성분들을 가지고 있다. 그러나 합성약물들과는 달리, 약초에는 부작용 없이 몸의 균형을 바로 잡고 정화하여 몸 자체의 자연적인 치료 능력을 자극해주고 나아가서 인간의 몸을 건강한 상태로 되돌리게 하는 이점이 있다. 현재 25%의 약이 아직도 나무와 관목 그리고 약초로부터 얻어지고 있다. WHO의 발표에 의하면 119종류의 식물로부터 얻어진 약물 중 74%가 현대의학에서 사용되어지고 있다고 보고하였다.

　　현대의학에서 약초는 경제적 이유와 쉽게 얻어지지 않는다는 이유, 그리고 현대인들이 합성된 약물에 보다 익숙해져 있기 때문에 제한적으로 사용되어지지만 최근 현대의학은 약초요법을 바라보는 관점들이 변하고 있다.   Mark Blumenthal은 " 약초의학에 대한 관심의 증가는 이제 세계적인 추세이다 "라고 말한다. 약초에 대한 최초의 기록은 기원전 3,000년경으로 추측된다.

동양에서는 북 중국에서 약초의 사용이 기록되었고 서구에서는 이집트에서 맨 먼저 기록되었다. 그러한 기록에서 발견되는 몰약(沒藥: 동 아프리카, 아라비아산 수지(樹脂)의 일종으로 향료, 약재로 사용), 유향(乳香:아시아. 아프리카 원산의 감람과 나무에서 채취하는 종교 의식용의 향료)

과 같은 것은 오늘날에도 여전히 사용되고 있다. 약초를 이용한 치료법은 수 천 년 동안 동서양에서 의약 처방의 주된 부분을 형성해 왔다.

아마도 가장 유명한 약초들은 유럽의 르네상스(인쇄술의 등장이후)에서부터 유래한다. 그때 출간된 엄청나게 많은 책들은 의약적인 식물들에 대한 사람들의 끝없는 지식욕을 반영했는데 그 중 가장 두드러진 것은 니콜라스 쿨페퍼(Nicholas Culpeper)의 〈완전한 약초〉 였다.(1653년 저작) 그러나 그 당시 약초요법은 흔히 점성술과 민속학의 용어로 설명되었다. 19세기까지, 약초요법에 대해 출판된 간행물들은 과학적인 식물학의 발전을 통해 상당한 증가를 보였다. 20세기에 들어서 우리에게 익숙한 많은 약들이 수많은 약초로부터 생산되어지고 있고 연구도 활발하게 이루어지고 있다.

2. 약초요법의 근본원리   ✱✱✱

약초의학은 일반적인 약물과 대부분 비슷한 방법으로 치료적 효과를 나타낸다. 약초에 의한 치료효과는 비교적 간접적으로 혈액과 장기에 흡수되기 때문에 합성약물보다는 대부분 천천히 작용하게 된다. 따라서 현대의학에 익숙한 사람들은 합성약물의 신속한 작용에 익숙해져 있기 때문에 약초의 사용을 꺼리기도 한다.

하지만 약초는 천천히 진행하는 만성질환에 대해 신중히 선택되어지면 합성약물이 갖는 부작용이 없이 우리의 몸을 치료할 수 있다. 약초는 약초 자체가 갖고 있는 특별한 화학물질에 의해 직접적으로 작용하기도 하며 다른 물질과의 상승작용으로 우리 몸의 생리를 변화시킨다.

약초 사용 형태는 여러 가지가 있다. 약초 자체를 말린 후 잘라 사용하기도 하며 티백형태로 제조되어 차(茶, tea)로 만들어 마시기도 한다. 차로 만들어 마시는 것은 약초가 약간의 카페인을 함유하고 있기 때문에(마테차) 카페인의 효과를 보기위해서 마시기도 하고 향기의 치료효과(peppermint(:후추), spearmint(:박하향), 들장미, 레몬, anise(:아니스, 미나리과 식물)를 이용하거나 여러 가지 약리효과(peppermint와 chamomile은 위경련을 억제하고 소화를 도우며. chamomile(카모마일)과 hops(홉: 맥주의 쓴맛을 내는)는 수면을 도와주고 cinnamon tea(계피차)는 설사를 억제한다)를 위해서 마신다.

또한 너무 쓴맛이 나는 식물이나 복용하기 쉽게 캡슐이나 알약형태로 만들어 먹기도 하며 추출물 형태로 농축하거나 에센셜오일(essential oil) 형태로 만들어 먹는다. 피부의 질환을 위해서는 연고 형태로 이용하기도 한다.

Natural Medicinal Plant

3. 인체에 작용하는 원리   ✳✳✳

(1) 일반적인 약물과 비슷한 방법으로 치료적 효과를 나타낸다.
(2) 약초는 많은 양의 생물학적인 활성을 가지고 있는 화학물질로 이러한 화학물질을 이용하여
    많은 약의 생산이 가능하다.
(3) 비교적 간접적으로 혈액과 장기에 흡수되기 때문에 합성약물보다는 천천히 작용한다.
(4) 인체에 작용하는 원리

    – 적응능력
    – 회복작용   – 위장 내 가스배출작용
    – 항 기생충작용   – 진통작용(진통제)
    – 항 염증작용   – 이뇨작용(이뇨제)
    – 항균작용(항균제)   – 생리작용(통경제)
    – 항 진경작용   – 간 보호작용(간장약)
    – 수렴성   – 기타작용
    – 쓴맛을 내는 작용 ☆

4. 약용식물의 분류(한약의 분류)   ✳✳✳

오랜 기간에 걸친 의료경험 중 사람들은 한약에 대하여 끊임없이 연구하면서 약물수량은 많
이 증가하게 되었고 신농본초경의 365종으로부터 현재 중약대사전의 5776종으로 되었다. 이러
한 많은 한약진행연구와 응용에 대하여 반드시 먼저 약물의 공성을 이해하고 이러한 진행에 의
하여 분별한다.

(1) 상, 중, 하 삼품분류법
약물작용과 독성에 의한 분류방법 중의 하나이며, 신농본초경에서 처음 나온다.
① 상품(上品) – 군약(君藥)이라 하는 120종의 약물
   보익작용이 있고 무독성이므로 구복하여도 되는 약물을 상품으로 하였는데, 인삼, 감초, 지황,
   석곡, 파극천, 황기, 구기, 아교 등이다.
② 중품(中品) – 신약(臣藥)이라 하는 120종의 약물
   병을 치료하고 허(虛)를 보(補)하며 유독(有毒)이나 무독(無毒)이므로 사용할 때에 참작하여
   야 하는 약물을 중품으로 분류하였는데, 건강, 마황, 당귀, 작약, 오수유, 후박, 별갑 등이다.
③ 하품(下品) – 좌사약(佐使藥)이라 하는 125종의 약물

치병(治病)을 주로하고 독성이 많아서 구복하지 못하는 약물을 하품으로 나열하였는데, 연단, 부자, 반하, 대황, 감수, 낭독, 파두, 오송 등이 있다.

이러한 분류법은 약물공효의 구별을 도와주며 독성의 일반특성을 알 수 있으며 본초학 중 가장 빠른 한약분류법이다. 비록 비교적 원시적이나 후세에 끼친 영향은 매우 커서 〈본초경집주〉, 〈신수본초〉, 〈증류본초〉 등 모두 삼품분류법을 채택하였다.

(2) 자연속성분류법

약물의 기원, 형태 등 자연속성특징에 의거하여 분류하는 방법으로 기원이 서로 같고 속성이 서로 비슷한 약물을 한류로 하였다. 이 분류법은 중국 양대 도홍경이 창안하여 본초경집주에서는 삼품약물을 옥석, 초목, 충수, 과, 채, 미식, 유명미용의 7류로 나누었다.

〈신수본초〉, 〈증류본초〉 등이 본초에 관한 저작들에서는 삼품분류법을 채택하는 동시에 또한 속성분류법을 대부분 채택했다.

본초강목에 이르러 비록 이러한 분류에 의거하였으나 발전하여 수, 화, 토, 금석, 초, 곡, 채, 과, 목, 복기, 충, 린, 개, 금, 수, 인 등 16부로 나누었다. 이 분류법은 약물의 기원, 속성, 약용부위 등을 일목요연하고 조리정연하게 알 수 있으며 사열이 편리하다. 지금은 발전되어 동, 식물의 과속류계법분류를 하는데 남경약하원의 중초약학 등의 저작이 있다.

(3) 공용분류법

약물의 공효에 의거하여 행하는 분류방법의 일종이다. 본경의 삼품분류는 실제로 가장 일찍 실시되고, 가장 간단한 공효분류법이다. 당의 진장기의 〈본초습유〉는 공효를 조명하여 약물을 선, 통, 보, 설, 경, 주, 조, 습, 활, 삽 의10종류로 나누었다.

공용분류법을 채용하는 본초저서는 〈약품화의〉, 〈약품변의〉, 〈本草求眞〉, 〈요약분제〉, 〈본초택요강목〉등이 있다. 현재의 본초학교재는 해표약, 청열약, 사하약, 거풍습약, 이수약, 소식약, 이기약, 지혈약, 활혈화어약, 개규약, 보허약 등의 20류로 나누고 있다. 중약학교재 및 실용서적에 보편적으로 적용된 분류방법이다.

(4) 장부경락분류법

약물작용을 장부나 경락에 의거하여 분류하는 방법이다. 이는 금나라시대 장원소의 〈장부표본약식〉에 나타나는데, 이런 까닭으로 장부를 강, 병리를 목, 약물을 열로 나열하여 병리 하에 두었다. 청나라시대에 이르러〈본초해리〉에 있어서 경락을 강, 약물을 목으로 하여 병리 하에 보, 화, 공, 산, 한, 열의 6항을 두었다. 본초해리는 오장6부를 강, 보, 사, 량, 온을 목이라 하여 약물해리와 수치를 분별하였다. 이러한 분류법을 채용한 본초저서는 비교적 드문데, 현재는 이러한 본초서적은 공용분류를 한 외에 장부용약을 일장으로 부록으로 두었는데 이는 차 법에 의하여 분류한 것으로 임상용약에 모두 일정한 의의가 있다.

Natural Medicinal Plant

(5) 모획분류법

약물의 모획순서에 의해 배열하는 분류방법의 하나이다. 이러한 분류법과 약물작용의 속성, 공용 등의 특성은 무관하나 모획이 서로 같은 것은 일류로 하여 사열에 편리하게 한 것이다. 어떠한 공구서나 공구서질의 한약학 저작은 이러한 방법을 채용하고 있는데, 중약대사전, 전국 중초약회편, 중화인민공화국약전(일부) 등은 모두 회획진행분류이다.

이상의 오종분류방법 중, 삼품분류법은 비교적 원시적인 일종으로 약물작용의 보사완급, 유무독성을 반영한다. 자연속성분류법은 비록 약물의 기원, 속성을 비교적 청초하게 설명하였으나 약물의 공용의 연관을 반영하지 못하였다. 장부경락분류법은 약물이 장부경락에 대한 작용을 명확히 하였으며 공용분류의 부족을 보충할 수 있었다. 모획분류법은 단순히 사열방편의 설계이다.

✓공용분류법은 중약학 교재 및 실용서적에 적용된 분류방법인데 이것은 다음의 장점이 있다.
1) 약물의 공효주치, 임상응용의 특점을 게시하여 직접 임상용약의 지도를 하였다. 마황, 계지, 형개, 시호, 박하, 상엽 등은 모두 해표약의 일류인데 소산풍사의 공효가 있어서 회감풍사표증을 치료한다. 또한 신온, 신량의 성을 이류로 나누어 마황, 계지, 형개는 신온해표에 속하여 풍한표증을 치료하고, 시호, 박하, 상엽은 신량해표에 속하여 풍열표증을 치료한다.

(1) 분열조직

분열능력이 활발한 세포들이 모인 조직으로서, 각 세포는 세포벽이 얇고, 액포는 덜 발달하여 작다.
 1) 1기 분열조직(primary meristem) : 길이 생장
 2) 2기 분열조직(secondary meristem): 부피 생장

(2) 영구조직

분열조직에서 분화되어져 분화를 완성한 조직으로서, 분열 능력이 없으며 세포벽이 두텁고, 액포가 잘 발달되어져 있다.
1) 표피조직(epidermis): 분열조직 중 원표피가 분화되어져 영구조직으로 된다. 표피조직은 큐티클 층이 있어 물질의 출입을 막음, 엽록체가 거의 없음, 표피조직이 변형되어진 공변세포는 엽록체가 존재함
2) 기본조직(ground tissue): 분열조직세포의 분화되어진 형태와 기능에 따라 구분되어짐
 ① 유조직(parenchyma): 식물 전체에 고루 분포하고 있으며 세포벽이 얇고 원형질이 풍부하다. 엽록체가 다량 존재하여 광합성이 활발하며, 많은 양의 물을 흡수하여 어린 식물의 잎과 줄기에 중요한 팽압을 유지시키는 역할을 담당하고 있다. 동화, 저장, 저수, 분비조직이 있다.
 0 동화조직(assimilating tissue): 식물의 체내에서 광합성을 주요 기능으로 하는 조직

0 저장조직(storage tissue): 식물체에서 특정물질을 다량으로 저장하는 조직
과실, 종자, 줄기, 저장근 등에 분포하며, 저장물질은 녹말과 당이 가장 많은데, 식물의 종류나 기관에 따라서 지방·단백질·이눌린· 만난 등이 함유되기도 함

0 통기조직(aerenchyma): 기체가 들어있는 공극계가 망상으로 발달되어져 있는 조직 주로 수생 관속식물에서 주로 볼 수 있으며, 공극이 차지하는 비율은 수생식물 체적의 30-60% 정도 됨

② 기계조직: 식물체의 기계적 지지작용

3) 통도조직: 물과 양분의 이동통로

① 물관: 물과 무기화합물 등이 줄기와 잎으로 이동할 수 있는 이동통로로 체관보다 안쪽에 존재하며, 죽은 세포로 구성되어져 있다.

☞ 물의 이동 경로

① 아포플라스트(apoplast) 경로 : 물이 피층을 통과할 때 유조직 세포벽을 따라 이동한다.

② 심플라스트(symplast) 경로 : 원형질연락사(plasmodesmata)를 통해 물이 이동한다.

◉ 내피에 도달한 물은 내피의 세포질을 통과하는 심플라스트 경로를 따라서만 중심주로 갈 수 있다.

☞ TACT 메커니즘에 의한 물의 이동

① 증산(Transpiration): 증산작용이 일어나면 잎 내부의 물이 증발되어 주변 세포들의 수분 퍼텐셜이 낮아져서 주변의 높은 수분퍼텐셜에 있던 물이 이동되어진다.

② 부착력(Adhesion): 물분자들이 식물 세포벽을 구성하는 셀룰로오스 같은 물질에 붙으려고 하는 힘을 말한다.

③ 응집력(Cohesion): 물분자들끼리 극성의 성질 등으로 인해 서로 뭉치려고 하는 힘을 말한다.

④ 장력(Tension): 가는 물기둥을 끌어당기는 힘을 말한다.

2) 동류의 약물공용의 공성과 본질연계를 계시하여 상수배오와 상호대용에 편리하게 하였다. 석고, 지모는 모두 청열사화의 효능이 있는데 기분실열증에 일반적으로 상수작용을 하며, 인삼, 상삼은 모두 보중익기작용이 있어서 기허증에 당삼을 인삼의 대용으로 사용할 수 있다.

3) 동류약물의 공용 학습이해와 비교적 기억을 쉽게 하였다. 단피, 적작은 청열양혈, 활혈화어의 공성이 있어서 공용 적 관련 점 역시 파악하기 쉽다. 그러나 공용분류법도 역시 결함을 가지고 있다. 예를 들어 많은 공용을 가진 약물을 하나의 일류에 귀속시킴으로써 기타공용을 소홀히 하거나 잇어버리게 되며, 어떤 약물온 마침내 또한 약물기원과 약용부위 등의 상호연관을 반영하지 못한다.

제6절 약용식물의 구조

1. 식물의 조직   ✳✳✳

식물도 동물처럼 세포로 이루어졌다. 세포들이 모여서 조직을 이루고, 각 조직에는 고유한 기능과 목적이 있다. 식물의 조직들은 '세포들이 변화하는지 변화하지 않는지'에 따라 '영구(永久)조직'과 '분열(分裂)조직'으로 나뉜다.

고등 식물체를 구성하는 식물조직은 그 각각의 기능에 맞게 잘 분화되어져 있으며, 동물조직과 달리 독특한 형태를 취한다. 한편, 다세포식물 중에서도 균류(fungi)나 조류(algae)에는 조직분화가 거의 없고 몸 전체가 거의 균일한 세포덩어리로 이루어져 있다. 선태식물에서는 고등식물의 유관속과 비슷한 관속, 기공과 비슷한 호흡공이 있는 등 좀 더 진화된 조직분화를 볼 수 있다. 유관속 식물인 양치식물과 종자식물은 물과 양분의 통로인 유관속을 비롯하여 여러 종류의 조직을 가진다.

(1) 분열조직(分裂組織)

☞ **토양에서 물관으로 양분이 이동되어질 때, 사용되어지는 두 가지 경로**

  1. 세포벽을 통한 세포 외부 경로(apoplast pathway)

  → 물이 뿌리털로부터 흡수되어져 세포벽을 통해 내피까지 이동하다가 카스파리안 띠(Caspari an strip)에 이르게 되면 더 이상 세포벽을 통해서는 이동하지 못하고 멈추어진다.

  2. 원형질 연락사를 통한 세포 내 경로(symplast pathway)

  → 카스파리안 띠에 의해 멈추어진 물과 양분은 원형질 연락사를 통하여 내피를 거쳐 물관으로 이동되어진다.

☞ **양분이 이동되는 순서**

  뿌리털(root hair)→ 표피(epidermis)→ 피층(cortex)→ 내피(endodermis)→ 물관(xylem)

(2) 식물의 조직계

① 표피조직계 – 표피조직으로 구성, 식물의 겉을 싸서 보호한다. 뿌리의 표피조직계는 물과 무기양분을 흡수하고, 줄기와 잎의 표피조직계는 가스 교환을 일으킨다.

② 관다발조직계 – 수분과 양분의 이동통로로 양치식물과 종자식물에만 존재한다.

③ 기본조직계 – 식물의 기본적인 생명활동을 일으키는 부분으로 줄기의 피층, 내피, 속, 잎의 책상조직과 해면조직 및 그 외의 유조직으로 구성되어 있다.

(3) 식물의 기관

영양기관과 생식기관으로 나눈다. 영양기관에는 뿌리, 줄기, 잎 등이 속하고 생식기관으로는 꽃, 열매 등이 속한다.

(4) 식물의 개체

① 영양기관의 분화에 따라 엽상체식물(비관다발식물)과 경엽식물(관다발식물)로 구분한다.

② 생식기관의 분화에 따라 꽃식물과 장란기식물로 구분한다.

③ 광합성 색소의 유무에 따라 독립영양식물과 종속영양식물로 구분한다.

2. 식물세포　　　　　　　　　　　　　　　　　＊＊＊

세포는 생물체를 이루는 최소의 단위로써 세포를 이루는 원형질과 세포의 생명활동의 결과로 만들어진 부산물인 후형질로 구성되어 있다.

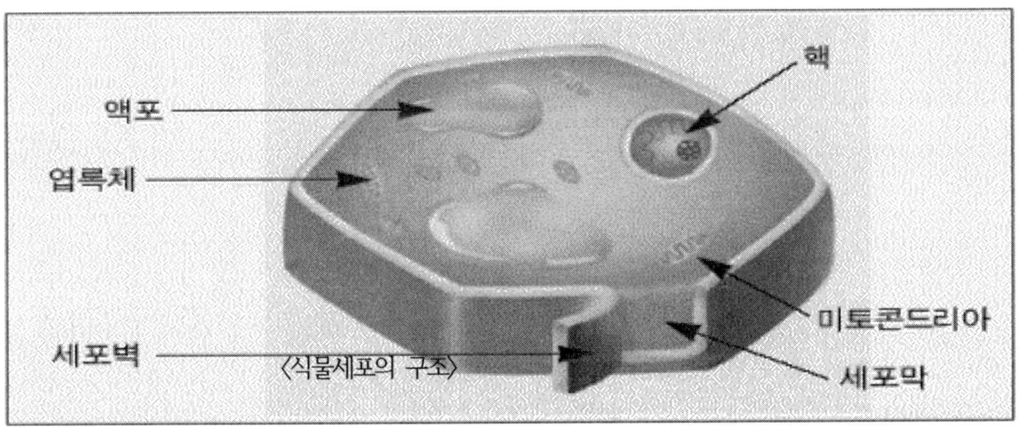

(1) 원형질(原形質)

원형질은 단백질을 비롯한 많은 고분자 화합물로 이루어져 있기 때문에 복잡한 콜로이드 상태로 되어 있다. 따라서 원형질 안에서의 브라운운동이나 원형질유동, 원심력에 의해 세포 내용물이 이동하는 일 등은 원형질의 유동성을 나타낸다.

원형질 안에 있는 각종 효소의 존재나 그들의 효소활동을 기본으로 하는 세포의 물질대사는 원형질 안의 구조와 밀접한 관계를 가진다. 즉, 세포호흡과 관련된, 특히 산소 운반을 담당하는 효소군은 미토콘드리아라는 지름 1~3μ m의 구조물에 붙어서 존재하며, 또한 세포의 단백질합성의 주역을 맡고 있는 RNA는 지름 50~20nm의 작은 입자 안에 가장 많이 존재한다.

1) 핵(核) ; 세포핵을 말하며 보통 한 세포 당 한 개씩 있으며 유전자를 함유하고 있다. 세균 또는 남조류를 제외한 모든 세포에 존재하는 것으로 세포의 유전자 본체인 DNA를 함유하고 있다.

2) 엽록체(葉綠體) ; 녹색식물 잎의 세포 속에 풍부하게 들어 있는 소체(小體)로 그 속에 엽록소를 다량 함유하여 광합성(光合成)을 하는 세포 내 구조물이다. 이 엽록체 속에 들어 있는 엽록소가 녹색을 띠고 있기 때문에 엽록체도 녹색의 알갱이로 보이고, 이 녹색인 엽록체가 다량 들어 있기 때문에 식물의 잎이 녹색으로 보인다. 지름 5μ m 정도의 둥근 모양 또는 타원형이다.

3) 미토콘드리아 ; 과립상 또는 실 모양의 세포 소기관. 콘드리오솜 또는 사립체(絲粒體)라고도 한다. 크기는 0.2~3nm로 세포호흡에 관여한다. 모양은 생물종에 따라 각각 특징이 있고, 크기도 세포의 종류에 따라 다르다.

4) 세포막(細胞膜) ; 세포의 최외층을 둘러싸고 있는 막. 모든 세포의 가장 공통적인 특성으로 세포를 차단하는 막을 의미한다. 세포막은 지질과 단백질로 이루어져 있으며 2중 구조를 가지고 있다.

(2) 후형질(後形質)

세포의 생명활동의 결과로 만들어진 부분을 말한다. 액포, 세포벽, 세포내 함유물(물질대사 부산물)등이 있다.

1) 액포(液胞)

생물의 세포 안에서 수용액을 가득 채우고 있는 부분. 공포(空胞)라고도 한다. 동식물의 어린 세포에서는 거의 볼 수 없거나 또는 작은 형태의 것이 다수 있다. 세포가 성장함에 따라 세포의 원형질과 확실히 구별되며, 이것에 수용액이 차게 된다.

2) 세포벽(細胞壁)

식물세포의 가장 바깥층을 이루는 막. 식물세포의 특징으로 동물세포에서는 볼 수 없다. 식물세포 세포벽의 주성분은 셀룰로오스이지만 균류의 세포벽은 셀룰로오스를 거의 함유하지 않으며, 주로 키틴으로 이루어진다.

3. 줄기(莖)　　　✽✽✽

(1) 줄기의 구조

　　식물을 지지하고 선단에 생장점이 있어서 신장하여 잎이나 꽃을 달며, 하부는 뿌리에 이어진다. 수분이나 양분의 통로도 된다. 줄기에는 땅위줄기와 땅속줄기가 있다. 땅위줄기에는 대개의 목본류에서 볼 수 있는 서는 줄기[直立莖]와 지면을 기는 기는줄기[匍匐莖: 양딸기]가 있다. 땅속줄기에는 뿌리줄기[根莖:연 ·고사리] ·덩이줄기[塊莖:감자] ·비늘줄기[鱗莖: 백합] 등이 있다. 줄기의 조직학적 특징으로는 생장점이 나출(裸出)되어 있는 것, 줄기의 관다발에 여러 가지 형이 있는 것, 표피에 각피(角皮)가 있는 것, 기본조직에도 여러 가지 조직이 있는 점 등이다.

(2) 줄기의 기능

　　지지기능, 운반기능, 저장기능, 호흡기능

(3) 줄기의 형태별 분류

　1) 지상경 – 초본경(草本莖)과 목본경(木本莖)으로 나누며 자력으로 지상으로 서서가느냐의 유무에 따라 자립경(직립경)과 타립경으로 구별한다.

　　① 포복경(匍匐莖) – 양딸기, 연전초, 잔디, 뚝갈

　　② 전요경(纏繞莖) – 나팔꽃, 오미자, 으름덩굴

　2) 지하경

　　① 근경(根莖) – 생강, 황련, 창출, 미치광이풀

　　② 괴경(塊莖) – 감자, 돼지감자

　　③ 구경(球莖) – 반하, 택사, 사프란

　　④ 인경(鱗莖) – 양파, 백합, 참나리

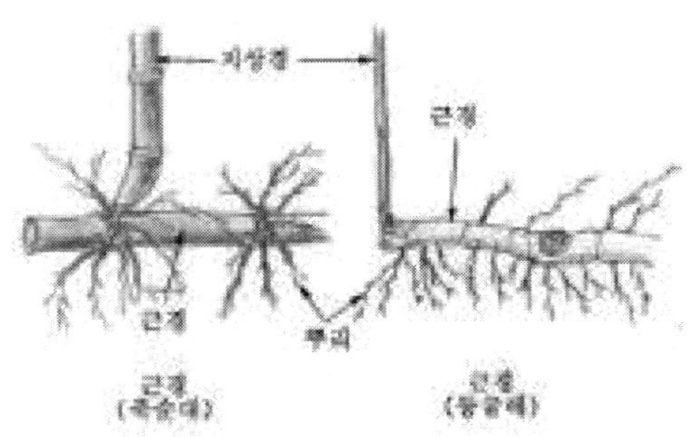

[지하경(地下莖) 근경(根莖)]

4. 뿌리　　　✽✽✽

(1) 뿌리의 구조와 기능

　　보통 땅속으로 지리면서 식물체를 고정시키고, 식물이 자라는 데 필요한 수분과 무기염류 등을 흡수한다. 땅 위로 나와 있는 뿌리는 줄기와 비슷하지만, 잎과 마디가 없어 구별이 된다.

(2) 뿌리의 구분

외떡잎식물에서는 배에서 자란 뿌리가 일찍 죽어버리고, 그 위쪽에서 많은 잔뿌리가 돋아서 수염뿌리로 된다. 이것은 식물체를 고정시키고 흡수능력을 증가시킨다.

뿌리는 뿌리에서 갈라져 자라나, 어떤 뿌리는 줄기와 잎에서 자란다. 외떡잎식물의 뿌리도 배에서 자란 뿌리에서 갈라져 나간 것이 아니므로, 이런 뿌리들을 부정근(不定根)이라 한다. 부정근에 대하여 정상적인 곁뿌리는 정근(定根)이라고 한다.

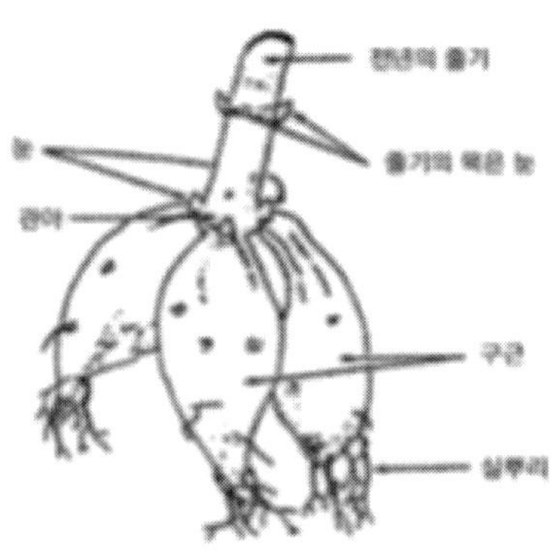

[달리아의 구근]

뿌리의 일부가 비대하여 양분을 저장하는 뿌리를 저장근(貯藏根)이라고 한다. 고구마가 이의 대표적인 예다. 당근과 무는 위쪽의 배축(胚軸)에 유래된 부분을 포함하지만, 대부분 뿌리에서 유래한 것이다. 고구마와 달리아는 덩어리같이 생겼기 때문에 덩이뿌리라고도 한다.

공기 중에 나와 있는 뿌리를 기근(氣根)이라고 하며, 여러 종류가 있다. 담쟁이덩굴이나 능소화는 뿌리로서 다른 물체에 붙어 올라가는데, 부착근(附着根)이라고 한다. 열대에서 자라는 판다누스(Pandanus)는 공중에 많은 뿌리가 내려 지중에 들어간다. 이렇게 함으로써 식물체를 지탱할 수 있으므로, 지주근(支柱根)이라고 한다. 습지에서 자라는 낙우송(落羽松)은 뿌리 근처에서 위를 향한 뿌리가 자라서 뿌리의 호흡을 돕기 때문에, 호흡근(呼吸根)이라 한다. 만일 연못 근처에서 자랄 때는 커다란 뿌리가 물 위에 나타나며, 판근(板根)이라고 한다.

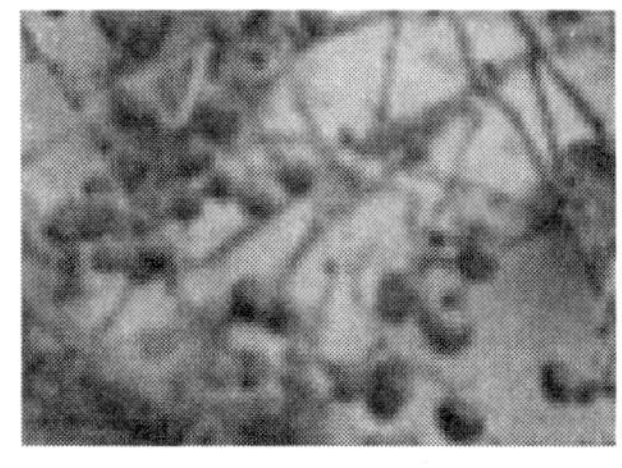

[능소화, 공기뿌리]

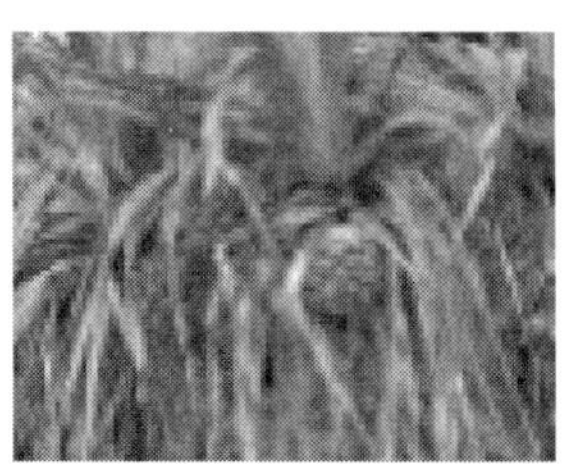

[판다누스(Pandanus)]

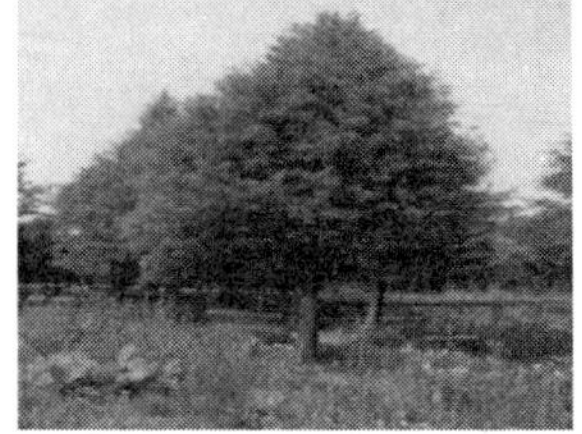

[낙우송(落羽松)]

5. 잎(葉)   ＊＊＊

줄기의 둘레에 규칙적으로 배열하여 광합성을 하는 녹색의 기관.

잎은 엄밀히 따질 때 경엽식물(莖葉植物)에 한하여 달려 있다. 잎은 계통발생학적으로 2가지 발달경로가 있다. 하나는 작은 돌기에서 발달한 것으로서 소엽형(小葉型)이라고 하며, 다른 하나는 가지가 갈라진 줄기가 편평하게 되고 합쳐진 것으로서 대엽형(大葉型)이라고 한다. 잎은 줄기

위에 일정한 배열을 하며 이를 잎차례라 하고, 마주나기[對生]·돌려나기[輪生]·어긋나기(互生) 등으로 구분한다. 잎 본래의 목적을 지닌 잎을 보통잎이라고 하여 변태된 잎과 구별한다. 잎몸[葉身]·잎자루[葉柄]·턱잎[托葉] 등이 갖추어진 잎을 완전잎, 이 중에서 어느 한두 개가 없는 것을 불완전 잎이라고 한다. 각 부분의 크기·형태 등은 식물에 따라 독특한 특색이 있어 식물을 식별하는 데 중요한 요인이 된다.

잎몸은 잎의 가장 중요한 부분으로서 광합성을 하는 곳이며 이것이 없는 잎은 없다. 잎몸은 편평한 외형으로 광선을 잘 받으며 내부구조도 광합성을 하기 쉽도록 되어 있다. 잎자루는 잎몸과 줄기를 연결하는 부분이며 길이의 차가 있고 비틀려서 잎몸이 광선을 받기 쉽도록 조절한다. 잎자루 안에 들어 있는 관속(管束)은 줄기의 관속과 잎몸의 관속을 연결하는 역할을 한다.

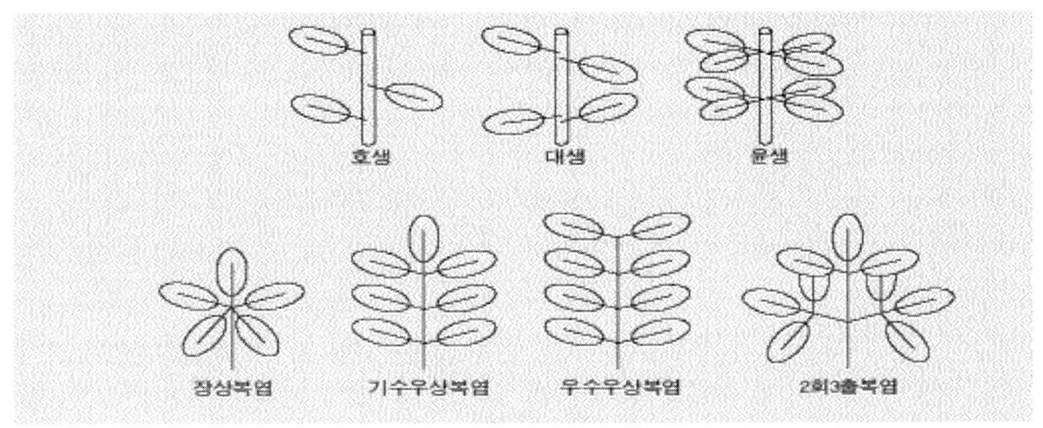

<잎의 배열에 따른 분류>

6. 꽃(花) ＊＊＊

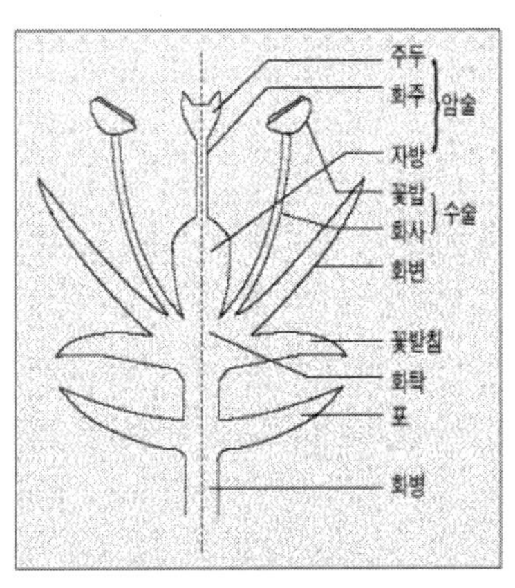

꽃은 줄기의 정단분열조직에서 유래한 고등식물의 생식기관으로 배우자인 정세포와 난세포의 생성 및 수정이 일어나는 장소이다. 대부분의 동물과는 달리 식물은 한 장소에 고정되어 살고 있기 때문에 수분을 보충하기 위해서는 벌이나 나비 또는 바람과 같은 매개체를 이용하지 않으면 안 된다. 따라서 꽃은 배우자를 만드는 동시에 수분과정이 원활이 이루어지도록 적응되어 온 것이다.

(1) **꽃의 구조** ; 수술, 화분, 화피, 꽃받침, 꽃자루 등으로 이루어져 있다.

(2) **꽃의 분류** ; 겉씨식물(소나무, 소철, 은행나무, 전나무 등)과 속씨식물(호두나무, 소귀
나무, 굴피나무 등)의 꽃으로 분류한다.

(3) **화서(花序)의 모형도** ; 화서는 줄기에 붙어있는 꽃의 배열을 말하며 배열의 형식을 나타내
고는 있지만 때로는 하나의 형식에 의해서 배열되어 있는 꽃의 집단을 의미 할 때 도 있다. 생
약학에서는 화수(花穗)라 한다.

그림 <화서의 모형도>

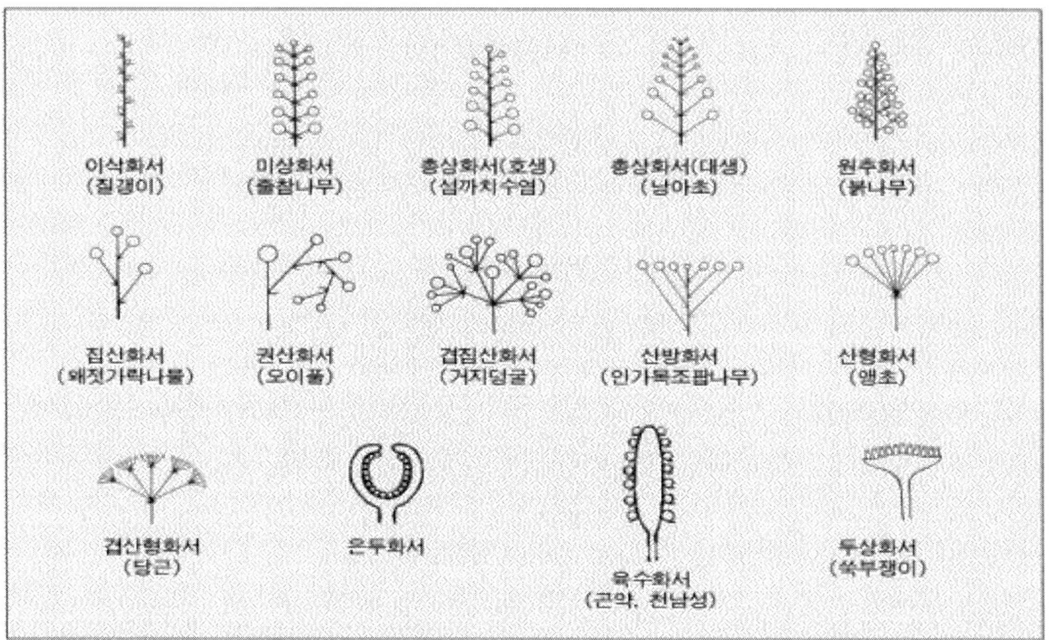

7. 열매 (과실)와 종자　　　　　**✳ ✳ ✳**

(1) 열매[果實]

꽃이 수분(受粉)하고 수정(受精)한 다음 주로 암술의 씨방이 발육하여 된 기관.
씨방의 내부에서는 밑씨[胚珠]가 성장하여 씨[種子]를 만든다. 속씨식물에서만 발달한 기관으로
완숙하면 여러 가지 방법으로 씨를 산포한다. 좁은 뜻으로는 씨방이 발달한 것을 말하지만 꽃받
침 ·꽃턱[花托] 등 씨방 이외의 부속부분이 발달한 것도 많이 있어 넓은 뜻으로는 이들을 모두
열매라고 한다.
① 단과(單果):1개의 암술을 가지는 꽃에서 많이 있으며, 열매는 주로 씨방이 발달한 것이다. 복

숭아 ·콩 ·밀감 ·망고 ·감 ·토마토 ·피망 등이 있다

② 복합과(複合果):2개 이상의 이생(離生) 암술을 가지고 있어 1개의 꽃에서 복수의 열매가 형성된다. 으름 ·연꽃 ·장미 ·나무딸기 등이 있다.

③ 집합과(集合果):겉보기로는 1개의 열매처럼 보이지만 다수의 꽃에서 성숙한 열매가 조밀하게 집합한 것이다. 뽕나무열매(오디) ·아나나스 ·무화과 ·파인애플 등이 있다.

(2) 열매의 모양

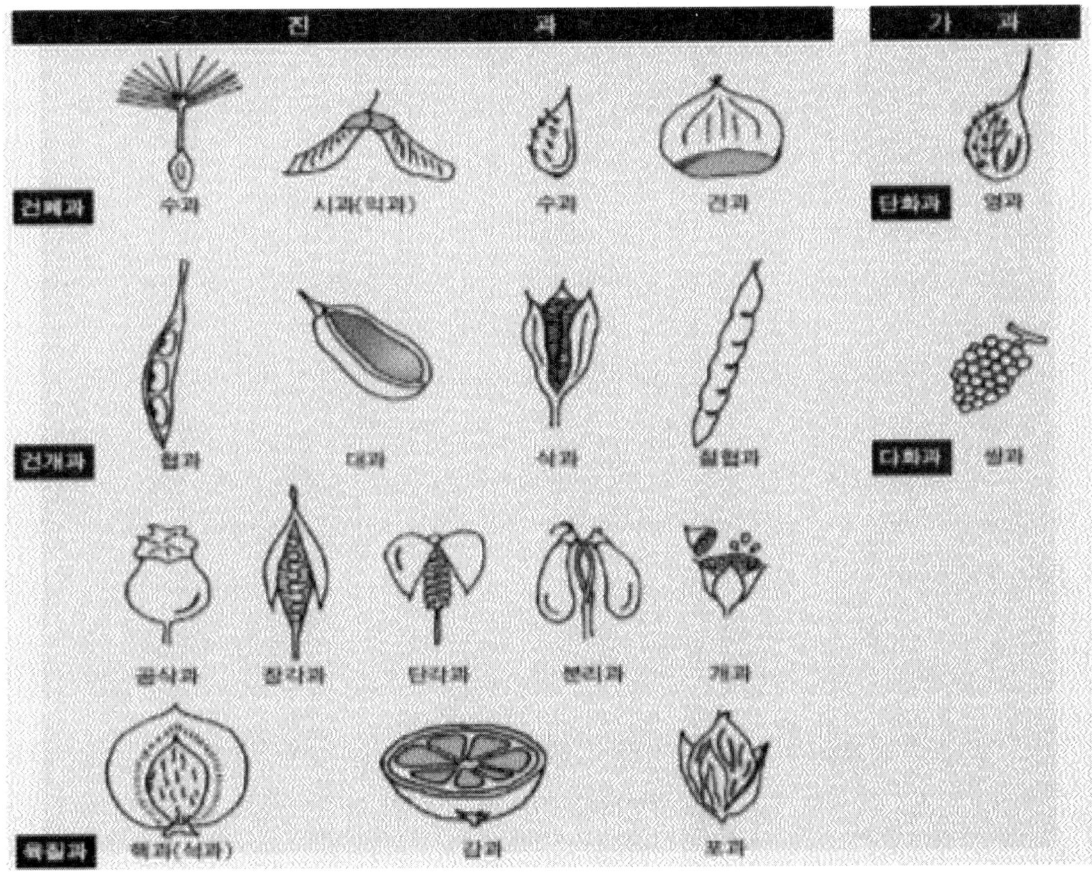

〈열매의 종류〉

(3) 열매의 성숙

열매가 성숙하여 씨방벽이 비대해지는 것과 함께 조직의 분화가 일어난다. 좁은 뜻으로는 씨방벽이 발달한 것이 과피(果皮)이다. 과피가 성숙할 때, 복숭아나 배처럼 세포분열이 일어나 세포의 수가 증가하기도 한다. 그러나 대개의 경우 과피의 세포분열 능력은 개화 후 바로 없어지고 개개 세포의 크기가 증가함으로써 씨방의 급속한 생장이 일어난다. 열매가 생기는 것과 씨가

형성되는 것과는 밀접한 관계가 있다.

① 수분하지 않을 경우: 수분을 하지 않아도 밑씨나 태좌(胎座)로부터 호르몬이 분비되어 씨방을 비대 시킨다. 단위결과성의 오이품종이 이에 속한다.

② 수분은 하지만 수정을 하지 않는 경우: 화분의 호르몬이 씨방의 비대를 자극하지만, 어떤 원인에 의하여 수정이 이루어지지 않는 경우이다. 밀감에서는 수술의 발육이 불량하고 화분도 불완전하기 때문에 수정이 되지 않는다. 바나나에서는 모식물의 염색체가 3배체이기 때문에 화분의 형성이 불량하고 수정이 이루어지지 않는다.

파인애플의 화분은 정상이지만 자가불화합성(自家不和合性)이 있어 씨가 생기지 않는다. 이와 같은 단위결과성은 씨 없는 열매를 만들거나 더 큰 열매를 맺게 하거나 하기 위해 많이 연구되어 이용되어 왔다.

(4) 과피(果皮)의 성숙

과피는 외과피 ·중과피 ·내과피로 되어 있다. 감의 외과피는 표피조직으로 되어 있으며 큐티클층이 발달해 있고 표면에 흰 가루 모양의 납(蠟)이 있어 내부를 보호한다. 씨 주위의 미끈미끈한 반투명 부분이 내과피이다. 외과피와 내과피 사이의 먹을 수 있는 부분이 중과피이다.

복숭아 ·매화나무 ·호두 ·망고 등은 내과피가 단단한 핵과(核果)로 되어 동물에게 먹혔을 때 내부의 씨를 보호한다. 열매의 형태 ·성질에 따라 여러 가지로 분류하는데 과피의 성질에 따라서 건과(乾果)와 액과(液果)로 나누어지며, 건과는 과피가 잘 벌어지는 열개과(裂開果)와 그렇지 않은 폐과(閉果)로 나누어진다.

(5) 종자(種子)

종자는 식물의 종류에 따라 크기·모양이 일정하지 않고 다양한 구조가 된다. 일반적으로 바깥쪽은 종피라고 불리는 껍질로 싸여 있고 내부에는 장차 새로운 식물체로 발달될 배와 발아 중에 필요한 영양분을 간직하는 배젖의 3부분으로 되어 있다. 종피는 1장 또는 2장으로 이루어져 있는데 2장인 경우에는 내종피와 외종피로 나누어진다. 내종피는 부드러운 조직인 경우가 많으나, 외종피 및 종피가 1장인 경우에는 세포벽이 목질화 되었거나 코르크화하여 후막조직(厚膜組織)으로 된 것이 많다.

(6) 종자의 산포방법
① 바람에 의한 방법

단풍나무, 민들레, 소나무, 버드나무, 제라늄, 벽오동, 보리수, 참억새, 낙엽송, 무궁화
② 동물에 의한 방법

식용되는 다육과실 – 감, 포도, 귤, 겨우살이
동물의 몸에 부착되어 흩어지는 종자 – 도둑놈의 갈고리, 도꼬마리, 쇠무릎, 멸가치

③ 열 개압출에 의한 방법 – 콩, 봉선화, 유채, 제라늄, 유채, 이질풀, 참깨 등
④ 수류산포 – 야자나무, 모감주나무, 맹그르브
⑤ 낙하활주산포 – 도토리

[맹그르브]

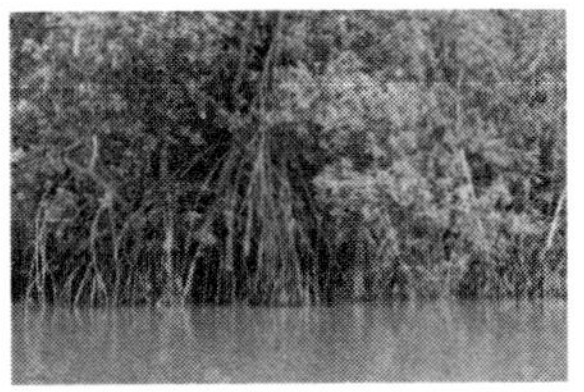

제3장 약용식물의 재배와 채취

제1절 약용식물과 환경요소

---

1. 약용식물과 온도   ✱✱✱

(1) 온도가 식물에 미치는 영향

온도는 약용식물의 생장과 발육을 조절하는 중요한 환경요소 중의 하나이다.
약용식물은 종류별로 생육이 가능한 온도의 범위가 있다. 생육적온이 각각 다른 원인은,
① 대사 작용에 따라 적온이 다르다. ② 식물체의 기관별 생육적온이 있다.
③ 발아 후 성장단계별로 적온이 변하게 된다. ④ 주야간에 따라 적온이 다르다.
⑤ 기온과 지온이 차이가 나타난다.

(2) 온도변화에 따른 식물의 부작용

① 고온장애 ; 고온에 견디는 정도는 내서성이며, 도장, 황화, 낙화, 낙과의 발생이 많아진다.
고온장애를 피하기 위해서는 짚, 멀칭, 고랭지 재배 등 방법을 이용한다. 차광, 엽면살수,
미스트분무, 간이냉방시설 등을 도입한다. 발아불량, 결구불량, 착화 및 착과, 착색불량, 조
기추대, 수량 및 품질저하가 일어난다.

Natural Medicinal Plant

② 저온장애 ; 저온장애가 지속되면 세포액과 세포간극에 있는 수분이 동결하여 원형질 분리, 탈수현상 등이 나타나 식물체가 말라죽게 된다. 대책으로는 내한성품종의 선택, 적기파종, 간이피복, 시설재배 등이 있다.

③ 온도관리 ; 온상, 멀칭, 핫 캡, 터널, 차광, 유리온실, 플라스틱하우스

☞ **멀칭** [mulching]

농작물을 재배할 때 경지토양의 표면을 덮어주는 일.

덮어주는 자재를 멀치(mulch)라고 하며, 예전에는 볏짚 ·보릿짚 ·목초 등을 썼으나, 오늘날은 폴리에틸렌이나 폴리염화비닐 필름을 이용한다. **토양침식방지** ·**토양수분유지** ·**지온조절** ·**잡초억제** ·**토양전염성병균방지** ·**토양오염방지** 등의 목적으로 실시된다. 건조지에서는 사이갈이[中耕]를 얕게 해서 표층토(表層土)를 부수어 토층 아랫부분과 모관수(毛管水) 연락을 끊음으로써 토양수의 증발을 막는 방법을 취한다. 이 경우는 표층토 자체가 멀치 역할을 하므로 소일 멀치(soil mulch)라고 한다.

멀칭은 거세게 내리는 비로 인하여 경지토양이 씻겨나가는 것을 막는 효과가 커서 토양관리의 중요한 수단의 하나이다. 토양수분유지의 효과는 건조한 토양에서 또는 비가 적게 내리는 지역에서 효과가 크다. 지온에 대한 효과는 계절과 자재에 따라 다르다. 가을에서 봄 사이의 저온기에는 지온을 높여 주는 투명 필름을 사용하여 생육을 촉진시키고, 여름의 고온기에는 볏짚 ·목초 등으로 지온을 낮추는 것이 좋다.

흑색 필름은 지온상승효과는 작으나, 햇빛의 투과량이 제한되므로 잡초종자의 발아나 생육을 억제하는 효과가 크다. 최근에는 지온을 상승시킴과 동시에 잡초의 생육은 억제시키고 특정파장의 빛만을 통과시키는 필름, 제초제를 바른 투명한 필름이 개발되었다. 멀칭은 노지(露地)에서 잎담배 ·고추 등의 재배에 이용될 뿐 아니라 하우스 등의 원예시설에서도 이용된다.

2. 약용식물과 빛 　　　　　　　✲✲✲

약용식물이 둘러싼 환경요인 가운데 가장 기본적인 요소

(1) 빛이 약용식물에 미치는 영향

광도, 광질, 일장 /◉ 광 보상점– 광합성을 위한 이산화탄소의 흡수량과 호흡작용에 의한 방출량이 같게 될 때의 광도를 말한다.

(2) 빛의 관리

투광성이 우수한 피복재의 선택, 산광 피복재, 무적 필름의 도입, 반사판의 설치

3. 약용식물과 수분(물) ❋❋❋

(1) 수분이 약용식물에 미치는 영향

① 약용식물에 있어서 각종 효소의 활성을 증대시킨다.

② 광합성과 기타 화학반응의 원료가 된다.

③ 약용식물의 체형을 유지시킨다.

④ 용매의 물질의 운반자 역할을 한다.

(2) 수분조절에 따른 식물의 부작용

1) 수분 부족 시 현상 ; ① 생장 억제 ② 호흡 증대 ③ 과실이 비대
④ 광합성억제에 따른 생육저하 ⑤ 성숙촉진
⑥ 낙엽 및 낙화현상 ⑦ 식물체 및 세포의 왜화

2) 수분 과다 시 현상 ; ① 성숙이 지연된다. – 조직이 연하다. ② 황백화 현상
③ 혐기성호흡 – 토양 중 유해물질과 이산화탄소가 많아진다.
④ 뿌리활력 저하

(3) 수분의 관리

기상조건, 토양상태, 시비량, 하우스구조, 작물의 종류와 작형 및 생육단계에 따라 관리

4. 약용식물과 토양 ❋❋❋

(1) 토양의 종류와 특징

① 사질토양 : 양분과 수분의 손실이 잘되지만 배수가 잘되고 저온상승이 빠르게 된다.

② 화산회토 : 앤도토양, 제주도 일부 분포, 인산이 부족하며 비옥한 토양은 아니다.

③ 충적토양 :홍수로 토사가 운반되어 생긴 토양으로서 토심이 깊고 비옥하기 때문에 대부분
의 식물을 재배하는데 적합하다, 구릉지, 분지, 경사지의 토양으로 오랜 풍화와 용탈로 강
한 산성을 나타내고 부식이 적으며 인산이 부족한 척박한 점토질 모양이 대부분이다.

(2) 토양이 약용식물에 미치는 영향

1) 토양의 구성 – 토양3상(土壤三相)

① 고상은 바위가 풍화되어 생성된 무기성분과 동식물의 잔해가 썩어서 된 유기물로 되어있다.

② 액상은 흙 입자 사이의 공간에 차있는 물을 말한다.

③ 기상은 공기를 말한다.

④ 토양의3상 부피비율은 물과 산소의 공급, 토양의 온도, 뿌리의 발달 등에 영향을 미쳐 작물의 생육을 좌우하는 중요한 요인이다. 작물생육에 알맞은 토상의 3상분포는 고상이 약 50%, 액상이 20~30%, 기상이 20~30% 정도이다.

2) 토성(土性) - 어떤 토양의 모래 ·미사(微砂:silt) ·점토(粘土:clay)의 비율.

☞ 토성의 기준

입자 지름이 점토는 0.002mm 이하, 미사는 0.05~0.002mm, 모래는 2.00~0.05mm이다. 모래의 경우 크기에 따라서 다섯 가지로 구분한다. 토성구분은 모래 ·미사 ·점토의 백분율을 삼각형의 3변에 표시한 삼각도표를 써서 명명한다. 현재 한국은 미국농무성(USDA)법을 쓰고 있다. 토성구분을 하려면 우선 2mm 이하의 풍건토(風乾土)의 입자 지름을 분석하며, Bouyoucos의 비중계법을 흔히 사용한다.

현지에서 흙을 적신 다음 손으로 비벼서 꺼칠꺼칠한 모래가 많은지 또는 미끈미끈한 점토가 많은지를 감지법으로 판정하는데 숙달되면 정확히 할 수 있다. 보수력(保水力) ·통기 ·배수 ·비옥도 ·생산력 ·경운(耕耘)의 난이 ·굳기 ·가소성 ·침식 등은 토성과 밀접한 관계를 가지고 있으므로 농림업을 비롯하여 토목 ·건축 ·목장 ·하수처리장 ·위락지 ·교통 ·전술 등과도 관련이 많다.

3) 토양공기를 지배하는 요인 -토성, 토양구조, 경운, 토양수분, 유기물, 식생

4) 토양유기물의 기능 -암석의 분해촉진, 양분의 공급, 대기 중의 이산화탄소 공급, 생장촉진 물질의 생성, 입단의 형성, 보수. 보비력의 증대, 완충능의 증대, 미생물의 번식 조장, 지온의 상승, 토양보호

5. 약용식물과 대기 ✱✱✱

(1) 대기조성

질소가 약79.1%, 산소 약20.9%, 이산화탄소가 0.03% 나머지 수증기, 먼지, 연기, 미생물, 화분, 각종가스로 구성

(2) 이산화탄소 시비 (二酸化炭素 施肥)

원예작물 등의 시설재배에서 탄산가스를 시설 내에 투입하여 수량과 질을 높이는 것으로 이산화탄소시비는 쉽게 농도를 조절할 수 있는 하우스 등에서 이용된다.

① 대기 중 이산화탄소의 농도를 높여 주면 광합성이 증대하여 작물 생육이 촉진되고 수량. 품질이 향상된다. 적당한 이산화탄소 시비의 수준은 1,000~1,500 ppm범위이다.

② 이산화탄소 농도에 관여하는 요인은 계절별, 지면과의 거리, 식생, 바람, 미숙유기물의 시용

등이 관계된다.

(3) 대기오염

아황산가스, 불화수소, 이산화질소, 오존, PAN, 옥시던트, 에틸렌, 염소가스, 납, 기타 암모니아, 황산수소 등이 작물에 피해를 준다.

제2절 약용식물의 재배와 관리

1. 토양을 조성하기 위한 작업 ✱✱✱

(1) 경기(耕起)작업

경운이 끝나면 식물의 종자를 파종하고 이식하기 위해 토양을 갈아 일으켜 큰 흙덩이를 잘게 부수고 땅을 편평하게 고르는 작업. 정지(整地)작업이라고도 한다. 토양의 성질을 개선하여 주며 동시에 방제효과도 볼 수 있다. 생육을 좋게 하고 재배량을 늘리기 위해서는 심경을 한다. 심경을 한 당년에는 심토가 많이 갈려 올라서 작물생육에 불리하므로 비료 특히 유기물을 많이 주어 심경다비를 꾀하도록 한다. 경기 작업이 끝나면 쇄토, 진압작업, 간토작업, 작휴작업, 이랑 만들기와 멀칭작업을 한다,

☞ 경운(耕耘)

식물을 재배하기 위하여 경운기나 트랙터, 관리기 등에 쟁기를 부착하여 경작지를 가는 것으로 토양의 물리성이 개선, 파종 및 옮겨심기 작업이 쉽다. 토양수분 유지에 유리하다. 잡초발생을 억제한다. 해충의 발생을 억제한다. 토양의 유실 감소 등의 효과가 있다.

(2) 진압(鎭壓)작업

(3) 간토(間土)작업 - 비료를 뿌린 다음 약간의 흙을 덮고 그 위에 종자를 뿌리는 것이 일반적인 방법으로 이렇게 비료와 종자 사이에 흙을 넣어주는 것을 말한다.

(4) 작휴(作畦)작업 - 식물 재배 시 종자를 파종이나 이식에 앞서 본포에 파종상이나 이식 상을 만드는 것을 말한다. 평휴법(약초재배에서 주로 사용), 휴립법, 성휴법(맥문동 재배 시)이 있다.

(5) 밀칭작업 - 농작물 새배에서의 토양 관리 방법의 하나로 토양 표면을 비닐이나 폴리에틸렌

필름, 짚 따위로 덮는 것인데, 농작물의 뿌리의 보호, 지온(地溫)의 확보, 토양 수분의 증발 방지, 토양 비료의 유실 방지, 잡초 방제 등을 목적으로 한다. 순화어는 `바닥덮기이다'.

---

2. 파종 및 이식　　　　　　　　　＊＊＊

(1) 종자

　1) 우량종자 선택요령 – 육안, 체적, 중량, 비중에 의한 구별은 한다.

　2) 파종전의 종자관리

　① 침종(浸種) – 약용식물의 종자를 파종하기 전에 종자를 일정기간동안 물에 담가서 발아에 필요한 수분을 함유하도록 하는 것 (대부분 약용식물 특히 강활, 당귀, 방풍, 백지와 같은 산형과약용식물류와 오가피과의 독활 등은 반드시 침종을 해야 발아가 균일하게 이루어진다.

　② 최아(催芽) – 약용식물 종자의 발아, 생육을 촉진할 목적으로 종자의 싹을 약간 틔워서 차종 하는 것 (고려인삼 종자의 개갑처리)

　③ 종자소독

3) 종자의 파종

　① 파종의 시기 – 환경에 대한 적응특성과 생리적 특성 고려한 식물의 종류, 품종, 재배지역과 환경조건, 시장성과 토지이용성, 작부체계, 보유시설과 장비에 따라서 달라진다.

　② 파종양식 –0 산파 – 제초 등의 관리 작업이 불편하다. 목초, 자운영

　　　　　　　　0 조파 – 관리편리, 생육이 건실하다. 맥류, 대부분 약용식물

　　　　　　　　0 점파 – 생육에 좋으나 노력이 필요. 두류, 감자

　③ 파종량 –파종량을 결정할 때 고려할 조건은 약용식물의 종류, 종자의 크기, 파종기, 재배지역, 재배법, 토양 및 시비, 종자의 조건 등이다.

　④ 파종 깊이 –씨앗의 크기, 싹트는 습성, 토양의 상태, 기후 등을 감안하여 조절한다.

　　습한 토양은 얕게, 건조토양은 깊게, 점질토양은 얕게, 사질토양은 깊게 심는다.

　⑤ 종자의 복토 : 종자위에 흙을 덮는 것으로서 파종의 깊이라고도 할 수 있다.

●종자의 복토의 깊이는 종자의 크기, 발아습성, 토질, 기후 등에 따라 달라지는데 복토의 깊이

를 결정할 때 고려할 사항 ; 0 소립의 종자는 얕게, 대립의 종자는 깊게 복토를 한다. 0 광발아
종자는 복토를 하지 않거나 극히 얕게 한다. 0 저온에서는 얕게, 고온에서는 깊게 복토를 한다.
0 경토에서는 얕게, 중점토에서는 깊게 복토를 한다.

(2) 영양번식 약용식물

① 종자번식방법이 어려운 경우에 사용 – 미나리과의 다년생 초본인 천궁

② 종자번식보다 생육이 왕성한 경우 – 작약

③ 우량 유전질을 쉽게 영속적으로 유지 시킬 수가 있다.

④ 암수의 어느 한쪽만을 재배 시 이용한다.

[천궁]

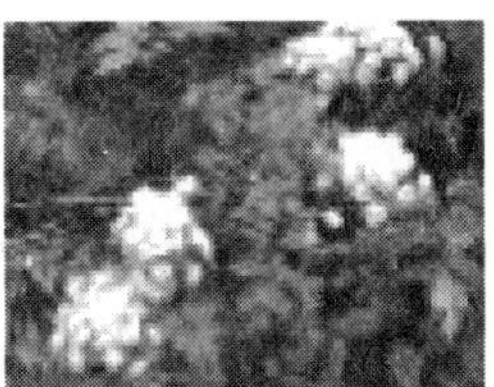

(3) 약용식물의 육모작업

육모의 목적은,　① 조기수확이 가능해지고 수확기간을 연장한다.

② 토양의 토지이용률을 높여 단위면적당 재배량과 그에 비례하여 수익을 증가시킬 수 있다.

③ 어릴 때의 환경관리, 병충해방지가 용이하며, 관리비가 절감된다.

④ 발아율을 향상시켜서 본포적응력을 향상시킬 수 있다.

(4) 관개 및 배수

① 관개의 정의 : 약초를 재배할 때 재배기간 동안 인위적이고 안정적으로 수분을 공급
해 주는 것

② 관개의 고려사항 – 점적관수 장치를 설치, 토양의 표면을 덮는다.(수분증발 방지)
　　　　　　　　　 – 잡초제거, 물은 아침시간에 일찍 준다.

③ 관개의 방법 ;　0 지표관개 – 휴간, 저류, 일류, 언류관개

● 언류(堰溜)관개 : 토지의 경사방향에 따라 좁고 긴 구획을 만들고 구획의 상단부분
에 급수 구를 작성하고 구획의 하단부분에는 배수구를 작성한 다음 급수구를 막아 물이나 흠
이나 암거를 통해서 밭으로 들어가게 하는 방법 / 0 살수관개　0 여름철관개

④ 배수 – 자연, 시설배수

(5) 약용식물의 시비 ; 비료의 3요소는 질소, 인산, 칼륨

1) 비료의 분류 ;　① 원료에 따른 분류 – 동물, 식물, 삽실비료

② 형태에 따른 분류 – 고체, 액체, 기체 비료

③ 함유 성분에 따른 분류 – 질소질, 인산질, 칼륨질, 규산질비료

④ 기타 – 시비시기, 방법, 배합, 효과의 지속성에 따른 분류

2) 비료의 성분 ; 질소, 인, 칼륨, 부성분

3) 시비의 원리 ; 최소 양분율, 수량절감의 법

4) 시비량(kg) = (비료요소흡수량 – 천연공급량) / (비료요소흡수량)

가장 적합한 비료의 양을 결정하기 위해 토양의 비료성분, 작물의 비료 흡수량을 분석한다. 유실량 감안 시비량 결정한다.

5) 이용부위별 시비법

① 종자를 이용한 약용식물 – 인산, 칼륨은 개화결실에 효과가 크다.

– 회향, 결명자 등

② 과실을 이용한 약용식물 – 인산, 칼륨에다 질소의 적당한 비료의 효과도 지속

– 구기자, 산수유, 오미자 등

③ 줄기를 이용한 약용식물 – 성숙하기 시작하고 뿌리에 양분이 저장되는 시기는 질소 사용을 억제한다.

④ 뿌리를 이용한 약용식물 – 성장의 초기에 질소를 충분히 시비 / – 산약, 부자

⑤ 꽃을 이용한 약용식물 – 질소의 효과가 잘 나타나도록 한다. / – 홍화, 국화

6) 비료배합 시 주의사항 ; 과린산 석회와 같이 수용성 인산이 주성분인 비료는 유기질 내지 산성비료와 혼합하여 사용하도록 한다.

3. 약용식물의 병충해 관리　　　✳✳✳

(1) 약용식물의 병해

1) 식물병의 종류 – 병원체, 식물체, 발병환경

① 피해증상에 따른 분류 – 모잘록병, 시듦병, 더뎅이병, 탄저병, 잿빛곰팡이병, 흰가루병, 노균병, 모자이크병

② 병원체의 분류에 따른 분류 – 곰팡이(벼도열병, 흰가루병, 녹병, 탄저병, 노균병, 깜부기병 등)

  - 세균(무름병, 궤양병, 둘레썩음병, 뿌리혹병 등)
  - 바이러스(모자이크병, 오갈병)
  - 선충(뿌리썩이 선충병, 시스트 선충병 등)
  - 기생충(새삼, 겨우살이)

2) 병해의 발생원인 – 발생조건, 전파수단

3) 식물병의 방제 – 재배적 방제, 생물적 방제, 물리적. 화학적 방제법

(2) 약용식물의 충해

1) 종류 – 2,700여종 중 1,000여종 이상의 해충이 피해를 준다.

2) 약용식물 병충해의 방제

① 재배적 방제법 – 청결, 경운, 윤작과 혼작

② 생물학적 방제법 – 병충해의 다양한 방제방법 가운데, 자연계의 천적을 이용하여 병충해를 방제하는 것으로 페로몬이라는 곤충의 분비물질을 활용하여 해충을 유인 및 방제하는 방법

③ 기계적.물리적 방제법 – 시설 내 온도처리, 방충망이용 등

④ 화학적 방제법 – 농약 등 이용, 환경오염과 안전성 문제

  - 살충제, 살균제, 살비제, 살서제, 살선충제, 제초제

---

4. 잡초의 방제 ＊＊＊

(1) 잡초의 피해작용 ; ① 작물과의 경쟁 ② 유해물질의 분비
  ③ 병충해의 전파 ④ 품질의 저하
  ⑤ 가축에 대한 피해 ⑥ 미관의 손상

(2) 잡초의 예방 ; 윤작, 방목, 소각 및 소토, 경운, 피복, 관개

(3) 잡초제거

---

5. 약용식물의 채취 ＊＊＊

(1) 전초(全草)를 이용한 약용식물

일반적 채취 시기는 대부분 꽃이 피기 시작할 때이다. 유효성분이 많기 때문.

Natural Medicinal Plant

익모초는 꽃피기 전, 삼지구엽초는 꽃이 진 다음 채취한다.

(2) 뿌리를 이용하는 약용식물

가을이 끝날 무렵에 땅 윗부분이 마른 이후에 수확하는 것이 일반적인 사항이지만 황기, 백출, 당귀 등은 늦가을에 수확한다. 인삼, 황기 등은 뿌리의 손상 없이 보존해야 되고 우슬, 당삼 등의 뿌리는 절단이 되면 안 된다. 약용식물의 품질을 평가하는 데 귀중한 잣대가 된다.

(3) 잎을 이용하는 약용식물

일반적으로 꽃이 활짝 피고 열매와 종자가 여물기 전에 실시한다. 약효성분이 가장 많이 들어 있기 때문이다. 단애엽은 5~6월경 꽃이 피기 전에 채취한다.

(4) 껍질을 이용하는 약용식물

① 줄기껍질 – 봄 또는 여름에 채취한다.

② 뿌리껍질 – 이른 봄 또는 늦가을에 채취한다.

(5) 꽃을 이용하는 약용식물

꽃을 채취하는 시기는 일반적으로 꽃이나 꽃차례가 떨어지지 않고 피기 시작하는 때이며 이 시기가 꽃에 약의 유효성분이 가장 많이 들어있기 때문이다.

(6) 과실을 이용하는 약용식물

건과류와 장과류가 있다. 과실이 충분히 익은 다음 채취한다.

(7) 종자를 이용하는 약용식물

수확 시기는 종자가 완전히 성숙된 후에 채취를 한다 ‘

[약전에 규정된 약용작물의 종류]

구 분	식물성 약재					동물성 약 재	광물성 약 재	계
	상업적 재 배	재배 가능	재 배 불가능	기타	소계			
대한약전	49(16)	40	33	(1)	122	8	–	130
생약규격집	70(51)	167	69	–	306	47	31	384
계	119(67)	207	102	(1)	428	55	31	514

이 중에서 우리나라 농가에서 재배되는 작물은 약 50여 종에 불과하다. 그 이유는 농가재배 시 경제성이 보장되어야 하고 재배가능한 적지여야 하는 조건을 만족시키지 못해 작목이 다양하지 못하기 때문이다. 약용작물은 전통적으로 한약재로 이용되었으나 최근 식품용, 화장품용으로 점차 소비가 확대되고 있다.

2. 약용식물학 각론

Medicinal Plant Manager

제2과목

제1장 약용식물의 성상

제1절 약용식물의 명명법(命名法)

1. 인명이나 전설에 따른 명명 ✳✳✳

① 약용식물을 처음 쓴 사람을 기념 : 두중(杜仲), 서장경, 사군자
② 고대 전설에 근거하여 명명 : 견우자(牽牛子)- 나팔꽃 검은씨와 소를 바꾼데서 유래

2. 역음(譯音)이나 해음(諧音)에 따른 명명 ✳✳✳

① 약용식물 앞에 원산국의 지명을 표시
② 해음현상(=동음이의어)으로 전화(轉化)하여 이름이 붙여진 것 : 山漆 → 三七

3. 産地에 따른 명명 ✳✳✳

① 중국 : 당(唐) 예)당목향(唐木香), 운남성 : 운복령, 절강 : 절패모
② 국산 : 토(土), 상(常) 예)토천궁(土川芎), 상산(常山)
③ 대구 영시 : 영 예)영백출, 영황금, 영변
④ 강원도 : 강(江) 예)강작약
⑤ 함경도 : 북(北) 예)북작약
⑥ 평안도 : 서(西) 예)서변
⑦ 일본 : 왜(倭), 일(日) 예)왜황련, 일산약
⑧ 중국의 소수민족 : 강(羌), 호(胡), 번(番) 예)강활, 호황련, 번목별

4. 형태에 따른 명명　　　　　＊＊＊

① 유향(乳香) : 수지가 떨어진 모양이 유두와 비슷하고 향기가 분방(芬芳)하여
② 마두령(馬兜鈴) : 잎이 떨어졌을 때 열매가 매달린 모습이 말목에 방울이 달린
　　　　　　　　 것과 유사하여
③ 우슬(牛膝) : 줄기의 마디가 소의 무릎관절과 비슷하여
④ 패모(貝母) : 조개껍질 모양을 하고 있어
⑤ 백두옹(白頭翁) : 꽃이 진 후 뿌리 부위에 흰색의 잔뿌리가 무성하여 마치 백발의 노인과
　　　　　　　　 비슷하다고 하여
⑥ 반변련(半邊蓮) : 한쪽부분에만 연꽃과 같은 꽃이 피어
⑦ 황련(黃蓮) : 황색을 띠고 연주와 비슷하여
⑧ 백합(百合) : 뿌리의 모양이 중판(衆瓣)이 합성된 것과 같아서
⑨ 후박(厚朴) : 목질이 순하고 껍질이 두터워서
⑩ 빙편(氷片) : 머리 부분의 결정체가 마치 얼음과 비슷하여
⑪ 조구등(釣鉤藤) : 가시 모양이 낚시 바늘과 비슷하여
⑫ 기타 용안, 구척, 오두, 동충하초, 저령(猪苓), 백부근 등
⑬ 대복피, 소회향, 대계, 소계 등은 형태의 크고 작음으로 분류

5. 생장특성에 따른 명명　　　　　＊＊＊

① 하고초(夏枯草) : 하지 후에는 말라버리는 습성이 있어
② 인동(忍冬) : 겨울을 지내면서도 시들지 않는다고 해서
③ 인진(茵陳) : 겨울이 지나도 죽지 않고 구묘(舊苗)로서 산다고 해서
④ 관동화(款冬花) : 겨울에 꽃을 피운다고 해서
⑤ 동충하초 : 동면하는 편폭아의 유충이 여름에는 기생균으로 길게 나온다고 해서
⑥ 상기생(桑奇生) : 뽕나무에 기생하는 습성에 의해
⑦ 석위(石葦) : 나무줄기와 바위에 붙어 자라는 습성 때문에
⑧ 기타 맥동, 동청, 석남엽 등이 있다.

Natural Medicinal Plant

6. 표면의 색깔에 따른 명명　＊＊＊

[▼ 금은화(金銀花)]

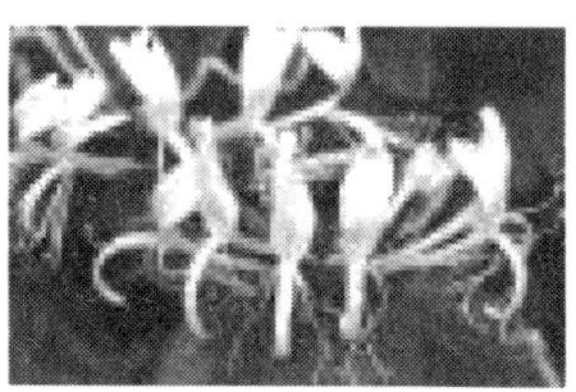

① 청색 : 청피, 청호, 청대, 대청엽
② 빨간색 : 홍화, 적작약, 단삼, 주사, 적소두
③ 황색 : 황금, 황기, 황정, 포황, 대황, 우황, 금교맥, 금앵자
④ 흰색 : 백출, 백작약, 백지, 백급, 백질려, 백개자, 은어
⑤ 녹색 : 녹두, 녹반
⑥ 흑색 : 현삼, 흑지마, 흑대두, 흑승마, 오두, 오초사, 오매
⑦ 자주색 : 자초, 자삼, 자단
⑧ 금은화(金銀花) : 꽃이 처음 피는 것은 꽃술이 백색이었다가 2~3일후 황색으로 되고, 함
　　께　피어 있으면 황백의 꽃으로 보이므로

7. 향기와 맛에 따른 명명　＊＊＊

[▼ 어성초]

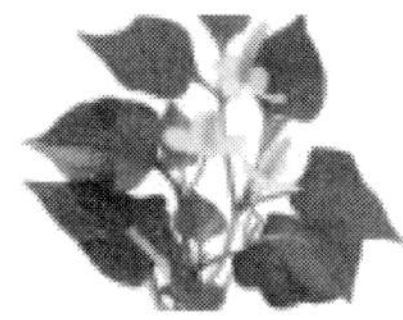

[▼ 패장초]

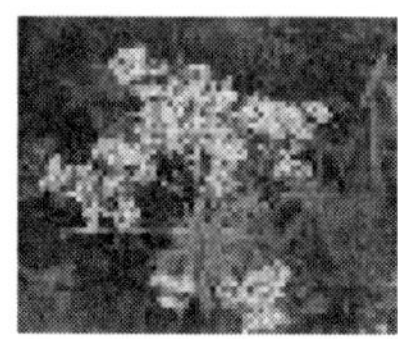

① 사향 : 향기가 진하고 멀리까지 내뿜어서
② 어성초 : 특수한 물고기의 비린 냄새가 나서
③ 패장초 : 진한 젓갈의 냄새가 나서
④ 취오동 : 잎에서도 특유한 냄새가 나서
⑤ 기타 목향, 곽향, 정향, 강향, 단향, 회향, 희첨 등
⑥ 단맛 : 감초, 감국, 첨행인
⑦ 쓴맛 : 고삼, 고련자, 고죽력
⑧ 신맛 : 산조, 괭이밥, 꽈리, 산모
⑨ 매운맛 : 세신, 신이
⑩ 짠맛 : 함초, 함추석
⑪ 담(談)맛 : 담두시, 담죽엽

8. 이용부위에 따른 명명　＊＊＊

① 뿌리 : 갈근, 노근, 판람근, 마황근

② 줄기 : 곽향경, 자소경, 계지, 상지

③ 잎 : 대청엽, 상엽, 죽엽, 귤엽

④ 껍질 : 오가피, 진피, 청피, 귤피

⑤ 꽃 : 홍화, 국화, 금은화, 관동화

⑥ 과 : 초과, 백과 – 종자, 열매를 이용하는 것

　　인 : 행인, 도인

　　자 : 오미자, 구기자, 차전자, 복분자, 사상자, 토사자, 여정자

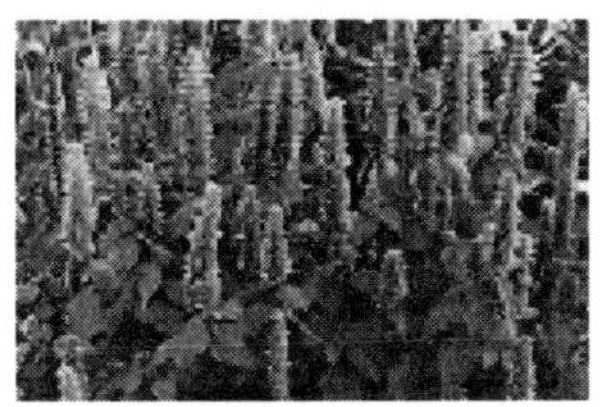
[▼ 곽향]

9. 효능과 효과에 따른 명명　　✳✳✳

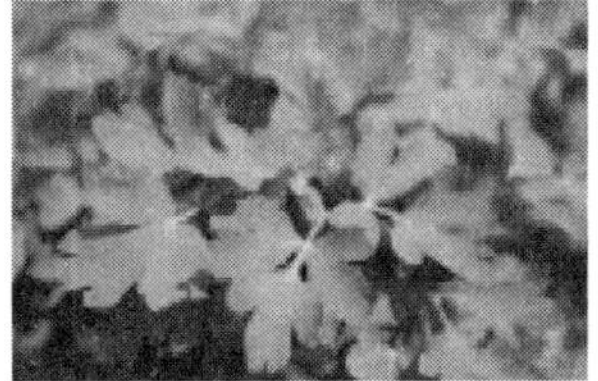
[▼ 방풍]

① 풍 : 방풍

② 여성질환 : 익모초(益母草)

③ 상처, 뼈 : 골쇄보(骨碎補)

④ 나병 : 대풍자(大楓子)

⑤ 끊어진 뼈도 이어줌 : 속단

⑥ 먹으면 익지강지(益智强志)함 : 원지

⑦ 눈이 맑아짐 : 결명(決明)

⑧ 벌레, 뱀의 독에 효과적 : 조휴(蚤休)

⑨ 위령선 : 산신령처럼 효과가 있어

10. 저장시간에 따른 명명　　✳✳✳

저장시간에 따른 명명에는 진피, 선하엽, 선생지 등이 있다.

11. 채집시간에 따른 명명　　✳✳✳

채집시간에 따른 명명 : 춘시호, 상상엽, 동마

진주(珍珠) : 귀하여서 구하기 어렵다고 해서 이름 붙여짐

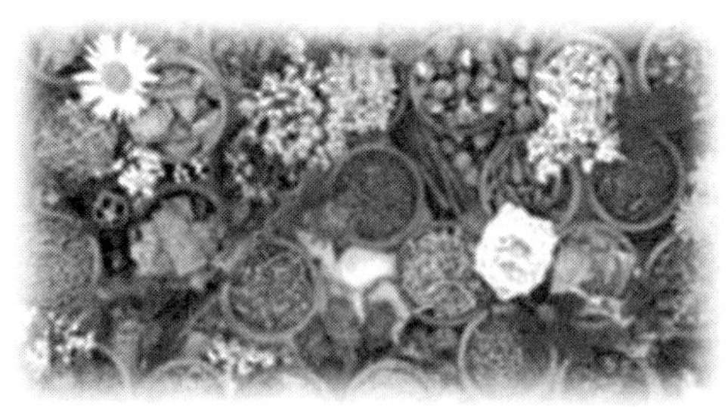

제2절 약용식물 작용

공용분류법에 따른 분류법을 쓴다.

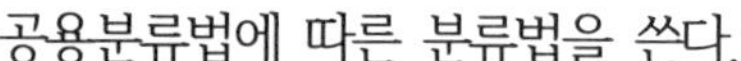

☞ 공용분류법

공용분류법약물의 공효에 의거하여 행하는 분류방법의 일종이다. 현재의 본초학교재는 해표약, 청열약, 사하약, 거풍습약 등의 20류이며 더 세분화하여 42세류로 나누고 있다..

---

1. 해표작용(解表作用)   **＊＊＊**

해표약이란 신체표면(表)을 풀어주게(解)하는 약물을 말한다. 이때의 표면이란 단순한 질환의 위치를 가리키는 것이 아니라 병인의 진행상태를 의미하는 용어로서, 질환을 유발하는 나쁜 기운이 외부로부터 침입하였을 때 초기에는 이들 병사(病邪)가 신체 내부로 침입하지 않고 아직 표면에 머물러 있기 때문에 이때에 나타나는 증상들을 총칭하여 ‘표증(表證)’이라고 한다. 이때 표증을 치료하는 방법은 병의 위치가 체표에 존재하기 때문에 체표부위를 풀어 헤쳐서 병의 기운을 내보내야 하므로 ‘해표’라는 방법을 사용하며, 이러한 작용이 있는 약물들을 ‘해표약’이라고 한다.

현 해표약으로 분류되는 약물들은 대부분이 발한작용을 함께 가지고 있다. 그리고 발한작용 외에도 이뇨작용, 항부종작용, 지해평천(止咳平喘)작용, 투진(透疹) 및 진통작용 등의 효능도 함께 가지고 있는 약물들이 많다.

해표약(解表藥)은 초겨울 감기의 초기 증상과 같이 피부에 외부의 나쁜 기운이 침범하여 병을 일으킬 때 병이 신체 내부로 진행되지 않도록 피부를 튼튼하게 한다. 즉, 폐와 방광에 작용하고 피부를 통하여 땀을 내어 열을 내리는 등 사기(邪氣)를 인체 외부로 배출시켜 병사(病邪)가 인체 내부로 전달되는 것을 막는다. 해표약은 약성에 따라 두 가지로 분류된다.

신온해표약(辛溫解表藥)은 약성이 매운맛과 따뜻한 성질을 가지고 있어 인체에 차가운 기운이 침범한 경우에 사용되고, 신량해표약(辛凉解表藥)은 매운맛과 차가운 성질이 있어 외부의 뜨거운 기운이 폐에 침입한 경우에 사용한다.

겨울에는 춥고 바람이 많고, 봄에는 따뜻하고 바람이 있고, 여름에는 덥고 습기가 많고, 가을에는 서늘한 계절의 특징을 파악한 후 사용하여 야 한다. 신체가 허약한 사람이 감기 증상이 있고 외부에서 침입한 나쁜 기운이 강한 경우에는 체질에 따라 기운이나 양기를 북돋아 주는 약을 첨가하여 치료를 한다.

신량해표약은 열이 초기에 발생한 경우에는 열을 내리는 약을 첨가하여 사용하여야 하는데 이 약은 인체의 음기(陰氣)를 상하게 하고, 땀의 배출이 과다해져 심하면 얼굴이 창백해지고 손발이 차며 맥(脈)이 약해 질 수 있으므로 땀의 배출을 억제하는 경우가 우선이다.

일반적으로 해표약은 향기를 지니고 있는 약재들이 많아 탕제를 오래 달이지 말아야 한다.

해표약은 신온해표약(발산풍한약)과 신량해표약(발산풍열약) 다음과 같이 두 가지로 나눈다.

신온해표약 (발산풍한약)	*마황, *세신, *방풍, 계지, 자소엽, 형개, 강활, 고본, 백지, 세신, 생강, 총백, 향유, 신이화, 창이자
신량해표약 (발산풍열약)	*시호, *승마, *만형자, 갈근, 우방자, 박하, 감국, 야국화, 담두시, 부평, 곡정초, 목적, 상엽

* 마황, 세신, 방풍, 시호, 승마, 만형자는 식품원료로 사용 불가

(1) 신온해표약 (辛溫解表藥)

신온해표약(辛溫解表藥)은 매운맛과 따뜻한 성질을 가지고 있다.

매운맛은 발산(發散)하고 따뜻한 성질은 차가운 것을 없애는 작용이 있으므로 몸에 열과 오한(惡寒)이 들면서 땀이 나지 않고, 머리 아프고 몸이 결리고, 맥이 약한 경우에 주로 사용한다. 즉, 병증이 깊지 않고 피부에 있으며 열이 나고 오한이 있을 때 사용한다.

◆ 계지(桂枝)

0 성미 ; 성질은 따뜻하며 맛은 맵고 달다.

0 귀경 ; 계수나무 가지 약용. 심, 폐, 방광경

0 주요성분 ; 정유(알데히드, 신나밀아세타트, 살리실알데히드 , 탄닌질, 탄수화물, 점액질)

0 약리작용 ; 발한해열, 항균, 혈액순환 촉진, 이뇨작용, 거풍습, 생리불순, 손과 팔의 통증 완화에 효과

0 열이 많은 자, 임산부 및 출혈이 있는 자 신중을 기한다.

☞ 계피

소화불량, 식욕감퇴, 장염, 손발이 차거나 관절염(특히 추울 때), 위산과다, 갱년기 장애에 효과

◆ 자소엽(紫蘇葉)

0 성미 ; 성질은 따뜻하며 맛은 맵다.

0 귀경 ; 차즈기라 하며 잎을 약용. 폐, 비경

0 주요성분

정유(엘-페릴리알데히드, 엘-리모넨, 알파피

넨), 시아닌클로리드파라쿠마르산에스테르, 씨에는 정유(리놀산 등), 비타민B1 함유
0 약리작용
발한해열두통과 코막힘, 땀을 나게 하고 기침에 좋고 비위에 기가 정체되어 헛배가 부르고 가슴과 명치가 답답하고 구토가 나는 것에 효과적이다. 산모 안태작용을 하며 식중독에 달여 마시면 좋다.
0 중독증상으로 호흡곤란, 체온상승, 경련 등이 일어날 수 있다.
☞ 소자는 가래, 천식, 변비에 효과적이며 자소경은 이기작용을 하며 소화가 안 되며 가슴이 답답하며 배가 아픈 증상에 효과적이다.

◆ **강활(羌活)**
0 성미 ; 따뜻하며 맵고 쓰다.
0 귀경 ; 강호리라고 하며 뿌리 약용. 신, 방광경
0 주요성분은 쿠마린, 오스톨, 페눌라산 등
0 약리작용 ; 강활은 풍습(風濕)으로 인한 관절이나 근육의 통증을 제거하고, 온몸의 뼈마디가 아픈데 효과적이다. 감기로 인한 전신과 머리가 아픈 데 쓴다. 발산작용, 관절통에 효과적이다.
0 음허혈허한 자, 과량복용은 금한다.

◆ **고본(藁本)**
0 성미 ; 성질은 따뜻하고 맛은 맵다.
0 귀경 ; 뿌리를 약용, 방광경
0 주요성분 ; 푸로쿠마린, 노토마이몰
0 약리작용 ; 발한해표, 감기로 인한 두통, 발열, 기침과 가래, 코막힘, 콧물, 류마티스성 관절염에 효과적이다.

0 열로 인한 두통에는 금한다.

◆ **백지(白芷)**
0 성미 ; 성질은 따뜻하고 맛은 맵다(혀가 아린다.).
0 귀경 ; 구릿대 라 하며 폐, 위경
0 주요성분 ; 바이아칸겔리신, 바이아칸겔리콜, 임페라토린
0 약리작용 ; 거풍해표, 소종배농, 진정.진통, 감기, 두통에 효과적이다.
0 과다 사용 시 구토증상이 나타난다.

◆ **생강(生薑)**
0 성미 ; 성질은 따뜻하며 맛은 맵다.
0 귀경 ; 근경 약용. 폐, 비, 위경
0 주요성분 ; 알파-피넨, 베타-카로틴, 베타-시토스테롤, 캡사이신, 진저론, 레시틴, 비타민군, 아미노산, 아연, 마그네슘 등
0 약리작용 ; 발한해표, 건위화중, 항균해독, 경련을 완화하고 혈액순환을 촉진한다. 관절염, 염증, 상처의 항생제로도 효과가 있다. 보건식품 처방에 두루 사용되며 효소발효제로도 좋다.
0 혈액응고 관련 약복용한 자, 담석증 환자는 복용 전 전문가와 상의 하여야 한다.

◆ **신이화**
0 성미 ; 성질은 평하고 맛은 맵다.
0 귀경 ; 목련이라 하며 꽃봉오리를 약용, 폐, 위경
0 주요성분 ; 휘발성 정유 - 시트롤, 시네올, 피넨, 플라보노이드. 알칼로이드
0 약리작용
통비색, 치두통, 항균, 외감성으로 인한 코막힘, 혈압강하작용, 진통, 진정 작용, 비염에 다른

보건식품과 배합하여 처방한다.

(2) 신량해표약(辛凉解表藥)

신량해표약(辛凉解表藥)은 매운맛과 서늘한 성미를 가지고 있어 피부의 땀구멍을 열어 땀을 내는 작용이 완만하며, 열을 내리는 작용이 있다. 뜨거운 열로 인하여 열이 나고 인후부가 마르며, 갈증이 나고 두통이 있으며, 눈이 빨갛고 맥이 약한 경우에 사용한다. 붓고 통증이 있으며 빨개지는 염증을 치료하는 약은 대부분 차가운 성질을 가지고 있다. 약성은 맵기 때문에 폐를 좋게 하여 차가운 기운을 없애고 땀을 나게 하는 작용이 있다.

◆ 갈근(葛根)

0 성미 ; 성질은 차고 맛은 달고 맵다.

0 귀경 ; 칡뿌리를 약용, 비, 위경

0 주요성분

다이드제인, 다이드진, 푸에라닌, 쿠마린

0 약리작용

해기퇴열, 생진지사, 투진, 고혈압으로 오는 두통, 목덜미가 뻣뻣한 것을 풀어준다. 갱년기 장애에 타 보건식품과 배합 처방한다. 오래된 설사에는 갈화(칡꽃), 갈곡(칡열매)가 효과적이다. 속이 냉한 자, 장기간 과다 복용은 피한다.

◆ 박하(薄荷)

0 성미 ; 성질은 서늘하며 맛은 맵다.

0 귀경 ; 전초를 약용, 폐. 간경

0 주요성분

맨톨, 리모넨, 에틸아밀케톤, 알파-피넨

0 약리작용

발한해열, 소산풍열, 건위, 피로회복, 머리와 눈을 맑게 한다.

☞ 박하뇌

박하 잎, 줄기에서 추출한 정유, 흥분, 건위, 방향청량제이다. 독성은 약하나 대량하면 연수가 마비가 된다.

◆ 상엽(桑葉)

0 성미 ; 성질은 차고 맛은 쓰고 달다.

0 귀경 ; 뽕나무 잎을 약용, 폐, 간경

0 주요성분 ; 루틴, 움벨리페론

0 약리작용

소산풍열, 청간명목, 거담진해, 두통, 구갈, 고혈압에 효과

0 폐기능이 약한 자, 소변 과다자는 복용을 피한다.

☞ 상백피

뽕나무 뿌리껍질, 사해평천, 수종, 혈압강하작용, 중풍예방

익지 않은 열매를 상심자, 열매를 오디, 가지를 상지라 한다.

◆ 감국(甘菊)

0 성미 ; 성질은 서늘하고 맛은 달고 쓰다.

0 귀경 ; 국화의 꽃봉오리를 약용, 폐, 간경

0 주요성분 ; 아피게닌, 클로로겐산, 타락사스테롤

0 약리작용 ; 소산풍열, 거풍명목, 항균작용, 혈압강하, 소염작용, 간열로 눈이 충혈되고 눈물이 나고 머리가 어지럽고 아플 때 효과가 있다. 독충에 물린 경우 생잎을 찧어 즙을 바른다.

0 잎을 과용하면 두통이 생긴다.

◆ 곡정초(穀精草)

0 성미 ; 성질은 평하며 맛은 맵고 달다.

0 귀경 ; 줄기와 꽃 약용, 간, 위경

0 주요성분 ; 소염, 항균 성분

0 약리작용 ; 유행성 결막염에 타 약재와 배합

한다. 치통, 구창에 효과

0 독성이 있으니 소량 사용한다.

실험적인 연구에 의하면 해표작용을 가진 약물들은 다음의 작용들과 유관하다고 할 수 있다.

(1) 발한작용

해표약들이 일반적으로 모두 발한시키거나 발한(發汗)을 촉진시키는 작용이 있어서 발한을 통하여 표사(表邪)가 한(汗)을 따라서 나가므로 제거된다고 인식된다.

(2) 해열작용

해표약들은 대개 강도는 조금씩 다르지만 해열작용을 가지고 있기 때문에, 실험적으로 유발된 흰쥐의 발열에 대하여 체온하강작용을 가진다. 그 작용기전은 직접 발한 때문이거나 발한을 촉진시켜서, 또는 소염, 항균 및 항바이러스 등의 작용으로 체온을 하강시키는 것이다. 더욱이 갈근(葛根)은 정상체온도 하강시키는 효과가 있다.

(3) 진통작용

시호(柴胡), 계지(桂枝), 세신(細辛), 방풍(防風), 자소엽(紫蘇葉) 등은 마우스 꼬리에 압자극법 또는 초산유발법 등으로 일으킨 동통반응에 현저한 억제작용을 나타내므로 이 약물들은 모두 일정한 진통작용이 있다.

(4) 항균, 항virus작용

In vitro에서 시호, 계지, 자소엽, 방풍, 박하, 상엽 등은 여러 종의 세균, 예를 들어 황색포도상구균(staphylococcus)등에 대하여 일정한 억제작용을 나타낸다.

(5) 주의사항

① 해표약은 정유성분을 함유하는 것이 많아 달이는 시간을 짧게 해야 한다.

② 복용한 다음에는 적당히 발한을 시켜 발한과다로 인한 정기(正氣)손상을 조심해야 한다.

③ 온난(溫暖)한 시기에는 약량을 줄이고 한냉(寒冷)한 시기에는 약량을 올린다.

④ 노인 . 소아 . 허약자는 발한과다가 되지 않도록 주의한다.

---

2. 청열작용(淸熱作用)　　　　＊＊＊

청열약이란 열(熱)을 청소(淸)하는 약물이다. 해표약에서 열을 끄는 효능이 있는데, 해표약에서는 주로 바깥부위에 존재하는 열을 발산시키는 것이고, 청열약은 안쪽에 존재하는 이열(裏熱)

을 청해(淸解)하는 작용을 가진 약물을 말한다.

청열약(淸熱藥)은 몸의 내부에 발생한 열을 내리는 약으로 차갑거나 시원한 약성을 가지고 있다. 몸의 내부에 열이 있는 증상을 이열증(裏熱症)이라고 하며, 이열증은 발병의 원인과 변화, 환자의 체질도 다르므로 실열(實熱)과 허열(虛熱)로 나눈다. 이열증에 열을 동반하고 있다면 먼저 땀을 내어 피부의 열을 내린 후 인체 내부의 열을 해열하여야 한다.

청열사화약(淸熱瀉火藥)은 기분(氣分)의 열을 내리는 약으로 결명자, 노근, 담죽엽, 죽엽, 지모, 청상자, 치자, 하고초 등이 있다.

청열조습약(淸熱燥濕藥)은 해열하고 습(濕)을 없애는 약으로 고삼, 용담, 진피, 황금, 황련, 황백 등이 있다. 청열양혈약(淸熱 .血藥)은 인체의 속열과 겉열을 모두 해열하는 약으로 목단피, 생지황, 자근, 적작약, 현삼 등이 있다.

청열해독약(淸熱解毒藥)은 고열로 인한 열독(熱毒)을 내리는 약으로 금은화, 대청엽, 백두옹, 사간, 산두근, 어성초, 연교, 조휴, 청대, 패장 등이 있다

청허열약(淸虛熱藥)은 허열을 없애고 고열을 제거하는 약으로 백미, 서과, 은시호, 지골피, 청호, 호황련 등이 있다.

청열사화	노근, 밀몽화, 죽엽, 지모, 천화분, 청상자, 치자, 결명자, 하고초, 미후도, 파초
청열조습	고삼, 백선피, 용담초, 자미근, 진피(秦皮), 황금, *황련, 황백, 구미초, 화피, 화목피
청열해독	가자, 금은화, 누로, 마치현, 백두옹, 백렴, 번백초, 사간, 산두근, 산자고, 산장, 선인장, 아담자, 어성초, 연교, 인동동, 자화, 지정, 조휴, 진피, 청대, 토복령, 판람근, 패장, 포공영, 비봉, 지구자, 합리육, 된장, 녹두, 삼백초, 월견초, 율초, 함초, 용규, 대청엽, 호이초, 백화사설초, 압척초, 비봉, 가시메밀, 사광이풀, 노나무, 산청목, 톱풀, 석명자, 기린초, 구약, 와송
청열량혈	*목단피, *서각, 부용, 생지황, 자초, 적작약, 현삼
청 허 열	백미(白薇), 지골피(地骨皮), 청호(菁蒿), 호황련(胡黃蓮), 사매

* 약재는 식품 재료 불가

(1) 청열사화

청열사화약(淸熱瀉火藥)은 기분(氣分)에 있는 열을 내리는 약으로 고열(高熱)과 입이 마르는 구갈(口渴), 땀을 많이 흘리는 한출(汗出)의 증상 즉, 차가운 것을 많이 먹게 되고, 대변이 굳어지고, 소변이 진해지고 양이 적어지며, 심하면 정신을 잃고 헛소리를 하는 등 고열의 증상에 사용하는 약이다.

◆ **청상자(靑箱子)**

0 성미 ; 맛은 약간 차고 맛은 쓰다.

0 귀경 ; 개맨드라미의 종자를 약용, 간경

0 주요성분 ; 포타시움, 니트레트

0 약리작용

풍열로 인한 피부소양증, 눈이 붉어지고 곪을 때 감국, 선퇴를 같이 쓰면 좋다. 간화로 인하여 눈이 충혈 되고 아프고 백태가 끼고 눈물이 날 때 효과적이다. 급성결막염에 결명자와 비슷한 효능이다.

◆ 결명자(決明子)

0 성미 ; 성질은 약간 차고 맛은 달고 쓰고 짜다.

0 귀경 ; 종자를 약용하며 간. 담경

0 주요 성분

베타-시토스테롤, 루부로후사린, 카로틴

0 약리작용 ; 창간명목, 소염, 항균작용, 혈압강하, 이뇨, 열로 인한 변비, 피부 진균에 효과적이다. 야맹증, 콜레스테롤, 눈이 충혈 된 데에 좋다.

0 변이 무른 자, 혈이 부족하여 어지럼증이 있는 자는 금한다.

◆ 치자(梔子)

0 성미 ; 성질은 차고 맛은 쓰다.

0 귀경 ; 치자나무 열매를 약용, 간, 심, 위, 폐경

0 주요성분 ; 이리노이드, 게니핀 화합물(배당체), 알파-크로신(노란색소)

0 약리작용 ; 혈압강하, 항균, 이뇨작용이 있다. 오줌이 잘 안 나오고 아픈 증상, 타박상, 대변에 피가 섞어 나오는 증상에 효과적이다.

0 비장이 허하고 변이 묽은 자는 금한다.

◆ 죽엽(竹葉)

0 성미 ; 성질은 차고 맛은 달고 담담하다.

0 귀경 ; 대나무 잎을 약용, 심. 소장경

0 주요성분 ; 단백질, 당질, 유리 아미노산

0 약리작용

청열제번, 해열 작용, 성인병 예방과 피를 맑게 한다. 중풍예방, 기침, 염증 해소 생리불순에 효과

☞ 죽여는 대나무 껍질을 제거한 중간층이며 죽순은 어리고 연한 싹을 말하며 시아노겐이란 유독물질이 있으므로 반드시 물에 삶아 익히고 물에 잘 우려내고 복용한다.

(2) 청열조습약

청열조습약(清熱燥濕藥)은 쓰고 차가운 성미를 가지고 있다. 쓴맛은 습(濕)을 없애고 차가운 성미는 열을 내려준다. 인체에 습(濕)과 열(熱)이 쌓이게 되면 기(氣)의 순환이 원활하지 않아 가슴이 답답하고 소변이 붉고 적게 배출되며, 설태(舌苔)가 누렇고 미끄럽다.

습열이 비위(脾胃)에 쌓이게 되면 구토와 설사를 하게 된다. 습열이 간담에 쌓이게 되면 황달(黃疸)이 나타나고, 옆구리가 아프고 입맛이 없으며 소변이 붉다. 습열이 관절에 쌓이게 되면 관절이 붓고 열이 나며 아프다. 습열이 피부에 쌓이게 되면 종기를 발생시킨다. 쓰고 차가운 약성의 약재들은 위에 부담을 주어 소량불량을 일으키므로 과량 사용하면 안 된다.

◆ 황금(黃芩)

0 성미 ; 성질은 차고 맛은 쓰다.

0 귀경 ; 속 썩은 풀의 뿌리를 약용, 심, 폐, 담,

대장, 소장경

0 주요성분 ; 바이칼린, 워고닌, 바이칼레린

0 약리작용 ; 열독, 열증, 황달, 이질, 종기, 종양, 염증에 효과적이다.

0 폐, 비장이 허약하면서 열이 있는 자는 금한다.

◆ **황백(黃柏)**

0 성미 ; 성질은 차고 맛은 쓰다.

0 귀경

황벽나무 코르크층을 제거한 수피, 위, 대장, 신장, 방광경

0 주요성분

알칼로이드(베르베린, 팔마틴, 구아니딘), 감마-시토스테롤

0 약리작용

혈당저하 작용, 대장 습열로 인한 설사, 방광의 습열로 인한 소변이 뿌옇게 나오는 것, 신장에 허열이 생겨서 식은땀이 흐르고 정액이 새고 다리에 힘이 없을 때, 대하에 효과가 있다. 화상, 안면홍조, 고혈압, 변비, 구내염에 좋다.

0 과용 시 알러지 반응이 나타난다. 임산부는 복용 금지

☞ 황금은 폐화를 제거하여 기침을 치료, 황련은 위화를 제거하여 상복부 불쾌감을 치료, 황백은 하반신의 습열을 제거하여 하지 운동마비를 치료 한다.

◆ **고삼(苦蔘)**

0 성미 ; 성질은 차고 맛은 매우 쓰다.

0 귀경 ; 도둑놈의 지팡이의 주피를 벗긴 뿌리를 약용, 간, 심, 소장, 대장, 위경

0 주요성분 ; 알칼로이드(마트린, 옥시마트린, 트리포리리진)

0 약리작용 ; 습진, 피부화농증, 음부소양증에 주로 외용 한다.

0 비위 허한 자 금지, 과량 복용하면 구토, 설사가 나타난다.

◆ **진피(秦皮)**

0 성미 ; 성질은 차고 맛은 맵고 쓰다.

0 귀경 ; 물푸레나무 껍질을 약용, 간, 담, 대장경

0 주요성분 ; 애스쿨린, 애스쿨레틴

0 약리작용 ; 목젖종통에 효과적이며 풍습으로 인한 통증, 간담의 화를 내려준다.

0 과용하면 호흡곤란이 올 수 있다.

(3) 청열해독약

청열해독약(淸熱解毒藥)은 고열과 열독(熱毒)을 없애는 약이다.

◆ **금은화(金銀花)**

0 성미 ; 성질은 차고 달다.

0 귀경 ; 인동초의 꽃봉오리를 약용, 심, 비, 위, 폐경

0 주요성분 ; 루테올린, 이노시톨, 탄닌질, 사포닌

0 약리작용 ; 열을 내리고 독을 풀며 경맥을 잘 통하게 한다. 염증성 질환, 감기로 인한 발열, 유행성 감기, 호흡기 질병, 위궤양에 효과. 잎과 줄기를 덖어 차로 복용 하면 감기

를 예방한다.

◆ 연교(連翹)

0 성미 ; 성질은 차고 맛은 쓰다.

0 귀경 ; 산개나리 열매를 약용, 심, 담경

0 주요 성분 ; 올레아놀산, 탄닌질, 필리린

0 약리작용 ; 화농성질환, 인후종통(우방자, 치자, 황백, 대추 배합)에 효과적이다. 항균, 항염증 작용을 한다.

0 비위가 약한 자, 기가 허하고 열이 나는 자는 금한다.

◆ 포공영(蒲公英)

0 성미 ; 성질은 차고 맛은 달고 달다.

0 귀경 ; 민들레의 전초를 약용, 간, 위경

0 주요성분 ; 락투스피크린, 카페산, 베타—시토스테롤

0 약리작용 ; 열로 인한 종창, 인후염, 유방염, 맹장염, 급성간염, 황달에 효과적이며 소화불량, 습관성 변비에 좋다.

◆ 토복령(土茯苓)

0 성미; 성질은 평하고 맛은 달고 담담하다.

0 귀경 ; 청미래 덩굴 뿌리를 약용, 간, 위경

0 주요성분 ; 사포닌, 디오스게닌, 알칼로이드

0 약리작용 ; 지사거풍, 해독, 매독, 피부질환, 임파선염에 효과

◆ 산두근(山豆根)

0 성미 ; 성질은 차고 맛은 쓰다.

0 귀경 ; 광두근의 뿌리를 약용, 심, 폐경

0 주요성분 ; 프라보노이드(소포라딘, 소포라논), 알칼로이드(마트린, 아나기린)

0 약리작용 ; 폐와 위의 열을 내리고 종기를 없

앤다. 인후염에 특효며 치은염, 자궁경부염에 효과적(사간, 도라지, 금은화, 포공영 배합)

0 비장이 허하고 변이 묽은 자는 금한다.

◆ 사간(射干)

0 성미 ; 성질은 따뜻하고 맛은 맵다.

0 귀경 ; 범부채의 뿌리줄기를 약용하며 간.폐경

0 주요성분 ; 이소플라보노이드 배당체(벨람칸딘, 이리딘, 텍토리딘)

0 약리작용 ; 결핵, 적담, 어혈, 백내장, 편도선염에 효과, 소염, 진해, 건위 작용

천식성기관지염에 자원(밀자), 마황, 관동화, 오미자, 생강 처방

0 과용하면 설사가 일어난다.

◆ 삼백초(三白草)

0 성미 ; 성질은 차고 맛은 맵고 쓰다.

0 귀경 ; 지상부 전초를 약용하며 간, 폐, 신경

0 주요성분 ; 정유, 색소배당체(퀘르시트린, 이소퀘르시트린)

0 약리작용 ; 해독, 이뇨, 중독, 신장염, 부종, 수종, 간염, 황달에 효과

◆ 녹두(綠豆)

0 성미 ; 성질은 차고 맛은 달다.

0 귀경 ; 종자, 꽃을 약용하며 심, 위경

0 주요성분 ; 펜토산, 덱스트린, 갈락탄, 헤미셀룰로이즈

0 약리작용

해독, 익기, 해수, 번갈 작용

(4) 청열량혈

◆ 현삼(玄蔘)

0 성미 ; 성질은 차고 맛은 쓰고 짜다.

0 귀경 ; 현삼 뿌리를 약용, 폐, 위, 신경

0 주요성분 ; 정유, 시토스테론, 사포닌

0 약리작용 ; 열, 풍에 의한 질병에 효과, 만성 인후염, 폐결핵에 유효하다.

0 소화기가 허약하고 설사가 많은 자는 금한다.

◆ 생지황(生地黃)

0 성미 ; 성질은 차고 맛은 달고 쓰다.

0 귀경 ; 지황의 뿌리를 약용, 간, 심. 신경

0 주요성분 ; 만니톨, 레흐마닌

0 약리작용 ; 타박, 어혈(치자 첨가)에 좋고 토혈, 자궁출혈, 육혈, 변비에 효과

0 변이 묽은 자는 금한다.

주요작용은 아래와 같이 설명된다.

(1) 항균작용(抗菌 作用)

(2) 항바이러스작용

(3) 인체의 면역효능

(4) 해열작용(解熱 作用)

(5) 항염작용(抗炎 作用)

(6) 기타작용(其他 作用)

(5) 주의사항

① 열증이 기분(氣分)인가 혈분(血分)인가, 실열(實熱)인가 허열(虛熱)인가, 또 소속 장부와 어떤 경락에 속하는지 변별한 후에 처방약을 구성할 것.

② 한랭한 성질로 비위양기를 손상할 수 있다.

3. 사하작용(瀉下作用)　　　　✳✳✳

　사하약(瀉下藥)은 소화기능을 강화시켜 대변을 배출시키는 약이다.

이 약은 소화기관에 적체되어 있는 음식물을 배출시키고, 열을 내리며, 이뇨작용을 증대시키고, 종기를 없애는 약이다.

공하약(功下藥)과 준하약(峻下藥)은 정기(正氣)를 손상시킬 수 있으므로 오래 병을 앓아 몸이 허한 경우에는 복용하지 않는 것이 좋다. 이 약은 위기(胃氣)를 손상시키므로 효과를 본 후에는 복용을 중지하고, 과량 복용하면 소화불량을 일으킨다.

☞ 사하 약을 적용하는 이실증

0 열적변비(熱積便秘) – 온열성 질병으로 인한 탈수, 양성체질이 양성음식을 먹었을 때 생기는 변비. 치료는 청열사화 한다.

0 한적변비(寒積便秘) – 전신성허한증 인 경우, 음성체질이 음성음식을 먹었을 경우 생기는 변비. 치료는 온리약을 배합한다.

0 정류음(停留飮) – 수액이 흉복부에 정체된 경우(복수, 흉수)인데 준하축수약을 사용 수분을 배출한다.

다음은 사하작용을 하는 약용식물이다.

공하(攻下)	노회, *대황, 망초, 피마자
윤하(潤下)	마자인, 욱리인
준하축수(峻下逐水)	*감수, *견우자, *대극, *속수자, *원화, *파두

* 는 식품 재료 불가

◆ 노회(蘆薈)

0 성미 ; 성질은 차고 맛은 쓰다. 알로에(Aloe ferox Miller)의 잎이다.

잎은 뿌리와 줄기에 달려 있고, 가장자리에 날카로운 톱니 모양의 가시가 있다. 꽃은 노란색으로 여름에 핀다. 우리나라의 제주도와 남부지방에서 재배한다.

0 귀경 ; 간, 대장

0 주요성분 ; 알프로젠(항알레르기), 알로인(변비)

0 약리작용 ; 간 보호, 변비, 간염, 치통, 화상, 치질, 여드름, 소화가 잘 되지 않고 기생충으로 인하여 얼굴이 누렇고 몸이 야위는 소아감적(小兒疳積)을 치료한다. 이 약을 가루로 붙이면 충치를 치료한다.

◆ 대황(大黃)

0 성미 ; 약성은 쓰고 차가운 성미를 가지고 있다. 금문대황(Rheum palmatum L.)의 뿌리 줄기이다. 줄기와 잎이 모두 마른 발아 전 봄이나 늦가을에 채취하여 햇볕에 말린다.

식물의 높이는 1m 정도이고, 속이 비어 있으며 잎은 원형이다. 꽃은 7~8월에 황백색으로 피고 열매는 8월에 익는다. 우리나라의 남부, 중부지방에 분포한다.

0 귀경 ; 비, 위, 대장, 심장

0 주요성분 ; 세노사이드, 안트라퀴논

0 약리작용 ; 소화불량, 변비, 고지혈증, 신기능 부전, 출혈 /정기를 손상시킬 수 있고, 임산부는 복용하지 않는 것이 좋다.

실험연구에 따르면 사하 약의 주요 약리작용은 다음과 같다.

(1) 사하작용(瀉下作用)

본 종류의 약물들은 비록 성분의 차이는 있으나 모두 효과가 비교적 명확한 사하작용이 있으며, 여러 작용기전을 통하여 위장도의 점막을 자극하여 장의 연동작용(蠕動運動)을 증가시켜 사하시킨다.

(2) 이뇨작용(利尿作用)

원화, 대극과 대황은 일정한 이뇨작용이 있다.

(3) 이담작용(利膽作用)

대황은 청화습열(淸化濕熱)과 퇴황달(退黃疸)의 효과가 있다.

(4) 항감염작용(抗感染作用)

감수(甘遂), 원화(芫花), 대극(大戟)과 대황은 Gram음성 및 양성균들 중에서 많은 종류의 세균에 대하여 항감염효과가 있으며, 일부 virus, 진균 및 치병성원충(致病性原蟲)에 대해서도 일정한 억제작용이 있다.

4. 거풍습작용(祛風濕作用) ✳✳✳

거풍습약(祛風濕藥)은 인체의 풍습(風濕)을 제거하여 통증을 없애는 약으로 매운맛, 쓴맛을 가지고 있으며, 따뜻하고 조(燥)하는 성미를 가지고 있다. 이 약용식물은 매운맛으로 발산하고 쓴맛과 따뜻한 성미로 차가운 사기(邪氣)와 습(濕)을 제거하여 혈액 순환을 촉진시키고 통증을 없애는 작용을 한다.

거풍습약은 간(肝)과 신장을 좋게 하여 근골(筋骨)을 튼튼하게 하고 뭉친 것을 풀어 저리고 아픈 통증을 없앤다. 비증(痺證)은 풍한습사(風寒濕邪)가 인체의 근육, 피부, 뼈, 관절 등에 침습하여 혈액 순환을 장애하여 마비와 통증을 동반한다. 이러한 비증은 만성적인 질환이므로 오랫동안 약을 복용해야 한다. 오랫동안 복용해야 하므로 환제(丸劑), 산제(散劑)로 복용하는 것이 편리하다. 현대의학 중에 rheumatic arthritis, rheumatoid arthritis, 좌골신경통, 기육풍습통 등은 한의학 중에 비증 범주에 속한다.

☞ 비증(痺證)

뼈마디가 아프고 저리며 마비감이 있고 심하면 붓고 팔다리에 운동 장애가 나타나는 병을 총칭한다. 다음과 같이 분류한다.

0 행비(行痺) – 풍비라고도 하며 풍의 기운이 강해서 여기저기 돌아다니는 것이 특징이다. 관절류머티즘에서 흔히 볼 수 있다.

0 통비(痛痺) – 한의 기운이 매우 강하여 통증이 심하다. 역절풍, 통풍이라고도 하며 호랑이에게 물린 것처럼 아프다 하여 백호역절풍이라 한다. 온 몸의 관절이 붓고 아프며 굴신불리 현상이 강하며 팔다리 관절 및 주위에 요산염이 쌓이는 것을 말한다. 밤에 더 심해지는 것이 보통이다. 류마티즘성 관절염이다.

0 착비(着痺) – 습비라고도 하며 습의 기운이 강하면 한곳에 머물러 몸을 무겁게 하며 만성 류마티즘성 관절염이다.

거풍습지비통	독활, *방기, *위령선, 유백피, 지구자, *진교, *초오, 해동피, 총목피, 상지, 창이자, 잠사, 잣나무, *저근백피 만병초, 각총, 구골목, 냉초, 두송실, 천산룡, 목방기
서 근 활 락	모과, 사과락, 서장경, 자삼, 희렴, 닥나무, 현초, 유지
거풍습강근골	오가피, 상기생, 향나무, 녹제초

다음은 거풍습 작용을 하는 종류이다. * 는 식품 재료 불가 / 거풍습약들은 항염작용과 진통작용이 주요작용이다.

◆ 해동피(海桐皮)

0 성미 ; 성질은 평하고 맛은 쓰다.

0 귀경 ;음나무의 나무껍질 약용하며 간, 신경

0 주요성분 ; 사포닌, 정유, 쿠마린, 플라보노이드

0 약리작용 ; 거풍통락, 진통, 진경, 풍습제거 작용, 만성류마티즘에 효과

◆ 총목피

0 성미 ; 성질은 평하고 맛은 쓰다.

0 귀경 ; 두릅나무 줄기, 뿌리껍질을 약용하며 간, 신경

0 주요성분 ; 사포닌배당체(아랄로시드), 갈락토오스, 올레아놀산, 콜린

0 약리작용 ; 풍습성관절염, 양기부족, 당뇨

병, 신경쇠약에 효과

0 장기복용을 금한다.

◆ 목과(木瓜)

0 성미 ; 성질은 따뜻하고 맛은 시다.

0 귀경 ; 모과의 성숙한 열매를 약용, 간.비경

0 주요성분 ; 수분, 당질, 섬유, 회분, 칼슘, 비타민류, 니아신

0 약리작용 ; 거습활락, 화습화위, 거담제, 토하고 설사하면서 곽란일 경우, 습사로 인한 근질환에 효과가 있다.

0 신맛이 강해 과용하면 치아, 뼈, 무릎, 허리를 손상될 수 있다. 법제를 한 후 사용한다.

◆ 상기생 (桑寄生)

0 성미 ; 약성은 쓰고 달며 독은 없다.

0 기원 : 뽕나무겨우살이(Loranthus parasti cus Merr.) 또는 겨우살이 (Viscum albu m L. var. coloratum Ohwi)의 잎과 줄기, 가지이다.

0 귀경 ; 비장, 방광, 신장

0 주요성분 : 알칼로이드계 화합물, 이소플라본, 비스코톡신

0 약리작용 ; 고혈압, 협심증, 심근경색, 부정맥, 신경통, 콜레스테롤 강하

◆ 오가피(五加皮)

0 성미 ; 성질은 차며 맛은 맵다.

0 귀경 ; 자오가의 뿌리껍질, 간.신경

0 주요성분 ; 토코페롤, 시린가레시놀 글루코사이드, 시리긴, 세사민

0 약리작용 ; 신장기능, 골격, 근육에 작용하며 보허작용이 강하며 항염증, 만성관절류머티즘, 동맥경화, 저혈압, 과로, 당뇨에 효과적이다.

0 음허화성한 자 주의한다.

◆ 잣나무

0 성미 ; 성질은 따뜻하고 맛은 달다.

0 귀경 ; 열매를 약용, 폐. 대장경

0 주요성분 ; 플라보노이드, 아스코르빈산, 피넨, 유니페르산, 카로틴

0 약리작용 ; 거풍습, 양음윤폐, 마른기침, 노인변비에 효과적이다.

0 대변이 묽은 자는 복용을 삼간다.

거풍습약들은 주로 다음과 같은 약리작용을 가지고 있다.

(1) 항염작용(抗炎作用)

(2) 진통작용(鎭痛作用)

5. 이수삼습작용(利水滲濕作用) ✳✳✳

이수삼습약(利水滲濕藥)은 소변의 배출을 촉진시키는 약으로 소변량을 증가시켜 이뇨작용이 우수하다. 인체에 수습(水濕)이 머물러 있으면 부종이 발생하고 가슴이 답답한 증상이 나타난다. 이수삼습약의 성미는 달다. 습(濕)이 인체에 쌓여 소변 배출이 좋지 않고 기침하고 숨이 가쁘고 설사하고 황달이 나타난 경우에 사용된다.

이 약은 행기약 즉, 기를 잘 순환시키는 약과 함께 사용하여야 한다.

다음은 이수삼습작용을 하는 약용식물들이다.

이수퇴종	옥미수, 의이인, 적소두, *택사, 유근피, 수근, 주목, 택칠, 영실
이수통림	구맥, 동규자, 등심초, *목통, 비해, 삼백초, 석위, 지부자, 머루 *차전자, 통초, 편축, 해금사, 동규자, 와거, 훤초근, 망경, 옥잠화, 능인, 산모
이습퇴황	금전초, 인진

* 는 식품 재료 불가 / 이수삼습약의 주요한 약리 작용은 이뇨작용, 항균작용, 이담작용, 강압, 강혈당, 고지혈 완화작용 등이다.

◆ 복령(茯苓)

0 성미 ; 성질은 평하고 맛은 달다.

0 귀경 ; 뿌리에 기생하는 복령균의 균핵을 건조 약용, 심, 비, 위, 폐, 신경

0 주요성분 ; 에르고스테롤, 히스티딘, 루딕산, 팔미틱산, 렉틴

0 약리작용 ; 이뇨삼습, 소종, 소담, 진정작용, 비와 습에 효과 특히 건비한다. 백복령은 화담하고 적복령은 통수한다.

0 비위가 약한 자는 신중을 기한다.

☞ 백복령은 흰색이며 보익성(補益性)의 작용을 하며 적복령은 담홍색이며 급성요도염, 방광염, 요로결석 등 수분순환을 시키는 사(瀉)의 작용을 한다. 복신은 소나무 뿌리가 관통 된 것이며 마음을 안정시킨다. 복령피는 이뇨작용을 한다.

◆ 방기(防己)

0 성미 ; 성질은 차고 맵고 쓰다.

0 귀경 ; 덩굴성 줄기를 약용하며 폐, 방광경

0 주요성분 ; 시노메닌, 시낙틴, 시토스테롤

0 약리작용 ; 이수삼습, 방광열로 인한 대소변 불통시 첩아하면 효과적이다. 진정, 소염, 해열, 소염작용이 있으며 부종, 류머티즘에 작용한다.

0 빈혈, 허약자, 습열이 없는 자는 신중히 한다.

◆ 의이인(薏苡仁)

0 성미 ; 성질은 차고 맛은 달다.

0 귀경 ; 종피를 제거한 성숙한 종자 약용, 비, 위, 폐경

0 주요성분 ; 니이신, 수분, 단백질, 지질, 칼슘, 비타민

0 약리작용 ; 수종, 부종에 효과, 이뇨소염, 청열배농, 보비기능, 폐옹, 폐위

0 몸이 차가운 자 변비가 있는 자, 습이 없는 자, 잉부는 주의한다.

◆ 목통(木通)

0 성미 ; 성질은 차고 맛은 쓰다.

0 귀경 ; 덩굴을 약용, 심. 폐. 소장. 방광경

0 주요성분 ; 수분, 칼슘, 니아신, 비타민C

0 약리작용 ; 청열제번, 구내염, 항균작용, 소염이뇨, 방광, 요로결석, 산후 젖이 적을 때에 효과

0 설사, 위장이 약하고 임신 중에는 복용을 피한다.

◆ 지부자(地膚子)

0 성미 ; 성질은 차고 맛은 달고 쓰다.

0 귀경 ; 댑싸리 종자를 약용하며 방광경

0 주요성분 ; 탄닌질, 쿠마린, 플라보노이드,
　사포닌, 시토스테롤

0 약리작용 ; 항균, 이뇨, 방광염, 요도염, 신
　우신염, 습진에 효과

0 음허 한 자, 잉부는 주의한다.

이수삼습약의 주요한 약리 작용은 다음과 같다.

(1) 이뇨작용(利尿作用)

　본류의 약물은 정도차이는 있지만 대부분 이뇨작용이 있다. 예를 들면 복령, 택사, 목통(木通), 급전초(金錢草), 반변련(半邊蓮), 저령(猪苓), 옥미수(玉米鬚), 구맥(瞿麥), 편축(扁蓄)등이다. 택사의 쥐에 대한 이뇨작용은 생산계절, 용약부위, 가공방법의 차이에 따라 효과 역시 다르다.

(2) 항균작용(抗菌作用)

　이수삼습약, 특히 이수통림약(利尿通淋藥)은 *in vitro* 항균시험에서 각각 항균 작용이 있다.

(3) 이담작용(利膽作用)

　인진(茵陳)을 황달(黃疸) 치료를 위해 사용하는데 이는 동물실험에서도 증명되었다. 인진 및 그 유효 성분인 6,7-dimethoxy coumarin은 담즙의 배설을 증가시키고, 뚜렷한 이담작용이 있다.

(4) 기타작용

① 강압(降壓)　　② 지질대사에 대한 영향
③ 강혈당작용　　④ 면역작용에 대한 영향

---

6. 소식작용(消食作用)　　　　＊＊＊

　소식약(消食藥)은 음식물이 정상적으로 내려가지 않아 적체된 것을 소화시키는 약으로 비장과 위장의 운동을 촉진시키고 식욕을 증가시킨다. 성미는 맵고 달며 독은 없는데, 매운맛으로 행(行)하게 하고 발산하며, 단맛으로 허(虛)한 것을 보(補)한다.

소식약은 숙식이 불소(不消)하여 일으키는 완복창만(脘腹脹滿), 불사음식(不思飮食), 애기탄산(噯氣吞酸), 악심구토(惡心嘔吐), 대변실상(大便失常) 등과 비위(脾胃)가 허약하여 생기는 소화불량, 식욕감퇴 등에 주로 응용된다. 소식작용을 하는 약용식물은 다음과 같다. 소식작용의 주요작용은 소화촉진, 강압, 강혈지 작용이다.

<table>
<tr><td>**소식작용**</td><td>신곡, 교맥, 내복자, 맥아, 산사, 연명초, 오동자, 곡아, 학슬풍</td></tr>
</table>

◆ **산사(山査)**

0 성미 ; 성질은 따뜻하고 맛은 달고 시다.

0 귀경 ; 아가위 열매를 약용하며 간, 비.위경

0 주요성분 ; 아미그달린, 레몬산, 우르솔산, 플라보노이드

0 약리작용 ; 소식화적, 거담행체, 고기를 먹고 체했을 때, 위산과다에 효과

0 비위허약자인 경우 주의한다.

◆ **맥아(麥芽)**

0 성미 ; 성질은 평하고 맛은 달다.

0 귀경 ; 겉보리 싹을 내어 말린 것 약용하며 간, 비, 위경

0 주요성분

단백질(프로라민, 홀데인, 글로블린), 지방질, 당질

0 약리작용 ; 소화불량, 구토, 설사에 효과, 유즙분비 억제작용

0 산후 수유기에는 사용치 않는다.

◆ **내복자(萊菔子)**

0 성미 ; 성질은 평하고 맛은 맵고 달다.

0 귀경 ; 무 종자를 약용하며 폐, 위경

0 주요성분 ; 수분, 아밀라아제, 아미다아제, 글리코시다아제

0 약리작용 ; 소식적체, 건위, 거담, 하기, 화담, 하리에 효과

이들 약물들은 약리적인 연구를 통해 아래의 작용이 있다고 밝혀졌다.

(1) 소화작용촉진

대부분의 소식 약에는 lipase, amylase 및 vitamine B 등이 함유되어 소화촉진 작용이 있다. 소화불량이 있을 때에 이들 약물을 사용하면 소화작용을 촉진시킬 수 있다.

(2) 강혈지작용(降血脂作用)

남산사 분제(粉劑)를 토끼에게 구복시키면 실험성 고지혈증의 혈청콜레스테롤과 ß지단백을 저하시키는 작용이 있다.

(3) 기타작용

① 강심(强心)

② 강압

③ 항균

7. 이기작용(理氣作用)　　　　　***

이기약(理氣藥)은 기분(氣分)을 고르게 하고 기의 순환을 좋게 하여 행기약(行氣藥)이라고도 한다. 이기약은 쓴맛과 매운맛을 가지고 있고 향기도 지니고 있다. 매운맛을 발산하고 쓴맛으로 내려주며, 온(溫)과 향기로 기의 순환을 원활하게 하여 통증과 저린 증상을 없애고 구역질과 재채기를 멈추게 하고 숨을 고르게 한다.

비위(脾胃)의 기가 원활하지 못하면 배가 더부룩하고 트림을 하고 신물이 올라오고 속이 메스껍고 구열질을 하며 식욕이 없고 변비나 설사를 한다. 예를 들어 장부경락(臟腑經絡)에 병변이 발생하면 기의 흐름에 장애가 발생하여 기체현상(氣滯現狀)이 출현한다. 기체(氣滯)의 주요 증상은 주로 창민(脹悶)과 동통(疼痛)이다.

대부분의 이기약은 매운맛과 따뜻함, 향이 있고 조(燥)의 약성을 가지고 있어 기를 소모시키고 음(陰)을 상하게 하므로 기(氣)가 허(虛)하고 음(陰)이 소모된 경우에는 사용하지 않는 것이 좋다.

☞ 기체(氣滯)

기체란 생리기능의 장애를 말한다. 다음의 세 가지로 대별한다.

0 비위기체 –소화불량, 신경성위장염, 위궤양 등에서 나타나며 진피, 지실, 목향을 쓴다.

0 간기울결–신경성위장병, 만성간염, 신경쇠약 등에서 나타나며 향부자, 매괴화, 지각, 오약, 청피 등을 쓴다.

0 폐기옹체–기관지염, 기관지천식 등에서 나타나며 단향, 목향, 침향 등을 쓴다. 일반적으로 쓰는 이기 보건식품은 아래와 같다.

이기약의 주요 약리작용은 위장평활근, 기관지평활근, 이담, 승압, 소화액분비 작용 등이다.

이기작용	진피, 청피, 후박, 지실, 지각, 목향, 오약, *향부자, 대복피, 임 *백굴채, 해백, 심향, 구약, 단향, 매괴화, 시체, 여지핵, 천련자, 침향, 연초, 봉미초엽,

* 는 식품 재료 불가

◆ 진피(陳皮)

0 성미 ; 맛은 따뜻하고 달다.

0 귀경 ; 묵은 귤껍질을 약용하며 비,폐경

0 주요성분 ; 당분, 유기산, 사과산, 비타민 류

0 약리작용 ; 소화촉진, 이뇨, 이기건비, 지갈 윤폐 작용

0 장복하면 위 소화기능이 약화된다.

☞ 청피 – 위장, 흉협 부위 통증을 완화시킨

다. /홍피 – 해수, 헛배, 담을 완화시키며
귤 속의 흰 껍질을 제거한다.

*귤핵 –유방염, 고환염, 요통에 효과적이다.

*귤엽 – 옆구리가 아픈 증상에 유효하다.

◆ 지실(枳實)

0 성미 ; 성질은 약간 차고 맛은 시고 쓰다.

0 귀경 ; 탱자나무의 덜 익은 열매를 약용하
며 비, 위경

0 주요성분 ; 나린긴, 폰시린, 배당체

0 약리작용 ; 소식파적, 위장운동항진, 이뇨,

강심작용, 가슴이 답답하고 위하수, 변비
등에 효과적이다. (지각은 行氣寬中 기능
이 강하다.)

◆ 향부자(香附子)

0 성미 ; 성질은 평하고 맛은 맵고 약간 쓰다.

0 귀경 ; 뿌리줄기를 약용하며 간, 삼초경

0 주요성분 ; 사이퍼렌, 수게놀, 툰돈

0 약리작용 ; 소간이기, 신경성 위장염에 효
과적이며 오약과 배합이 잘 맞다.

이기약의 주요 약리작용은 아래와 같다.

(1) 위장평활근(胃腸平滑筋)에대한 작용

① 위장평활근 경련 억제

② 위장운동을 증강시킨다.

(2) 소화액분비에 대한 영향

이기약은 모두 건위작용(健胃作用)과 소화(消化)를 돕는 작용을 가지고 있는데 이는 약물
중에 함유된 정유(精油)와 관계가 있다.

(3) 이담작용(利膽作用)

실험에 의하면 심향, 향부, 잔피, 청피, 지각 등의 상당수의 이기약들은 흰쥐의 담즙분비를
촉진시키는 작용이 있어 담즙량이 현저히 증가시켰다.

(4) 기관지평활근이완(氣管支平滑筋弛緩)

목향, 청피, 진피, 향부자는 모두 기관지평활근의 이완작용이 있다.

(5) 기타작용

① 승압, 항 쇼크작용

② 자궁조절의 작용

지실과 지각은 자궁을 흥분시킨다. 향부자는 직접 자궁평활근을 억제하는 작용이 있어 자궁
근경련을 이완(弛緩)시키고, 미약하나마 여성호르몬과 비슷한 작용을 한다.

8. 활혈화어작용(活血化瘀作用)　　　　　　　✳✳✳

　활혈거어약(活血祛瘀藥)은 혈액 순환을 촉진하고 어혈(瘀血)을 없애는 약으로 약성이 맵고 따뜻한데, 매운맛으로 어혈을 풀어주고 따뜻한 성미로 혈액 순환을 촉진 시킨다. 어혈을 없애는 효능이 우수하여 임산부는 쓰지 않는 것이 좋다. 기의 순환이 좋으면 혈액의 순환도 좋고, 혈액의 순환이 좋으면 기의 순환도 좋다 .

혈어증은 혈액순환과 관련된 병리과정이며 혈액순환장애와 긴밀한 관계가 있다.

활혈화어작용을 하는 약용식물은 다음과 같다.

활혈화어 작용	강황, 건칠, 계혈등, 권백, 귀전우, 금낭화, 능소화, 단삼, 도인, 마편초, 봉선, 삼릉, 소목, 아출, 왕불유행, 우슬, 울금, 익모초, 조각자, 천궁, 충울자, 택란, 현호색, 호장근, 홍화

◆ **천궁(川芎)**

0 성미 ; 성질은 따뜻하고 맛은 맵다.

0 귀경 ; 궁궁이의 뿌리줄기를 약용하며 간, 담, 심포경

0 주요성분 ; 니딜라이드, 네오니딜라이드 등

0 약리작용 ; 활혈행기, 거풍지통, 고지혈증, 뇌혈관장애에 효과가 있다.

0 법제를 요하며 월경 과다자는 금한다.

◆ **울금(鬱金)**

0 성미 ; 성질은 서늘하고 맛은 쓰다.

0 귀경 ; 덩이뿌리를 약용하며 간, 심, 폐경

0 주요성분 ; 쿠르쿠민, 정유(투르메론, 씨네올, 진기베렌)

0 약리작용 ; 청열활혈, 간기능장애, 간기울결에 효과적이다.

0 빈혈, 임산부는 금한다.

◆ **천궁 (川芎)**

0 성미 ; 성질은 뜨겁고 맛은 맵다.

0 기원: 천궁(Cnidium officinale Makino)의 뿌리줄기이다.

0 귀경 ; 간, 담, 심장

0 주요성분 ; 니딜라이드, 센큐놀라이드

0 약리작용 ;진정, 진통, 강장 효과, 혈관 이완, 혈압 강하, 혈전 형성 억제, 호흡기 평활근 경련 억제, 관상동맥 질환, 두통, 빈혈증

◆ **홍화(紅花)**

0 성미 ; 성질은 따뜻하고 맛은 맵다.

0 귀경 ; 잇꽃의 꽃을 약용하며 간, 심경

0 주요성분 ; 카르타몬, 네오카르타몬, 리놀산, 올레인산

0 약리작용 ; 파어활혈, 월경부조, 동맥경화증, 구강염에 효과

0 임산부는 금한다.

◆ 우슬 (牛膝)

0 성미 ;성질은 따뜻하며   맛은 시고 쓰다.

0기원 : 쇠무릎(Achyranthes japonica Nakai) 의 뿌리이다.

0 귀경 ; 간, 신장

0 주요성분 ;엑디스테로이드, 칼슘, 사포닌

0 약리작용 ; 소염, 진통, 이뇨용, 콜레스테롤 강하, 혈당 강하, 간기능 개선 신경통, 관절염, 무릎통증 완화, 수종

0 임산부는 금한다.

◆ 익모초(益母草)

0 성미 ; 성질은 약간 차며 맛은 쓰다.

0 귀경 ; 전초를 약용하며 간, 심

0 주요성분 ; 알칼로이드(레오누린), 피토스테론, 사포닌, 리놀산

0 약리작용 ; 이뇨소종, 월경부조, 강심, 자궁수축작용, 고혈압, 신경쇠약에 좋다.

0 임산부는 금한다.

활혈화어의 약리작용은 아래와 같다.

(1) 혈류동력학의 개선

활혈화어약은 일반적으로 혈관을 확장시키고 기관의 혈류량을 증가시키는 작용이 있다.

(2) 혈액류변학(血液流變學)의 개선과 항혈전형성(抗血栓形成)

① 혈액류변학의 개선   ② 항혈전형성

---

9. 구충작용(驅虫作用)   ✳ ✳ ✳

장도(腸道)의 기생충을 죽이거나 몸 밖으로 배출시키는 약용식물을 칭하여 구충약이라고 한다. 구충약 복용하면 충체를 마비시키거나 죽일 수 있고 충을 체외로 배출시켜 근본적으로 치료할 수 있다. 보통 사하약과 배오하여 충의 배출을 촉진시킨다.

구충작용	고련피, 사군자, 빈랑, 관중, 대산, 비자, 학슬, 남과자, 뢰환

◆ 대산(大蒜)

0 성미 ; 성질은 따뜻하고 맛은 맵다.

0 귀경 ; 마늘 마늘줄기를 약용하며 위, 대장경

0 주요성분 ; 글루타민산, 알린, 베타-카로텐, 베타-시토스테롤

0 약리작용 ; 살균, 항균, 항암, 소종 작용

◆ 남과자(南瓜子)

0 성미 ; 성질은 따뜻하고 맛은 달다.

0 귀경 ; 호박씨를 약용하며 위, 폐경

0 주요성분 ; 아미노산, 우레아제, 카로티노이드, 쿠쿠르타스

0약리작용 ; 구충, 백일해, 전신부종에 효과

약리작용은 다음과 같다.
1) 구. 회충작용(驅 蛔蟲作用)
2) 구조충(驅條蟲Cestoma)작용
3) 구요충작용(驅蟯蟲作用)
4) 구구충작용(驅鉤蟲作用)
5) 구편충(驅便蟲) Trichocephalis trichiuris, 강편충(姜片蟲)의 작용
6) 항혈흡충(抗血吸蟲, Schistosoma) 작용

10. 안신작용(安神作用)　　　　✳✳✳

안신정지(安神定志)를 주요 효능으로 하는 약물을 안신약이라고 한다. 약물의 기원과 응용 특징의 차이에 따라 안신은 중진안식(重鎭安神)과 양심안신(養心安神)의 두 종류로 나눌 수 있다.

안신작용	용골, 모려, 백자인, 산조인, 영지, 원지, 차엽, 합환피, 야교등, 복수초,

◆ **산조인(酸棗仁)**
0 성미 ; 성질은 평하고 맛은 달고 시다.
0 귀경 ; 멧대추나무 종자를 약용하며 간, 담, 심, 비경
0 주요성분 ; 베룰린, 시토스테롤, 에벨린락톤
0 약리작용 ; 양심안신, 해열생진, 불면증, 히스테리증상, 인후염에 효과
0 습열이 많고 설사하는 자, 임산부는 주의한다.

◆ **백자인(柏子仁)**
0 성미 ; 성질은 평하고 맛은 달고 맵다.
0 귀경 ; 측백나무의 종자를 약용하며 간, 심, 신경
0 주요성분 ; 지방유, 탄닌질, 수지류
0 약리작용 ; 진정, 지한, 윤장통변, 거풍한습비

그 주요 약리 작용은 다음과 같다

(1) 중추신경계통에 대한 작용
(2) 기타작용 – 거담작용, 윤장작용

11. 개규작용(開竅作用)　＊＊＊

고열, 헛소리, 근육이 당기 듯 아프고 하는 열증과 얼굴색이 푸르고 맥이 느리고 백태가 보이는 한증에 사용하여 증상을 완화시키며 기혈을 좋게 한다.

〈개규작용 약용식물〉

개규작용	사향, 빙편, 소합향, 장뇌, 석창포, 우황

주요 약리작용은 중추신경계통에 대한 작용, 항염, 항균작용 ,항심교통작용(抗心絞痛作用) 이다.

◆ 석창포(石菖蒲)

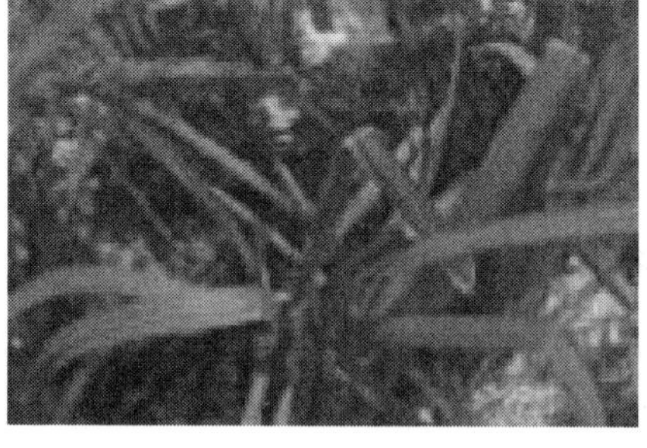

[▽ 석창포(石菖蒲)]

0 성미 ; 성질은 따뜻하고 맛은 맵다.
0 귀경 ; 뿌리줄기를 약용하며 간, 심경
0 주요성분 ; 정유(카리오필렌, 세키숀),
팔미틴산
0 약리작용 ; 개규안신, 소염소종, 진정,
진통, 진경, 건위작용
약리작용은 다음과 같다.

(1) 중추신경계통에 대한 작용
　중추신경계통의 효능을 개선시키는데 도움을 준다.
(2) 항염, 항균작용
　소종지통(消腫止痛)의 효과를 가지고 있다.
(3) 항심교통작용(抗心絞痛作用)
　심박동이 완만하게 되는 효과가 있다.
(4) 항혈흡충(抗血吸蟲, Schistosoma) 작용

12. 수삽작용(收澁作用)　　　＊＊＊

수삽약(收澁藥)은 몸이 허약하고 원기(元氣)가 소모되며, 장부의 기능이 저하되고 오랫동안 기침을 하며, 숨이 가쁘고 설사를 오래하는 등의 증상에 사용한다. 이 약들은 성미가 시고 따뜻하며 폐, 비장, 신장, 대장을 튼튼하게 한다.

수삽작용	복분자,　산수유,　오미자,　오매

◆ 복분자(覆盆子)

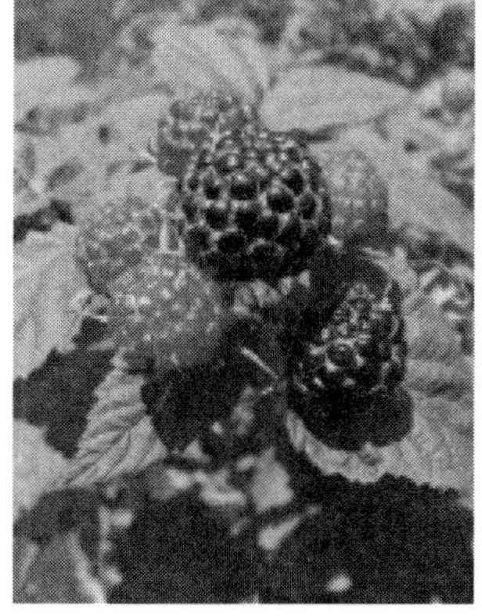

0 성미 ;　맛은 달고 시다.

　복분자딸기(Rubus coreanus Miquel)의 채 익지 않은 열매이다.

0 귀경 ; 간, 시장

0주요성분 ; 안토시아닌, 폴리페놀, 비타민류

0약리작용 ; 시력약화에 사용하고 몸을 가볍게 하며 머리를 검게 한다.

항균, 항암, 노화 억제, 동맥경화 예방, 혈전 예방, 살균, 항산화 ,유정, 유뇨

◆ 산수유(山茱萸)

0 성미 ; 성질은 시고 뜨겁다

0기원 : 산수유(Cornus officinalis Sieb. et Zucc) 열매이다.

0 귀경 ; 간, 신장

0주요성분 ; 코르닌(Cornin) 모로니사이드(Morroniside) 로가닌(Loganin) 타닌(Tannin) 사포닌(Saponin)

0 약리작용 ; 신장의 양기(陽氣)를 좋게 한다. 두통, 해열 등에 쓰이며 식은 땀, 야뇨증을 치료한다. 자양강장 효능이 있어 현기증 등에 사용한다.

면역기능 조절, 혈당 강하, 소염, 항균 고혈압, 백혈구 감소증, 야뇨증, 두통, 해열 소변 배출이 원활하지 않으면 복용하지 않는 것이 좋다.

◆ 오미자(五味子)

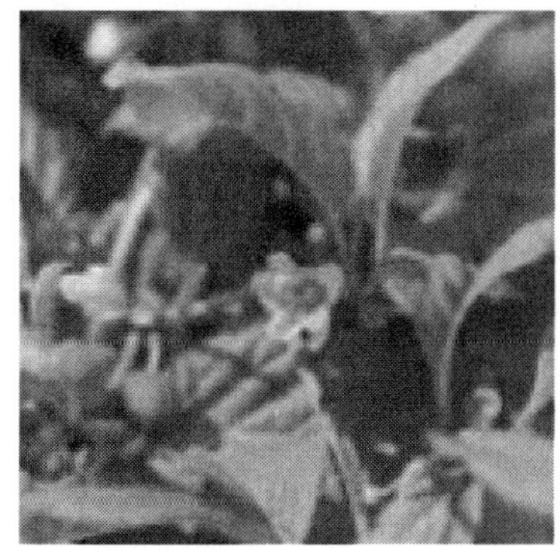

0 성미 ; 맛은 시고 뜨겁다. 오미자(Schiza ndra chinensis Bailon)의 열매이다.

0 귀경 ; 폐, 신장, 심장

0주요성분 ; 안토시아닌, 폴리페놀, 비타민류

0약리작용 ; 중추신경 흥분 억제, 간 기능 보호, 혈관 확장, 거담, 혈압 강하, 당 대사촉진

과 당 분해, 담즙 분비 촉진, 위액 분비 조절, 진통, 강심, 항균

신경쇠약, 정신분열증, 간염, 이질, 시력감퇴, 천식, 해수

그 주요 약리 작용은 다음과 같다

(1) 장부의 기능 상승 작용

(2) 기타작용 – 해수, 혈당, 혈압 강하

13. 보허작용(補虛作用)   ✳ ✳ ✳

인체 기혈음양(氣血陰陽)의 부족을 보익(補益)하여 항병능력을 증강시켜서 허약증후를 제거시키는 약물을 보허약이라고 일컫거나 혹은 보익약이라고 일컫는다. 허증에는 기허(氣虛), 혈허(血虛), 음허(陰虛), 양허(陽虛)가 있고 보허약에도 또한 보기(補氣), 보혈(補血), 보음(補陰), 보양(補陽)하는 약 등 네 개의 분류로 나누어진다.

*보기약(익기약.益氣藥)은 주로 비기(脾氣), 폐기(肺氣) 및 심기(心氣) 등을 보익하여 기허증(氣虛證)에 사용된다.

*보혈약(양혈약.養血藥)은 심간혈허(心肝血虛)를 보익하니 혈허증(血虛證)에 사용된다.

*보음약(자음약.滋陰藥)은 양음(養陰), 자액(滋液), 윤조(潤燥)하니 폐, 간, 신, 비, 위의 음허증(陰虛證)에 사용된다.

*보양약(조양약.助陽藥)은 신장을 보조하니 신장허증(腎陽虛證)에 사용된다.

보허약은 각종 병인이 일으킨 허증에 적용된다. 다만 기혈음양부족(氣血陰陽不足)의 병증에 사용되어 체질을 증강시키고 쇠약증상을 제거하며 인체가 조기에 건강을 회복하도록 촉진시킬 뿐만이 아니라 병사가 미진하고 정기가 이미 쇠한 병증에 사용되어, 거사(祛邪)시키는 약물 가운데 보허약을 적당히 배오하면 인체의 항병능력을 증강시켜서 부정거사(扶正祛邪)에 도달하게 되고 결국은 질병을 극복하게 된다.

보허약의 약리작용은 아래와 같이 귀납된다.

면역기능에 대한 영향, 인체의 적응성에 대한 영향, 내분비계통에 대한 영향, 물질대사에 대한 영향, 심혈관계통에 대한 작용, 강장작용, 조혈계통에 대한 영향이다.

보기	감초, 금작근, 대조, 만삼, 백출, 백편두, 부소맥, 산약, 상황, 인삼, 태자삼, 황기
보양	골쇄보, 구자, 두충, 보골지, 사상자, 선모, 속단, 쇄양, *육종용, 음양곽, 익지인, 토사자, 파극천, 호도인, 호로파
보혈	당귀, 백작약, 숙지황, 용안육, 하수오
보음	구기자, 맥문동, 백합, 사삼, 석곡, 양유, 여정자, 옥죽, 저실자, 천문동, 황정, 흑지마 등

◆ 인삼(人蔘)

O성미 ; 성질은 따뜻하고 맛은 달고 약간 쓰다.

O 귀경 ; 뿌리를 약용하며 비, 폐경

O주요성분 ; 배당체, 팔미틴산, 리놀산, 판토텐산

O약리작용 ; 보기건위, 간장보호, 대보원기, 항피로, 항스트레스 작용, 면역증강, 강정, 만성기관지염에 효과

O 열이 많은 자, 고혈압에는 주의한다.

◆ 황기(黃芪)

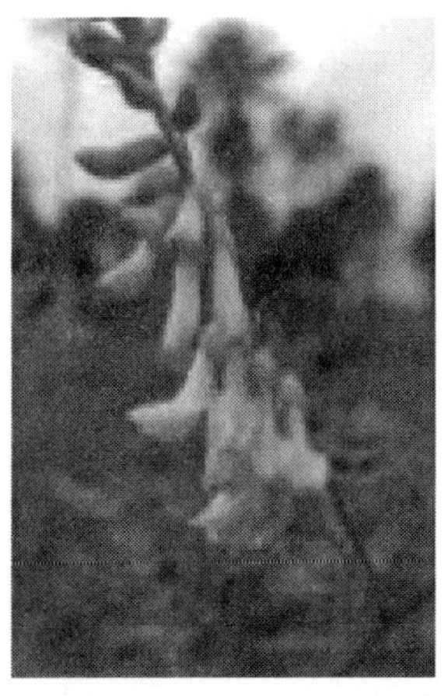

O성미 ; 성질은 조금 따뜻하고 맛은 달다.

O귀경 ; 단너삼의 뿌리를 약용하며 비, 폐경

O주요성분 ; 베타인, 베타–시토스테롤, 콜린, 포르모노네틴

O 약리작용 ; 보기승양, 자한, 도한, 신체허약, 지갈에 효과

O 열이 많은 자는 신중을 기한다.

◆ 백출(白朮)

O성미 ; 성질은 따뜻하고 맛은 달고 약간 쓰다.

O귀경 ; 흰삽주의 뿌리줄기를 약용하며 비, 위경

O주요성분 ; 히네솔, 아트락틸로틴, 엘레몰

O약리작용 ; 비위를 튼튼하게 하고 설사를 멈추게 한다. 보비익기, 방향제, 습기제거에도 효과

O미감수(쌀뜨물)에 반나절 담궈서 볶아서 사용한다.

☞ 창출은 1년 이상 된 것을 말하며 거습 작용이 강하다.

◆ 대조(大棗)

O성미 ; 성질은 따뜻하고 맛은 달다.

O귀경 ; 대추 열매를 약용하며 비, 폐경

O주요성분 ; 당질, 단백질, 비타민, 베툴린

0 약리작용 ; 보중익기, 이뇨, 강장, 불면증에 효과

0 복부팽만 한자는 주의한다.

◆ 감초(甘草)

0성미 ; 성질은 생용 시 차고 구우면 조금 따뜻하며 맛은 달다.

0귀경 ; 뿌리를 약용하며 12경

0주요성분 ; 리퀴리친, 글루쿠로닉산, 글리실하이직산

0약리작용 ; 항바이러스 면역기능 항진, 자감초는 보중익기, 생감초는 청열해독, 자음윤폐 작용이 강하다.

0과용하면 두통, 복부팽만, 혈압상승이 나날 수 있다.

◆ 양유(羊乳)

0성미 ; 성질은 평하고 맛은 달다.

0귀경 ; 더덕의 뿌리를 약용하며 위, 폐경

0주요성분 ; 수분, 단백질, 칼슘, 인, 니아신

0약리작용 ; 진해, 거담, 강장, 자보행기, 소변불리, 폐렴, 인후염에 효과

보허약의 약리작용은 아래와 같이 귀납된다.

1) 면역기능에 대한 영향
2) 인체의 적응성에 대한 영향.
3) 내분비계통에 대한 영향
4) 물질대사에 대한 영향:
5) 심혈관계통에 대한 작용
6) 강장작용
7) 조혈계통에 대한 영향

13. 약용식물의 약성에 미치는 요인　　※※※

① 약물적인 요인 – 제량(齊量), 제형(齊型) 및 제제(製劑)
② 생리적인 요인 – 연령, 성별, 유전조건 등
③ 병리적인 요인 – 간, 신장 기능장애
④ 기타 요인 – 영양상태, 생활환경 등

양약의 경우보다 약용식물이 더욱 복잡하다. 약용식물의 품종, 산지, 채취시기, 저장조건, 제량, 제형 및 투약경로 등은 약용식물의 약성에 커다란 영향을 미친다.

제2장   주요약용식물도감

1. 강활(羌活)- 강호리

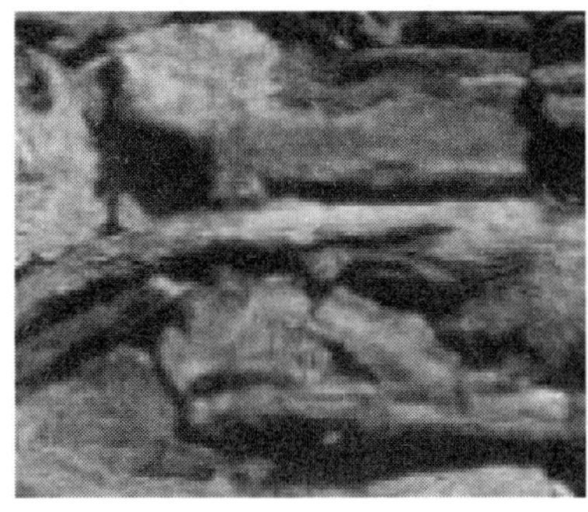

(강활뿌리)

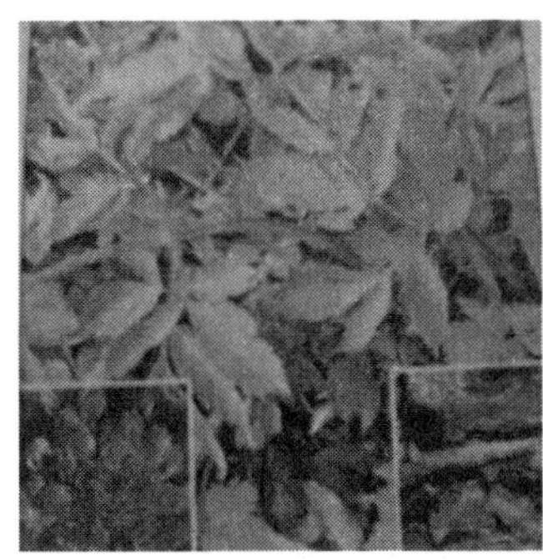

(강활잎)

☐ **학명** Ostericum Koreanum Maxim. 혹은 Notopterygium incisum Ting, 혹은 Notopterygium forbesil Boiss

☐ **약초명** 강호리

☐ **분포** 경기,강원,충북,경북,평북,함경남북도 지역의 산골짝이나 계곡사이에 많이 자생하며 그 수요가 증가함에 따라 강원 등 (준)고냉지에서 재배되고 있다.

☐ **특징** 미나리과에 속한 다년생초본인 강활의 뿌리줄기를 건조한 것이다.   우리나라에서는 동과에 속한 강호리의 뿌리, 뿌리줄기를 대용한다. 줄기는 곧게 자라며 키는 1~2m 정도이고 묏미나리와 비슷하지 만 윗부분에서 가지가 갈라지는 것이 다르다.

ㅇ 뿌리에서 나오는 잎자루의 색은 적자색이다. 줄기 잎은 어긋나며 2회 3층엽이다.

ㅇ 꽃은 복산형 화서이며 원줄기 끝과 가지 끝에서 발달하는 데 10~30개의 소산경으로 갈라져 많은 꽃이 8~9월에 백색으로 핀다.

ㅇ 종자는 9~10월에 익는다. 뿌리는 당귀와 같이 직근성이고 굵다.

ㅇ 백지, 당귀, 식방풍, 고본 등은 외형이 유사 당귀–나이테 무늬가 있고 강활은 물관의 자국, 향의 순서는 강활–백지–당귀의 순이다.

ㅇ 미나리과의 다년생초본, 엽서는 호생, 2회3출겹잎, 우상

ㅇ 주요성분은 쿠마린, 오스톨, 페눌라산 등

ㅇ 서늘한 기후를 좋아하며 남부 평야지하고 현상을 일으키므로 재배하기 어렵다. 토심이 깊고 유기물함량이 많은 사양토나 식양토가 좋다.

ㅇ 그늘지고 남향 진 곳이 좋으며 남향 진 곳이나 습기가 적은 곳은 생육이 불량하나 과습하면 뿌리가 썩는다.

ㅇ 번식은 노두번식도 가능하나 주로 종자번식 한다.

ㅇ 10a당 퇴비 1,000kg, 깻묵, 초목회, 용성인비를 뿌리고 전층시비화 한다.

Natural Medicinal Plant

0 재배방식은 직파재배법, 육묘이식 재배법이 있다.

0 본밭 관리는 7월초부터 8월초까지 꽃대가 발생하여 꽃이 피게 된다. 꽃대는 발견 즉시 제거해준다.

0 병해충은 타 작물에 비해 문제되지 않으나 뿌리썩은병, 토양해충(굼벵이등)피해가 나타난다. 벤레이트티, 카보입제가 각각 효과적이다.

0 수확은 정식 당년 가을 10월말에서 11월초에 뿌리를 캐낸다. 햇볕에 반 정도 건조되어 부드러워 지면 잔뿌리를 아랫부분의 원뿌리와 함께 모아 보기 좋게 구부려 형태를 잡은 후 완전히 건조시킨다. 상급은 수분 함량이 12% 이하이고 부드러우며 겉은 황갈색, 속은 황백색이다. 길이 20cm, 직경이 3cm 사이 상급이다.

0 육성된 품종은 없고 야생을 채취하여 재배하며 자생지별로 지방 재래종으로 순화되었다.

0 유사감별로 강활, 고본, 당귀를 들 수 있는 데 고본은 비스듬한 절단을 하며 당귀, 강활은 직각 절단을 하는 데 당귀는 나이테가 선명하다.

0 주요작용은 강활은 풍습(風濕)으로 인한 관절이나 근육의 통증을 제거하고, 온몸의 뼈마디가 아픈데 효과적이다. 감기로 인한 전신과 머리가 아픈데 쓴다. 발산작용, 관절통에 효과적이다. 과량복용은 금한다.

2. 울금(鬱金) – 강황, 마술(馬述)

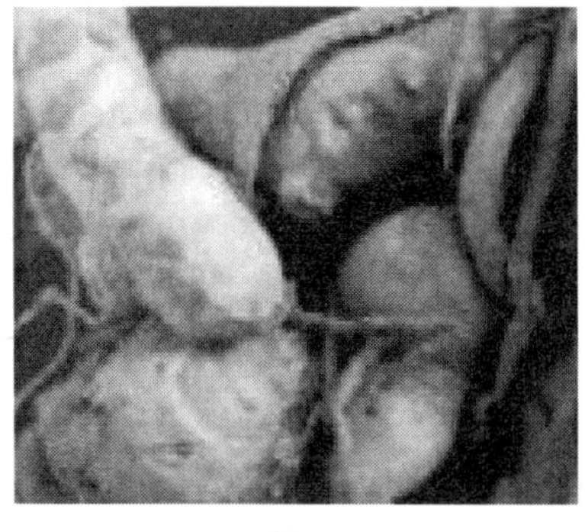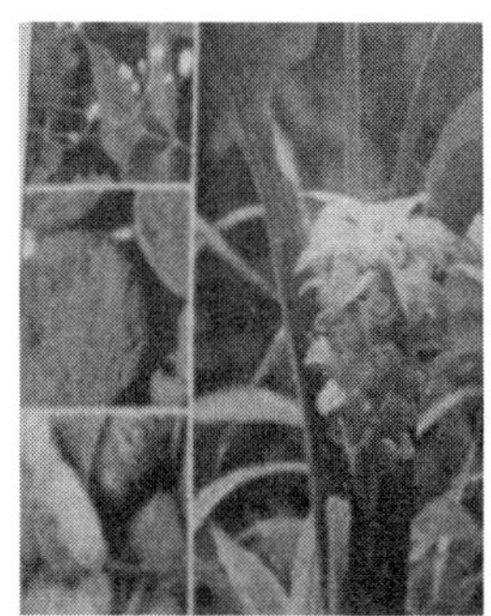

(울금)

□ **학명** Curcuma longa Linne □ **기원** 생강과에 속한 울금의 덩이뿌리를 건조한 것이다.

0 강황의 근경을 건조한 것은 강황이다.

0 뿌리줄기 겉은 연한 노란색이고 속은 주홍색이다.

0 높이 1~1.5m. 뿌리는 굵고 튼튼하며, 끝이 부풀어서 달걀 모양의 덩이뿌리가 된다. 뿌리줄기는 원주상으로 굵다. 잎은 긴 타원형으로 기부에서 나오며 2줄로 배열하고, 이삭화서는 길이 약 13~15cm, 잎집 같은 잎이 있고 포편은 넓은 달걀 모양, 작은 꽃 몇 개가 포편 안에 붙는다. 약재는 주근경 또는 측근경으로 되고 주근경은 난형이고 길이 약 4cm, 지름 약 3cm이다. 측근경은 양끝이 둔한 원주형으로 약간 구부러지고 길이 2~5cm, 지름 약 1cm로 측아를 가진 것도 있으며 테가 있다.

0 주요성분은 쿠르쿠민, 정유(투르메론, 진기베랜, 씨네올)

0 중국, 우리나라 남부지방에서 재배한다.

0 봄, 겨울에 깨끗이 씻어 찐다.

ㅇ 주요효능 – 혈액순환을 돕고 기혈에 작용, 어혈제거, 생리통 완화하며 간과 담에 기가 막힌 증상을 해소시키며 기혈증상에 효과적이다. 풍한습원인의 사지마비동통(해동피배합)에 효과가 크다. 간기능장애 옆구리결리는 증상, 담즙분비에도 효과적이다.

3. 과루인(瓜蔞仁)–하늘타리종자, 괄루인

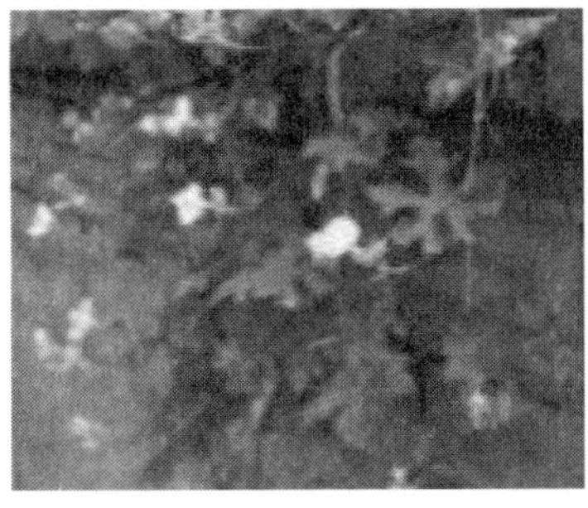
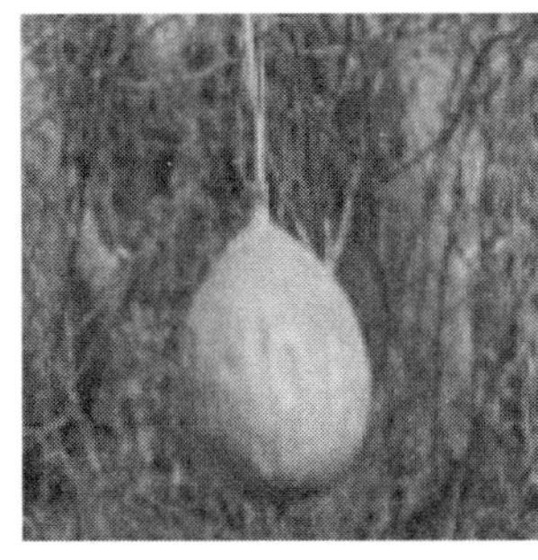
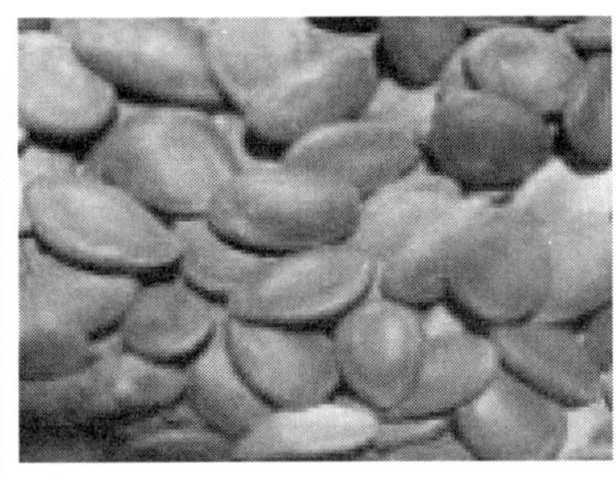

☐ **학명** Trichosanthes kirilowi Maximowicz, Trichosanthes Kirilowii Maximowicz var. japonica Kitamura
☐ **천연약용부위** 약재는 씨앗을 쓴다.
☐ **효능** 가래와 기침, 변비, 유즙분비에 효과

ㅇ 열성 기관지염으로 가래가 눌러 붙은 환자에 좋은 약효가 있다. 폐를 보하며 적셔 주며 기를 내려 줌으로서 담을 삭아 없애준다. 급성기관지염, 늑막염, 폐렴 등에 의한 기침, 가래, 뻐근함을 느끼는 흉통에 좋은 약효를 가진다. 기침을 낮게 하는데 주요한 약이다. 뿌리는 천화분이라 하며 맛은 쓰고 성질은 차다 진액이 말라 입안이 마르고 가슴이 답답하고 갈증을 느끼는 데 효과, 종기, 아토피에도 효과가 있다. 속이 냉한 사람은 삼간다.

ㅇ 잎은 어긋나고 손바닥처럼 5~7개로 갈라진다. 꽃은 암수 딴 그루로서 7~8월에 핀다. 열매는 둥글고, 지름 7㎝정도로서 오렌지색으로 익으며, 많은 회갈색의 종자가 들어있다. 약재는 편평한 난형~넓은 난형, 때로는 타원형을 이루고 대개는 좌우 비상칭이다. 길이 9~18㎜, 너비 5~10㎜, 두께 약 3㎜이다. 바깥면은 회갈색~어두운 적갈색 또는 엷은 갈색을 나타낸다. 행인, 도인과 유사감별에 유의한다.

☐ **법제** 법제는 약한 불로 초황 한다. 반드시 파쇄해서 사용한다.

4. 곽향(藿香) – 배초향

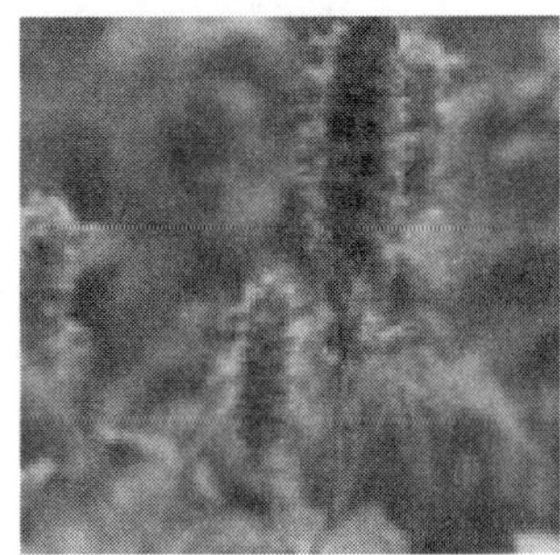
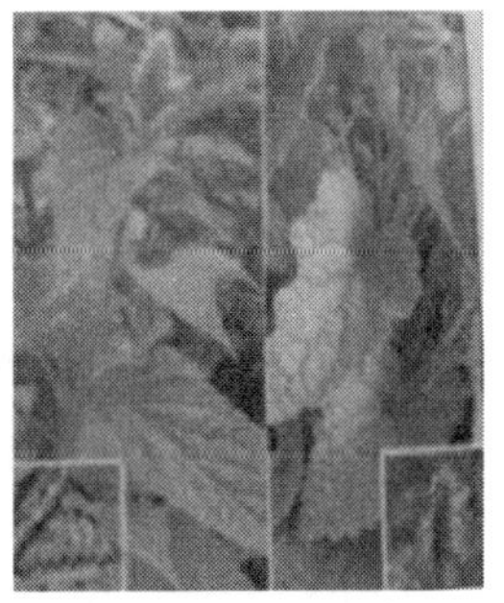

□ **학명** *Agastache rugosa O. Kuntze*

□ **특징** 높이는 1m. 향기가 강하고, 짧고 부드러운 털이 많다. 잎은 마주 나고, 꽃은 자줏빛으로 7~9월에 윤산화서로 핀다. 꽃잎은 자색으로 5개로 갈라지고, 수술은 4개로 길며 아랫입술이 크다. 열매는 동글고 납작하고 매끈하다. 약재는 잎이 달린 줄기로서 때로는 꽃봉오리가 붙어 있는 것도 있다. 줄기는 4모로 되고 지름 약 5mm, 어두운 갈색이며 세로로 된 무늬와 마디가 있고 마디 사이는 3~10 cm이다. 인도네시아, 필리핀 등 아열대지방의 곽향을 광곽향이라 하며 우리나라 곽향과는 구별된다.

0 생잎은 한방채소로 육류, 해물요리, 매운탕 등에 사용하면 생선특유의 비린내를 없애주므로 용도가 다양하게 이용된다. 0 다년초로 높이는 40-100cm 엽서는 대생 7-9월에 꽃이 핀다.

0 주성분은 파쵸울리알콜, 리모넨 등이다.

0 소화불량, 메스꺼운 증상, 식욕부진, 당뇨, 혈압에 효과, 노화방지, 진정, 지사, 건위작용

0 오래 달이면 약성이 날아가므로 오래 달이지 말아야 한다. 또한 위가 약하거나 열병이 있는 사람은 삼가는 것이 좋다. 0 박하, 택란과 유사감별에 유의해야 한다. 박하는 청량한 냄새가 나며 신량 해표약에 속하며 택란은 무취이며 활혈거어약에 속한다.

5. 당귀(當歸) – 승검초

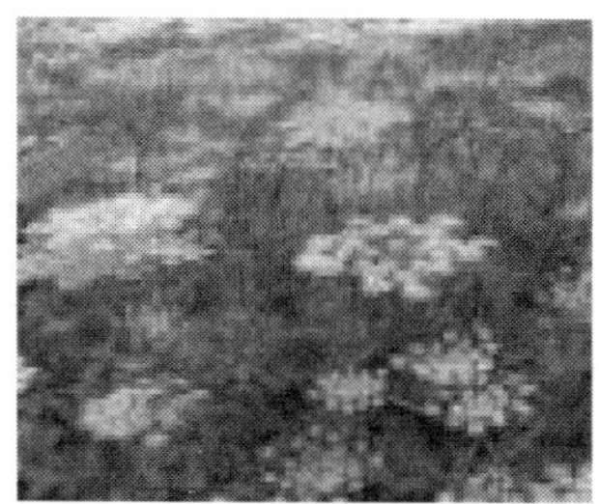
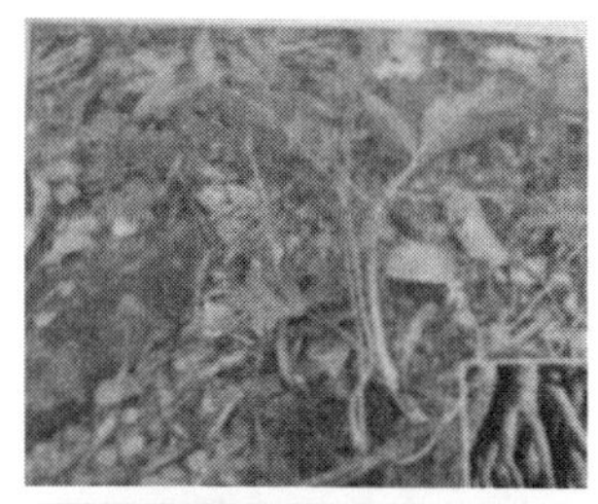
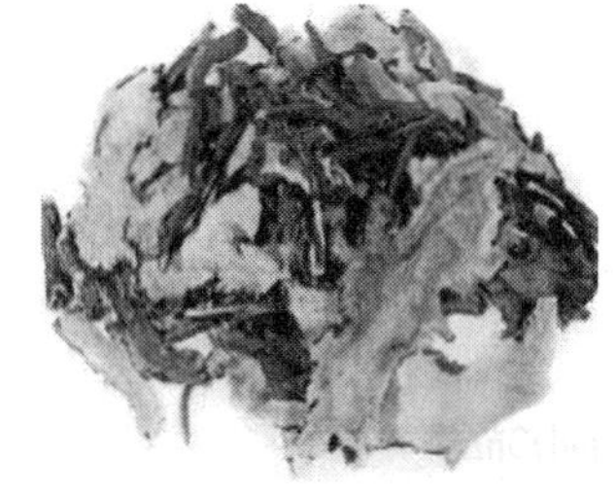
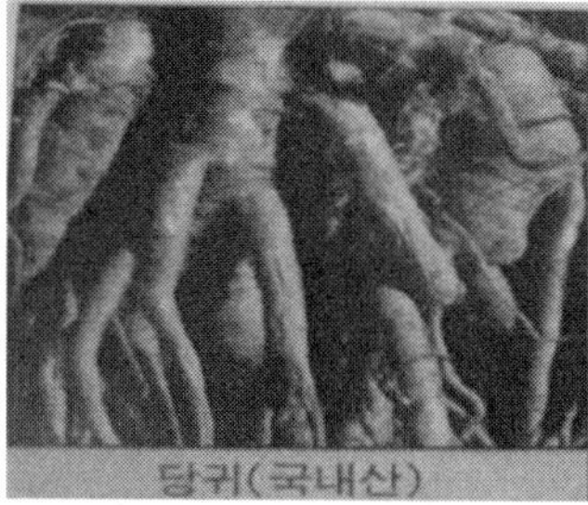

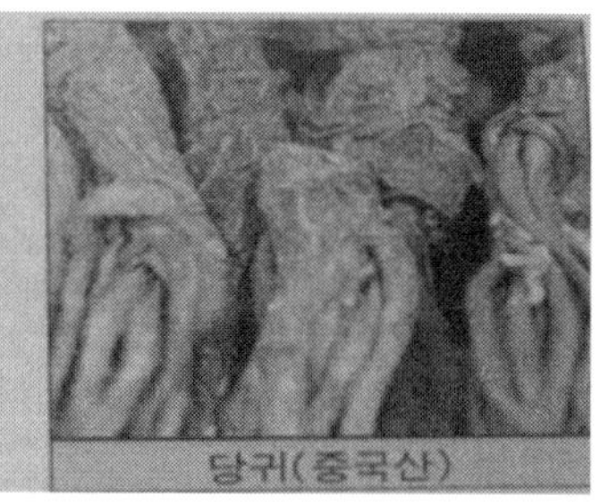

□ **학명** *Angelica gigas Nakai*

□ **특징** 참당귀, 일당귀로 구분, 국산은 굵고 주근의 윗부분에 줄기 및 잎의 잔기가 남아있다. 중국산은 거의 원주형이고 아래에3-5개 혹 또는 그 이상 가지뿌리가 있다. 바깥 면은 황갈색-적갈색이다. 국산은 엷은 황갈색-흑갈색이다. 맛은 약간 쓰면서 달다. 높이는 60~90cm. 꽃은 흰색으로 8~9월에 원줄기와 가지 끝에 피고, 열매는 편평한 긴 타원형이고 가장자리에 좁은 날개가 있다. 당귀의 약재 형태는 굵고 짧은 주근으로부터 줄기 및 잎의 잔기가 남아 있다. 주근의 길이는 약 3~7cm, 지름 2~5cm이고 가지뿌리의 길이는 15~20cm이다. 바깥 면은 엷은 황갈색~흑갈색으로 주근 및 가지뿌리에는 세로주름이 많으며 주

근에는 가로주름이 있는 것도 있다.

O 재배 당귀는 산당귀에 비해 신이 통통하고 자연산당귀는 미가 길고 신이 비교적 홀쭉하다.

O 참당귀는 우리나라 어느 지방에서도 재배할 수 있으나 중, 남부 평야의 따뜻한 지역에서 재배하면 꽃대가 발생되기 쉬우므로 재배에 주의해야 한다. 재배적기는 7~8월의 평균기온이 20~22℃ 정도인 중북부 산간 고랭지에서 재배가 좋다. 일교차가 크고 일사량이 많은 곳이 적지다.

O 직파재배(3월 하순~4월 상순), 온상육묘(1월~2월 파종. 60일~90일 육묘. 정식은 4월), 이식재배(3,4월 노지파종 1년간 육묘 정식은 4월)를 한다. 노지 육묘이식재배는 3년생에서 채종한다.

O 묘상관리는 발아 후 어느 정도 진전되면 제초와 함께 과도하게 밀식된 곳은 솎아준다.

O 병해충은 균핵병(빈졸, 스미렉스 소독), 점무늬병(여름철 장마철 발생), 응애(아씨틴, 치아스 약재), 뿌리 혹 선충(화본과작물과 윤작)

O 11월 상,중순에 수확하며 온도가 낮고 건조한 곳에 보관한다. 껍질이 황갈색이고 속은 황백색이며 부드럽고 향기가 강하게 나며 직경이 3cm이상이고 길이는 20cm 이상인 것이 규격품이다.

O 쿠마린, 정유 성분이 주이며 기가솔 발견

O 간, 심장의 혈이 부족해서 오는 안면창백, 머리와 눈이 어지러우면서 가슴이 뛰는 증상, 효과가 있다. 혈액순환장애로 오는 마비증상에 이용한다.

O 자궁흥분과 억제작용을 조절하고 단백질 합성을 촉진시키며 비타민E 결핍을 막아주는 효능이 있으며 변비에도 효과적이다.

O 무독이나 장기 복용은 금한다. 설사하는 자는 주의를 요한다.

O 천궁과는 상수관계이며 당귀는 보혈약, 천궁은 활혈거어약이다.

O 백지는 강활에 비해 단면이 좀 더 희고 씹어보면 맛이 당귀에 비해 훨씬 강렬하며 향도 당귀보다 더 강하다.

□ **법제** 주세 한다.

6. 천남성(天南星) - 남성, 독각련

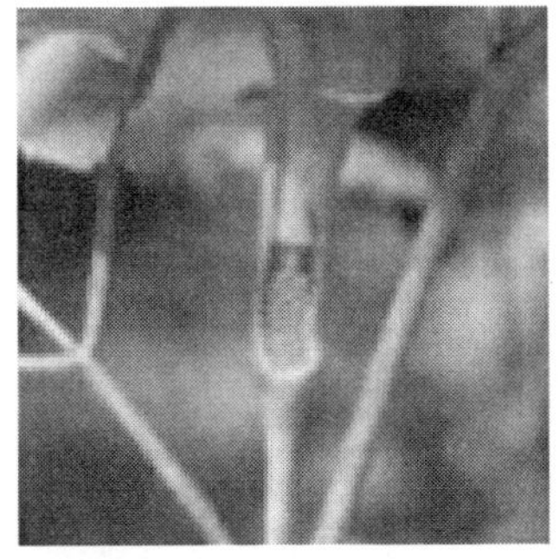 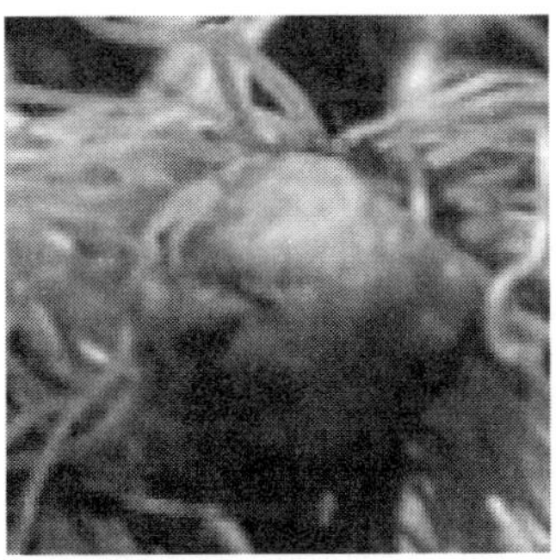 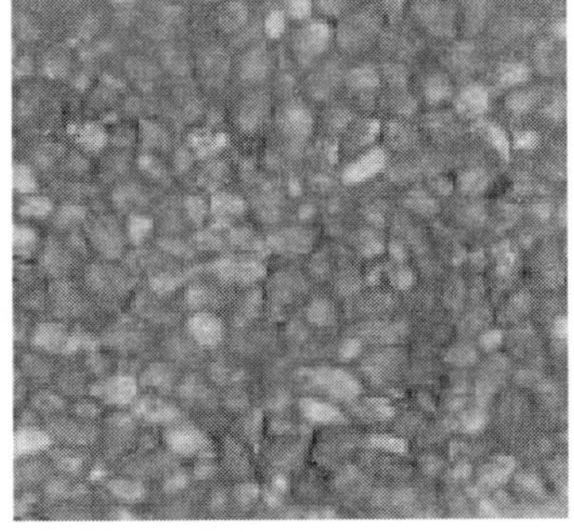

□ **기원** 천남성의 코르크층을 벗겨낸 덩이줄기

□ **학명** *Arisaema amurense Maximowicz*

□ **특징** 높이 15~30㎝. 덩이줄기는 구형, 지름 3~4㎝, 주위에 작은 덩이줄기가 2~3개 달리며, 윗부분에 수염뿌리가 달려 사방으로 퍼지고, 줄기는 곧게 선다.

0 독성이 강하므로 취급에 주의한다. 딱딱하고 분이 적다. 반하보다 독성이 강하다. 우담남성(소 쓸개즙으로 가공)은 담으로 인한 풍열에 효과적이다.

0 천남성이 반하보다 크다. 패모가 부드럽고 분이 많다.

0 천남성은 딱딱하고 분이 적다. 겉은 진한 황색, 패모는 겉이 연한 황색

0 오십견에도 외용한다. (천남성가루, 식초, 밀가루)

□ **법제** 생강에 법제하여 찐다. 명반수에 담가 거피한 후 말린다. 수입 남성은 퍼석퍼석하다. 중풍을 낫게하고 담을 삭히며 가슴을 편안하게 한다.

7. 도인(桃仁) – 복숭아씨

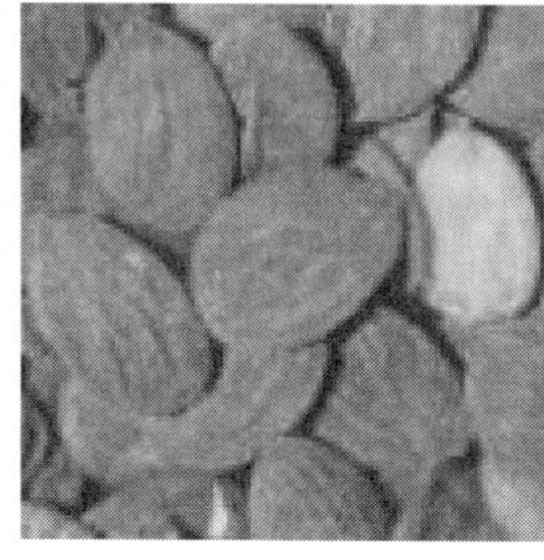
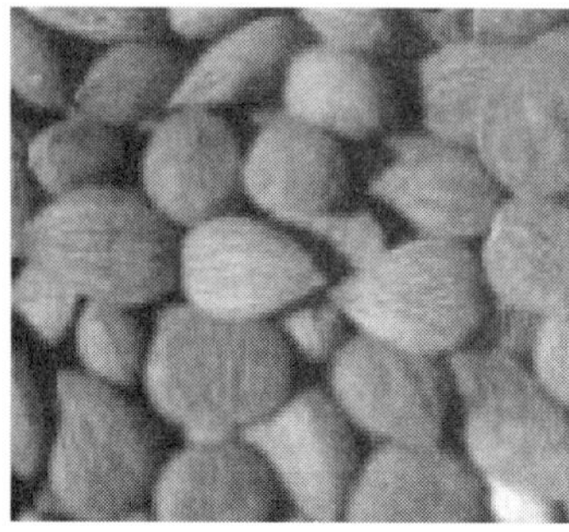

〈 도인 〉　　　　〈 행인 〉

□ **학명** *Prunus persica Batsch, Prunus persica Franchet var. davidiana Maximowicz*

□ **유사감별** 도인이 행인보다 두께가 두껍다. 중국산이 크기가 약간 크다. 도인은 행인보다 붉은색을 띠고 납작하고 주걱 모양이다. 세로주름은 도인이 더 선명하다. 행인은 위쪽이 뾰족하다.

□ **기미** 쓰고 달며 성질은 평하고 무독이나 임부는 금한다.

0 더운물에 넣고 불려 껍질을 벗기고 햇볕에 말렸다 볶는다. 0 어혈을 없애고 피를 잘 돌게 하여 생리통, 생리불순에 효과가 있으며 활혈거담, 윤장통변 작용, 피부에 작용하여 가렵고, 건조증, 기미, 주근깨에 잘 든는다. 0높이는 6m, 꽃은 4–5월에 잎보다 먼저 피고 연분홍색이다.

□ **법제** 『향약집성방』 등에 "약재를 끓는 물에 데쳐 껍질을 벗겨낸 다음 끝의 뾰족한 부분은 떼어내고 쓴다. 또 맞붙은 쌍 도인은 독성이 있으므로 골라 버리고 쓴다.

8. 맥문동(麥門冬) – 맥동

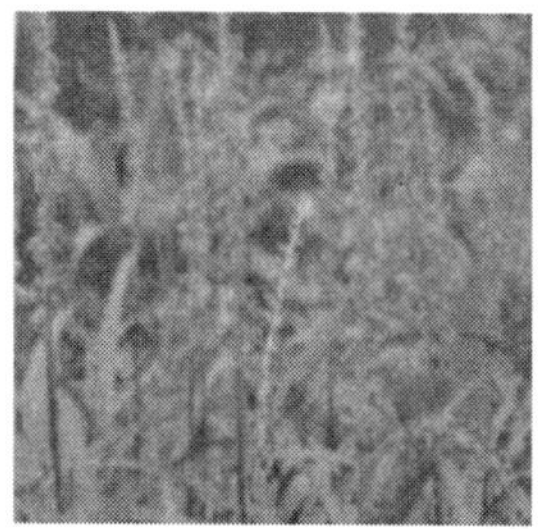
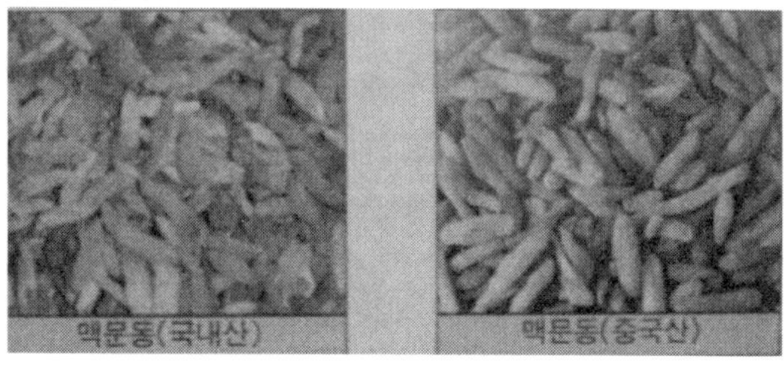

□ **학명** *Liriope platyphylla Wang et Tang, Ophiopogon japonicus Ker-Gawler*

□ **기원** 크기에 따라 대맥(거심),중맥, 소맥으로 분류, 백합과에 속하는 다년생초본 소엽 맥문동의   덩이뿌리 이용 □ **기미** 성질은 약간 차고 맛은 달고 약간 쓰다.

□ **법제** 주침 거심한다.

□ **특성** 우리나라 중부이남 산지의 나무 그늘에 나는 상록 다년초이다.

근경은 짧고 포복경은 옆으로 뻗으며 수염뿌리는 군데군데가 방추형잎은 총생이고 납작하다.

꽃은 5-6월에 피고 1마디에 수송이의 꽃이 붙는다. 열매는 장과이고 둥근모양, 검은색으로 익는다.

뿌리는 가늘지만 강하다. 뿌리줄기는 굵고 단단하다. 약재는 길이 10-25, 지름 3-5mm이다.

0 국내산은 알차고 색은 노르스름하다. 겉 표면은 쭈글쭈글하다.

중국산은 크기가 작으며 색이 투명하다.

0 마른기침이 나고 피가 섞여 나오는데 입안이 마르고 물과 음식을 많이 먹는 데 효과가 있다.

0 신체허약에 원기를 도우며 노인보건 건강에 많은 도움을 주어 컨디션조절에 효과적이다. 점액질이 풍부해 변비에도 응용된다.

0 위장의 열을 제거하여 만성위염의 발작을 멈추게 하여 위내의 진액이 풍부해져 통증에도 효과적이다

9. 백작약(白芍藥) - 작약,금작약,산작약

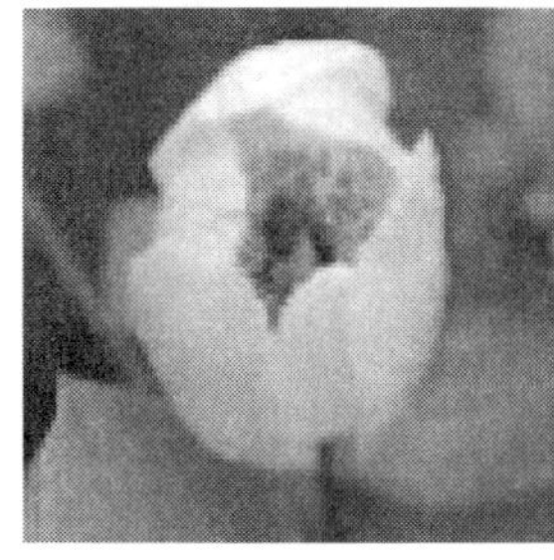
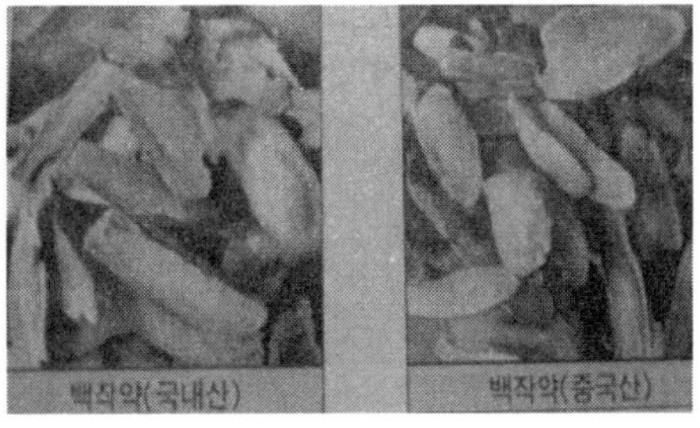

□ **학명** *Paeonia lactiflora Pallas*

□ **기원** 미나리아재비과에 속한 다년생초본인 재배 함박꽃과 산작약의 뿌리

백작약중 강작약은 산에서 채취되는 백작약 □ **기미** 맛은 쓰고 시다 성질은 조금 차다.

□ **성상** 약재형태는 원주 상을 이루나 더러는 구부러지고 길이 5~20cm, 지름 10~25mm이다

0 우리나라 전국 고산지대의 음지에서 자생하며 또한 재배한다. 가을에 수확 한다. 주로 전남과 경북에서 대량 생산된다. 산지로 유명한 곳은 경북 의성이다.

0 국내산은 겉 표면이 울퉁불퉁하고 약간 구부러진 모양을 하고 중국산은 곧게 펴져 있으며 겉 표면이 더 매끄럽다. 백작약은 굵고 겉 표면이 흰색을 띠며 절단면의 원형무늬가 선명한 것이 상품이다.

□ **법제** 생작약은 청수에 8-12시간 담궈 건조해서 쓰고 초작약은 약한 불로 미황화색이 될 때까지 가열 표면이 노란색이 되면 중단한다. 황주에 담궈 주침한 후 초제용기에 넣고 문화(文火)로 가열하여 마를 때까지 초(炒)한 후 식히고 체로 부스러기를 제거한다.

□ **특징** 수렴작용과 해열작용을 있어 간의 기운이 뭉친 것을 풀어주고 통증을 감소시켜주는 작용이 있어 각종

통증과 함께 생리불순, 생리통, 대하, 가슴, 옆구리와 배 아픈 증상, 팔다리의 경련과 통증 등에 효과를 나타낸다. 보혈, 화혈, 자양강장제이며 신체가 허약하여 땀이 많이 나는 데 효과

10. 백지(白芷) – 구릿대

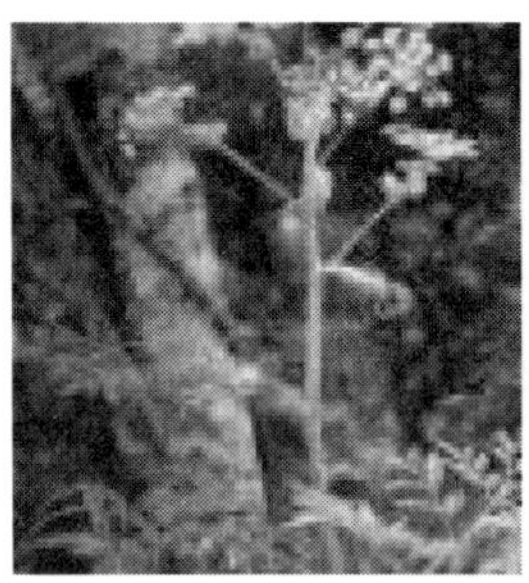
〈백지 지상부〉

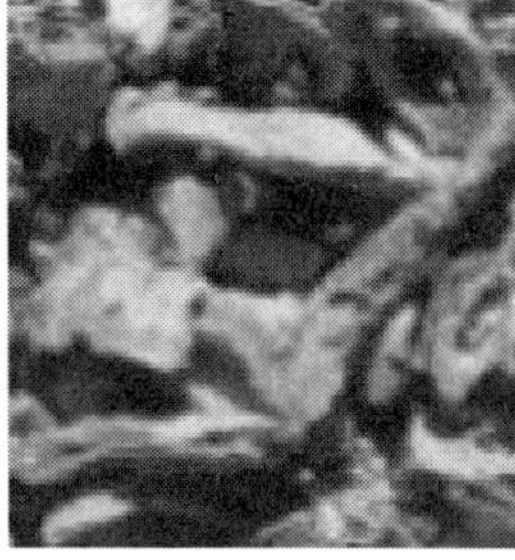
〈백지 국산〉

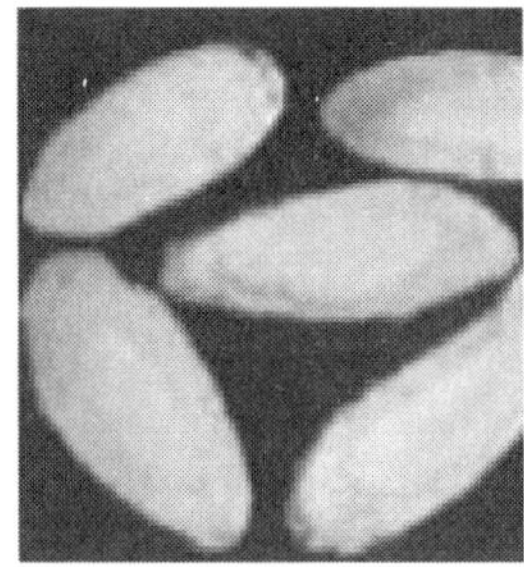
〈백지 외국산〉

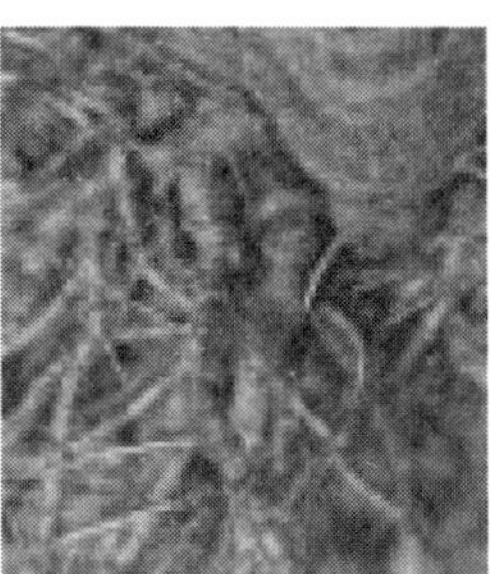
〈백지 뿌리〉

□ **학명** *Angelica dahurica Bentham et Hooker*
□ **기원** 미나리과에 속한 다년생초본인 구릿대의 뿌리
□ **기미** 맛은 쓰고 성질은 따뜻하다.
0 강활, 당귀, 방풍과 유사감별이 필요하다. 머리 부분이 국산이 더 굵은 편이며 국산이 주름이 있다.
0 국산이 중국산보다는 더 선명한 노란색을 띠고 벌레나 좀을 먹기가 쉽다. 가로로 직각 절단하였을   때 색이 흰색을 띠면 상품이다. 머리 아프고 코 막히고 콧물이 나오고 종기에 효과가 있다.
□ **법제** 잡질 제거 물에 담가 두껍게 썰어 건조하여 사용
0 벌레가 잘 먹기 때문에 보관에 주의해야 한다.

11. 익모초 (益母草) – 충위

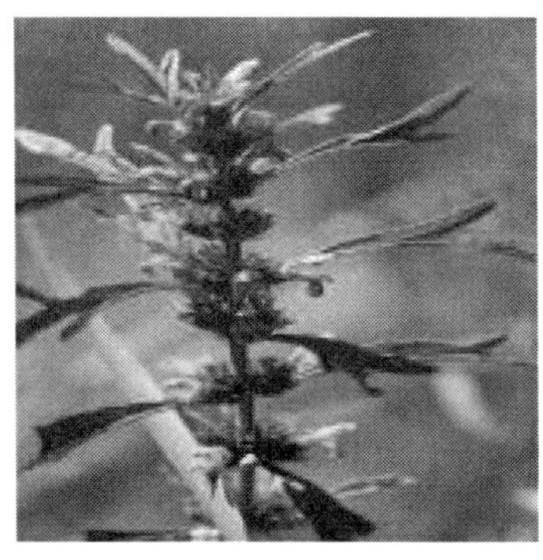

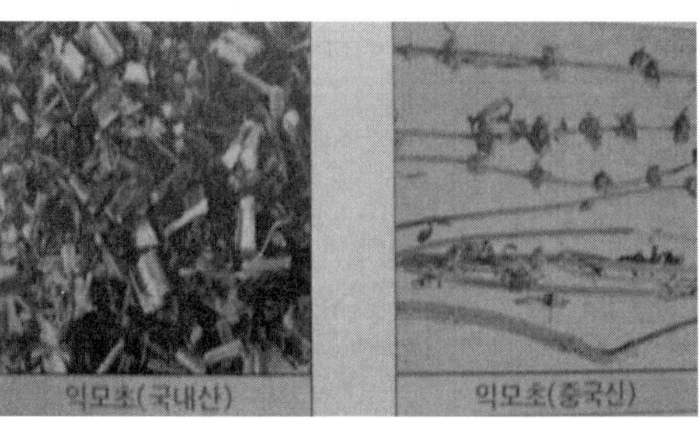

□ **학명** *Leonurus sibiricus Linne*

□ **기원** 꿀풀과에 속한 1년생 또는 2년생 초본 익모초 지상부를 건조한 것

□ **기미** 맛은 쓰고 맵다. 성질은 조금 쓰다.

□ **성상** 우리나라 각처의 들과 밭둑에 나는 월견초. 키는 1m정도이며 줄기는 네모지다. 잎은 대생, 근생엽은 약간 둥근 모양이다. 꽃은 연한 홍자색이고 소형, 수송이가 잎겨드랑이에 모여 붙고 화관은 2 갈래이고 하순 꽃잎은 다시 세 갈래 가운데 것이 가장 크다.

□ 재배 실생법 햇볕이 잘 드는 양지가 좋다. 강건한 식물이므로 특별한 관리는 필요 없다. 특별히 따로 시비 할 필요가 없고 오히려 과다한 시비를 하면 도장하게 되어 쓰러진다.

0 2년초 꿀풀과, 엽서는 대생, 주요성분은 알칼로이드 레오누린, 유기산, 사포닌, 꽃피기 전에 효과가 좋다. 종자는 충울자라 한다.

0 채취는 여름의 개화 시에 채취하여 생용, 혹은 햇볕에 말린다.

0 국내산이 푸른빛이 강하고 짙은 녹색을 띤다.

0 생리통, 산후 복통, 수종, 부종, 고혈압, 이뇨에 효과

12. 천문동(天門冬)

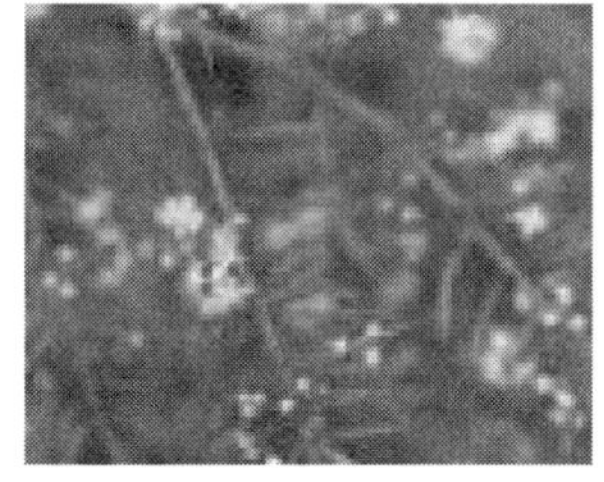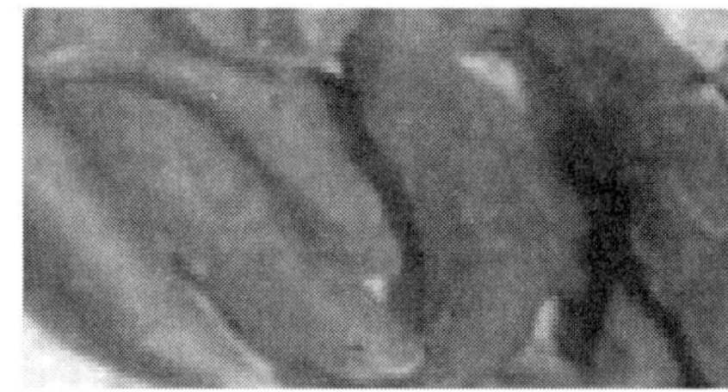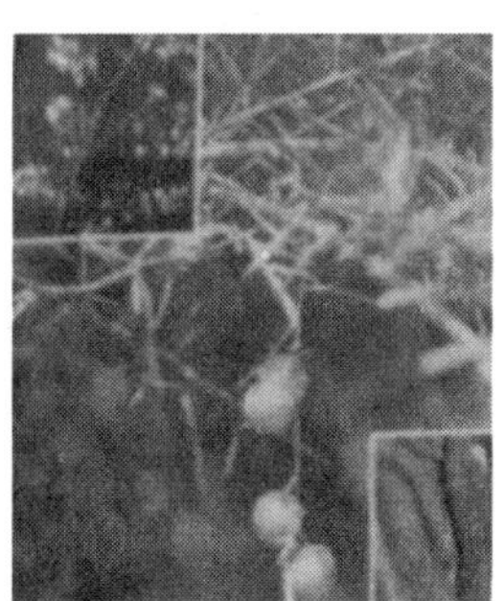

□ **학명** *Asparagus cochinchinensis Merrill* □**기원** 백합과에 속한 천문동의 덩이뿌리를 건조한 것 □ **기미** 성질은 차고 맛은 달고, 쓰다.

0 우리나라 남부의 바닷가 및 산기슭에 나는 덩굴성 다년초로 길이는 1–2m 잎모양의 가지는 1–3개씩 밀생, 선형이다. 0 여러살이해 풀, 녹색의 덩굴성 줄기는 1–2m 자란다. 꽃은 5–6월에 핀다.

0 뿌리줄기는 짧고 굵으며 양끝이 뾰족한 원기둥 모양의 많은 뿌리가 사방으로 퍼진다. 채취는 7–8 월에 한다.

0 괴근에 아스파라긴, 베타–시토스테롤 등 성분이 있다. 0 진해, 이뇨, 천식, 해열, 거담자양강장 효과

0 육이 많고 쫀득한 것이 상품, 거심 없이 사용 0 벌레가 잘 먹는다.

0 재배방법은 분주법으로 반그늘지고 적당하게 비옥한 토양이 적합하다. 중부지방에서는 재배 시 내한성이 문제되므로 월동에 주의한다. 건조한 날씨가 계속되는 2–3월경에도 적절한 수분관리가 중요하다. 토양적응 성은 뛰어나다.

13. 황련 – 깽깽이풀

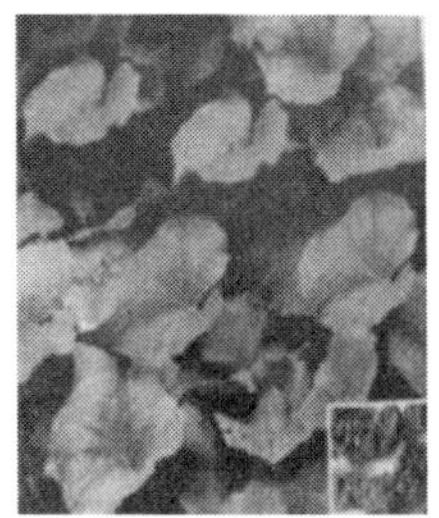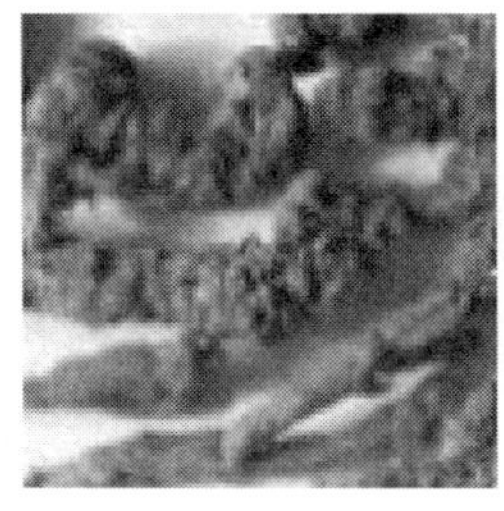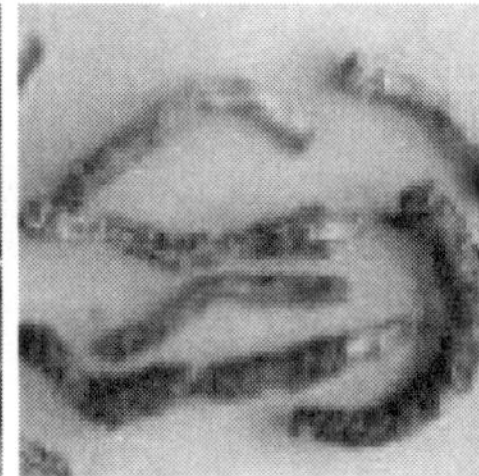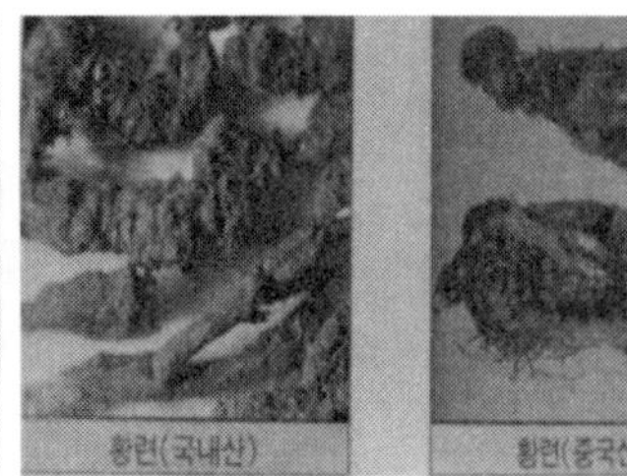

〈 황련약재〉　　　〈호황련약재〉

- **학명** Coptis japonica Makino
- **기원** 중국 운남성의 운남황련이나 삼각엽황련 등의 뿌리를 지칭하나 우리나라에서는 매자나무과의 깽깽이 풀의 뿌리를 대용한다.
- **성상** 뿌리높이 50㎝. 땅속줄기는 옆으로 뻗으며, 속은 노란색이고 많은 잔뿌리가 있다. 꽃은 3~4월에 흰색으로 피는데, 암수 딴 그루 또는 암수 한 그루이며, 꽃대에 1~3개가 달린다. 열매는 대과로서 1개의 종선이 있다. 약재는 고르지 않은 원추형으로 2~4㎝의 일반적인 길이를 가지고 다소 구부러져 있다. 특징으로는 돌림 마디가 있으며 한 쪽 끝이 엽병의 자국과 함께 불에 그을린 흔적이 있는 것도 있다. 천황련, 일황련, 모황련, 호황련이 있다. 0 맛은 쓰고 차다. 청열해독, 건위지사 작용 0 입안이 헐고 편도선염, 결막염, 장염,복통, 설사에 효과
- **법제** 생용, 주초(황련, 황주10:1), 강황련, 수황련해서 사용,

14. 소엽 – 차즈기

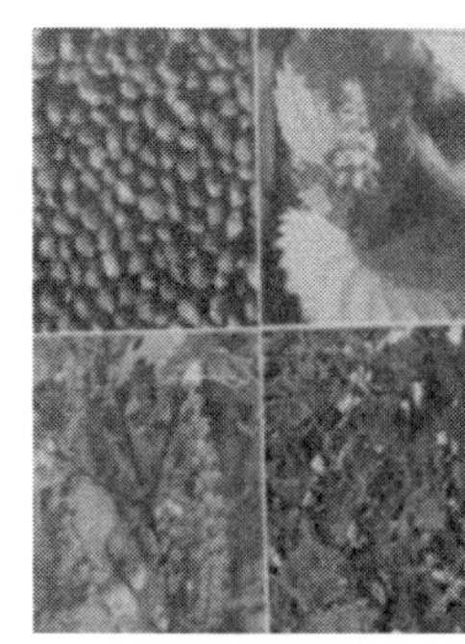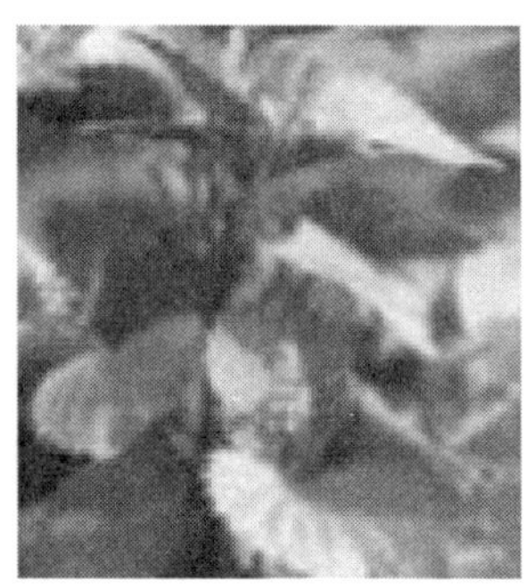

- **학명** Perilla frutescens var. acuta Kudo
- **기원** 꿀풀과에 속한 1년생 초본인 차조기의 잎을 건조한 것

　높이 50~80㎝. 꽃은 8~9월에 연한 자줏빛으로 피고, 줄기와 가지의 끝, 잎겨드랑이에 달린다. 꽃받침은 2개로 갈라지는데, 위쪽 것 은 다시 3개로 갈라지고 아래쪽 것은 2개로 갈라지며, 통부에는 털이 있다. 꽃통은 통부가 짧고, 수술은 4개, 분과는 꽃받침 안에 들어 있으며, 지름은 1.5㎜ 로서 둥글다. 약재는

주름지고 쭈그러진 잎과 그 파편이며 때때로 가는 줄기를 가진다. 잎은 양면이 모두 갈색을 띤 자색이거나 윗면은 회록색~녹갈색이고 뒷면은 갈색을 띤 자색이다.

0 중국산 소엽의 경우는 잎이 크게 썰어져 있고 줄기, 열매가 거의 섞여져 있지 않다 향기가 약하고 풋 냄새가 난다. 국내산은 잎이 잘게 썰어져 있다. 중국산이 자줏빛이 더 짙다.

0 소자는 가열 가마에 넣어 볶는다. 0 발표산한, 행기안태 작용 (감기로 오는 두통, 코 막힘에 효과)

0 맛은 맵고 성질은 따뜻하다.

0 초가을에 줄기와 잎이 무성하고 꽃이 함빡 피었을 때 채취하여 그늘진 곳에서 말린다.

15. 세신

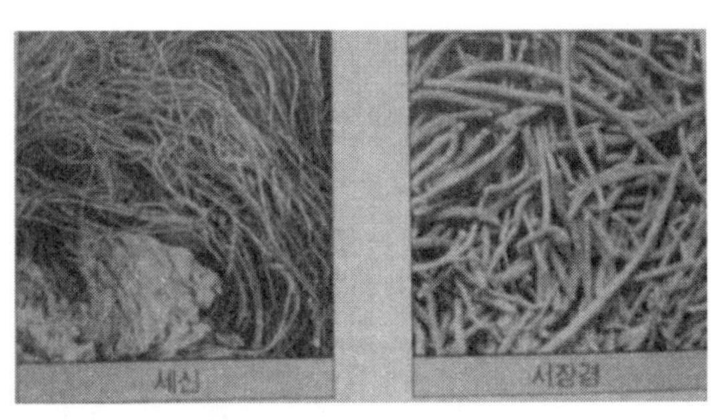
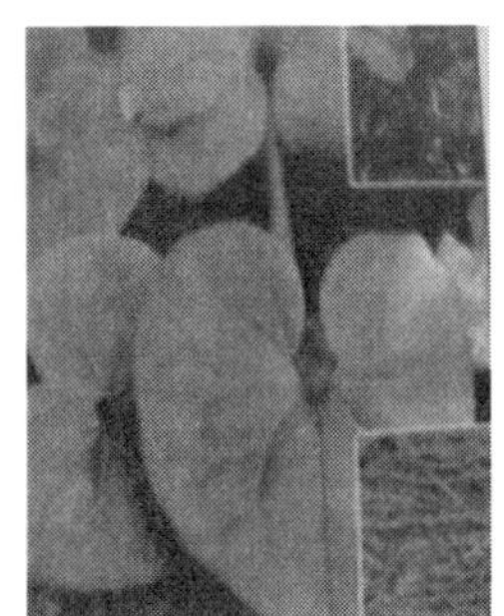

□ **학명** Asiasarum heterotropoides F. Maekawa var. mandshuricum F. Maekawa, Asiasarum sieboldi F. Maekawa

□ **기원** 쥐방울 덩굴과에 속한 다년생초본인 족도리풀의 뿌리를 포함한 전초

0 세신–쥐방울과, 서장경–박주가리과, 세신이 매운맛이 강하다 0 국내산 줄기는 갈색, 중국산은 진한 황색을 띤다. 0 맛은 맵고 성질은 따뜻하다. 거풍통궁(祛風通竅), 온한산표 작용

□ **법제** 법제는 그대로 말려서 사용

16. 구기자(枸杞子)

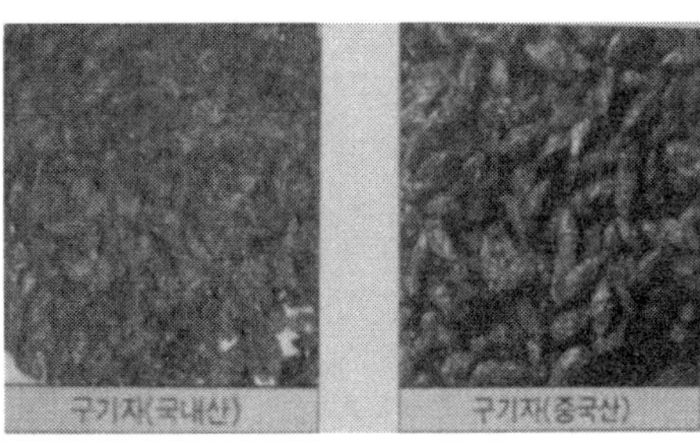
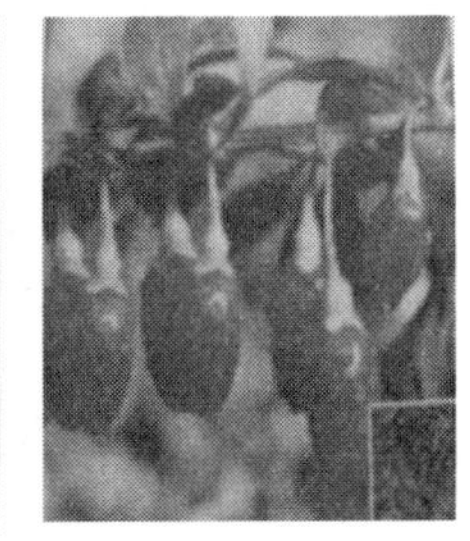

□ **학명** *Lycium chinense Miller* □ **기원** 가지과에 속한 구기자나무의 성숙한 과실

□ **성상** 높이 1~2m. 꽃은 6~9월에 연한 자색으로 피고, 1~4개씩 잎겨드랑이에서 나오며, 꽃받침은 종 모양으로 끝이 5개로 얕에 갈라지고, 꽃통은 끝이 5개로 갈라지며, 수술은 길게 나오고 밑에 털이 있다. 열매는 타원상 구형이다. 약재는 한 쪽이 뽀족한 방추상으로 길이 2~3cm, 지름 5~10mm이며 과피는

적색~어두운 적색이다 □ **기미** 맛은 달고 쓰다. 성질은 평하다

0 효과 구기자의 성분은 비타민 C, 니코친산, 지방, 회분 등을 함유하고 있고 최근의 약학적 성분 연구에 의하면 혈관강화제인 루틴을 비롯하여 비타민 C, 필수아미노산, 미네랄 등이 들어있고 구기자 엑기스는 강력한 항지간성작용이 있어 간장 장애를 예방한다는 것이 증명되고 있다. 혈압강화작용, 명목, 윤폐, 허리, 무릎에 힘이 없을 때 효과

0 불에 말린 것보다 햇볕에 말린 것이 상품, 산수유보다 붉다. 0 산수유와 감별을 요한다. 산수유보다 더 붉고 투명하다. 산수유는 씨를 빼고 사용한다. 0 국내산이 크기가 더 크고 중국산이 색이 더 밝다.

□ **법제** 생용, 술에 넣고 찌거나 주침, 주세한다.

17. 가시오가피 – 가시오갈피 나무, 자오가

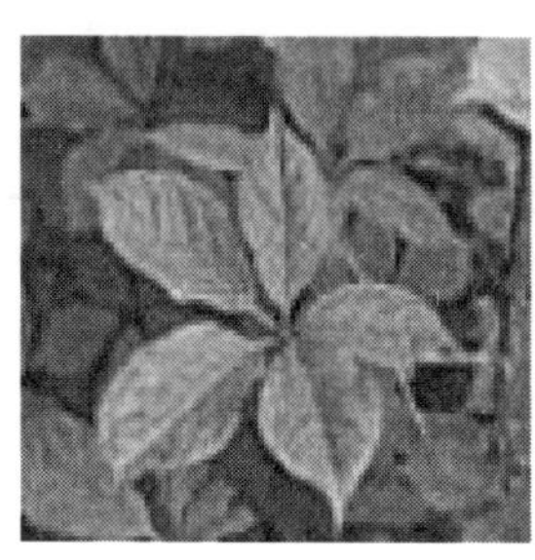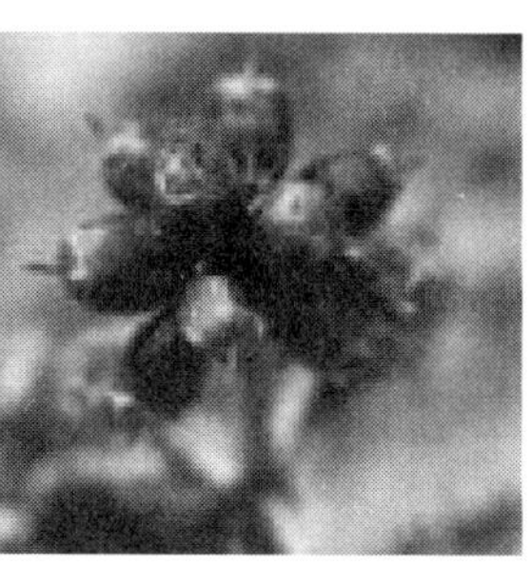

□ **학명** *Acanthopanax sessiliflorum Seeman*

□ **기원** 두릅나무에 속한 낙엽교목인 오갈피의 뿌리껍질을 건조한 것

□ **특징** 높이 3~4m. 줄기 껍질은 회색이고 가시는 있거나 없으며, 잎은 손바닥 모양, 작은잎은 3~5개이다. 꽃은 8~9월에 자줏빛으로 피고, 꽃받침 조각은 삼각형으로 겉에 털이 있으며, 꽃잎은 5개, 암술대가 끝까지 합쳐진다. 열매는 장과로 타원형, 약간 편평하며, 길이 10~14mm, 지름 3~4mm로 10월에 익는다. 약재는 관상 또는 반관상으로 길이 5~10cm, 지름 5~8mm, 두께 1mm 정도이다. 바깥 면은 황갈색~어두운 회색으로 평탄하며 군데군데 가시가 있거나 또는 그 자국이 있고 비교적 어린 가지의 껍질에는 회백색의 반점이 있다.

□ **유사감별** 전체적으로 색이 국산이 중국산에 비해 밝은 황색을 띠고 있으며 중국산의 경우는 국산보다는 짙은 색을 띠고 있으며 겉 표면 역시도 거친 편이다. 나무껍질이므로 가지와 같이 섞여져 있는 것은 품질이 양호하지 못하다.

 0 주요성분은 토코페롤, 시리긴, 세사민 등

 0 신체가 허약하여 기운이 없고 무력증상을 보일 때 보허작용을 한다.
   풍습을 날리고 간과 신장의 기운을 보하며 뼈와 근육 등을 건강히 한다.

 0 신경작용으로 신경쇠약에 따른 수면장애, 노이로제, 스트레스 등에 효과
   면역기능의 효과가 있어 항염증작용이 우수하다.

18. 감초(甘草) - 국로

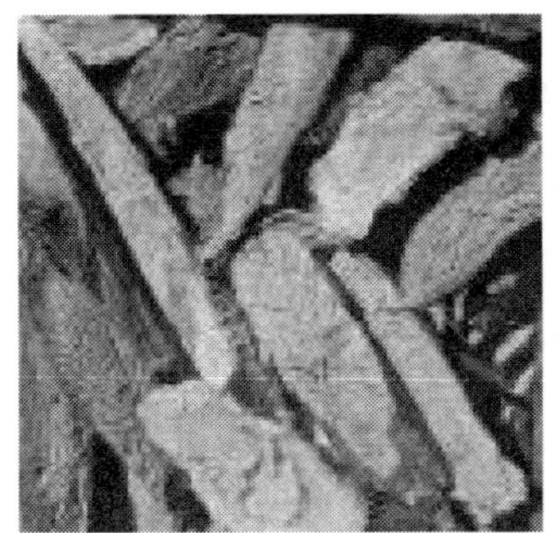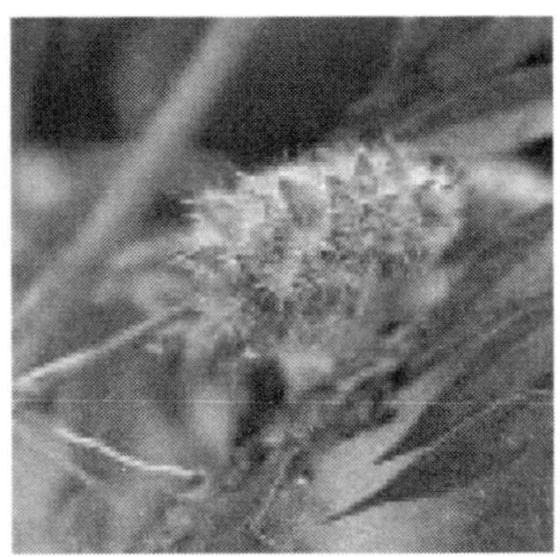

- **학명** *Glycyrrhiza glabra Linne*
- **기원** 콩과에 속한 다년생초본인 감초의 뿌리
- **특징** 높이는 1m. 꽃은 7~8월에 연한 자색으로 피고, 총상화서는 잎겨드랑이에서 나온다. 꽃받침은 종 모양으로 끝이 5개로 갈라졌으며, 수술은 2개이다. 꼬투리는 편평한 선형으로 길이 3~4mm, 너비 8㎜, 겉에 털이 별로 없다.

  감초 약재는 거의 원주형이며, 지름 5~30㎜이고, 길이는 1m가 넘는 것도 있다. 껍질이 붙어 있는 감초는 바깥 면이 어두운 갈색~적갈색이며 세로의 주름 있고 때로는 피목, 싹눈 및 비늘잎이 붙어 있다. 껍질 벗긴 감초는 바깥 면의 엷은 황색이고 섬유성이다. 이 약을 가로로 자른 면은 피부와 목부의 경계가 거의 분명하고 방사상의 구조를 나타내며, 때로는 방사상으로 찢어진 곳이 있다. 잎은 호생이며 기수우상복엽 이다.

o 주요성분은 리퀴리친, 글리씰하이진이다.

o 뿌리를 천연약용하며 맛은 달고 성질은 평하다. o 비장을 보하여 식욕부진과 변을 묽게 보는 증상에 효과적 이다. 청열해독 작용을 하며 정신을 안정시킨다. 법제에 많이 이용한다. o 생용하면 열을 내려 인후종통, 위궤양, 약물중독 등에 효과적이고 구우면 비위허약, 몸을 따뜻하게 한다.

o 너무 많이 복용하면 두통, 혈압상승 등의 부작용이 나타난다. 특히 고혈압 환자는 주의한다.

19. 연교(連翹) - 개나리

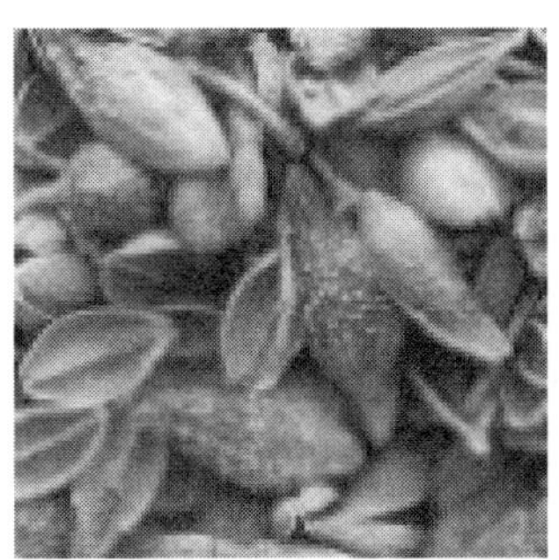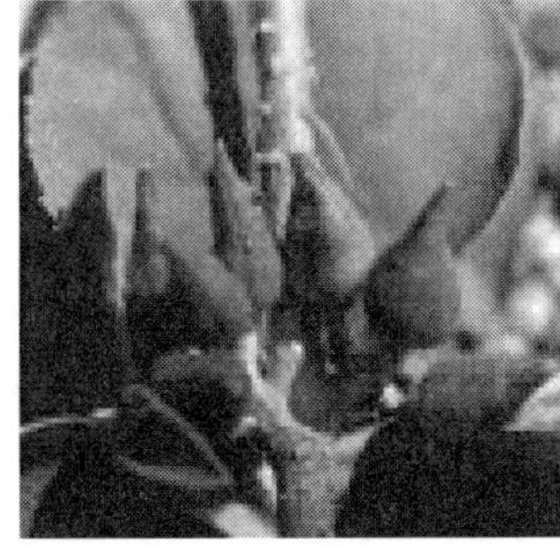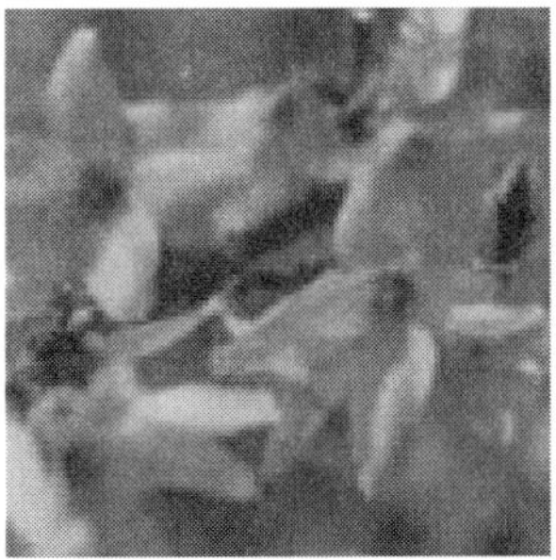

- **학명** *Forsythia viridissima Lindley*
- **기원** 물푸레나무과에 속한 낙엽교목인 개나리의 열매, 전역에 분포하며 의성개나리가 유명하다.
- **기미** 맛은 쓰고 성질은 조금 차다

□ **성상** 높이 3m. 잎은 마주난다. 꽃은 3~4 월에 노란색으로 피며, 잎겨드랑이에 1~3개씩 달린다. 열매는 달걀 모양으로 편평하고 끝이 뾰족하며, 9월에 익고 사마귀 같은 돌기가 있다. 종자는 갈색이고 길이 5~6 ㎜로서 날개가 있다. 약재는 난원형~긴 난원형의 삭과로 길이 15~25㎜, 너비 5~10㎜이며 양 끝이 뾰족하고 기부에 열매의 꼭지가 남아있는 것이 있다. 바깥 면은 엷은 갈색~어두운 갈색을 띠고 여기에 엷은 회색의 작은 융기점이 흩어져 있고 2개의 세로 홈이 있다.

□ **주요성분** 올레아놀산, 탄닌질, 모노테르팬, 프로시톨 등

□ **효능** 청열해독작용, 항균작용과 종기, 멍울를 내려주는 작용을 한다.

□ **감별** 대체적으로 중국산이 국산보다는 큰 편이고 건조를 하게 되면 색이 변하는데 중국산이 더 진한 갈색을 띤다. 내부를 절단하여 보면 비어 있는데 내부의 색 역시도 국산은 노란 빛을 띠는 황색을 띠는데 반하여 중국산은 내부가 붉은 빛을 띤다.

20. 결명자(決明子)

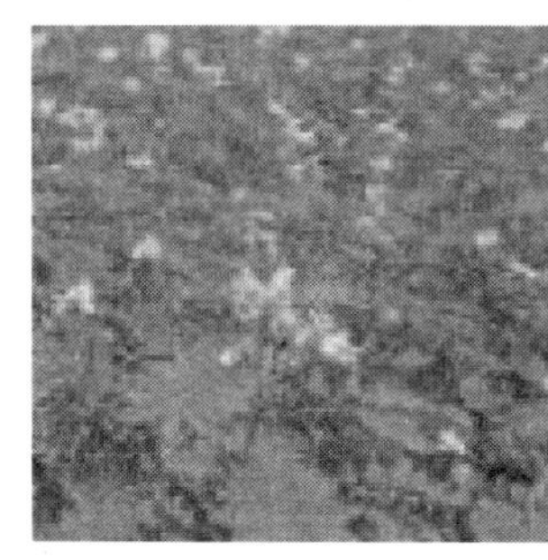
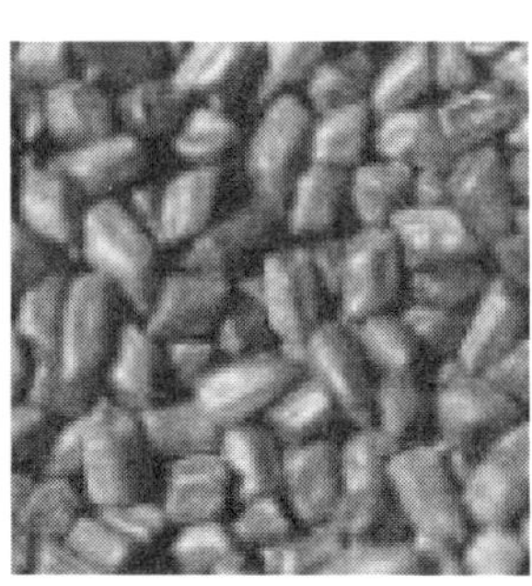

□ **학명** *Cassia obtusifolia Linne*

□ **기원** 콩과에 속한 긴강남차의 성숙한 종자 □ **기미** 맛은 달고 쓰다. 성질은 조금 차다.

□ **성상** 일년생 식물이며 엽신은 어긋나고 전체에 짧은 털이 있다. 잎은 나기이며 우수우상복엽이다. 꽃은 노란색이며 과실은 협과로 9~10월에 성숙한다. 가을에 과실을 따서 과각을 제거하고 종자를 골라서 햇볕에 말린다. 우리나라 전지역에 재배한다. 북아메리카가 원산지이며 국내에서 자생한다.

□ **법제** 가을에 볶아서 사용한다. **주요성분** 캠페린(잎), 루부로후사린, 카로틴(종자) 등

□ **효능** 청간명목, 윤장통변 작용, 눈이 충혈되고 붓고 아프며 햇빛을 꺼리고 눈물이 흐를때, 변비에 쓴다. 혈압강하작용도 있다.

□ **감별** 북아메리카가 원산지이며 국내에서 자생한다. 중국산이 다량 유통되고 있는데 중국산은 국산에 비해서 크기가 조금 큰 편이나 딱딱하지 않다. 국산은 크기가 약간 작으며 광택이 선명하고 전체적으로 색이 밝은 편이다. 결명자와 같은 종자류 약재는 혼합이 되면 구별하기가 쉽지 않으므로 보관상에 주의

21. 계피(桂皮)

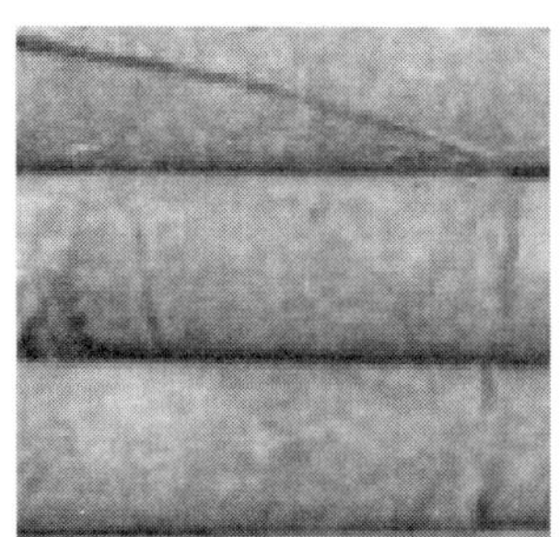
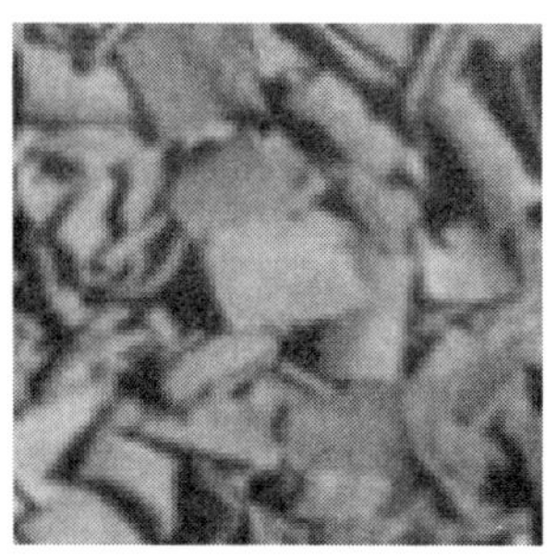

☐ **학명** *Cinnamomum cassia Blume* ☐ **기원** 녹나무과 육계나무의 수피를 건조한 것

☐ **성상** 높이는 7m 곧게 자라고 굵은 가지가 많이 갈라지고 잔가지가 있다. 엽서는 마주나고 줄기 껍질은 매끄럽고 회갈색을 띠며, 어린가지는 4개의 능성이 있고 잎은 어긋나며 3개의 뚜렷한 주맥이 있다. 꽃은 5~7월에 원추화서로 황록색의 꽃이 달린다. 열매는 장과로 9~10월에 암갈색으로 익는다. 약재 형태는 반관상 또는 말려 들어간 관상을 이루고 길이 5~50㎝, 지름 1.5~5㎝, 두께 1~5㎜이다. 바깥 면은 어두운 적갈색, 안쪽 면은 적갈색을 띠며 매끈하다.

☐ **성분** 정유, 탄닌질, 계피알데히드살리실아데히드 등 ☐ **법제** 표면의 거친 껍질은 벗기고 그늘에서 말린다.

☐ **효능** 혈액순환을 촉진시키고 몸을 따뜻하게 하여 뱃속이 차고 아픈 것을 멈추게 한다. 위장의 점막을 자극하여 분비를 왕성하게 하고 위장의 경련성 통증을 억제하고 위장관의 운동을 촉진해 가스를 배출하고 흡수를 좋게 하고 손발이 차서 오는 증세에 효과적이다.

☐ **주의사항** 몸에 열이 많은 사람 잉부, 출혈이 있는 자는 주의해야 한다.

22. 감국(甘菊)

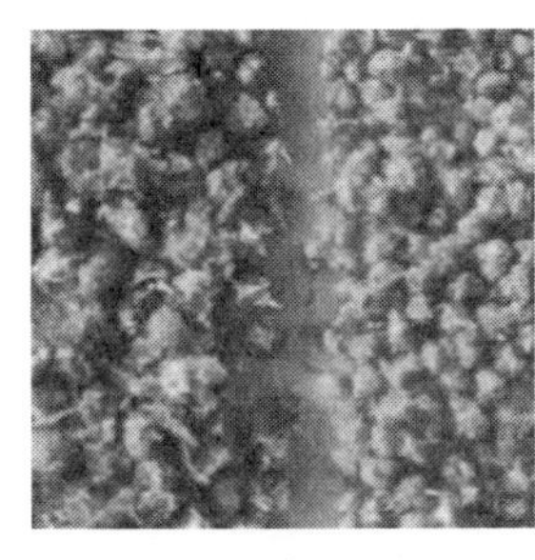
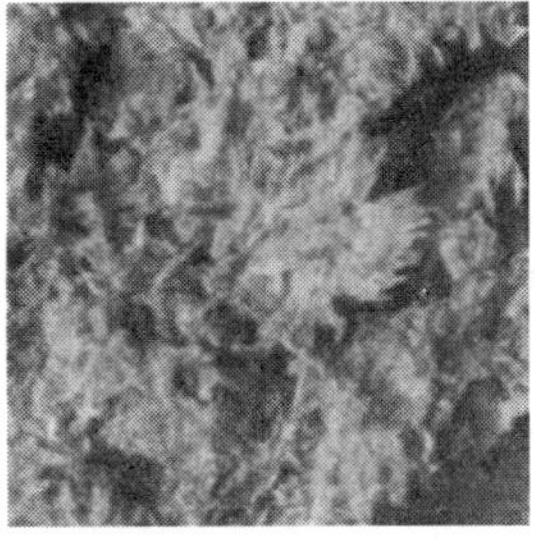

〈국산〉   〈중국산〉

☐ **학명** *Chrysanthemum indicum Linne* ☐ **기원** 국화과에 속한 감국 및 국화의 꽃봉오리

☐ **기미** 맛은 맵고 달며 성질은 조금 차다.

☐ **성상;** 높이는 1~1.5m. 줄기는 곧게 서고 모여 나며 줄기 잎은 어긋난다. 꽃은 9~10월에 노란색으로 피며 열매는 수과이며 방향성이 뛰어 날수록 상품이다. 국내산은 신선한 감이 있고 노랗고 향이 진한 것과 꽃이 바람에 날릴 것만 같이 가벼운 것이 특징이다. 너무 색상이 짙으면 소금에 절인 것이다. 상품의 기준은 소금에 절이지 않은 것, 초가을에 채취한 것, 향이 좋은 것이다.

☐ **효능;** 열을 내리는 해열 효과가 커서. 감기로 열이 날 때, 머리나 눈에 열이 있거나 가슴속에 열이 있어 답답하고 괴로울 때, 폐렴, 기관지염에 좋다. 머리가 아프고 어지러운 증상, 눈이 충혈되고 아픈데 효과적이다. 疏散風熱(황국), 청열해독(야국), 평간명목(백국)

23. 진피(陳皮) - 귤피

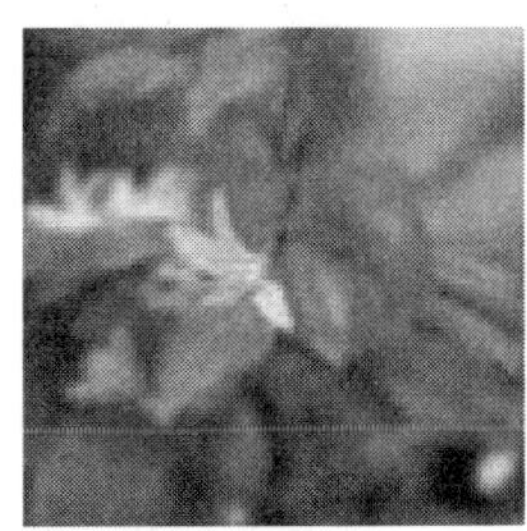
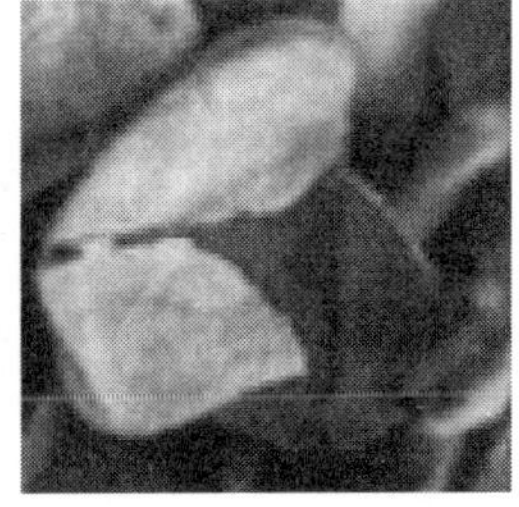

〈귤나무 껍질〉   〈진피〉

- **학명** *Citrus unshiu Markovich*
- **기원** 운향과에 속한 귤의 성숙한 과실의 껍질을 건조한 것
- **성상** 상록 활엽 소교목으로 높이 5m. 꽃은 6월에 흰색으로 잎겨드랑이에 피며, 꽃받침잎과 꽃잎은 각각 5개, 수술은 20개 정도이고, 암술은 1개이다. 자방은 원형 녹색이며 열매는 장과로서 편구형이며, 지름은 3~4cm이다. 10월에 등황색으로 익는다. 약재는 형태가 일정하지 않은 껍질로 두께가 약 2mm이다. 바깥 면은 황적색~어두운 황갈색이고 유실에 의한 작은 오목한 자국이 많다.
- **성분** 당분(10%내외, 과당, 포도당, 자당), 유기산(2%, 구연산), 팩틴, 비타민C, 헤스퍼리딘
- **감별** 진피는 오래되면 오래 될수록 좋은 약성을 가진다. 제주도 산 진피는 다른 지방의 진피에 비해서 껍질의 색이 선명하고 유실이 고르게 분포하고 있으며 귤껍질이 0.2~0.4cm 정도를 이룬다. 중국산 은 국산보다 껍질이 얇고 색이 진한 주황색을 띠고 있다. 절편이 크고 색이 선명하여 알아보기가 쉬우며 기름기가 있고 향기는 농후하다.
- **효능** 기를 잘 돌리므로 소화력을 증진시키고 이뇨작용에 좋다.
- **주의** 진피(秦皮, 청열해독, 청간명목))와 구별
    장기 복용하면 위의 소화기능이 저하된다.

24. 반하(半夏) – 끼무릇

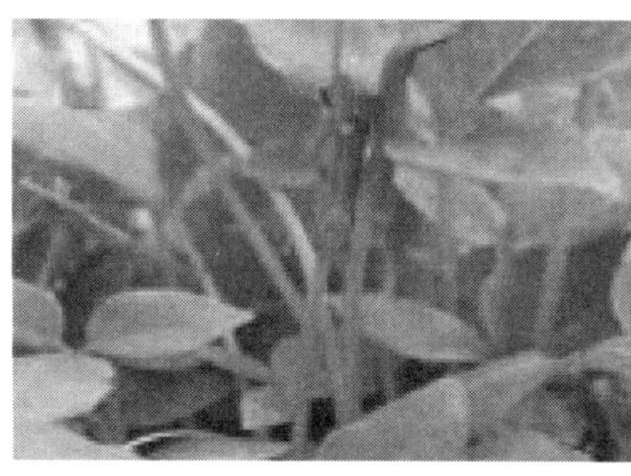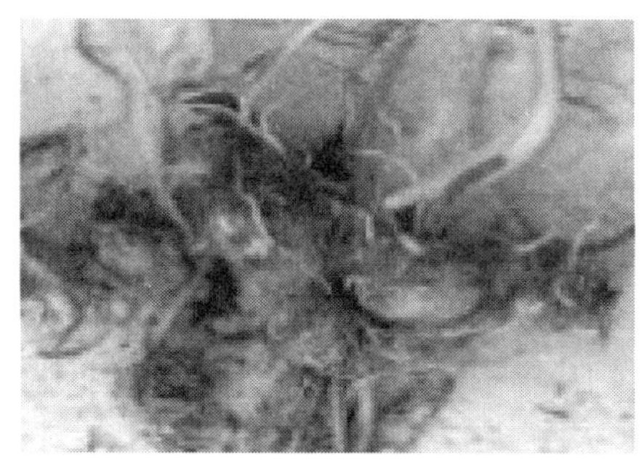

- **학명** *Pinellia ternata Breitenbach*
- **기원** 천남성과에 속한 다년생초본인 반하의 덩이줄기
- **성상** 둥근 뿌리줄기는 지름 1cm. 1~2개의 잎이 나오고, 작은 잎은 3개이다. 꽃은 6~7월에 피고, 육수화서로 달리며, 불염포는 녹색이고, 장과는 녹색이고 크기가 작다. 약재 형태는 약간 편압된 구형이거나 불규칙한 모양의 지름 7~25mm, 높이 7~15mm이다. 바깥 면은 백색~회황백색이고 위쪽에는 줄기의 자국이 오목하다. 국내에서 생산된 반하를 토반하, 중국에서 생산된 반하는 대반하라 해서 유통하고 있다.
- **기미** 맛은 맵고 성질은 따뜻하며 독이 있다.
- **효능** 담을 치료하고 가래가 많고 해수천식에 효과가 있다.
- **감별** 토반하는 색이 좀 어둡고 겉에 흰 가루가 있고 대반하는 겉 표면에 주름이 많이 있고 겉과 속이 노란색을 많이 띠고 있고 흰 가루가 거의 없다. 서산과 제주반하가 유명하며 생강즙으로 법제하며 생강의 양은 반하의 1/4정도이다. 반하는 1~3cm, 0.5~1.5cm의 지름과 높이를 가진다. 구별 시에는 색깔의 경우

반하가 흰색을 띠고 있고 가운데가 움푹 패여 있으며 천남성은 갈색을 띠고 역시 가운데가 패어져 있어 색깔로서 감별이 가능하고 천남성의 경우 작은 것은 혹과 같은 돌출부가 있다.

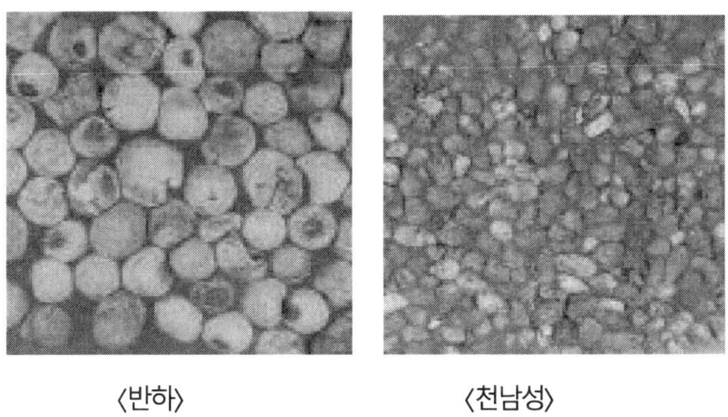

〈반하〉   〈천남성〉

25. 길경 (桔梗) – 도라지

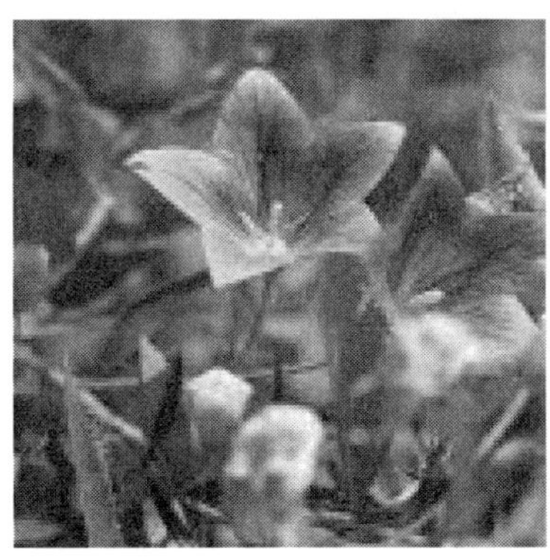
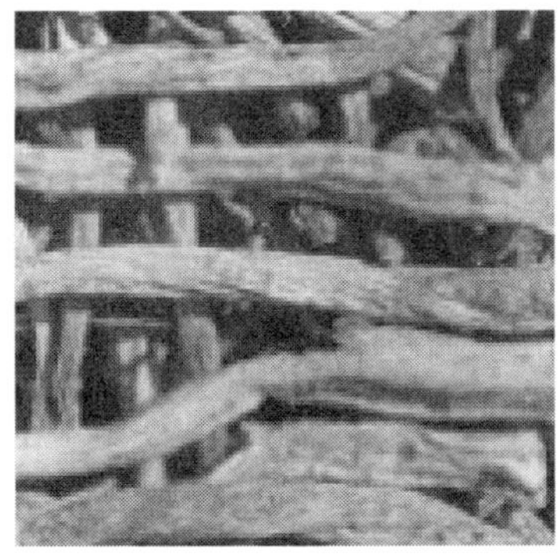

☐ **학명** *Platycodon grandiflorum Nakai*
☐ **기원** 초롱꽃과에 속한 다년생초본인 도라지의 뿌리
☐ **성상** 높이 40~100㎝. 뿌리는 굵고 줄기는 곧게 자라고 자르면 흰색 즙액이 나온다. 엽서가 호생으로 되어 있고 엽신은 긴 타원형 또는 넓은 바소꼴로 되어 있다. 엽연이 거치상 또는 소거치상으로 되어있고 엽병이 없다. 엽첨은 점예첨형 또는 예첨형으로 되어 있고 엽각은 둔형으로 되어 있다. 잎의 앞면은 녹색이고 뒷면은 회색빛을 띤 파란색이고 털이 없고 길이 4~7cm, 너비 1.5~4cm 이다. 꽃은 하늘색 또는 흰색으로 7~8월에 피며, 원줄기 끝에 1개 또는 여러 개가 위로 달린다. 꽃받침은 5개, 꽃통은 끝이 퍼진 종모양이고, 지름 4~5cm 로서 끝이 5개로 갈라지며, 5개의 수술과 1개의 암술이 있다. 자방은 5실이고 암술대는 끝이 5개로 갈라진다. 이 약은 불규칙하게 가늘고 긴 방추형~원추형이며, 때때로 분지되어 있고 바깥면은 회갈색, 엷은 갈색 또는 백색이다. 과실은 삭과로서 달걀모양이고 꽃받침조각이 달린 채로 익는

다. 번식은 종자로 잘 된다. 봄. 가을에 채취하여 날 것으로 먹거나 나물로 먹는다.

❏ **성분** 수분, 단백질, 지질, 당질, 칼슘, 니아신 등이다.

❏ **기미** 맛은 쓰고 맵다. 성질은 평하다. 뿌리를 천연약용

❏ **효능** 폐를 부드럽게 하고 담을 없애진다. 감기로 인한 기침, 가래, 코 막힘, 두통에 쓴다. 목이 아픈 데, 인후염, 편두선염에 효과적이다.

❏ **법제** 인삼과 마찬가지로 6년이 지나면 썩어 버리므로 옮겨 심는다. 뇌두를 깨끗하게 씻어 위에 든 것은 버리고 말린다. 미감수에 담궈 사용한다. 말릴 때는 껍질을 까서 말리는 데 햇볕에 바로 안 말리면 빨갛게 변한다. 태양빛에 잘 말리고 통째로 말린 것, 맛이 쓰고 약품처리를 하지 않은 것이 상품이다.

❏ **감별** 국산은 곁뿌리가 적고 중국산은 많다. 국내산은 갈색반점이 적고 중국산은 많다. 썰어 진 것이 얇고 중국산은 이보다 두껍다.

26. 두충(杜冲) – 두중, 두충나무, 사선

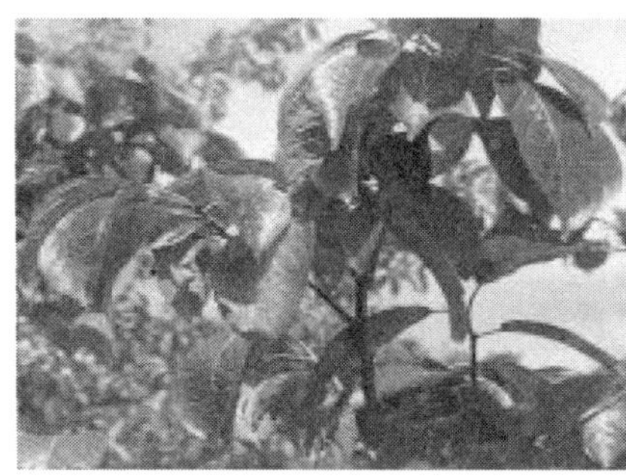
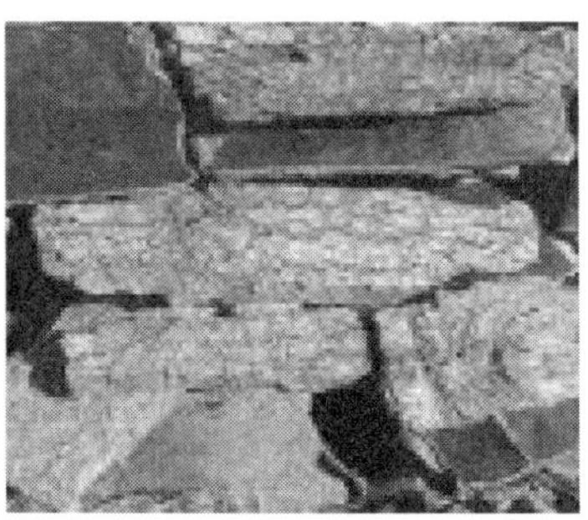

❏ **학명** *Eucommia ulmoides Oliver* ❏ **기원** 두충나무과 다년생 낙엽소목인 두충나무의 나무껍질

❏ **성상** 높이 20m. 줄기 껍질, 잎, 열매를 자르면 고무 같은 실이 나온다. 잎은 어긋나고, 꽃은 암수 딴그루로서 잎과 동시에 또는 잎보다 먼저 피는데, 새 가지의 밑부분 포편의 겨드랑이에 달리고 꽃덮이는 없다. 자방은 2개의 심피가 합쳐지고, 암술머리는 2개로 갈라진다. 열매는 편평한 긴 타원형이며 날개가 있다. 약재는 대개 판상이고 두께는 3~7㎜이다. 바깥 면은 회색 또는 어두운 회색이며 현저한 세포주름과 피공이 있고 지의류가 부착되어 있는 것도 있다.

❏ **성분** 카페산, 크로로겐산, 고무질(굿타페르카)비타민C 등

❏ **기미** 맛은 달고 성질은 따뜻하다.

❏ **효능** 허리와 무릎이 시리고 연약해지는 증상과 근육을 강화시키면서 골밀도를 높이는 데 쓴다. 잎은 혈압 강화작용, 진통작용이 있다.

❏ **법제** 국부박피법을 이용해야 하는데 주로 15~20년 이상 된 식주를 선택하여 청명에서 하지사이에 박하해서 조피를 제거하고 햇볕에 말린다. 거친 껍질은 제거하고 그냥 쓰거나, 약재를 솥에 넣고 약한 불로 볶아 표면이 황색이 되면 신속하게 일정량의 식염수용액을 뿌리고 계속해서 볶아 약간 촉촉할 때 그늘에 말린다. 두충을 꺾어도 실이 나오지 않을 때까지 볶는다. 염수초하면 혈압강화작용이 강해진다.

❏ **감별** 국산은 겉이 거칠고 중국산은 매끄러우며 색상은 연한갈색으로 붉은 빛을 나타낸다.

27. 산약(山藥)- 마, 산우

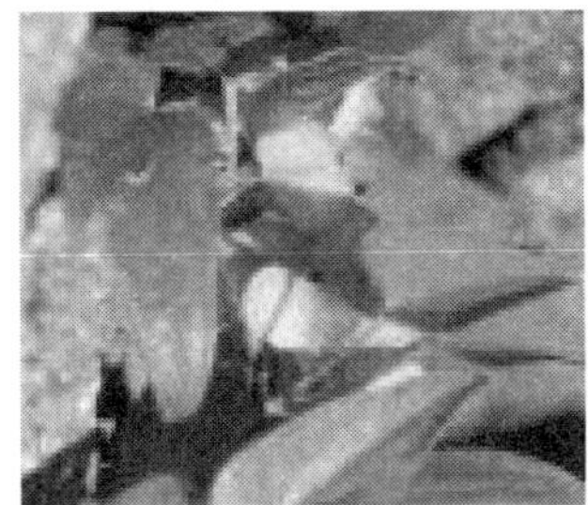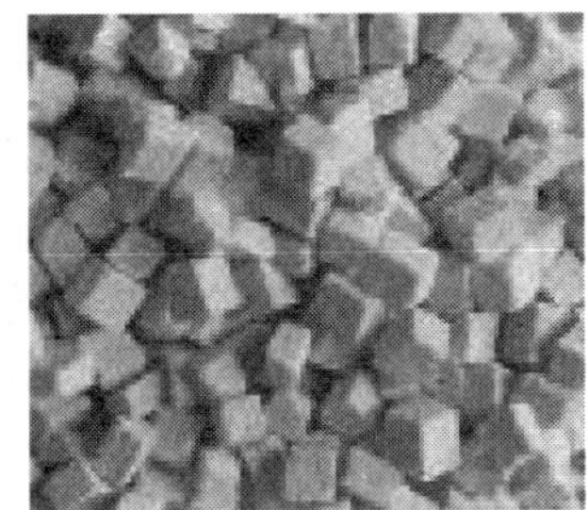

- **학명** *Dioscorea batatas Decaisne,*   **기원** 마과에 속하는 다년생 덩굴성 초본식물 마의 뿌리줄기
- **성상** 뿌리는 육질이며 겉은 미황백색이다, 자색을 띤 잎은 대생이고 드물게 3개의 잎이 돌려난다. 꽃은 암수 딴그루로 6~7월에 피고, 잎겨드랑이에서 1~3개씩 나오며, 수꽃은 곧게 서고 암꽃은 밑으로 쳐진다. 삭과는 3개의 날개가 있고, 둥근 날개가 달린 종자가 들어 있다. 약재형태는 원주형 또는 고르지 않은 원주형을 이루고 길이 5~15㎝, 지름 10~40㎜이며 때로는 세로로 혹은 가로로 자른 것도 있다. 바깥 면은 유백색~황색을 띤 흰색이고 꺾은 면은 평탄하고 분질 또는 각질이며 유백색이다.
- **기미** 맛은 달고 성질은 평하다.   **성분** 당단백질(점액질), 포도당, 아미노산 등
- **효능** 비위 기능의 허약으로 인한 권태감과 무력감, 설사 등에 쓴다.
  체력저하, 허리와 무릎이 시리고 연약한 증상과 정액을 도와준다.
- **법제** 전국의 야산이나 고산에 자라며 사질양토에서 재배하기도 한다.
  가을~겨울에 채취하여 죽도로 껍질과 잔뿌리를 제거하고 햇볕에 말리거나 또는 바람에   말린 다. 진액이 응고되어 딱딱한 것이 상품 건조한 것을 생용하거나 흙에 볶아서 사용 한다.

28. 산조인(酸棗仁) – 멧대추나무

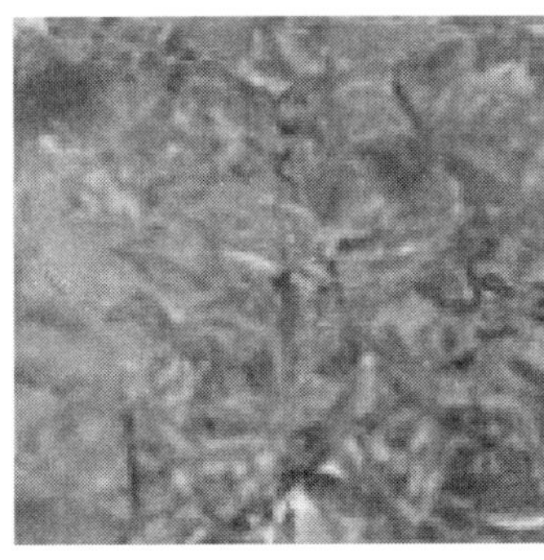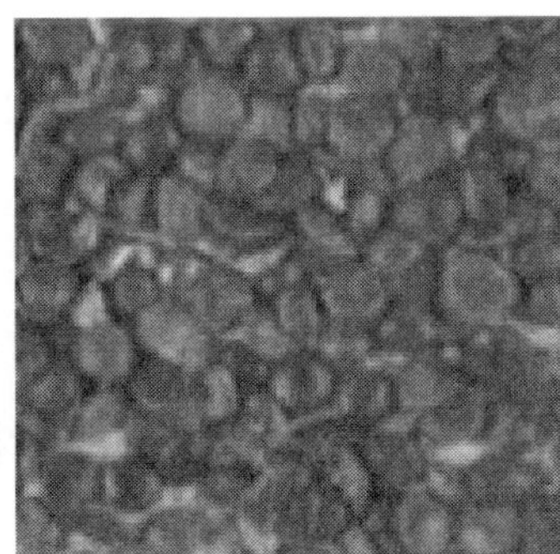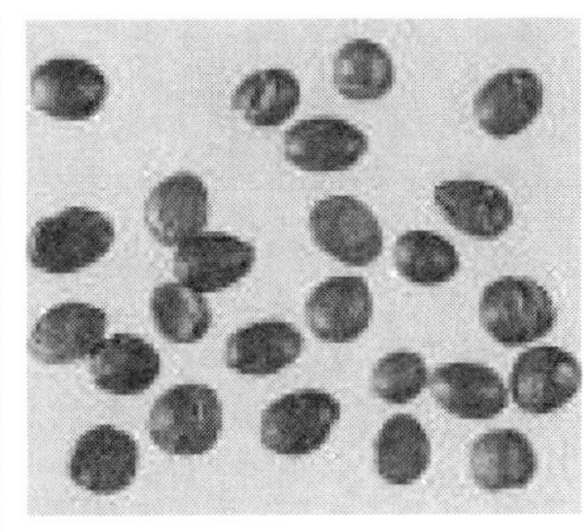

〈중국산〉

- **학명** *Zizyphs jujuba Miller*   **기원** 갈매나무과에 속한 멧대추나무의 성숙한 껍질 벗긴 종자
- **성상** 낙엽교목이며 엽서는 호생이고 꽃은 연한 녹색으로 양성으로서 5~6월에 잎겨드랑이에서 2~3개씩 핀다. 핵과는 구형으로 9~10 월에 적갈색 또는 암갈색으로 익는다. 약재형태는 난원형의 길이 6~9㎜, 너비 4~6㎜, 두께 2~3㎜로서 바깥 면은 황갈색~적갈색으로 매끄럽고 광택이 있다.

□ **기미** 맛은 달고 성질은 평하다 □ **성분** 베룰린, 시토스테롤, 루틴, 사포닌 등

□ **효능** 다른 약초의약성을 부드럽게 만들어주는 완화성 약성을 갖는다.
　　　　히스테리증상, 불면증(파뿌리첨가 더욱 효과), 신경쇠약, 땀을 잡아주는 효과도 있다.

□ **법제** 가을에 성숙한 과실을 채취하여 껍질을 제거하고 연쇄하여 파핵한 다음 종인을 취해서 햇볕에 말린
다. 생용 혹은 볶아서 사용

□ **감별** 국산과 중국산을 비교하면 국산은 색이 갈색을 띠고 있어 더욱 밝으며 옆으로 넓적한 타원형을 이루
고 있는 반면에 중국산은 색이 전체적으로 검은 편이고 국산이 넓적한 것과 달리 도톰하여 동그란 편이다.

29. 모과(木瓜) – 목과

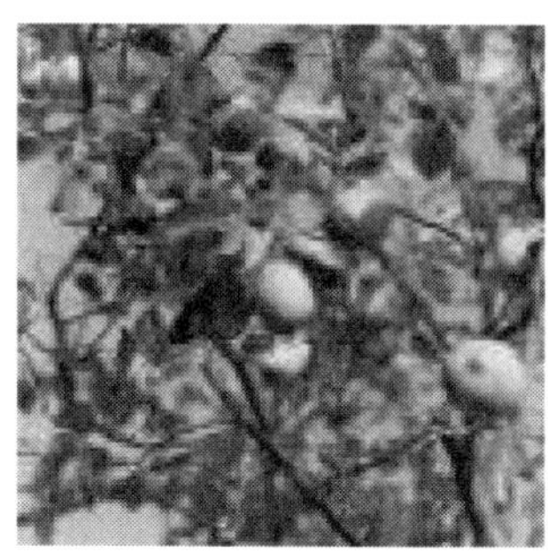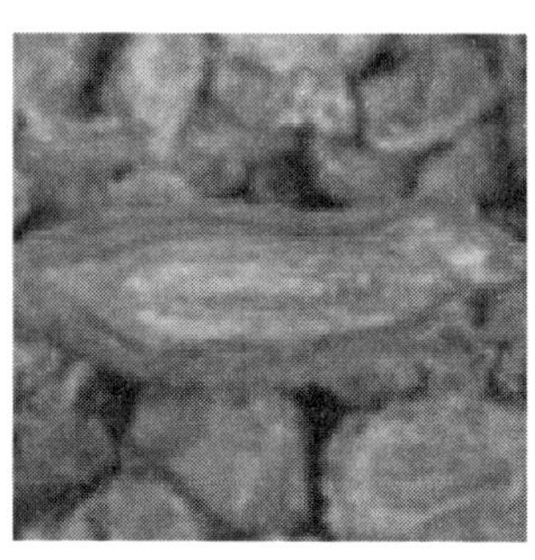

□ **학명** *Chaenomeles sinensis (Thouin) Koehne*

□ **기원** 장미과에 속한 모과나무의 과실 □ **기미** 맛은 시고 성질은 따뜻하다.

□ **성상** 낙엽활엽교목으로 높이 7~10m이며 어린가지에는 흰털이 있다. 잎은 어긋나고, 턱잎은 바늘모양.
꽃은 연한 붉은색으로 4~5월에 핀다. 열매는 지름 8~15cm의 원형으로 딱딱하고, 9월에 노란색으로 익으
며 향기가 좋다. 이 약은 긴 원반모양~난형반구형이며 길이 4~8cm, 너비 35~50mm, 두께 2~8mm이다.
바깥 면은 적갈색~적자색으로 약간의 광택이 있고 안쪽은 홍갈색이며 평탄하거나 혹은 함몰되어 있고
씨는 거의가 탈락되어 있다.

□ **효능** 서근활락, 근육의 굴신장애와 각기병과 토사곽란에 효과가 있다. 허리에서 다리에 걸쳐 이러난 통증
류마티스, 좌골신경통에 효과가 있으며, 거담, 편도염에도 좋으며 설사 뒤에 오는 갈증을 멎게 한다. 다리
에 쥐가 나거나 눈꺼풀이 이유 없이 부들부들 떨릴 때도 모과를 쓰면 효과가 있다. 소변량이 적거나 붉을
때는 삼간다.

□ **법제** 가을에 성숙한 과실을 채취하여 끓은 물속에 넣고 5~10분 정도 담가두었다가 꺼내서 햇볕에 말려서
외피가 주름이 지면 2~4편으로 쪼개어서 재차 햇볕에 말리면 홍색이 된다. 생용 혹은 볶아서 사용한다.

□ **감별** 중국산은 조직이 치밀하고 건조가 잘되어 단단하다.

30. 목단피(牧丹皮) – 모란

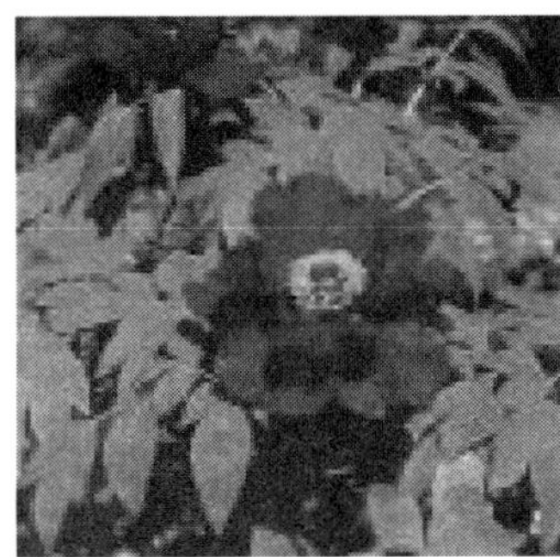 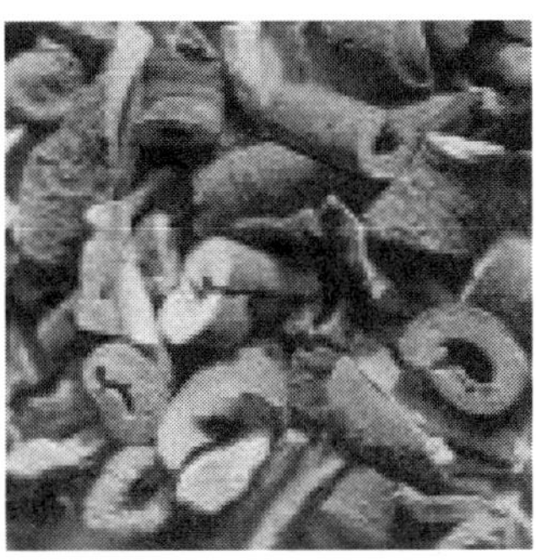

- **학명** *Paeonia suffruticosa Andrews* **기원** 미나리아재비과 낙엽소관목인 모란의 뿌리껍질
- **성상** 높이1.5m. 꽃은 겹꽃으로 5월에 붉은색으로 피며, 지름 15㎝. 꽃받침잎은 5개이고, 잎은 2회 우상복엽이며 열매는 골돌로 털이 많고 9월에 익으며, 종자는 둥글며 검다. 약재는 관상~반고나상의 껍질조각으로 길이 5~8㎝, 지름 10~15㎜, 두께 2~6㎜이다. 바깥 면은 어두운 갈색~자색을 띤 갈색이며 가로로 길고 작은 타원형의 곁뿌리 자국과 세로주름이 있으며 안쪽 면은 엷은 회갈색~어두운 자색을 띠고 편평하며 꺾은 면은 거칠다
- **기미** 맛은 쓰고 맵다. 성질은 조금차다 **성분** 페놀배당체(페오노시드,페오놀리드 등)
- **효능** 청열, 양혈, 활혈거어 작용으로 코피, 토혈에 쓰며 생리통, 어혈을 다스리며 혈액순환, 신경성두통, 다리부종에 효과가 있다.
- **법제** 3–5년산을 가을, 겨울에 채취 속심을 제거하고 햇볕에 말린다.
  생용 혹은 술(청수)에 볶거나 까맣게 될 때까지 볶는다.
- **감별** 굵은 뿌리를 통목단, 잔뿌리를 편목단이라 하며 수입은 국산에 비해 표면이 매끈하다. 국내산은 독특한 맛이 강하며 맛은 쓰다. 상품은 굵기가 굵은 것 향이 강한 것, 건조상태가 좋은 것 등이다.

31. 신이(辛夷) – 목련

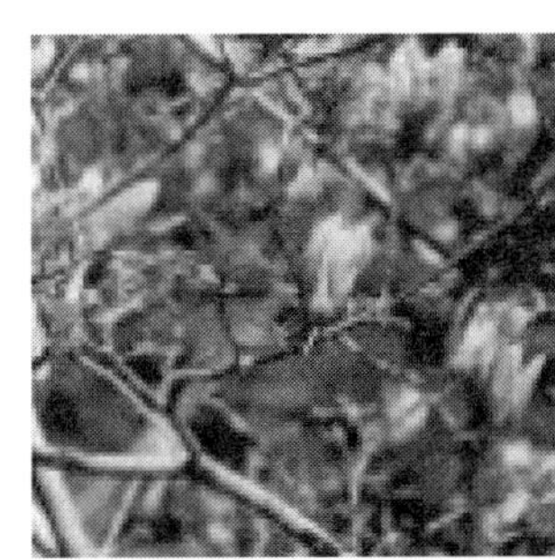 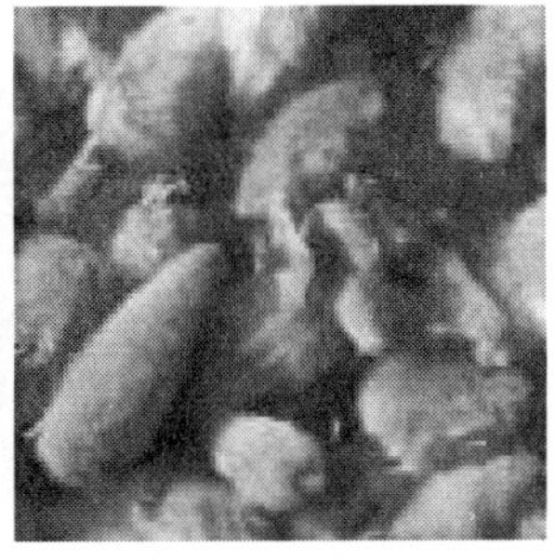

- **학명** *Magnolia denudata Desrousseaux* **기원** 목련과 낙엽활엽교목 목련의 꽃봉오리를 건조한 것
- **성상** 5~10m정도 자라며 가지는 굵고 꺾으면 향기가 나며 잎은 어긋남. 꽃은 4~5월 잎이 피기 전에 흰색으로 피고, 꽃잎은 6개, 꽃받침 조각은 3개이며 바늘 모양이며 양성화이다. 열매는 원통형으로 적갈색이며, 익으면

흰 실같이 생긴 자루에 달린 붉은 종자가 나옴. 약재는 끝 쪽이 약간 뾰족한 텃붓의 붓털 비슷한 난형~방추형을 이루고 길이 1~4㎝, 중간의 지름이 7~20㎜이다. 바깥 면은 황백색~녹갈색의 부드럽고 윤이 있는 5㎜가량의 털이 밀생하고 안쪽의 기부에 흑갈색의 거칠은 비늘 모양의 인편이 복와상으로 겹쳐져 있다.

□ **기미** 맛은 맵고 성질은 따뜻하다. □ **성분** 휘발성성분(시트랄, 시네올 등 향수의 원료)

□ **효능** 축농증으로 코가 막히고 콧물이 흐르면서 냄새를 잘 맡지 못하고 머리 아픈 데 효과가 있다. 혈압강하, 자궁수축긴장 작용도 있다.

□ **법제** 꽃봉오리를 습기가 있는 그늘에서 말린다.

□ **감별** 꽃이 피기 전에 채집한다. 겉의 털이 잘 나있고 모양이 대략적으로 끝이 뾰족한데 자목련과 같은 경우는 끝이 더 뾰족한 편이다. 국산은 중국산에 비하여 크기가 작으며 단단한 편이다. 녹색이 진하고 방향이 강하며 꽃대 및 꽃받침이 없는 것이 상품이다.

32. 내복자(萊菔子) - 무씨

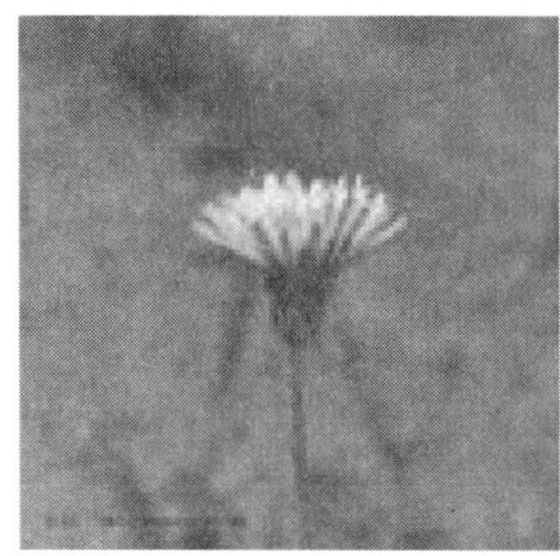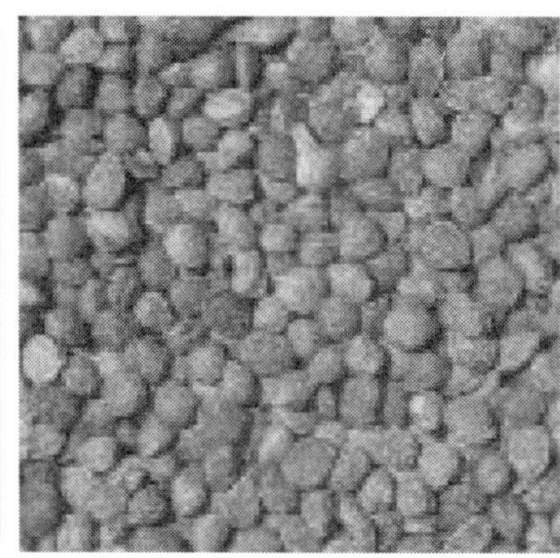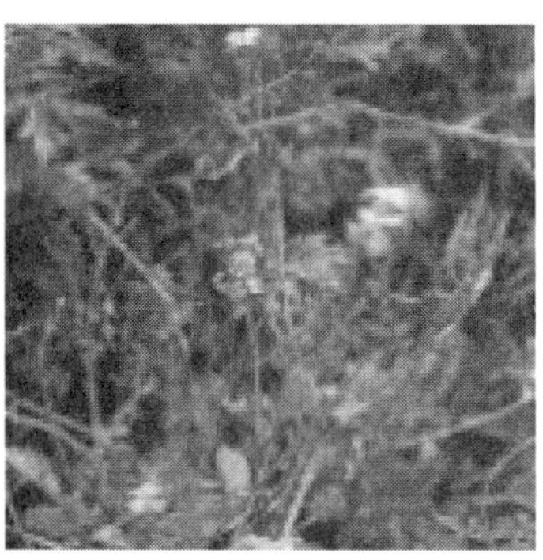

□ **학명** *Raphanus sativus Linne* □ **기원** 십자화과에 속한 무의 성숙한 종자

□ **성상** 2년생 초본식물로 지중해연안이 원산지이며 총상화서이며 높이 40~90㎝, 꽃은 6~7월에 황백색으로 피며, 꽃이 핀 다음 꽃받침은 열매를 완전히 둘러싸고 붉은색으로 익는다. 열매는 장과로 둥글 며, 지름 1.5㎝정도이다. 한 꼬뚜리에 2-10개의 종자가 들어있다.

□ **기미** 맛은 맵고 달며 성질은 평하다.

□ **성분** 수분, 조단백질, 비타민C, 글리코시다아제

□ **효능** 건위작용, 거담작용, 음식을 잘 소화시키므로 소화장애를 겸한 해수 천식에 쓴다. 위산분비를 촉진하고 변비에도 효과가 있다.

□ **법제** 여름, 가을에 성숙한 종자를 채취한다. 생용하거나 볶아서 쓴다.

33. 포공영(蒲公英) - 민들레, 지정

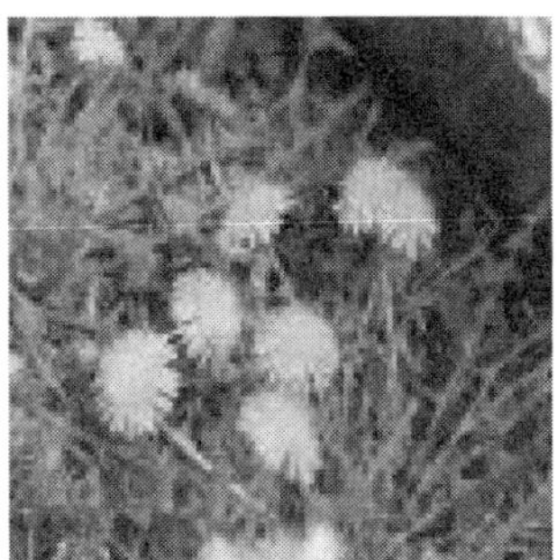
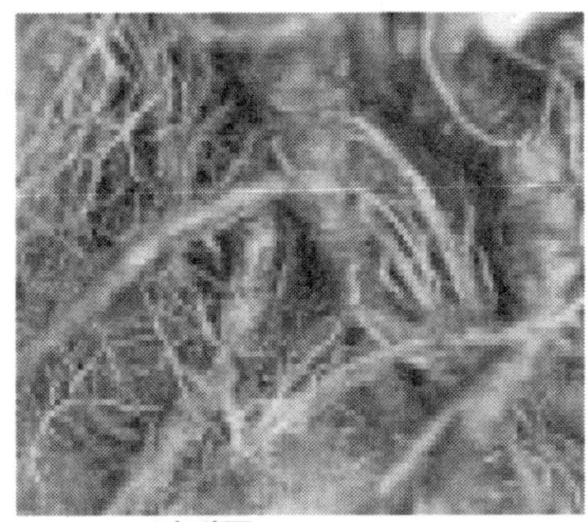

〈토종 민들레 〉　　　　　〈외래종〉

☐ **학명** *Taraxacum platycarpum H. Dahlstedt* ☐ **기원** 국화과에 속한 다년생 초본인 민들레 전초

☐ **성상** 꽃은 4~5월에 피고, 잎보다 다소 짧은 꽃자루가 나와서 1개의 꽃이 달린다. 엽서는 총생하고 여러
　번 반복하여 갈라지며 꽃통은 노란색, 수과는 갈색이 돌고 긴 타원형 이다. 뿌리에서 꽃대가 긴 방추형의
　뿌리와 근두부에 긴 타원형이며 날개모양으로 갈라진 잎이 여러 개 붙어 있다. 길이 5~30cm, 뿌리의 지름
　은 5~20mm이다. 잎의 바깥 면은 황록색~회록색이고, 뿌리는 엷은 갈색~흑갈색이며 꽃과 열매가 꽃과
　열매가 달려 있는 것도 있다.

☐ **기미** 맛은 쓰고 달다. 성질은 차다. ☐ **성분** 락투스피크린(쓴맛), 카페산, 베타-시토스테롤

☐ **효능** 열로 인하여 온 종창, 유방염, 인후염, 맹장염,폐농양
　등에 쓴다. 급성간염이나 황달, 습관성변비에도 효과가 있다.

☐ **법제** 봄, 여름에 채취하고 채취한 전초를 토사물을 털어내고 햇볕에 건조하여 사용한다.

☐ **주의** 허하거나 차가운 사람은 복용에 주의하고 대량. 장기간 복용 시 복통이나 설사가 나므로 주의한다.

34. 박하(薄荷) - 박하유, 박하뇌

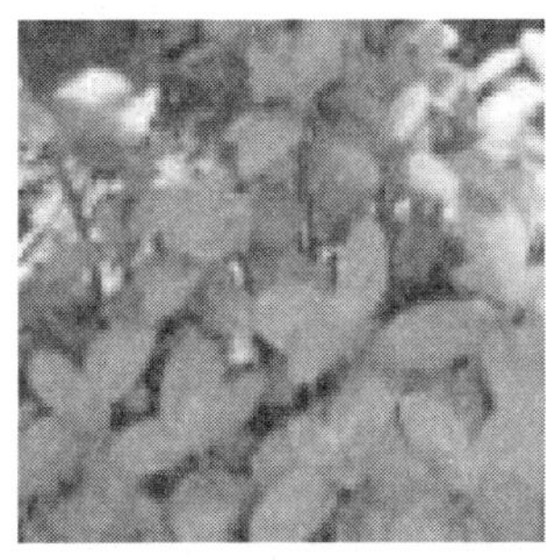
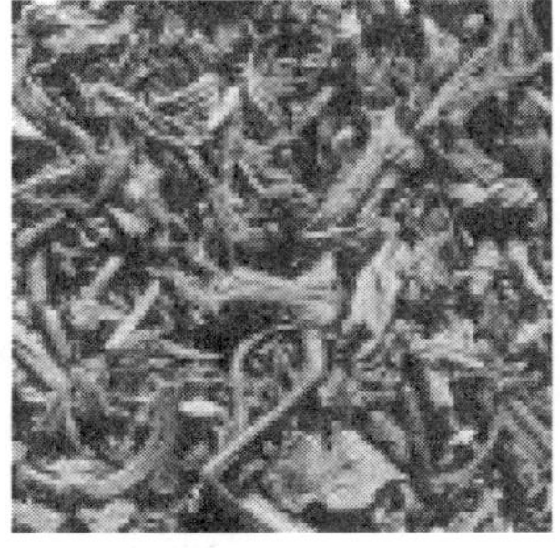
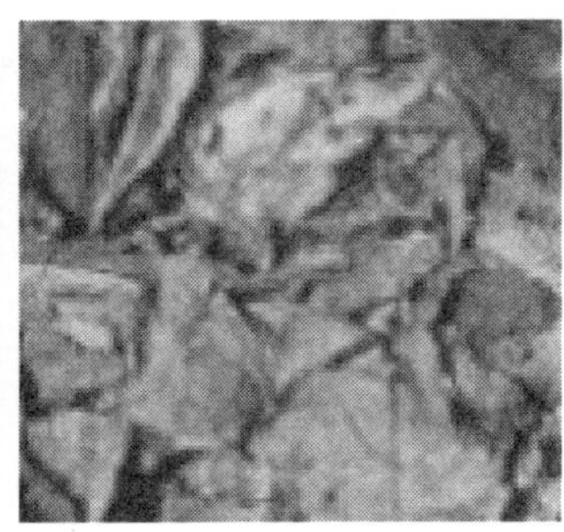

〈택란〉

☐ **학명** *Mentha arvensis var. piperascens Malinvaud*

☐ **기원** 꿀풀과에 속한 다년생초본인 박하의 지상부전초

☐ **성상** 높이 50cm. 전체에 짧은 털이 있고 향기가 좋으며 땅속줄기가 뻗어 번식한다. 꽃은 7~9월에 연한
　자줏빛으로 피며, 윗부분과 가지의 잎겨드랑이에 달려 층을 이룬다. 수술은 4개, 분과는 타원형이다. 약재

형태는 줄기 및 여기에 마주난 잎으로 줄기는 방주형이고 엷은 갈색~적자색을 띠며 가는 털이 있다. 물에 담가 주름진 것을 풀면 잎은 난원형~긴 타원형이고 양 끝은 뽀족하며 길이 2~8cm, 너비 10~25mm이고 가장자리에는 불규칙한 톱니가 있다.

◻ **기미** 맛은 맵고 성질은 서늘하다 ◻ **성분** 멘톨, 리모넨, 에틸아밀케톤

◻ **효능** 외감으로 오는 머리아픔과 눈이 충혈되고 목안이 붓는 증세에 쓴다.
　　향기가 매우 좋고 강하며 한약 신약의 원료, 청량음료의 향기, 제과의 방향원료 등으로 쓰인다.

◻ **법제** 그늘진 곳에서 말린다. 택란과 모양이 유사해서 향기로 구분한다.
　　택란은 활혈거어약이므로 구분해서 사용해야한다.

35. 사상자(蛇床子)- 벌사상자

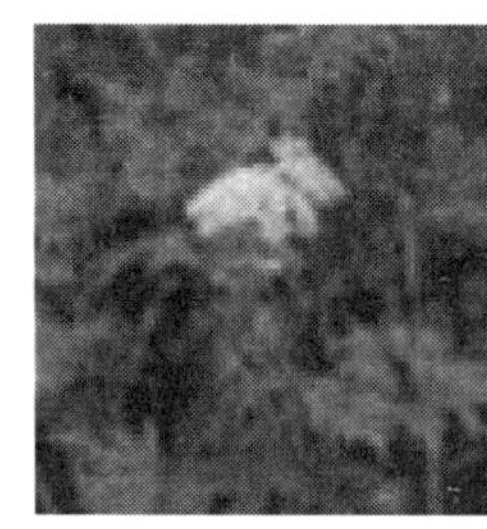

◻ **학명** *Torilis japonica Decandolle* ◻ **기원** 미나리과에 속한 사상자 및 벌사상자의 성숙한 종자

◻ **성상** 2년생 초본으로 전체에 조모가 밀생하고 줄기는 곧게 섰으며 가지는 많이 갈라졌고 높이는 60cm 내외이다. 엽선는 호생이며 2회 우상전열이며 꽃은 백색으로 6-8월경에 피며 겹산형 화서이며 줄기 끝에 정생한다.

◻ **기미** 맛은 맵고 쓰며 성질은 따뜻하다.

◻ **성분** 정유(알파-피넨, 엘-캄펜), 쿠마린, 사포닌, 플라보노이드 등

◻ **효능** 온신, 수렴살충 작용. 장을 따뜻하게 하고 기능을 활성화시켜 통증을 가라앉히고 설사를 멎게 하며 음부가 습하여 가려운데 쓴다. 신장을 따뜻하게 하고 양기는 돋구어 남성들의 신허 음위증과 여자 불임에 효과가 있다. 자궁냉증, 트르코모나스성 질염에 의한 가려움증이나 백대하, 피부소양증에 좋다.
　　피부질환에 치료효과가 있어 피부습진, 알레르기성 피부염 및 진물 등에 외용으로 활용한다.

◻ **법제** 햇볕에 말린다. 남학슬(당근씨)과 유사하다.

36. 복령(茯笭)

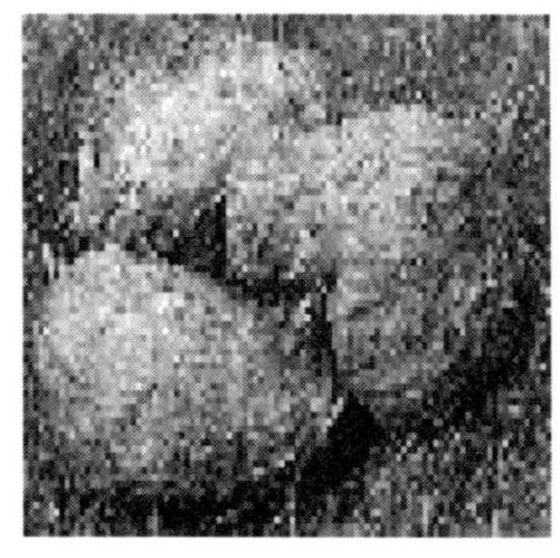
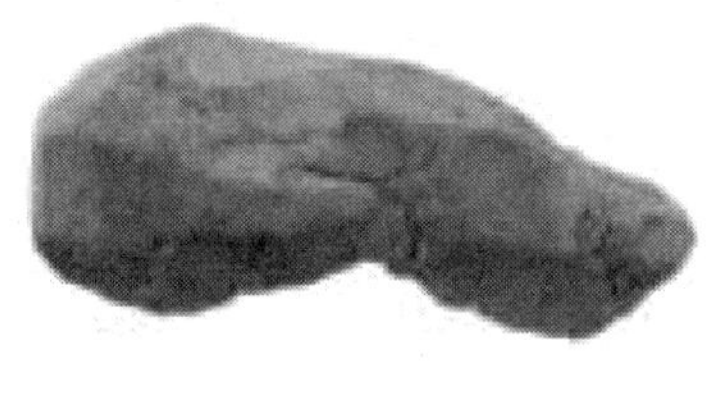

◻ **학명** *Polypori umbellati Polyporaceae* ◻ **기원** 다공균과에 속한 진균인 복령의 균핵을 건조한 것

☐ **성상** 원형을 띠고 있으며 불규칙한 덩어리로 크기가 일정하지 않다. 거의 맛과 냄새가 없으나 때로는 연한 점액과 함께 펴지며 요오드에 양성 반응을 나타낸다.

외피는 얇으면서 엉성하고 자갈색이나 흑갈색으로 엉성한 주름이 있다. 체는 무겁고 질은 견실하며 외층은 엷은 갈색을 띠고 있다.

☐ **효능** 소나무의 뿌리에 기생하는 균류로서 예로부터 인체의 과도한 수분을 제거하며, 특히 비와 위에 습이 많은 증상에 양호한 효과를 나타내며 단순히 습만 제거하는 것이 아니라 비를 건실하게 한다. 안신약으로 쓸 때는 소나무뿌리가 통과하는 복신을 쓴다.

이뇨, 소염작용이 있어 신장염, 요도염, 방광염으로 생긴 부기를 가라 앉히고 소화불량이나 복부팽만감, 설사 등에 좋다.

☐ **성분** 에르고스테롤, 히스티딘 등

☐ **법제** 자연산 복령의 경우는 7월에서 이듬해 3월에 걸쳐서 채취하며 재배종인 경우 2년이 지난 다음 7~8월에 채취한다. 안신작용 시는 복신을 사용한다.

☐ **주의** 비위가 허약한 자는 복용을 금한다.

37. 상백피(桑白皮) – 뽕나무껍질

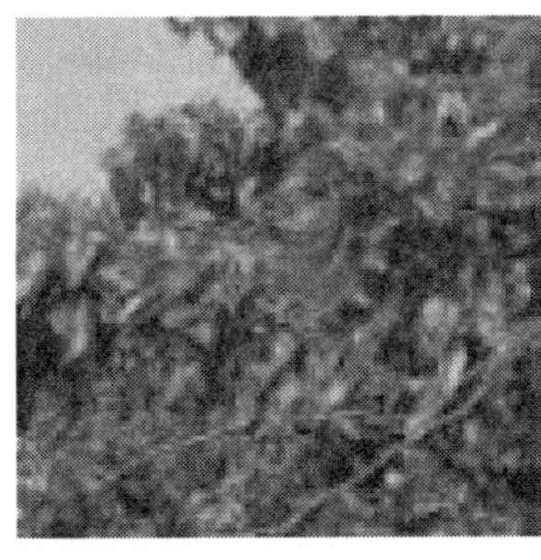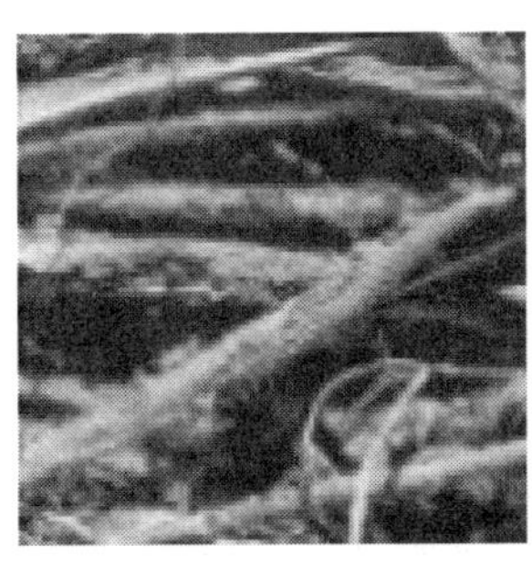

☐ **학명** *Morus alba Linne* ☐ **기원** 뽕나무과에 속한 낙엽관목인 뽕나무의 뿌리껍질

☐ **성상** 높이 6~10m. 꽃은 암수 딴그루로서 6월에 핀다. 수꽃 이삭은 새 가지 밑 부분의 잎겨드랑이에 달리고, 밑으로 처지며, 암꽃 이삭은 길이 5~10㎜, 암술머리는 2개, 자방에 털이 없다. 열매는 집합과, 열매이삭은 오디로 긴 구형으로 검은색으로 익는다. 약재형태는 반관상 또는 띠모양을 이루고 두께 1~6㎜로 가끔 가늘게 세로로 잘라져 있다. 바깥 면은 백색~황갈색을 띠며 주피가 붙어 있는 것은 주피가 황갈색이고 떨어지기 쉬우며 많은 가는 세로주름이 있으며 적갈색을 띤 많은 피목이 있다.

☐ **기미** 맛은 달고 성질은 차다 ☐ **성분** 몰베르린, 팔미틴산, 베룰린산

☐ **효능** 폐열을 내려 기침과 천식, 급성폐렴, 기관지염에 쓰이며 이뇨작용이 있어 전신 부기 내리는 데 쓴다.

☐ **법제** 사계절 모두 가능하나 겨울철에 채취한 것이 양품인데, 채취하여 코르크층을 제거하고 햇볕에 말린다. 꿀에 굽는다.

☐ **감별** 중국산은 색상이 붉은색을 나타내고 표면이 국산에 비해 거칠다.

     0 상엽 – 거풍, 청열, 명목, 두통, 구갈, 혈압 효과

     0 상지 – 비만, 운동신경마비, 피부가 거칠 때

38. 산사(山査) − 아가위나무

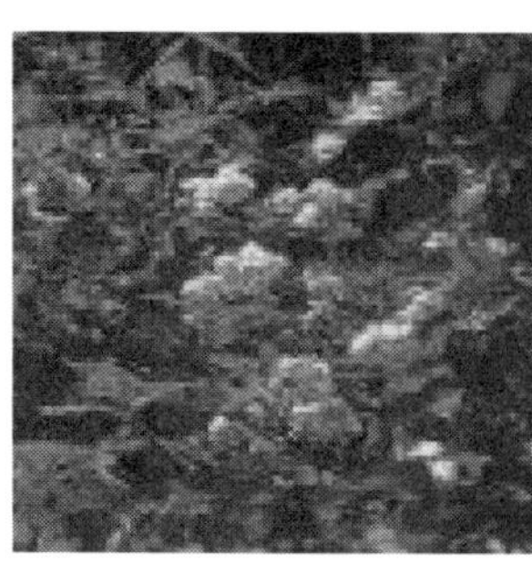 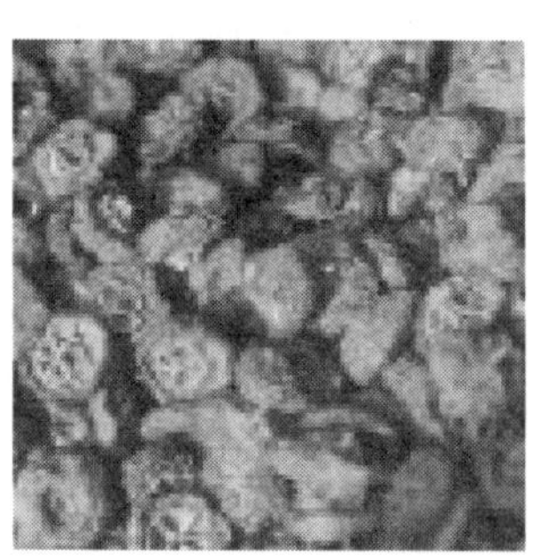

□ **학명** *Crataegus pinnatifida Bunge var. typica Schneider*

□ **기원** 장미과에 속한 산사나무의 성숙한 과실

□ **성상** 높이는 5m이며 줄기 껍질은 회색이고 가시가 있다. 잎은 어긋나고, 꽃은 5월에 흰색으로 피며, 지름 1.8cm. 열매는 둥글고 지름은 1.5cm 로서 9~10월에 붉게 익으며, 흰색의 반점이 있다.
약재형태 구형으로 지름 7~15mm이다. 바깥 면은 황갈색~회색을 띤 적갈색이며 많은 가로 주름이 있다. 한쪽에는 지름 5mm의 오목하게 들어간 곳이 있고 그 주변에 가끔 꽃받침이 남아 있으며, 다른 한쪽에는 과병 또는 이의 자국이 남아 있다.

□ **기미** 맛은 시고 달다. 성질은 따뜻하다. □ **성분** 아미그달린, 우르솔산, 레몬산, 비타민C 등

□ **효능** 건위작용, 소화촉진작용, 산후복통, 부인의 생리통에 효과가 있으며 관상동맥장애와 협심증, 고혈압, 고지혈증에 쓴다.

□ **감별** 중국산은 크기가 크다. 빨간색의 선명도가 국산보다 떨어진다. 절단면은 더 노란색을 띤다.

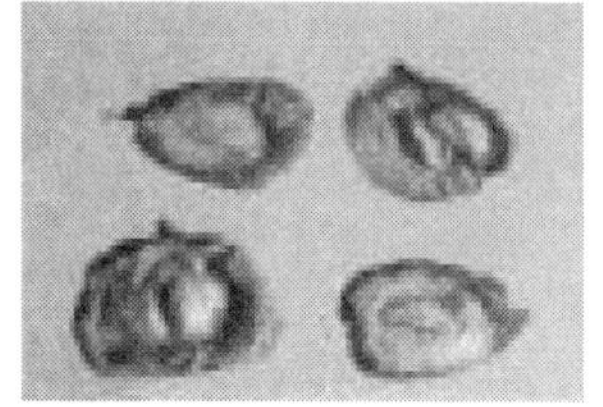

〈중국산〉

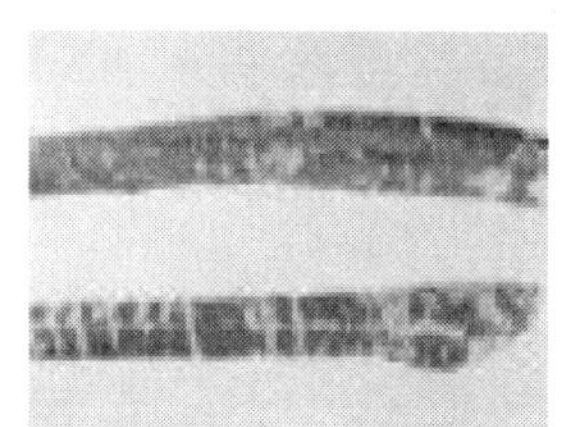

〈중국산〉

39. 산수유(山茱萸)

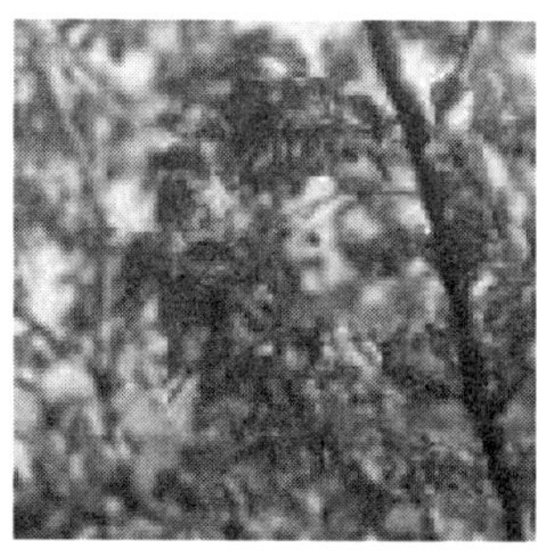 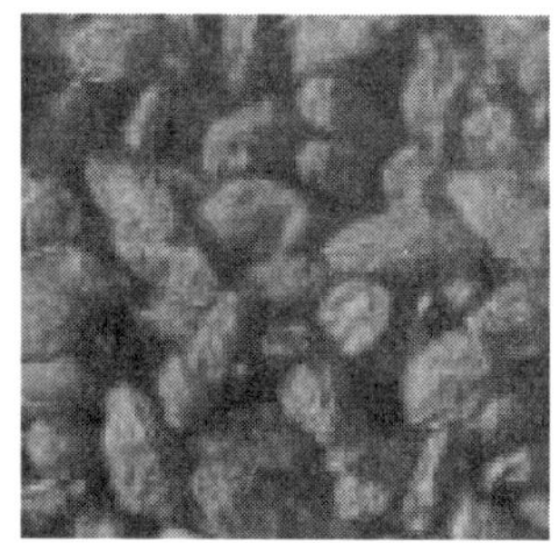

□ **학명** *Cornus officinalis Siebold et Zuccarini* □ **기원** 층층나무과 낙엽소교목 산수유나무의 열매
□ **성상** 높이 5~7m. 꽃은 양성으로서 3~4월에 잎보다 먼저 노란색으로 핀다. 열매는 긴 타원형으로 8월에 익는다. 약재형태는 편압된 긴 타원형을 이루고 길이 15~20㎜, 너비 1㎝이다. 바깥 면은 어두운 적자색~ 어두운 자색을 띠며 윤이 나고 거친 주름이 있다.
□ **기미** 맛은 시고 성질은 조금 따뜻하다. □ **성분** 결정성 유기산, 몰식자산, 사과산 등
□ **효능** 어지럽고 허리와 무릎이 연약해지며 정액이 저절로 흘러나오며 귀에 소리가 나는데 쓴다. 이뇨, 혈압 강하, 항암, 항균작용도 있다.
□ **감별** 산수유와 구기자가 빨간색열매로 비슷한 형태를 가지고 있는데 구기자가 산수유보다 색이 더 붉고 약간 더 투명한 느낌을 준다.
□ **주의** 평소에 몸에 습기, 열이 많은 사람, 발기지속증인 자는 피한다.

40. 행인(杏仁)- 살구씨

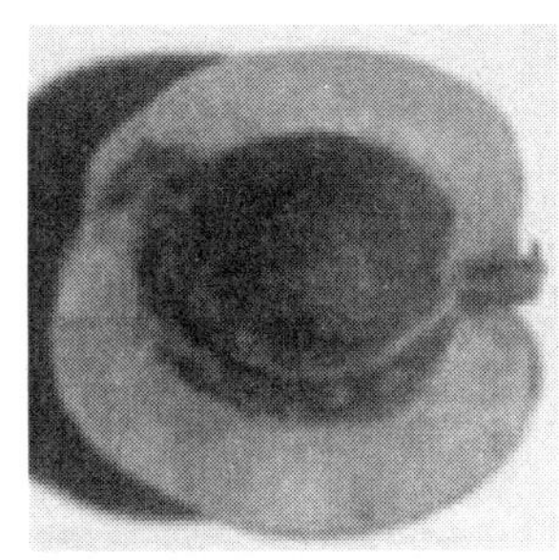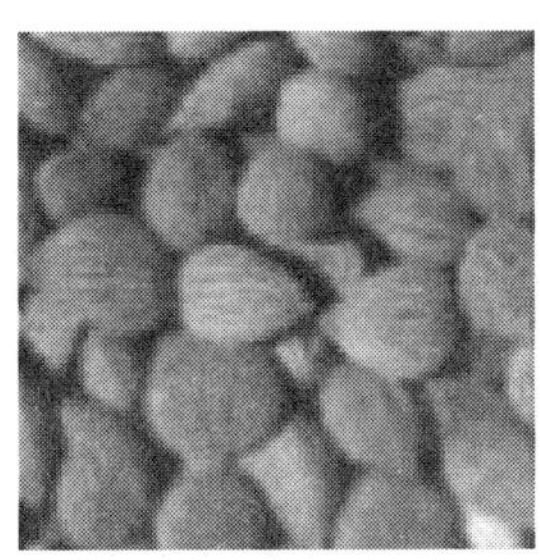

□ **학명** *Prunus armeniaca Linne var. ansu Maximowicz*
□ **기원** 장미과에 속한 낙엽교목인 살구나무의 종자
□ **성상** 높이 5~10m. 잎은 어긋나고 넓은 타원형이다. 꽃은 4월에 연한 붉은색으로 잎보다 먼저 피며, 꽃받침잎은 5개, 꽃잎은 둥글고, 수술은 많고 암술은 1개이다. 열매는 7월에 황적색으로 익으며 지름 3㎝, 둥글고 털이 많다. 종자의 표면은 황갈색이거나 진한 갈색이며 한쪽은 뾰족하고 한쪽은 둔한 모양이다. 종피는 갈색에 떨어지기 쉬운 석세포로 되어 있고 종피를 벗길 때는 열탕에 넣어서 벗겨내면 잘 벗겨진다.
□ **기미** 맛은 달고 쓰며 성질은 조금 따뜻하다. 독이 조금 있다.
□ **효능** 해수천식, 가래와 진액부족으로 생긴 변비. □ **성분** 아미그달린, 구연산, 올레인, 칼륨, 인 등
□ **주의** 대변이 묽고 설사하는 자는 삼간다. 과량 복용 시 중독된다.
□ **법제** 살구의 열매를 채취하여 열매의 껍질과 과육을 제거하고 남은 핵에서 껍질을 제거한다. 채취한 종자를 끓은 물에 불린 다음 종자의 피첨을 제거하고 생용 혹은 약한 불을 사용하여 볶는다.

41. 음양곽(淫羊藿) – 삼지구엽초

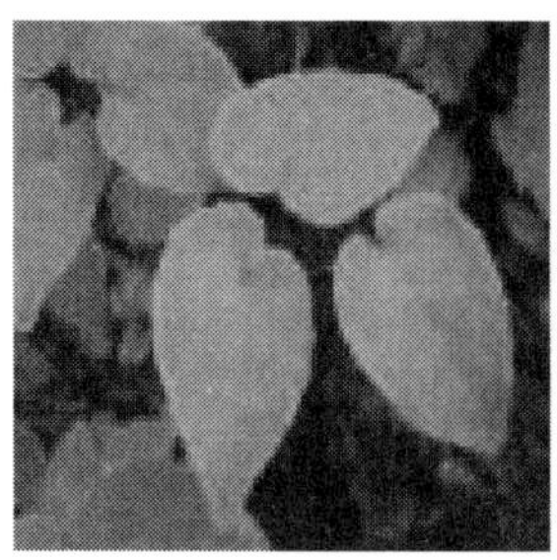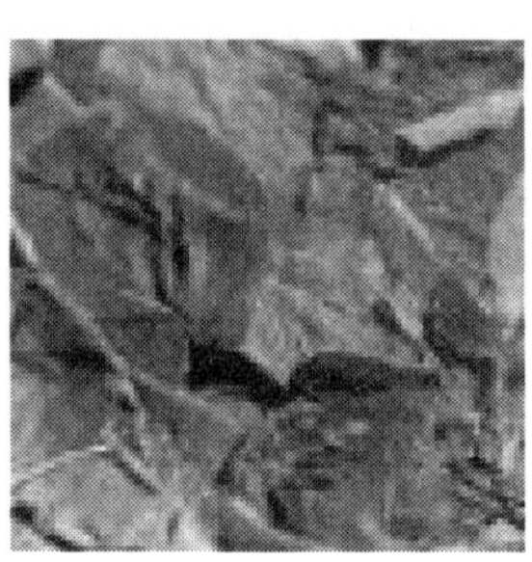

- **학명** *Epimedium koreanum Nakai*
- **기원** 매자나무과에 속한 다년생 초본인 삼지구엽초의 전초를 건조한 것
- **성상** 높이 30㎝. 꽃은 5월에 황백색으로 피고 밑을 향해 달린다. 꽃받침잎은 8개인데, 바깥의 4개는 작고 안쪽의 4개는 크며, 꽃잎은 4개, 긴뿔이 있다. 암술 1개, 수술 4개이며, 열매는 삭과로 방추형이고, 2개로 갈라진다. 줄기는 가늘고 원주형이며 표면은 황록색 혹은 담황색이고 광택이 있다. 줄기에 붙은 잎은 대생이고 2회 3출 복엽이다. 작은 잎은 난원형으로 길이 3~13㎝, 너비 2~7㎝이며 잎 끝은 약간 뾰족하고 정생하는 작은 잎은 밑부분이 심장형이고 양쪽의 작은 잎은 비교적 작으며 심장형에 가깝다.
- **기미** 맛은 맵고 달다. 성질은 따뜻하다. 전초를 천연약용한다. □ **성분** 이카린, 마그노플로린 등
- **효능** 신양이 허약해서 오는 발기부전, 유정, 허리 무릎의 연약과 무력증에 효과가 있다. 여성의 자궁발육부전, 팔다리가 차고 저린 증상 갱년기 고혈압, 팔다리의 풍습을 몰아낸다.
- **법제** 풍습을 없애는 효능으로 사용하고자 할 때는 생용하며 신을 보하고 기를 더하고자 할 때는 양의 기름과 같이 약한 불로 볶아서 음양곽의 표면에 광택이 있을 때 건조하여 복용한다.
- **감별** 국산은 건조한 것 중에 색이 푸른색과 붉은 색이 섞여있는데 주로 푸른색의 잎이 많으나 중국산은 갈색으로 변형된 것이 많고 잎자루가 없는 채로 유통되는 것이 대부분이다.

42. 백출(白朮)

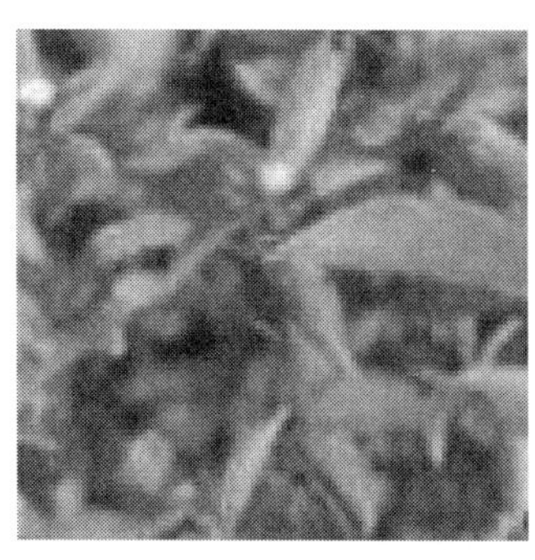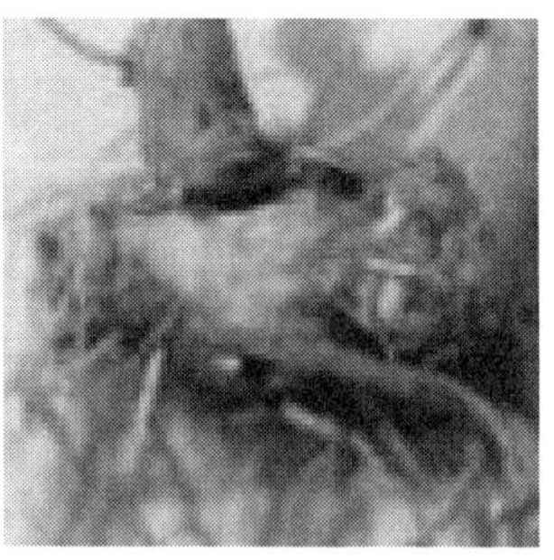

- **학명** *Atractylodes japonica koidzumi*, □ **기원** 국화과에 속한 다년생초본인 흰삽주의 뿌리줄기
- **성상** 높이 50~60㎝. 줄기는 바로 서고 높이는 약 30–60cm, 뿌리줄기가 굵으며 마디가 있다. 잎은 어긋나고 엽병은 길다. 꽃은 7~10월에 피는데, 꽃통은 자색이고 끝이 5개로 갈라지며, 수술은 5개이다. 열매는

수과로 부드러운 털이 있다. 약재형태는 고르지 않은 덩어리 또는 일정하지 않게 구부러진 원주상의 모양을 하고 길이 3~8cm, 지름 2~3cm이다. 바깥 면은 엷은 회황색~엷은 황백색으로 군데군데 회갈색을 띠고 잘 꺾이지 않으며 꺾은 면은 섬유성이다.

☐ **기미** 맛은 쓰고 달다. 성질은 따뜻하다. ☐ **성분** 아트락틸로틴, 히네솔, 엘레몰 등

☐ **효능** 비위가 약하여 얼굴색이 황색이며 대변을 묽게 보는 데, 안태시키는 데 좋으며 지갈생진에도 효과가 있다. 식욕부진, 방향제나 실내 습기 제거에도 이용된다.

쌀뜨물에 반나절 가량 담갔다가, 다시 쌀뜨물을 갈고 하루 동안 담근 다음 써야 삽주의 떫은맛과 기름기를 없앨 수 있다. 겉껍질이 황색이 될 때까지 볶는다. 만성 위장병이나 소화불량, 설사, 복통 등에 쓰인다. 삽주뿌리와 지실(탱자열매) 2:1의 비율로 가루를 내고 아침, 점심, 저녁으로 식후에 4~6g씩 따뜻한 물로 복용한다. 위속에 수분이 많아 꾸럭꾸럭 소리나는 데도 효과가 있다.

☐ **법제** 봄과 가을에 잔뿌리와 노두를 제거하고 말린다.

☐ **감별** 백출의 뿌리줄기이며 창출은 국화과의 모창출, 북창출의 뿌리줄기이다. 약재로서 양쪽을 비교할 때에는 백출이 창출보다는 크기가 크다. 길이는 백출, 창출 모두 3~10cm 내외로 비슷하나 직경이 백출이 창출보다는 크며 절편을 만들 때도 백출은 세로 절단을 하여 절단면이 넓으나 창출은 직경도 작은데다가 가로 절단을 하여 절편은 크기가 작다. 또한 백출은 코르크층을 제거한 것으로 황백색을 띠고 있으나 창출은 코르크층을 제거하지 않아서 갈색을 띠고 창출을 오랫동안 보관하면 흰색의 결정이 석출된다.

43. 창출(蒼朮)

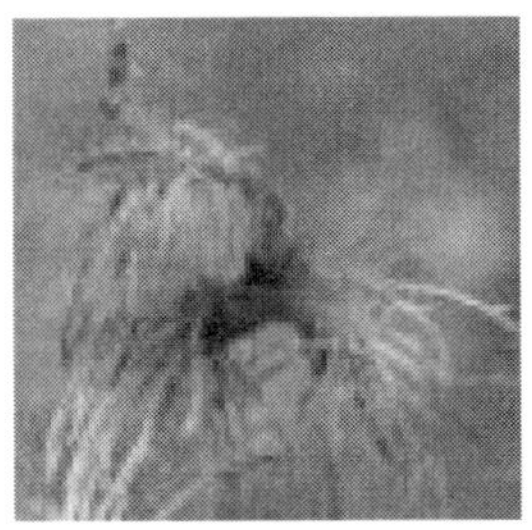

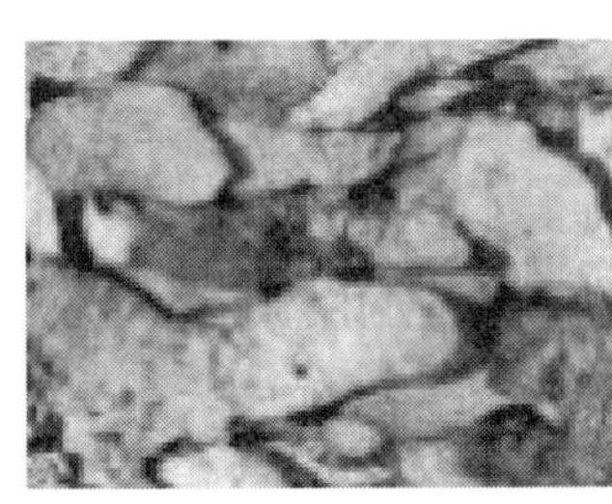

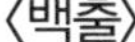

〈백출〉

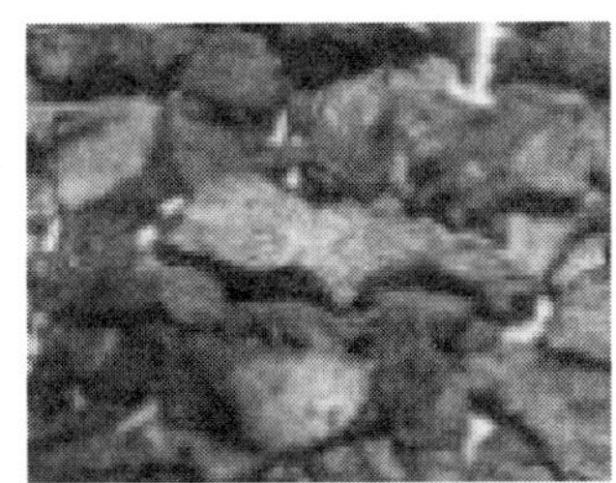

〈창출〉

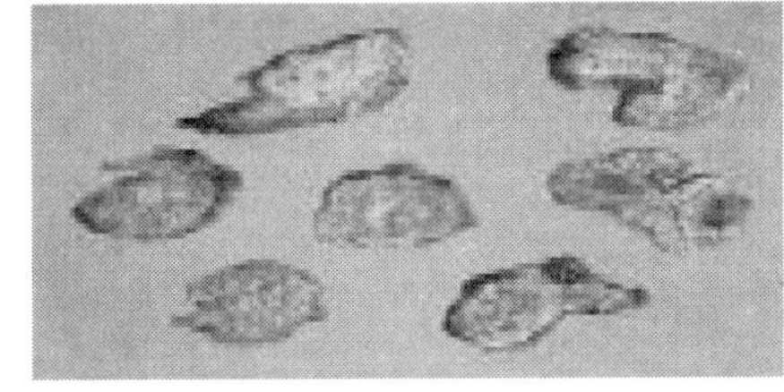

〈수입산 창출〉

☐ **학명** *tractylodes lancea D. C, Atracylodes chinensis Koidzumi*

☐ **기원** 국화과에 속한 다년생초본인 삽주의 덩이줄기를 건조한 것

☐ **기미** 맛은 맵고 쓰다. 성질은 따뜻하다.

☐ **효능** 배가 더부룩하거나 메스껍고 묽은 변이 있는 증상과 사지가 나른하고 설태가 두껍게 끼는 증상에 쓴다. 발한, 거풍습 작용을 한다.

☐ **감별** 국산과 외산의 차이는 크기와 색깔 면에서는 유사하나 국산은 절단면을 관찰하면 황백색을 주로 띠고 있어 외산에 비해 밝은 편에 속하고 외산인 경우에는 국산에 비해 껍질이나 속표면에 붉은 색의 반점이 다수 나 있다.

44. 우슬(牛膝)- 쇠무릎

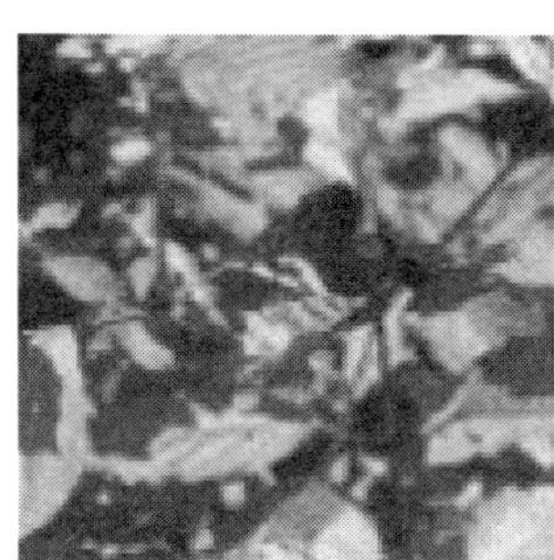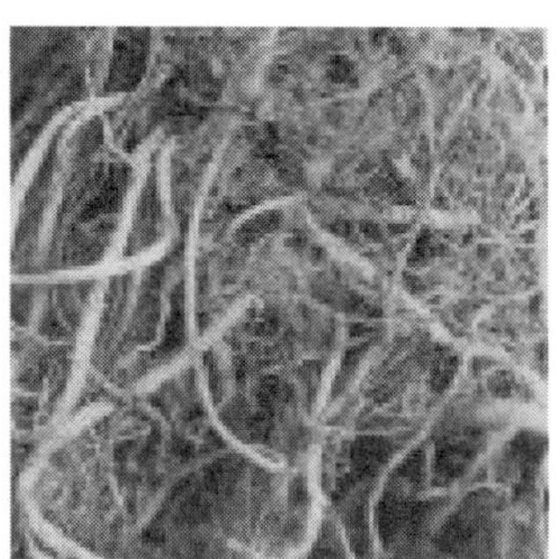

☐ **학명** *Achyranthes fauriel Leveille et Vaniot* ☐ **기원** 비름과에 속한 우슬의 뿌리를 건조한 것
☐ **성상** 높이 50~100㎝, 가지가 많이 갈라지고, 잎은 마주나며, 8~9월에 잎겨드랑이와 원줄기 끝에서 수상화서로 자란다. 꽃은 밑에서부터 피어올라가며 밑으로 굽고, 꽃받침은 5개, 수술도 5개. 포과는 긴 타원형이고 꽃받침으로 싸여 있으며, 1개의 종자가 들어 있다. 약재는 가늘고 긴 원주형의 주근 또는 곁뿌리가 달린 주근이며 근두부는 약간의 근경이 붙어 있든가 또는 제거되어 있다. 주근은 대개 막대모양이거나 또는 약간 구부러졌고 길이 15~90㎝, 지름 3~7㎜ 이다. 바깥 면은 회황색~황갈색이며 많은 세로주름과 드문드문 곁뿌리의 자국이 있다. 속살은 황갈백색이다.
☐ **성분** 올레인산, 사포닌, 시로스테론 등 ☐ **기미** 맛은 쓰고 시다. 성질은 평하다.
☐ **효능** 활혈거어(생용), 보간신(증), 강근골(증)작용, 어혈을 제거하는 힘이 강하여 생리통, 산후복통, 타박상 등에 쓰며 근육과 골격을 튼튼히 하며 관절염에 쓴다.
☐ **감별** 중국산이 국산에 비하여 더욱 밝은 색을 띠며 씹으면 쫄깃하며 약간 단맛을 띠는데 반하여 국산은 크기가 작고 황색이나 진한 빛깔을 띠며 질이 퍼석퍼석하다.
☐ **법제** 가을철에 채취하여 햇볕에 말린다. 생용하거나 찐다.
☐ **주의** 임산부와 월경량이 많은 자는 금한다.

45. 승마(升麻)

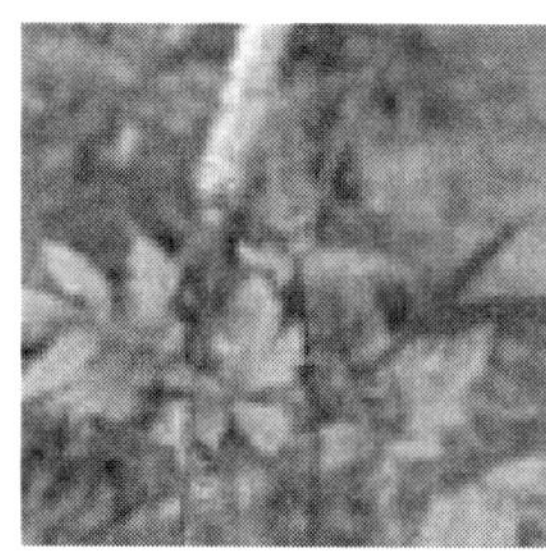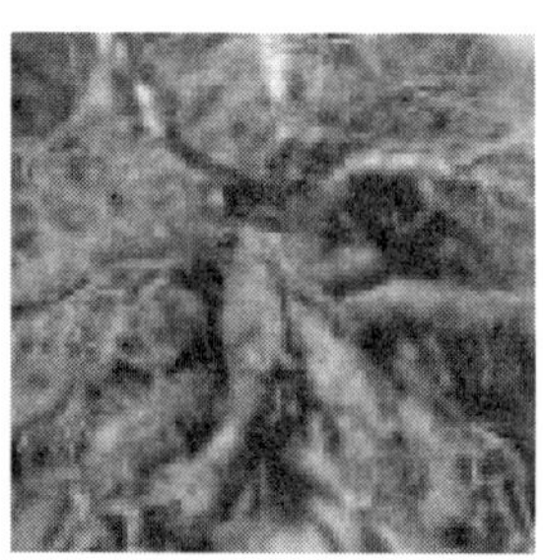

☐ **학명** *Cimicifuga heracleifolia Komarov* ☐ **기원** 미나리아재비과 다년생 초본인 승마의 뿌리줄기

☐ **성상** 높이는 30~100cm이며 뿌리줄기는 나무처럼 단단하고 굵고 흑자색이다. 꽃은 8~9월에 흰색으로 피며, 원줄기 윗부분에 많은 꽃이 달린다. 꽃받침잎은 4~5개, 꽃잎은 3~4개, 수술은 많고 자방은 자루가 짧다. 열매는 골돌로 많은 자루가 있고, 종자는 타원상 구형으로 옆으로 주름이 있다. 약재는 굵은 마디모양을 가지고 고르지 않으며 길이 6~18cm, 지름 10~25mm이다. 바깥 면은 어두운 갈색~회 흑색이며 많은 뿌리의 잔기가 붙어 있고 때로는 몇 개의 큰 줄기 자국이 있다. 그 가운데는 오목하고 그 주변은 색이 엷으며 방사상의 모양을 나타낸다.

☐ **성분** 배당체(시미푸고시드 등), 페놀카르본산, 베타–시토스테롤 등

☐ **기미** 맛은 맵고 달다. 성질은 조금 차다. 비, 위 대장경에 작용한다.

☐ **효능** 외감으로 인한 발열, 두통을 다스리고 상승작용이 있어 탈항, 자궁 하수, 위하수 등에 쓴다.

☐ **법제** 해독의 목적에는 생용하며, 양기를 위로 올리고자 할 때는 황정즙을 넣어 볶아서 사용한다.

☐ **감별** 국산은 형태가 불규칙적이며 덩어리가 크고 원형이나 중국산은 길며 색이 연하고 가는 편

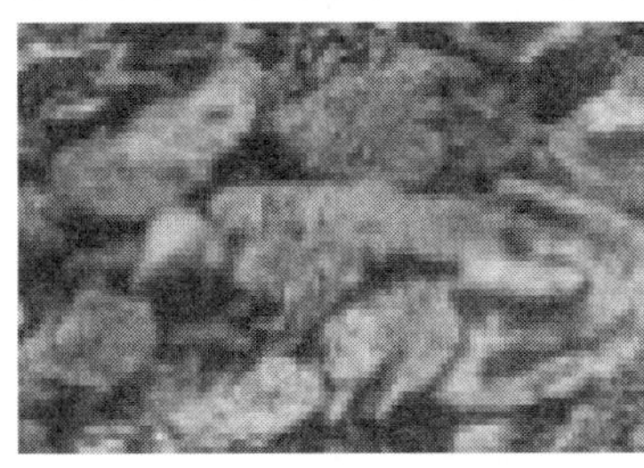
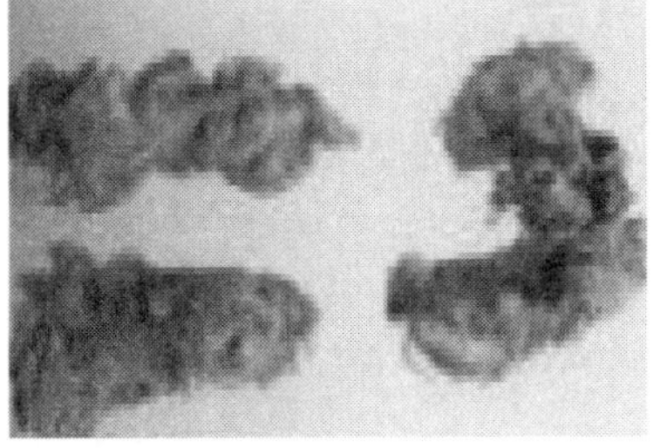

〈 국내산〉　　　　　　　〈중국산〉

46. 애엽(艾葉) – 약쑥

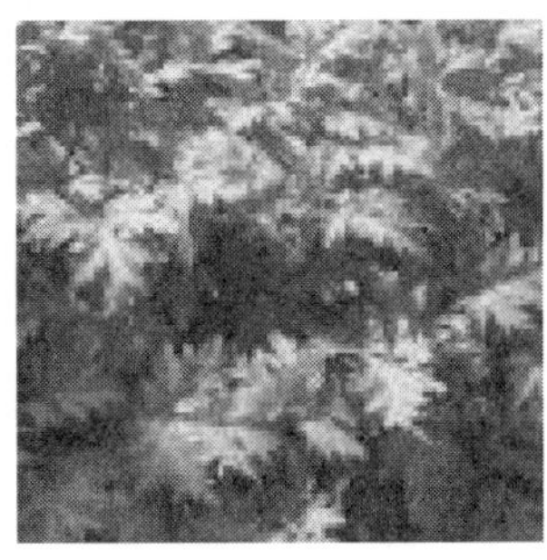
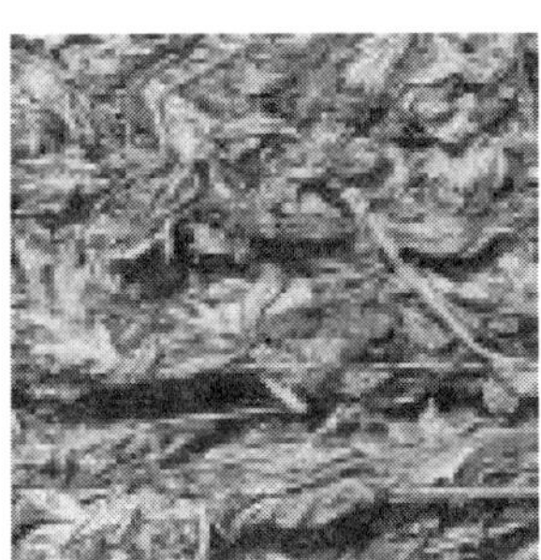

☐ **학명** *Artemisia argyi Lev. Et Vant* ☐ **기원** 국화과에 속한 황해쑥의 잎을 건조한 것

☐ **성상** 높이 60~120cm. 꽃은 7~9월에 피는데, 원줄기 끝의 원추화서에 한 쪽으로 치우쳐서 달린다. 수과는 길이 1.5mm, 지름 0.5mm로서 털이 없다. 약재는 지상부의 윗부분을 잘라 20~25cm길이의 다발로 묶여 있다. 줄기는 지름 1~4mm이며 짧은 흰털이 밀생하여 엷은 황백색을 이루고 5~8개의 세로줄이 있다. 강화도가 유명하다.　☐ **기미** 맛은 쓰고 맵다. 성질은 따뜻하다.

☐ **효능** 속을 덥게 하고 하복부를 따뜻하게 하며 허약하고 차서 일어나는 자궁출혈과 임신출혈, 생리불순, 설사에 쓴다. 진통작용을 하며 식욕촉진 항바이러스 작용도 한다.

☐ **성분** 비디민A, 비타민C, 비타민B, 칼슘 등　☐ **법제** 생용하ㅏ 지혈 시는 식초와 함께 볶는다.

□ **감별** 국산과 수입산을 비교하면 형태상으로는 큰 차이가 없으나 건조를 하면 국산의 경우는 녹색이나 어두운 녹색을 띠는 반면에 수입산인 경우는 건조품의 색이 회녹색을 띠는 것이 많다. 향을 맡아보면 국산이 수입산보다는 청량한 향이 강한 편이다.

□ **주의** 음기가 허하여 열이 있는 증상이나 혈이 건조하여 열을 만드는 증상에는 복용을 금한다.

47. 연자육(蓮子肉) – 연꽃 씨

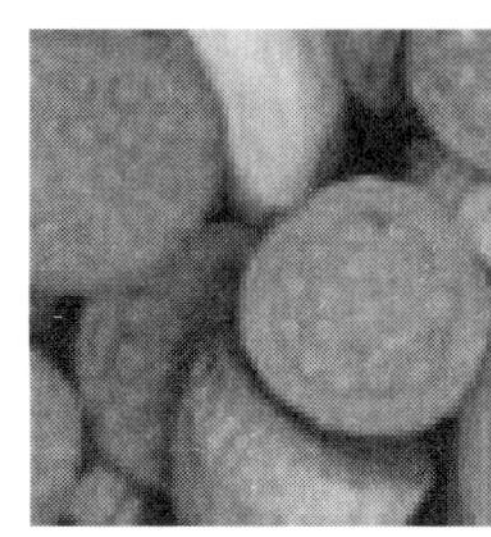
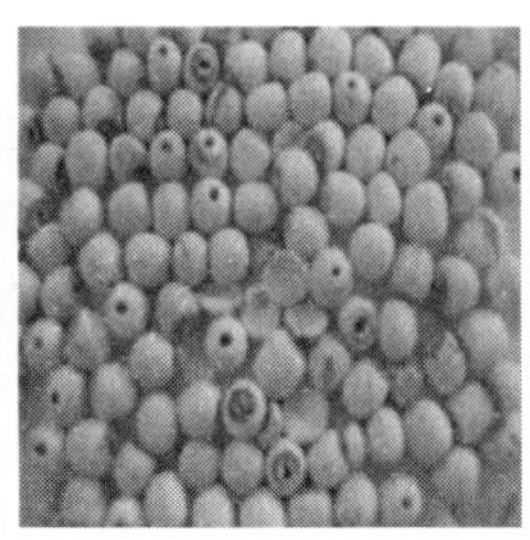

□ **학명** *Nelumbo nucifera Gaertner* □ **기원** 수련과 다년생 수생초본인 연꽃의 종자를 건조한 것

□ **성상** 열매(석연자), 뿌리(연근)도 식용하며 뿌리는 옆으로 길게 뻗는다. 꽃은 7~8월에 연한 붉은색으로 피는데, 꽃턱은 원추형이다. 열매는 견과이고, 종자는 타원상 구형, 길이 2cm로 검고 꽃턱의 구멍 속에 들어 있다. 약재는 대개 타원형 혹은 공 비슷한 모양을 이루며 한쪽 끝이 둥글게 조금 두드러져 있고 길이 1.2~1.8cm, 지름 0.8~1.4cm이다. 바깥 면은 엷은 황갈색~적갈색이고 평활하며 회백색의 가루가 있고 가는 세로무늬와 비교적 확실한 맥상의 무늬를 볼 수 있다.

□ **기미** 맛은 달고 성질은 평하다

□ **효능** 비장, 신장, 심장에 귀경한다. 비기능이 허약하여 설사를 할 때와 신장기능이 약하여 유정, 몽정에 쓴다. 가슴이 잘 뛰고 놀라며 잠을 잘 못 이루는 데 쓴다.

□ **성분** 탄수화물(3당류 라피노즈), 알칼로이드(메틸코리달린, 누시페린)

□ **감별** 국산은 약간 작은 편이고 겉 표면의 색이 연한 갈색을 띠고 있는 반면 중국산인 경우에는 색이 회색인 겉 표면 안에 갈색의 빛깔을 띠고 있어 회색의 분을 발라 놓은 것처럼 보인다. 껍질을 벗기면 중국산이 국산보다는 색이 밝고 흰색에 가까우며 국산인 경우에는 녹색의 빛깔을 띠고 있다.

□ **법제** 심을 제거하고 쪄서 사용하거나 약한 불로 건조하여 사용한다.

□ **주의** 변비가 있는 자는 주의한다.

48. 오미자(五味子)

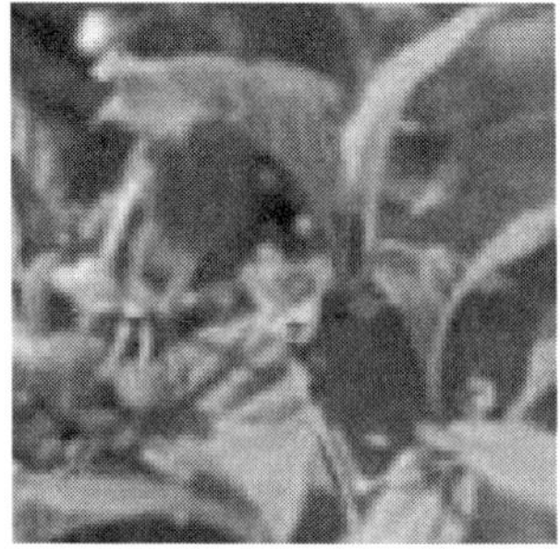
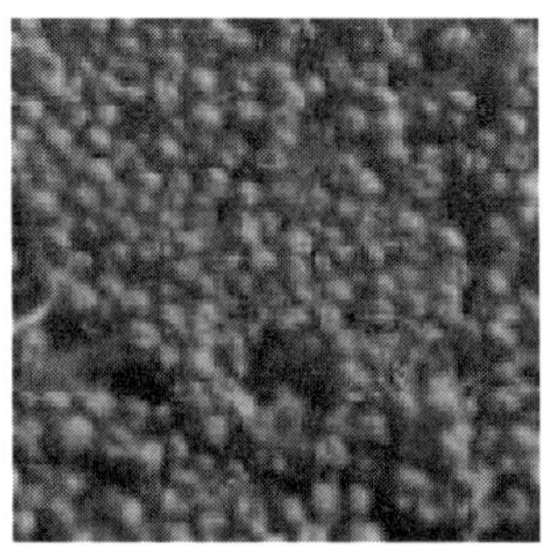

□ **학명** *Schizandra chinensis Baillon* □ **기원** 목련과에 속한 오미자의 성숙 과실
□ **성상** 낙엽덩굴 식물로 잎은 타원형으로 어긋나고, 길이 7~10㎝, 너비 3~5㎝이다. 꽃은 암수 딴그루로 6~7월
  에 피고, 지름 15㎜, 붉은 빛이 도는 황백색이다. 꽃덮이는 6~9개, 꽃이 핀 다음 꽃턱은 길게 자란다. 열매는
  8~9월에 붉은색으로 익는다. 약재는 고르지 않은 구형~편구형을 이루고 지름 약 6㎜로 어두운 적색~흑갈색을
  띠며 바깥 면에는 주름이 있고 때때로 흰 가루가 묻어 있다.
□ **성분** 스키잔드롤, 스키잔드린, 고미신 등 □ **기미** 맛은 시고 성질은 따뜻하다.
□ **효능** 폐와 신장에 쓴다. 오래된 천식과 해수에 쓴다. 소변을 자주 보는 증상과 오래된 이질 설사에 쓴다.
  인체의 진액을 보충해준다.
□ **법제** 가을철에 과실이 붉게 익었을 때 채취하여 햇볕에 말린다. 폐기를 수렴하려는 목적으로 사용할 때는
  주로 생용하며 신장의 기운을 보하는 목적으로 사용할 때는 술과 함께 볶아서 쓰고 기침, 유정, 설사 등의
  치료 목적일 때는 식초와 같이 볶아서 사용 한다
□ **감별** 국산이 과육이 더 풍부하여 약간 큰 편이고 색이 조금 선명하다지만 수입산과의 구별이 어렵다.

49. 해동피(海桐皮) – 음(엄)나무

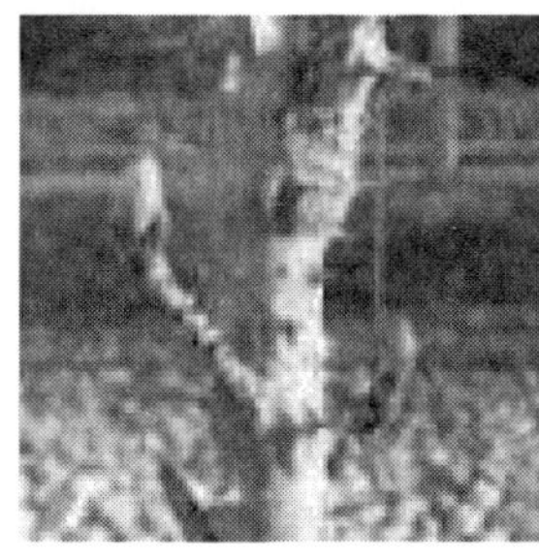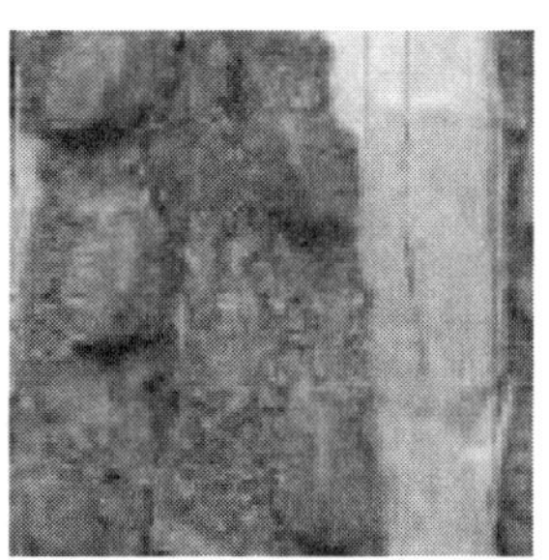

□ **학명** *Kalopanax pictus Nakai* □ **기원** 두릅나무 나무과의 낙엽교목인 음나무의 나무껍질
□ **성상** 수피는 가지에 가시가 많고 암회색이다. 엽서는 어긋나고 엽신은 손바닥 모양의 원형이다. 약재는
  길이 5~30㎝로 바깥 면은 회갈색이고 적갈색이며 타원형이다. 회색을 띠는 가시자국도 있으며 가시가
  남아 있는 것도 있다.
□ **기미** 맛은 쓰고 성질은 평하다. □ **성분** 사포닌, 정유, 쿠마린 등
□ **효능** 거풍습, 활혈소종 작용으로 관절염, 요통 신경통과 타박상 등에 혈액순환을 잘 되게 한다. 적.백색의
  변을 보는 이질, 치통, 눈이 충혈 되는 증상에 효과가 있으며 거담, 진통에 쓴다.
□ **법제** 껍질을 벗겨낸 다음 햇볕에 건조하고 술에 담갔다가 건져내서 다시 건조한 다음 사용한다.
□ **주의** 몸 안으로 들어온 풍습을 없애는 효능이 있으나 혈의 기운이 허한 사람에게는 사용하지 않는다.

50. 금은화(金銀花) - 인동

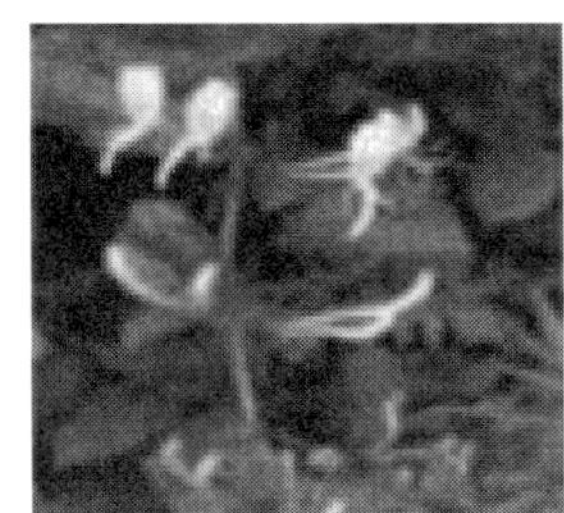 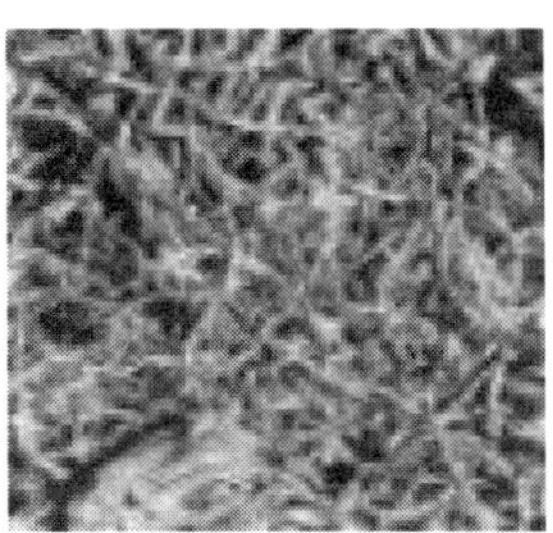

- **학명** *Lonicera japonica Thunberg* □ **기원** 인동과에 속한 인동덩굴 및 근연식물의 꽃봉오리
- **성상** 잎은 마주나고, 타원형. 줄기 잎은 겨울에도 푸르다 하여 인동이라 한다. 꽃은 6~7월에 잎겨드랑이에 1~2개가 달리며, 꽃통은 길이 3~4cm이고 흰색에서 노란색으로 되며, 겉에 털이 있고 끝이 5갈래이다. 열매는 둥글고, 지름 7~8㎜, 9~10월에 검은색으로 익는다. 약재는 작은 막대~깔때기 모양을 한 꽃봉오리와 흔히 입술모양의 꽃이 섞여 있다.
- **성분** 배당체(루테올린, 이노시톨), 탄닌질, 사포닌 등 □ **기미** 맛은 달고 성질은 차다.
- **효능** 청열해독, 소염배종 작용을 하며 열을 내리고 염증성 질환과 간기로 인한 발열, 부스럼에도 효과가 있다. 인후통, 장기의 염증에도 쓴다.   □ **법제** 생용 또는 까맣게 볶는다.
- **감별** 국산의 금은화인 경우는 건조를 시키면 진한 황색으로 싱싱하고 수분을 많이 함유하고 있어서 무게가 많이 나가는 편이다. 중국산의 경우는 색이 노란색으로 국산보다 밝으며 중국산은 여러 유통단계를 거치기 때문에 향이 적은 편이다. 좋은 금은화는 색이 밝고 색깔이 신선하고 향이 좋은 것이 상품이다.

51. 숙지황(熟地黃)

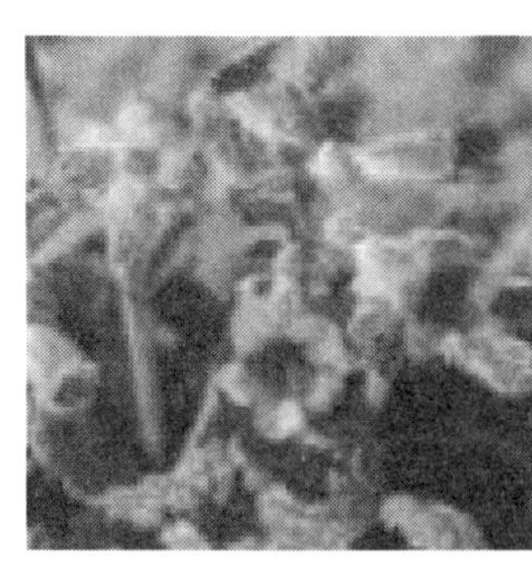 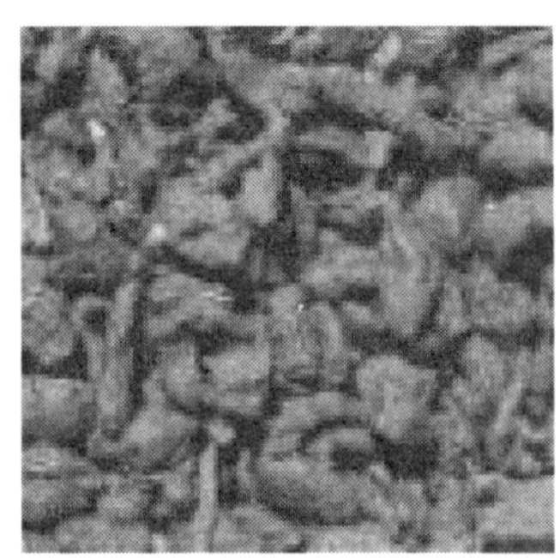

- **학명** *Rehmannia glutinosa Liboschitz var. purpurea Makino*
- **기원** 현삼과에 속한 다년생 초본인 지황 뿌리줄기를 가공한 것
- **성상** 높이 20~30cm. 꽃은 6~7월에 연한 홍자색으로 피고 줄기 끝에 총상으로 달리며 선모가 있다. 잎 같은 포가 있다. 종 모양의 꽃받침은 끝이 5개로 얕게 갈라지며, 꽃통은 통 모양으로 끝이 5개로 펴지고 길이는 3cm이다. 4개의 수술 중 2개가 길다. 열매는 삭과로 타원상 구형이다. 약재는 불규칙하고 부서진 덩어리로 고르지 않고 두께가 같지 않으며, 표면은 검고 광택이 나며 점성이 크다.
- **성분** 배당체(만니톨, 카랄폴), 아미노산 등 □ **기미** 맛은 달고 성질은 따뜻하다.

□ **효능** 보혈제로 쓰이며 생리불순, 허약체질, 어린이의 발육부진, 치매, 조루증 등에 쓴다. 생지황은 토혈, 코피, 자궁출혈 등에 쓰며 건지황은 소갈증, 열병 후에 생기는 갈증에 쓴다.

□ **법제** 지황을 물에 넣고 전부 뜨거나 반 정도 물 위에 뜨는 것을 즙으로 만들어 찜통에 넣고 찐 다음 지황즙에 넣고 하루를 지낸 후, 다음날 다시 찌기를 아홉번 반복하여 제조하는 데, 이 방법을 九蒸九爆(구증구폭)이라고 한다. 이에 비해 술과 사인, 진피를 넣고 내외가 검게 될 때까지 찌는 방법도 있다.

52. 차전자(車前子) – 질경이 씨

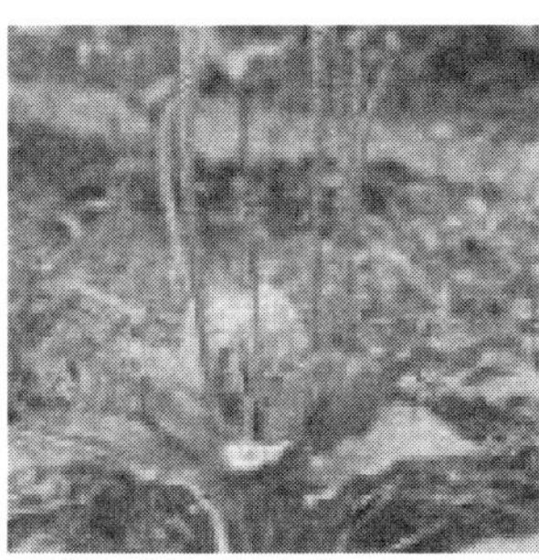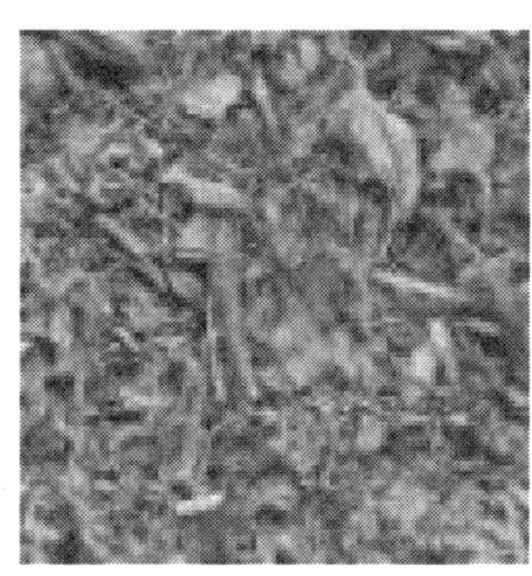

□ **학명** *Plantago asiatica Linne* □ **기원** 질경이과 다년생초본인 질경이의 성숙한 종자를 건조한 것

□ **기미** 맛은 달고 성질은 차다.

□ **성상** 많은 잎이 뿌리에서 나와 비스듬히 퍼지고 타원형, 난형이며, 꽃은 6~8월에 흰색으로 피며 이삭화서이다. 잎 사이에서 길이 10~50㎝ 의 꽃대가 나와서 꽃이 수상화서에 밀착한다. 암술은 1개, 삭과는 익으면 옆으로 갈라지면서 뚜껑이 열리고, 6~8개의 검은색 종자가 나온다. 약재는 납작한 타원형으로 길이 2~2.5㎜, 너비 0.7~1㎜, 두께 0.3~0.5㎜이다. 바깥 면은 광택이 있는 갈색~황갈색을 띤다.

□ **효능** 소변을 잘 나오게 하며 신우신염, 요도염, 방광염, 간기능을 활성화 하고 눈을 밝게 한다. 가래가 심한 기침, 위장병, 설사 등이 있을 때 질경이를 10g 정도씩 달여서 복용하면 효험을 볼 수 있는데 설사에는 질경이씨를 잘 볶아서 가루를 낸 다음 미음을 쑤어 먹으면 된다.

□ **법제** 생용을 하거나 소금물에 담근 다음 약한 불로 볶아서 사용한다.

□ **감별** 크기 면에서는 국산이 약간 크고 알이 꽉 차있는 편이다. 색은 전체적으로 검은색, 갈색, 회색 등의 색이 섞여 있는데 국산이 수입산보다는 광택이 있고 표면이 매끄럽다.

53. 천궁(川芎) – 궁궁이

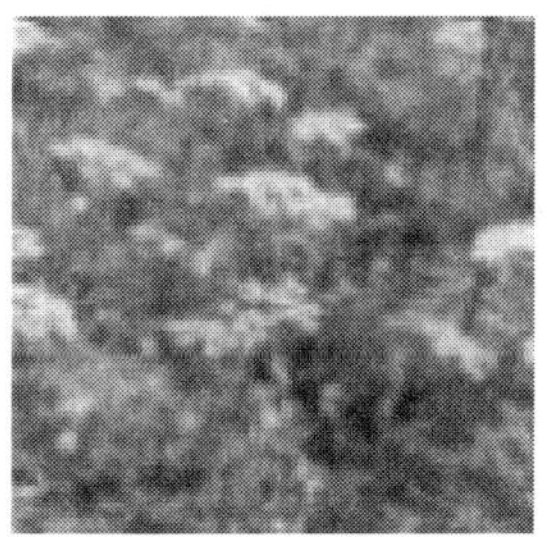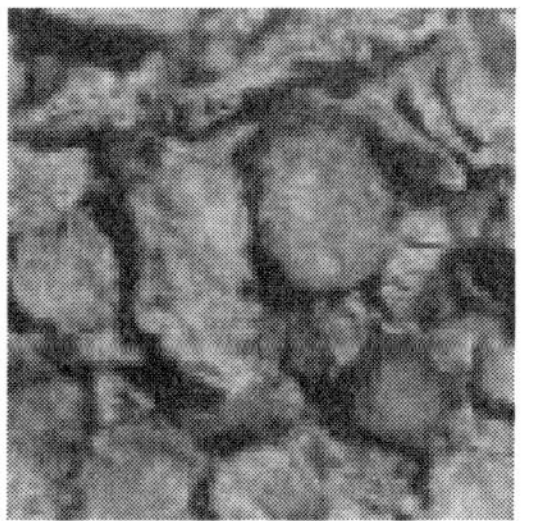

□ **학명** *Cnidium officinale Makino* □ **기원** 미나리과에 속한 다년생초본인 천궁의 뿌리줄기

□ **성상** 높이 30~60㎝. 뿌리줄기는 굵다. 꽃은 8월에 흰색으로 피며, 가지 끝과 원줄기 끝에 달리고, 꽃잎은 5개, 5개의 수술과 1개의 암술이 있으며 엽서는 어긋나며 2회3출 우상복엽이다. 열매는 타원형이고, 날개 같은 흰색 능선이 10개 있다. 약재는 불규칙한 덩어리, 때로는 세로로 잘라져 있으며 길이 5~10㎝, 지름 3~5㎝이다.

□ **성분** 니딜라이드, 부틸프탈라이드 등 □ **기미** 맛은 맵고 성질은 따뜻하다.

□ **효능** 혈액순환을 활발하게 하고 기운의 순행을 도와서 풍을 없애며 통증을 제거하며 감기로 인한 전신통과 두통에 쓴다.

□ **법제** 잡질을 제거한 다음 건조하여 사용하거나 황주와 골고루 섞어서 약한 불에 볶아서 사용한다.

□ **감별** 국산은 겉의 색이 중국산이 국산에 비하여 조금 진한 반면 절단면에서 볼 수 있는 무늬는 국산 보다는 선명하지 않다. 구별을 할 때는 향을 맡아보는 방법이 있는데 국산이 유통기간이 짧아서 향이 더 강하다.

54. 갈근(葛根) - 칡뿌리

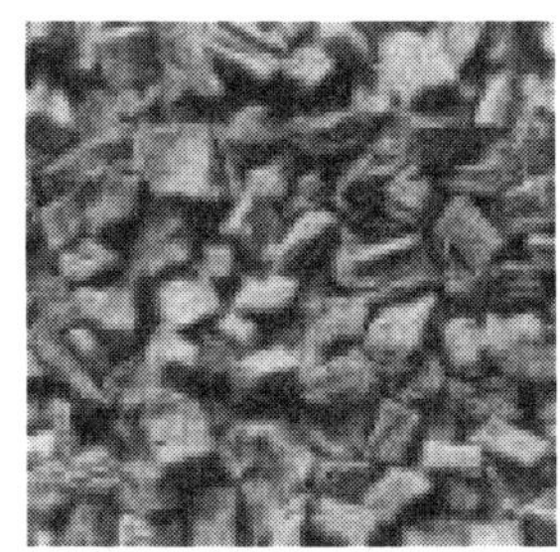

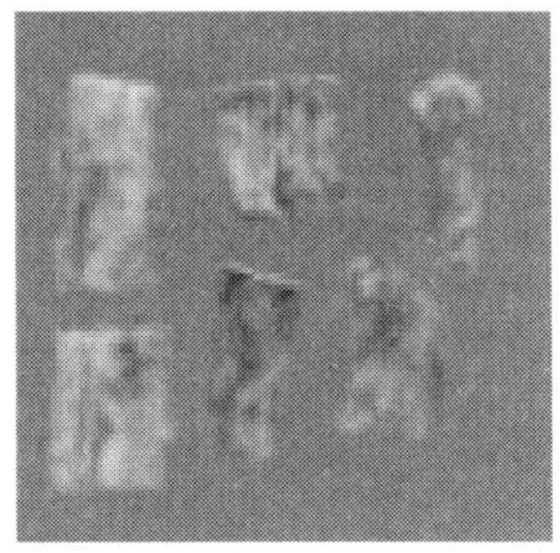

<중국산 갈근>　　　　<국산 갈근>

□ **학명** Pueraria lobata Ohwil □ **기원** 콩과에 속한 다년생 낙엽등본식물인 칡의 뿌리

□ **성상** 칡은 8월에 홍자색 꽃이 잎겨드랑이에 총상화서로 달리고, 꽃잎은 나비 모양이다. 꼬투리는 긴 타원형으로 편평하며, 길이는 4~9cm, 너비 8~10㎜로서 길고, 굳고 퍼진 털이 있다. 열매는 9~10월에 익는다. 갈근의 약재 형태는 약 5mm 입방의 고르지 않은 육면체로 잘게 썰은 것, 또는 길이 20~30㎝, 너비 5~10㎝, 두께 약 1㎝의 판 모양이 되도록 세로로 자른 것으로 바깥 면은 엷은 회황색~회백색

□ **효과** 갈근은 발한, 해열제로서 고열·두통을 치료하고 진액을 생기게 하며 갈증을 멎게 한다. 소화불량, 두통, 빈혈, 이질, 복통, 술독, 감기, 구토와 부인들의 하혈에 쓰이고 민간에서는 위장약으로 갈근을 이용한다. 갈곡(칡열매)은 설사에 좋은 효과를 보인다. 갈화(칡꽃)는 독특한 단맛이 있고 술 때문에 생긴 독을 비롯 여러 중독증에 해독 효과가 있다고 전해진다. 갈화는 장을 튼튼하게 하고 깨끗하게 만들어 걸핏하면 설사를 하거나 뱃속이 부글거리는 사람에게 아주 좋다. 갈분(칡가루)은 번갈을 멎게 하고 대소변을 잘 나가게 하며, 어린이가 열이 나면서 명치끝이 아픈데 쓴다.

0 국산은 가로 세로 1cm 크기이며 쓰고 달며 즙이 많고 단맛이 강하다. 중국산은 크기가 거의 0.3cm 내외이며 밝다.

55. 지실(枳實) – 탱자나무

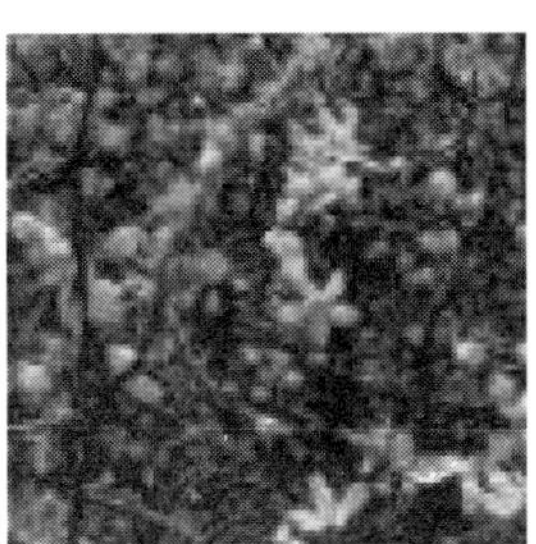 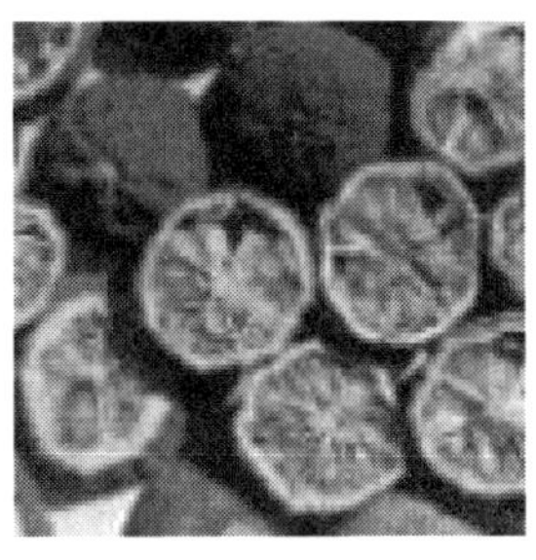

- □ **학명** *Poncirus trifoliata Rafinesqul* □ **기원** 운향과의 산등과 우리 탱자나무의 과실을 건조한 것
- □ **성상** 상록활엽 관목으로 높이 3m. 잎은 어긋나 3출엽이며 엽첨은 둔하고 엽경은 뾰족하다. 꽃은 흰색으로 5월에 잎겨드랑이에서 잎보다 먼저 피고, 1~2개씩 달리며, 꽃받침잎과 꽃잎은 5개이다. 열매는 둥글고, 지름 3~4cm로서 향기가 좋으며 먹을 수 있다. 약재는 거의 구형이고 지름은 1~2cm이다. 바깥 면은 진한 갈색~갈색을 띤다.
- □ **성분** 나린긴, 폰시린, 리모닌 등 □ **기미** 맛은 쓰고 맵다. 성질은 조금 차다.
- □ **효능** 파기, 소적, 자궁수축작용, 정체된 기, 담을 잘 통하게 하며 소화장애로 명치끝이 아프고 답답하며 식욕이 떨어지는 데 효과가 있다.
- □ **법제** 기를 분산시키는 작용으로 사용할 때는 생용을 주로 하나 그 효능을 완화시키고자 할 때는 밀기울과 함께 볶아서 사용한다.
- □ **감별** 겉 표면의 색이 건조하면 국산이 수입산에 비해 밝으며, 껍질 안에 질은 국산이 수입산 보다는 얇다. 단면은 국산이 흰색에 가까운 황색을 띠며 수입산은 진한 편이다. 작고, 오래될수록 상품이다.

56. 하수오(何首烏) – 은조롱, 큰조롱

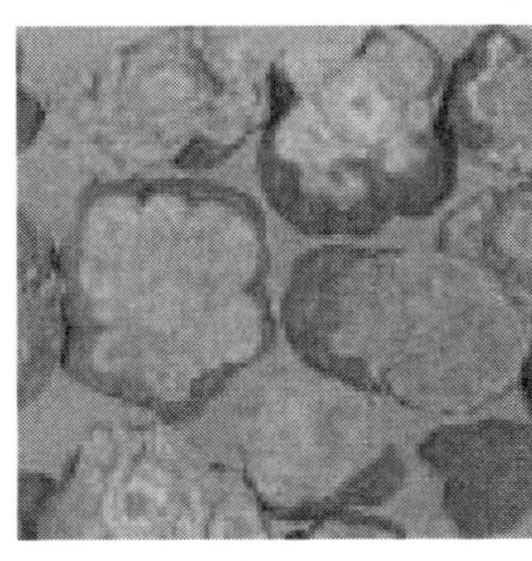 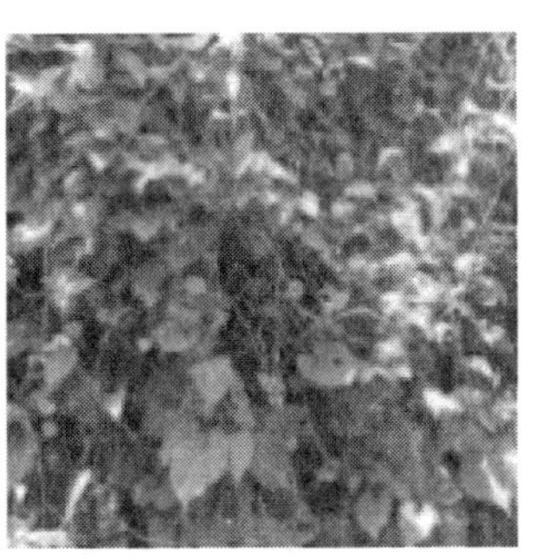

- □ **학명** *Polygonum multiflorum Thunberg* (적하수오)
- □ **기원** 여뀌과 다년생덩굴초본인 하수오의 덩이뿌리
- □ **성상** 뿌리는 땅 속으로 뻗고 둥근 뿌리줄기가 있으며, 잎은 어긋나고 심장형이다. 꽃은 8~9월에 흰색으로 피며, 가지 끝에 원추화서로 달린다. 꽃받침은 5개로 깊이 갈라지고 꽃잎은 없으며 수술은 8개이다. 수과 는 3개의 날개가 있으며 꽃받침으로 싸인다. 열매는 세모진 달걀 모양이다. 약재는 덩어리져 있으며 길이

는 5~15cm 지름은 3~10cm 정도이다. 흑갈색을 띠고 있으며 단면에는 원형유관속에 특이한 무늬를 띠고 있다.

□ **기미** 맛은 쓰고 달다. 성질은 조금 따뜻하다.

□ **감별** 수입산이 단맛이 더 강하다.

□ **효능** 머리카락이 희어지고 허리가 아프며 힘이 없고 다리가 연약해지는 증상, 힘줄과 뼈를 튼튼히 하고 간신을 보한다. 백수오는 자양강정작용을 한다.

□ **법제** 흑두와 황주를 고르게 섞어 적당한 용기에 넣고 밀폐해서 솥에 앉혀 약한 불로 끓이면서 같이 넣은 흑두가 부드러워지면 더 약한 불로 수분이 마를 때까지 삶은 후 냉각하고 다시 시루 속에 넣고 6~8시간 찌되 하수오가 흑갈색을 띨 정도가 되면 불을 끄고 8~12 시간 두었다가 꺼내서 흑두는 제거하고 햇볕에 널은 다음에 온돌에 말린다.

생용 - 장을 유연하게 하여 변비를 치료하고 종창이나 종기 등을 해독한다.

57. 홍화(紅花) - 잇꽃

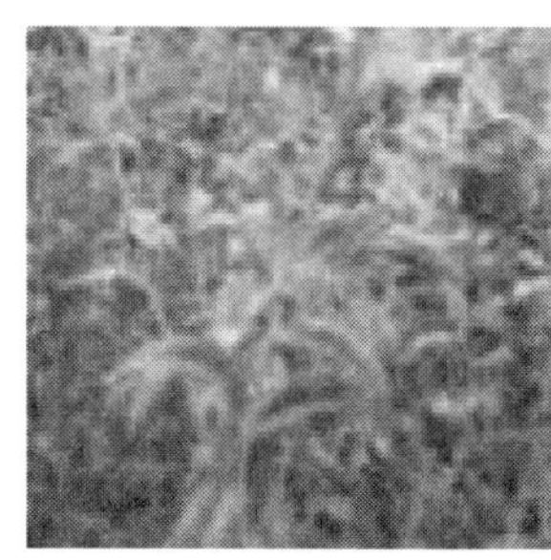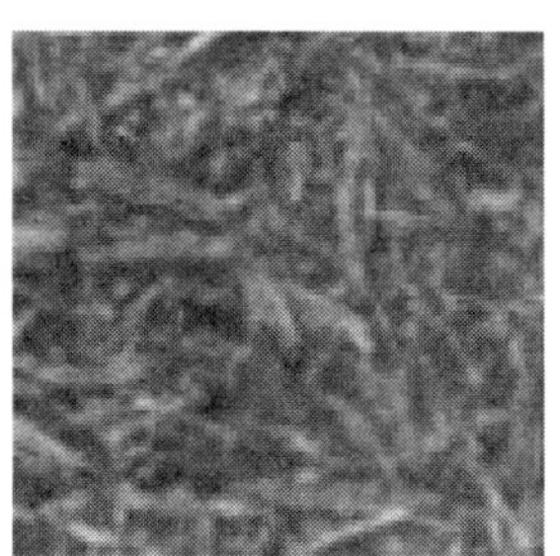

□ **학명** *Carthamus tinctorius Linne*

□ **기원** 국화과에 속한 1년생초본인 잇꽃의 꽃봉오리

□ **성상** 높이 1m. 꽃은 7~8월에 노란색으로 피며, 모양이 엉겅퀴와 같으나 시간이 지나면 붉은색으로 되고, 두화는 원줄기 끝과 가지 끝에 1개씩 달린다. 열매는 길이 6mm정도의 수과로 흰색이고 윤채가 있다. 약재는 홍색의 화관과 황색의 화주, 수술로 되어 있으며 길이는 10mm 내외이며 5개의 수술이 긴 암술을 둘러싸고 있다 □ **기미** 맛은 맵고 성질은 따뜻하다.

□ **효능** 활혈거어 작용으로 혈액순환을 원활히 해주고 타박상으로 인한 어혈과 생리통, 산후어혈에 쓴다. 잇꽃의 씨에서는 기름을 얻을 수 있는데 이 기름에는 콜레스테롤을 감소시키는 리놀산이 들어있어 동맥경화를 예방하는 효과를 얻을 수 있다.

□ **성분** 카르타몬, 네오카르타몬, 점액, 기름질

□ **법제** 그늘에서 말리며 주배 한다.

□ **감별** 국산이 수입산보다 유통경로가 짧기 때문에 색이 더욱 선명한 붉은색을 띠고 향이 강하다.

58. 황금(黃芩) – 속썩은풀

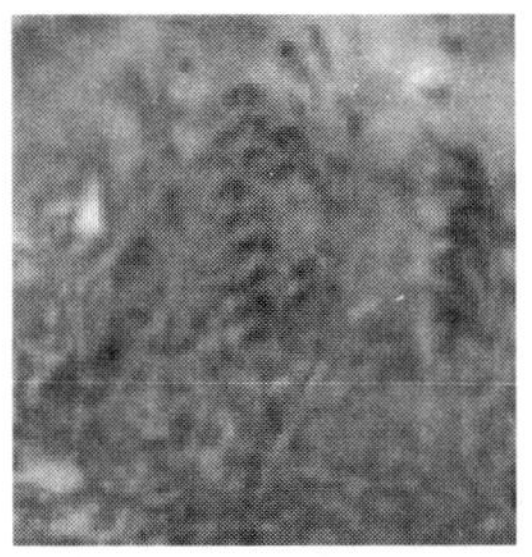 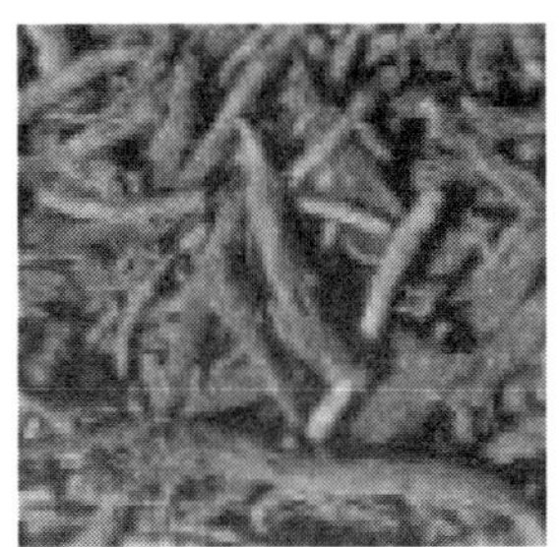

- □ **학명** *Scutellaria baicalensis Georgi* □ **기원** 꿀풀과의 다년생초본인 황금의 뿌리이다
- □ **성상** 높이 60㎝. 꽃은 7~8월 자줏빛으로 피며, 꽃받침은 종모양, 꽃통은 밑부분이 굽고 윗부분이 2개로 갈라지며, 뒤의 갈라진 조각은 투구 모양이다. 열매는 꽃받침 안에 들어 있으며 둥글다. 약재는 원주상에 길이는 5~25㎝이며 바깥 면은 황갈색을 띠고 거칠며 군데군데 뿌리 자국이 남아 있다. 껍질을 벗겨보면 황금과 같은 노란색이다.
- □ **성분** 바이칼린, 위고닌, 7–메톡시–바이칼레인 등 □ **기미** 맛은 쓰고 성질은 차다.
- □ **효능** 청열조습 작용을 하며 열과 땀이 나고 가슴이 답답하고 혀에 태가 끼는 증상과 태아를 안정시키는 효과가 있다.
- □ **법제** 해독작용으로 사용될 때는 생용으로 쓰고 몸의 열을 내릴 때는 술과 같이 볶거나 물에 담근 다음 볶으며 구토에는 생강즙과 함께 볶는다. 지혈에는 겉 표면이 검게 될 때까지 볶아서 사용한다.
- □ **감별** 국산의 황금인 경우에는 겉껍질을 제거하면 밝은 노란색을 띠고 있으며 절단면은 조직이 치밀하고 단단한 편이다

59. 황기(黃芪)– 단너삼

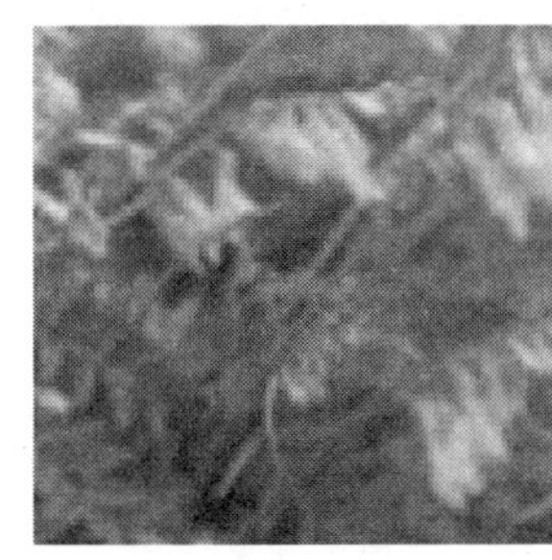 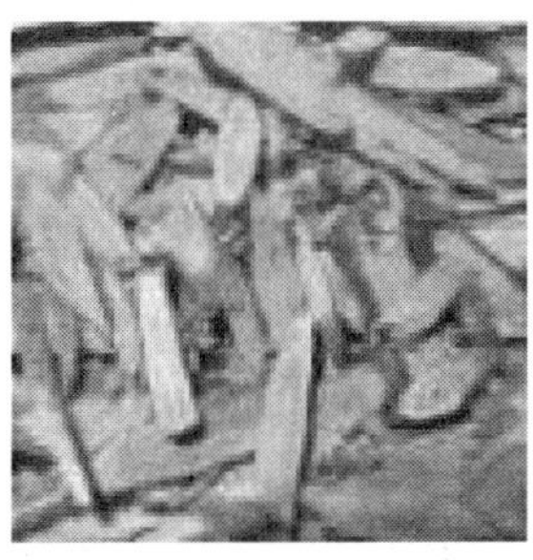

- □ **학명** *Astragalus membranaceus Bunge* □ **기원** 콩과에 속하는 다년생초본인 단너삼의 뿌리
- □ **성상** 높이 1m. 꽃은 연한 노란색으로 7~8월에 잎겨드랑이에서 나오는 총상화서로 핀다. 꽃받침은 종 모양, 끝이 5개로 갈라지고, 꽃잎은 나비 모양으로 길고 가늘며, 길이 1.5~1.8㎝, 수술은 10개이다. 꼬투리는 달걀 모양으로 길이 2~3㎝이다. 약재는 원주형에 길이는 30~100㎝를 이루고 드문드문 작은 가지뿌리가 붙어 있다. 바깥 면은 밝은 황색을 띠고 질은 치밀하여 꺾기 힘들다.
- □ **성분** 베타인, 베타–시토스테롤 등 □ **기미** 맛은 달고 성질은 조금 따뜻하다.
- □ **효능** 상승작용이 있어 위하수, 탈항, 장기탈수, 기운하강 등에 쓰며 신체 허약으로 식은땀을 흘리는 데 쓴다.

□ **법제** 위기를 보할 때는 잔뿌리를 제거하고 생용하며 몸의 기를 보할 경우에는 꿀을 먼저 약한 불에 계속 끓여 꿀의 점성이 약해지면 물에 희석시켜서 약재를 담가서 사용하거나 꿀과 함께 볶는다.

□ **감별** 국산과 중국산은 형태상으로 비슷하나 국산이 조금 굵은 편이고 내부를 절단하여 색을 보면 국산인 경우에는 희게 보일 정도로 밝은 색을 띠고 중국산은 노란 빛을 띠어 국산보다 색이 진하다.

□ **주의** 백선피와 함께 사용하면 효과가 반감된다.

60. 황백(黃柏) – 황벽나무

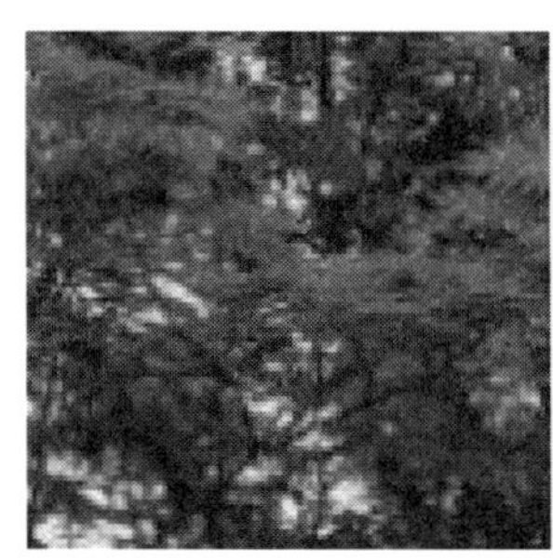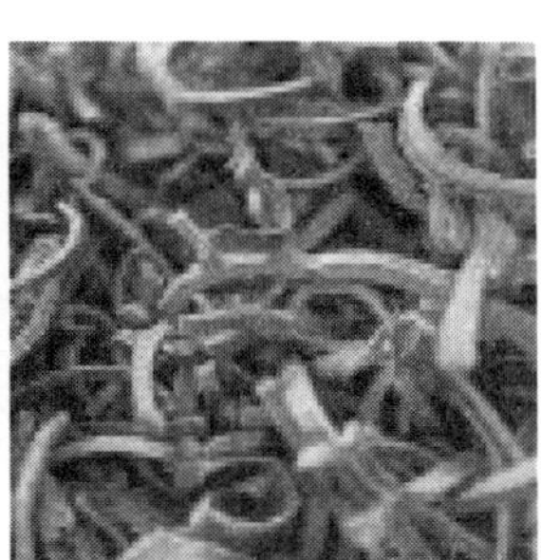

□ **학명** *Phellodendron amurense Ruprecht*

□ **기원** 산초과 낙엽교목인 황벽 나무의 코르크층을 분리한 수피

□ **성상** 높이 7~10m. 줄기 껍질은 연한 회색이나 코르크층이 발달하여 깊이 갈라지며, 코르크층을 벗긴 내피는 노란색이다. 잎은 마주나고 홀수 1회 깃꼴겹잎이다. 꽃은 5~6월에 노란색으로 핀다. 열매는 둥글고 9~10월에 검은색으로 익는다. 약재는 나무의 수피로서 일반적으로 3㎜의 두께를 가지고 30㎝정도의 길이를 가진다. 바깥 면은 진한 갈색을 띠나 안쪽은 노란색으로 볼 수 있을 만큼 밝다. 특이한 냄새가 있고 점액성이 있어서 침을 황색으로 물들인다.

□ **기미** 맛은 쓰고 성질은 차다. □ **성분** 알칼로이드(팔마틴, 베르베린, 구아니딘 등), 감마-시토스테롤 등

□ **효능** 청열조습약, 습열로 인하여 황달, 이질, 대하 및 다리와 무릎이 붓고 아프며 무겁고 마비된 증상에 쓴다.

□ **법제** 생용하면 실열을 제거하고 하초의 열을 내릴 때는 생강즙을 추가해서 볶고 허열에는 소금물과 함께 볶는다.

□ **감별** 국산이 노란 빛이 강한 반면에 중국산은 노란 빛이나 붉은 색을 함유하고 있어서 색깔에 차이가 있으며 크기가 크고 껍질의 두께도 두꺼운 편이다. 표면은 황색이며 주변은 갈색을 띤 것이 좋다.

61. 어성초(魚腥草) – 약모밀

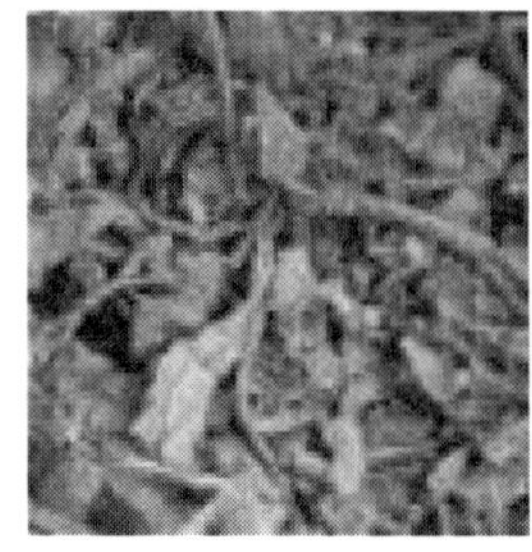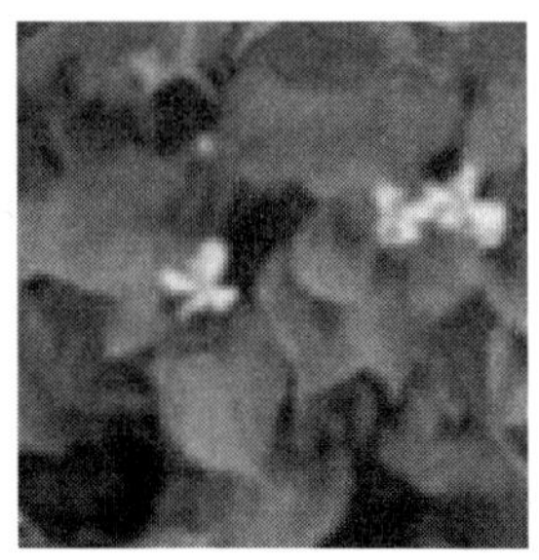

□ **학명** *Houttuynia cordata Thunberg* □ **기원** 삼백초과 1년생 초본인 약모밀의 지상부분을 건조한 것
□ **성상** 높이 50㎝. 꽃은 5~6월에 피는데, 줄기 끝에서 짧은 꽃대가 나와 수상화서가 형성되어 꽃잎이가 없는 많은 나화가 달린다. 화서 밑에 꽃잎 같은 흰색의 총포가 4개 있다. 열매는 삭과이다. 약재는 줄기가 길이 20~35㎝, 지름 2~3㎜로 세로로 주름이 있고 마디가 명료하다. 밑의 마디에는 가는 뿌리가 남아 있고 질은 무르며 꺾어지기 쉽다. 잎은 말리거나 쭈그러져 있으나 펴면 심장형으로 되어 있다.
□ **기미** 맛은 맵고 쓰다. 성질은 조금 차다.□ **효능** 청열해독작용. 열을 내리게 하고 고름을 배출시킨다. 폐농양으로 인한 기침과 피고름을 토할 때 효과가 있다.
□ **법제** 절단하여 생용한다. □ **유래** 어성초란 이름의 유래는 이 식물의 줄기와 잎에서 생선 비린내가 난다고 하여 어성초라고 이름 지어졌고 즙채라고도 불린다.

62. 방풍(防風) - 회초

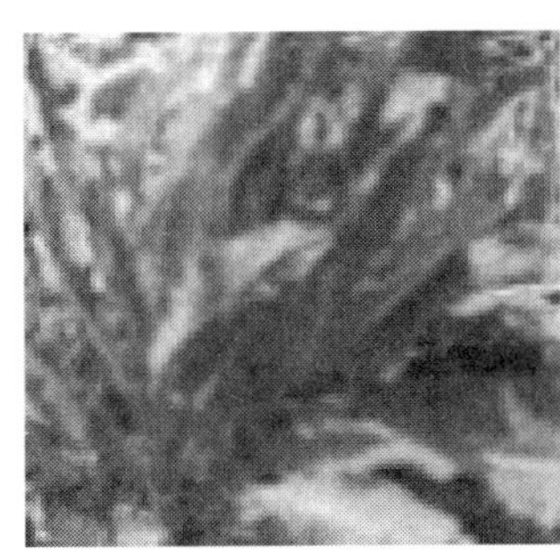
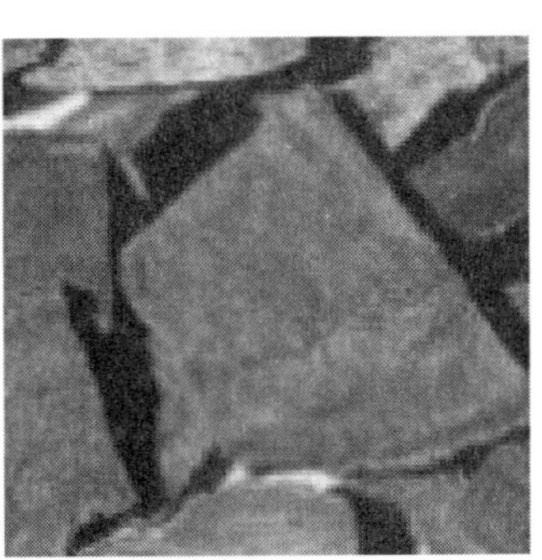

□ **학명** Saposhnikovia divaricata Schiskin □ **기원** 미나리과에 속한 방풍의 뿌리
□ **성상** 높이 1m. 줄기는 곧게 서고, 가지가 많이 갈라져서 둥근 모양을 하고 있다. 잎은 어긋나며 꽃은 7~8월에 흰색으로 피고, 분과는 편평한 넓은 타원형이다.
약재형태는 원주상의 길이 15~20㎝, 지름 7~15㎜이고 아래쪽은 약간 가늘다. 바깥 면은 엷은 갈색을 띠며 뿌리줄기의 윗부분에는 촘촘히 돌림마디 모양의 세로주름이 있고 갈색의 털 모양 엽초의 잔기가 붙어 있는 것도 있다.
□ **효능** 발한과 해열작용이 우수하여 주로 감기나 유행성 감기로 인한 두통, 사지가 저리고 아픈 것, 뼈마디 쑤시는 것, 목 뒷덜미가 뻣뻣한 것, 사지가 오그라드는 것 등에 사용한다. 방풍은 관절염에 효과가 좋다. 예로부터 중풍을 막아 준다는 데서 얻어진 이름으로 중풍의 묘약이라 한다.
□ **법제** 초하면 설사에 효능이 좋고 특히 초흑하면 붕루, 변혈 등에 지혈작용이 강하다.

63. 대황(大黃) 장군풀

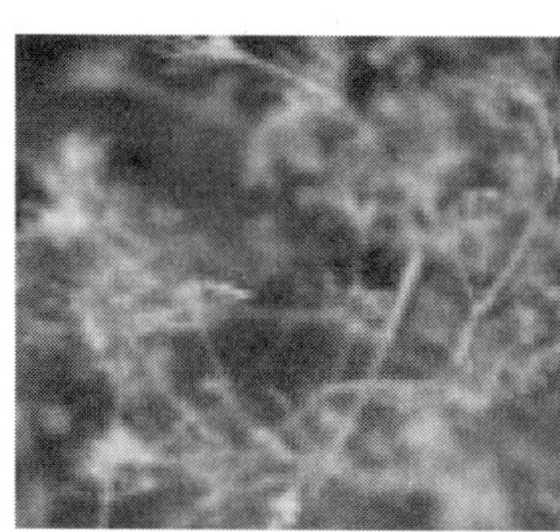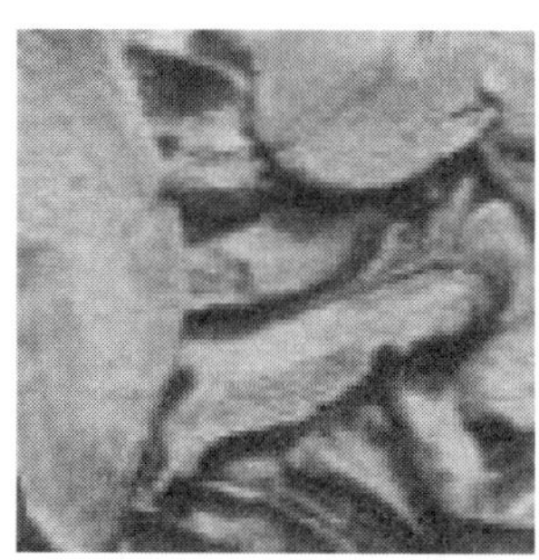

□ **기원** 여뀌과 다년생고대초본인 장군풀의 뿌리, 뿌리줄기 □ **학명** Rheum palmatum Linne

□ **성상** 노란색의 굵은 뿌리줄기가 있으며, 높이 1m. 꽃은 7∼8월에 피고 가지와 원줄기 끝에 원추화서로 달리며 황백색 꽃이 많이 달린다. 꽃 덮이 조각은 6개로서 두 줄로 배열되고 꽃잎은 없으며, 수술은 9개, 암술대는 3개, 수과는 꽃 덮이로 싸여 있다. 약재는 난형, 긴 난형 또는 원주형이고 때때로 가로 및 세로로 잘려서 다듬어져 있으며 지름 4∼10㎝, 길이 5∼15㎝이고 껍질은 거의 벗겨져 있다. 피층의 대부분이 제거된 것의 바깥 면은 황갈색∼엷은 갈색이고 흰색의 가는 그물눈모양을 볼 수 있으며 질은 치밀하고 단단하다. 코르크층이 남아 있는 것의 바깥 면은 어두운 갈색 또는 적흑색을 나타내고 주름이 있으며 질은 거칠면서 무르다.

□ **효능** 성질은 몹시 차고 맛은 쓰며 독은 없다. 어혈과 월경이 나오지 않는 것에 효과가 있고 대소변을 잘 통하게 하고 열을 식혀주며, 월경이상, 혈뇨, 급성복막염, 적취, 토혈, 수종, 식적비만, 세균성 하리, 퇴행성 관절염, 열병, 열이 있으면서 헛소리하는 증상, 각기, 종창, 화상 등에 사용한다.

□ **주의** 속이 냉한 사람이나 임산부나 부인의 월경기에는 복용을 금한다.

　　　　붉고 향이 좋을수록 상품이며, 소루쟁이, 외산과 구별한다.

□ **법제** 주초, 주증

3. 약용식물의 관리

Medicinal Plant Manager

제1장 약용식물의 법제(수치)
제2장 법제법

제1장 약용식물의 법제(法製)

제1절 법제의 의의

(1)법제의 정의

약용식물의 법제(法製)는 한방이론에 근거하여 약재를 가공 처리함으로써 본래의 성질을 변화시키는 제약기술(製藥技術)의 일종이다. 어떤 약용식물은 독성이 있거나 성질이 극렬하여 직접 복용할 수 없고, 어떤 것은 쉽게 약성이 변해 오래 저장 할 수 없고. 또 어떤 것은 잡질과 어느 부분을 제거하여야 사용할 수 있는 것이 있다. 동일한 약용식물도 생재와 건재는 성질이 같지 않거나 작용에 차이가 나는 경우가 있다. 이런 약용식물들을 사용하기 전에 반드시 가공을 하여야 하는데 이를 수치, 법제라 한다.

법제학은 약용식물의 수치이론(修治理論), 공정(工程), 표준규격, 역사 및 발전방향을 연구하는 학문이다. 연구의 목적은 약용식물의 이론체계에 따라서 전통수치기술과 이론적 기초 위에 연구의 진행, 정리, 수치원리에 현대과학기술을 응용하여 수치의 공정을 개량하고, 품질의 기준을 만들며, 음편품질(飮片品質)을 향상시켜 임상 치료효과를 높이는 데 있다.

(2)법제의 기원

법제는 예전에는 "포자(匍炙)" 라고 하였는데, 이는 불로써 약재를 가공 처리하였기 때문에 붙여진 이름이다. 약용식물 법제의 역사는 약용식물이 치료약으로서 사용되기 시작한 원시사회로 거슬러 올라간다. 이때에는 사람들은 함께 채취한 음식물을 공동으로 나누어 먹었다. 사람들이 식용하는 과정에서 배고픈 나머지 음식을 가려서 먹지 못하고, 유독한 동식물을 잘못 복용함으로써 구토(嘔吐), 설사(泄瀉), 혼미(昏迷)의 증상을 일으키고, 심하면 사망으로 이르기까지 하였다. 여러 번 복용함으로써 시행착오를 거듭한 뒤에 어떤 식물은 인체에 유익하고 어떤 식물은 인체에 유해하며, 어떤 식물은 병을 치료하는 효능이 있다는 초보적인 약물지식을 가지게 되었다. 그러므로 후세에 "신농(神農)이 백초(百草)를 맛봄으로써 비로소 의약(醫藥)이 생겨났다." 는 말이 전해지게 되었다.

(3)법제의 발전방향

의약기술이 발전함에 따라 약용식물의 효능에 대한 인식이 깊어지고 약용식물의 기술도 발전해 왔다. 처음에는 사람들 사이에 구전되어오다가, 문자가 생긴 이후 기록하여 전해 내려왔다. 오십이병방(五十二病方)은 현존하는 최고(最古)의 의방서(醫方書)인데 280여개의 의방 중에 기술해 놓은 수치법은 포(匍), 자(炙), 번(燔), 하(煆), 세절(細切), 오(熬), 주지(酒漬) 등이다. 황제내경(皇帝內經) 중에 기재된 "치반하(治半夏)"는 수치를 한 반하이다.

제 2절 법제의 목적

약용식물은 자연계의 식물, 동물, 광물 중에서 상당량이 가공, 법제한 후에 한약재로 응용된다. 약용식물의 법제 목적은 여러 가지이나, 법제방법이나 법제약물의 종류에 따라 각각의 목적이 있어서 서로 밀접한 관계가 있다. 법제의 주요한 목적은 다음과 같다.

(1) 약물의 독성이나 부작용을 저하시키거나 없앤다.

약물이 비록 치료효과가 좋더라도 독성이나 부작용이 크면 임상에 응용하기에 불안전하므로, 법제하여 그 독성이나 부작용을 감소시킨 후에 유통하여야 하며, 복용 후에도 부작용이 없게 한다. 예를 들면 초오의 경우 감초, 흑두를 쪄서 독성을 감소시킨다. 또 백자인은 영심안신(寧心安神), 윤장통변(潤腸通便)의 작용이 있는데, 만약 영심안신의 목적에 사용하면 활장(滑腸)의 작용으로 설사가 나므로 거유(去油)함으로써 부작용을 없앨 수 있다.

(2) 약성을 변화시키거나 완화한다.

약물은 각각의 고유한 한(寒), 열(熱), 온(溫), 량(凉)의 성질을 가지므로 성미가 편성(便盛)한 약물을 임상에 사용할 때는 부작용이 날 수 있다. 대한(大寒)한 약은 양(陽)을 상하고 대열(大熱)한 약은 음(陰)을 상하게 하며, 과산(過酸)한 약은 치아를 손상시키고 근육을 상하게 하며, 과고(過苦)한 약은 위(胃)를 상하게 하여 진액을 손상시킨다.

또, 과감(過甘)하면 습(濕)을 생(生)하여 창만(脹滿)하게하고, 과신(過辛)하면 진액(津液)을 손상시켜 기(氣)를 소모하게 하며, 과함(過鹹)하면 담습(痰濕)을 유발한다. 때문에 병의 상태와 체질에 따라 적용하는 약이 다르므로, 포제를 한 다음 약의 성질을 변화시켜 사용해야 한다. 예를 들어 마황은 생용하면 신산(辛散)하여 해표의 작용이 강하나, 밀자(蜜炙)하면 신산의 작용을 완화시키고 지해평천(止咳平喘)의 작용을 강하게 한다. 또, 포황은 생용하면 활혈화어(活血化瘀)하지만 초용(炒用)하면 지혈(止血)한다.

(3) 치료효과를 증대시킨다.

한약은 배오(配伍)함으로써 치료효과를 증대하며, 포제(匍制)나 제제(製制) 등으로 효과를 증대시킨다. 예로 밀자(蜜炙)한 관동화는 봉밀의 협동작용으로 윤페지해(潤肺止咳)의 작용이 증대되고, 양지(羊脂)로 자(炙)한 음양곽은 양위(陽褲)에 대한 치료효과를 높인다.

(4) 약물의 작용부위를 변화시키거나 증대한다.

한약으로 질병을 치료할 때는 보통 경락(經絡)이나 장부(臟府)로써 질병의 부위를 나타내고, 승강부침(昇降浮沈)으로써 약물의 작용을 나타낸다. 예로 대황은 본래 하초약(下焦藥)이나 주제(酒制)한 후에는 상초(上焦)에서 강화(降火) 작용을 하고, 시호, 향부자 등은 초제(醋制)한 후에는 약을 간으로 들어가게 하여 간경의 질병을 치료한다. 또 소회향, 귤피 등은 염제(鹽制)한 후에는 약을 신(腎)으로 들어가게 하여 신경(腎經)의 질병을 치료한다.

(5) 조제 및 제조를 간편하게 한다.

광물 및 갑각류의 약물은 그 질이 매우 딱딱하여 분쇄하기 어려워 제제와 조제에 불편하고 단시간 내에 유효성분이 추출되기 어려우므로 반드시 법제한 후에 사용한다. 예로 자연동(自然銅), 자석(磁石), 천산갑(穿山甲), 호골(虎骨), 상피(象皮) 등의 약물은 가공 후에 단(段), 사(絲), 편(片), 괴(塊) 등의 절편(切片)으로 만들어 처방에 용이하게 하여 사용한다.

(6) 약물을 깨끗하게 하고, 저장에 용이하게 한다.

약용식물은 채취, 운반, 보관하는 과정에서 흙이나 기타 이물질이 섞여 있는 경우가 많거나 간혹 비약용부위도 섞일 수 있다. 때문에 법제 전에는 반드시 엄격히 분리와 세정하여야하며, 일정한 세정도(洗淨度)를 유지함으로서 임상에 사용할 시 약량에 정확해야 한다. 뿌리와 뿌리부 약물의 잔뿌리[蘆頭(殘莖)], 껍질류 약물의 조피(粗皮), 동물류의 두(頭), 족(足), 시(翅) 등은 제거하거나 잘 씻는 것이 필요하다.

비록 동일한 종류의 식물일지라도 약용부위가 다르면 그 작용도 다르다. 예로 마황의 줄기는 발한(發汗)하고 뿌리는 지한(止汗)한다. 약물은 열처리하면 건조도가 증가하거나 충란이 없어져 저장에 유리하다. 당류의 성분이 많은 약물은 열처리하면 그 당류의 성분은 보존시키면서 오래 저장하게 하고 질이 불변하게 한다.

(7) 복용하기가 쉽다.

동물류의 약물은 고유의 향기와 맛 때문에 종종 복용할 때에 구토 등의 부작용이 수반되기도 하는데, 복용에 편리하게 하기 위해 주자(酒炙), 초자(醋炙), 부초(麩炒), 수표(水漂), 초황(炒黃) 등의 처리를 하여 교미교취(矯味矯臭)의 효과를 내게 한다.

(8) 이물질을 제거하여 약을 순수하게 한다.

제2장 법제법

제1절 세정과 가공

일반적으로 약물을 절제, 수치, 조제 혹은 제제 전에 먼저 일정한 약용부위를 취하고 다음에 비 약용부위와 이물질을 버려서 약물의 사용목적에 맞게 하는 것을 세정과 가공이라고 한다.

약용식물의 기원은 광범위하고 품종이 많아 동일한 기원의 약물도 약용부위나 작용도 다르므로 구별하여 사용 한다. 예로 어떤 약물은 흙이나 이물질, 곰팡이나 변질품 및 비약용 부위가 남아있어 반드시 세정과 가공처리를 하여 일정 기준에 맞는 규격으로 되어야 한다.

세정가공 후의 약물은 절편, 수치, 조배 및 제제 등에 편하고 충분한 치료효과를 발휘할 수가 있다. 본 장에서는 이물질을 제거하는 방법, 비 약용부위를 제거 하는 법 및 기타 가공 등을 소개 한다. 실제로 과정은 서로 관련되어 있어 어떤 약물은 잡질을 제거와 동시에 비 약용부위도 제거 한다.

(1) 잡질(雜質)을 제거하는 법

1) 도선(挑選) ; 도선은 약물 중에 포함된 이물질 및 곰팡이 등을 제거하는 것으로 약물을 깨끗하게 하거나 가공처리가 쉽도록 한다. 유향(乳香), 몰약(沒藥), 오령지(五靈脂) 및 기타 약물은 보통 목층(木層), 흙 등의 잡질이 많아서 반드시 도선하여야 한다. 도선의 방법은 수공(手工)으로 하거나 체로 거른다.

2) 사선(篩選) ; 사선은 약물에 포함된 이물질과 성상(性狀)의 대소부동(大小不同)을 이용하여 여러 크기의 체나 그물로써 약물 중의 사석(沙石), 이물질 등을 제거하는 것이다. 또는 크기가 다른 약물을 체로 걸러서 수치와 가공에 편리하게 한다.

반하, 천남성, 천오, 백부자 및 기타 약물은 모두 크기가 다른 것들을 사선하여 균등하게 함으로써 침표(浸漂)나 자제(煮制)에 편리하게 하여야 한다. 특히 천산갑(穿山甲), 계내금(鷄內金) 및 기타의 크기가 다른 약물은 사선함으로 써 수치 할 때에 열을 균등히 받아 품질이 고르게 되도록 한다. 이 외에도 체로 약물을 수치하고 난 뒤의 보료(輔料), 예를 들어 맥부(麥麩), 모래, 활석분(滑石粉) 등을 제거한다. 사선은 현재 중국의 여러 지역에서 진탕식사선기(振蕩式篩選機) 등으로써 사선을 행하고 있다.

3) 풍선(風選) ; 풍선은 약물과 잡질의 무게가 다른 것을 이용하여 바람의 힘을 빌어 잡질(雜質)을 제거하는 방법이다. 일반적으로 키나 풍차를 이용하는데 키 혹은 선풍(扇風)에 통과시켜 잡질과 약용부위를 분리함으로써 세정하는 데 목적이 있다. 청상자(青箱子), 차전자(車前子), 나복자(蘿苊子), 정련자(淀連子), 부평(浮萍), 번사엽(番瀉葉) 등의 약물이 모두 이 풍선의 방법을 사용한다.

4) 세(洗), 표(漂) ; 세나 표는 약물을 수세(水洗)하거나 빨아서 잡질을 제거하는 방법이다. 약물 중에는 진흙이나 염분이 붙어 있는 것이 많은데 사선이나 풍선으로는 제거하기 쉽지 않으므로, 세나 표의 방법을 사용하여 약물을 깨끗하게 한다.

오매(烏梅), 산수유(山茱萸), 대조(大棗), 천패모(川貝母), 해조(海藻), 곤포(昆布) 등은 모두 세(洗)하여 약물에 부착된 흙, 모래 등을 제거하고, 빨아서 염분 등을 제거한다. 특히 산조인(酸棗仁)은 보통 수표(水漂)하여 핵피(核皮)를 제거한다. 세표(洗漂)할 때에는 시간에 주의하여 약물을 물에 오래 담궈 약효가 손실되는 것을 피해야 하며, 세표한 다음 충분히 건조시켜 곰팡이가 피거나 산패(酸敗)되지 않도록 해야 한다.

(2) 비약용부위(非藥用部位)의 분리와 제거

1) 거경(去莖)과 거근(去根) ; 거경은 뿌리를 사용하는 약물에서 비약용부위인 잔뿌리를 제거하는 방법이며, 줄기를 사용하는 약물에서 비약용부위인 잔뿌리를 제거하는 방법을 또한 거근이라고 한다. 같은 식물에서 뿌리와 줄기가 함께 약으로 사용되면 이 두 가지의 작용이 서로 다르기 때문에 분리하고 구별하여 사용하여야 한다. 예를 들어 단삼(丹參), 용담(龍膽), 백미(白薇), 위령선(威靈仙), 속단(續斷) 등은 뿌리류의 약물인데 종종 잔뿌리가 붙어 있으므로 이를 제거해야 한다. 또 인진(茵蔯), 권백(卷柏), 석곡(石斛) 등의 유묘(幼苗)나 지상의 줄기를 사용하는 약물은 종종 잔뿌리가 붙어 있으므로 역시 이를 제거해야 한다. 특히, 마황은 뿌리와 줄기가 모두 약에 들어가면 양자의 작용이 서로 달라서 줄기는 발한해표(發汗解表)하고, 뿌리는 지한(止汗)하므로 분리하고 구별하여 사용해야 한다.

2) 거지경(去枝莖) ; 거지경은 과실이나 꽃, 잎을 사용하는 약물의 비약용부위인 줄기와 가지를 제거하므로써 깨끗하게 하고 용량을 정확하게 하는 방법이다. 오미자(五味子), 화초(花椒), 노로

통(路路通), 연교(連翹), 하고초(夏枯草), 신이(辛荑), 密蒙花(밀몽화), 상엽(桑葉), 측백엽(側柏葉) 등에 사용된다.

3) 거피각(去皮殼) ; 약물 중에는 비약용부위에 속한 표피(코르크층), 과피 또는 종피(種皮)가 유효성분의 함량이 미달되거나 과피와 종자가 작용이 서로 다른 것이 있으므로 이들을 제거하거나 분리하여 약물을 순수하게 하여야 한다.

예를 들어 육계는 외피의 거친 코르크층과 잡질을 제거하는데, 코르크층에는 휘발유(揮發油)가 매우 미량이 있어서 제거하지 않으면 약물을 저울에 달 때 용량이 맞지 않게 된다. 거피각(去皮殼)하는 약물은 대개 세 종류로 나뉜다.

① 수피류(樹皮類) : 육계, 후박, 두충, 황백 등

② 뿌리 및 뿌리줄기 : 길경, 지모, 명당삼, 복사삼, 백작약 등

③ 과실종자류(果實種子類) : 사군자, 초과, 익지인, 아담자(鵝膽子), 목별자(木鱉子), 대풍자(大楓子), 비자(榧子), 석련자(石蓮子), 백과, 도인, 행인 등

　뿌리 및 뿌리줄기류 사용하는 약물은 신선할 때 산지에서 거피한다. 길경, 지모 등은 신선할 때 거피하지 않으면 후에 깍고 재단하는 것이 쉽지 않다. 약물 중에는 보존에 편리하도록 사용할 때에 거피각하는 데 사군자, 백과 등이 그 예다. 거피각하는 방법은 약물에 따라 다르다. 수피류의 약물은 칼로 코르크층 및 태선 등을 제거하고, 과실 종자류의 약용식물은 피각을 분쇄하여 인을 취하는데 행인, 도인은 천법으로 거피한다.

4) 거모(去毛) ; 어떤 약물의 표면이나 내부는 잔털이 많이 있어서 인후(咽喉)를 자극하여 해수등 기타의 유해작용을 가져올 수 있으므로 반드시 제거해야 한다. 약물의　종류에 따라 아래의 방법으로 행한다.

① 쇄거모(刷去毛) : 비파엽, 석위 등의 약물은 잎의 뒷면에 잔털이 많이 있어서 역대문헌에는 반드시 쇄법을 하도록 기재되어 있다. 쇄거모를 하는 방법은 소량 이면 닦아 내면 되고, 대량이면 기구로 닦는다.

② 탕거모(燙去毛) : 골쇄보, 구척 등은 표면에 황종색의 인편(鱗片)이나 잔털이 있어서　탕초(燙焦) 하고 꺼내어 식힌 다음 다시 두드려서 깨끗하게 한다.

③ 요거모(燎去毛) : 녹용(鹿茸)의 용모(茸毛)는 일반적으로 주화(酒火)에 털을 불에 그을린 다음　도기로 긁어낸다. 주의할 점은 너무 용피(茸皮)를 그을리면 갈라짐으로써 조각이 부서지지 않도록 하여야 한다.

Natural Medicinal Plant

④ 와거모: 금앵자는 과실내부에 담황색의 잔털이 있는데 이 약은 대개 산지에서 양쪽으로 쪼
개어 털과 씨를 파낸다. 그러나 종종 불결한 털과 익지 않은 과실이 있으므로 다시 가공 처
리해야 한다. 방법은 금앵자를 온수에 약간 담근 후 윤연하면 털과 씨를 파내고 씻은 후 쇄
건한다.

5) 거로(去蘆) ; "노(蘆)" 는 "노두(蘆頭)" 라고도 한다. 역대의약학자들은 "노" 를 비약용부위로
생각하고 "만일 복용하면 구토를 일으킨다." 라고 하였으므로, 반드시 거로 해야 한다. 보통 거로
하는 약물은 인삼, 당삼, 현삼, 길경, 지유, 방풍, 속단, 우슬, 초오, 천초 등이다.

6) 거심(去心) ;   "심(心)" 은 일반적으로 근류약물(根類藥物)의 목질부(木質部)나 종자의 배아
(胚芽)를 말한다. 목단피, 지골피, 백선피, 오가피 등은 근피류의 약물인데 산지에서 이미 심을
제거한다. 특히 맥문동은 심을 복용하여도 심번증상(心煩症狀)이 보이지 않으므로 요즘은 거심
하지 않는다. 그러나 파극천은 목질의 심이 조박(粗粕)하여 비약용부분에 속하므로 반드시 제거
해야 한다. 그 방법은 세정하여 윤연(潤軟)한 후 심을 뽑아서 쇄건한다. 또 연자는 심과 육이 작
용이 서로 다르다. 연자심(배아)은 청심열(淸心熱)하고 연자육은 보비삽정(補脾澁精)하므로 반
드시 구별하여 약용해야한다. 방법은 연자를 침윤하여 연(軟)하게 되면 갈라서 연자심을 꺼낸
뒤 나누어 쇄건한다.

7) 거핵(去核) ; 과실류의 약용식물 중에는 과육을 사용하고 핵(核)〈종자〉은 사용하지 않는
약물이 있다. 그 중 핵(종자)은 비약용부위에 속한다. 이러한 약들은 핵과 과육의 작용이 서로
다르기 때문에 제거하거나 구별하여 조제하여야 한다. 산수유가 해당된다. 산사(北山査)는 과육
의 치료효과를 높이기 위해 과핵을 제거하거나 따로 약용한다. 음편(飮片) 중에 섞여 있는 핵은
체로 제거하면 된다.

(3) 법제의 상용보료(常用輔料)

보료를 응용하는 방법은 일찍이 뇌공포자론(雷公匍炙論)이전에 이미 사용되어 온 것으로 알려
져 있어서, 이러한 방법을 실제로 임상에서 사용할 때 치료효과를 높인다는 사실과 약성(藥性)
과 보료(輔料)와의 관계가 매우 밀접하다는 사실을 나타내고 있다. 보료는 실제로 한방의 임상
에서 광범위하게 응용되고 있다. 약용식물을 사용할 때의 필요에 따라 약물의 본래의 성질을 참
고하여 적당한 보료를 선택함으로써 보다 나은 약효를 얻도록 해야 한다.

1) 액체보료(液體輔料)

① 술(酒) ; 술은 감신(甘辛)하고 많은 열을 내어 능히 혈맥(血脈)을 통하고 약의 기운을 잘 행하게 하며 산한(散寒)하고 교미교취(矯味矯臭)의 효능이 있다. 동시에 좋은 유기용매도 되므로 약용식물의 여러 성분, 예를 들면 알칼로이드 및 염류, 탄닌, 고미질, 유기산, 휘발유(揮發油), 지질(樹脂), 당류(糖類) 및 색소류(엽록소, 엽황소) 등이 모두 술에 용해되기 쉬우므로 약용식물을 주제한 후에 유효성분의 용출이 쉽게 되어 치료효과가 증대된다.

주침(酒浸)에는 대개 백주(白酒)를 많이 사용하고, 주자(酒炙)에는 대개 황주(黃酒)를 많이 사용한다. 대개 주제(酒制)를 하는 약물은 황금, 대황, 백작약, 백화사, 당산 등이 있다.

② 식초(食醋) ; 초는 성미가 고온(苦溫)하여 산어지혈(散瘀止血), 이기(理氣) ,지통(止痛), 행수(行水), 해독, 교미교취(矯味矯臭)의 작용이 있다. 동시에 초는 유기용매(有機容媒)가 되는데 약용식물 중에 함유한 유리 알칼로이드 등의 성분의 발생변화와 용해도를 증가하여 유효성분의 추출을 용이하게 하여 치료효과를 높인다. 또 비린내를 없애주고, 약물의 독성을 저하시킨다. 초제(醋制)를 하는 약용식물은 현호색, 감수, 원화, 시호, 향부자 등이 있다.

③ 봉밀(蜂蜜) ; 봉밀은 생것은 성질이 량(凉)한데, 익히면 성질이 온(溫)하여지므로 보중(補中)하고 해독하고, 부드럽고 윤택하므로 윤조(潤燥)하고, 완(緩)하여 급(急)을 제거하므로 능히 지통(止痛)한다. 따라서 꿀에는 약용식물의 성질을 조화하는 작용이 있다. 약용식물을 포제(匍制)할 때는 주로 가열하여 연숙(煉熟)한 봉밀(蜂蜜)을 사용한다.

봉밀은 꿀벌이 채집한 꽃가루의 종류에 따라 달라서 품종은 비교적 여러 가지다. 주요성분은 과당과 포도당이 약 70%이고, 소량의 서당, 맥아당, 광물질, Wax 등의 물질이며 비중은 약 1.349이상이고, 수분을 14-20%정도 함유한다, 신선할 때는 정유(淸油)의 모양이고 반투명하며 점도가 크고 방향이 있으며 맛이 매우 달다.

봉밀은 감평(甘平)하여 보중윤조(補中潤燥), 지통(止痛), 해독, 교미교취(矯味矯臭)의 작용이 있어 약용식물을 서로 잘 화합하게 하므로 약용식물의 치료효과를 증강시킨다. 보통 봉밀로 제하는 약용식물은 감초, 마황, 자원(紫菀), 백부근(百部根), 마두령(馬兜鈴) 등이다.

④ 생강즙(生薑汁) ; 주로 생강은 윤습(潤濕)하므로 증등발산(蒸騰發散)하여 겉으로 가서 온중산한(溫中散寒)한다. 주성분은 휘발유, Gingerol(Shagaol,Zingiberone 등)외에 전분 및 수지상물질(樹脂狀物質) 등이다. 생강의 성미는 신온(辛溫)하여 능히 발표(發表), 산한(散寒), 개담(開痰), 해독(解毒)의 작용이 있다. 생강즙에 법제한 후에는 약용식물의 한성(寒性)을 억제할 뿐만 아니라 치료효과를 증가시키고 약용식물의 독성을 감소시킨다. 보통 생강즙에 법제하는 약용식물은 죽여(竹茹), 초과(草果), 반하(半夏), 황련(黃連), 후박(厚朴) 등이다.

⑤ 감초즙(甘草汁) ; 감초즙은 감초를 전탕(煎湯)한 후 찌꺼기를 버리고 남은 황색의 액체이다.

약용식물을 감초즙에 법제한 후에는 약성이 완화하고 약물의 독성이 감소한다. 감초즙에 법제하는 약용식물은 원지, 반하, 오수유 등이다.

⑥ 흑두즙(黑豆汁) ; 흑두즙은 대두의 흑색종자이다. 적당한 양의 물로 전탕(煎湯)하고 찌꺼기를 버린 흑색의 혼탁(混濁)한 액체이다. 흑두는 주로 단백질, 지방, Vitamin, 색소, 전분 등의 물질로 되어 있다. 흑두의 성미는 감평(甘平)하여 능히 활혈(活血), 이수(利水), 자보간신(滋補肝腎), 양혈거풍(養血祛風), 해독한다. 약용식물을 흑두즙에 법제한 후에는 약용식물의 치료 작용이 증가하고 약물의 독성이나 부작용이 감소한다. 일반적으로 흑두즙에 법제하는 약용식물은 하수오 등이다.

⑦ 미감수(米嵌水) ; 미감수는 쌀을 씻을 때 생기는 회백색의 혼탁한 액체인데, 이는 전분과 물의 현탁액으로 소량의 전분과 비타민을 함유한다. 미감수의 성미는 감한무독(甘寒無毒)하다. 유지(油脂)에 대하여 흡수작용이 있어서 유질이 비교적 많이 함유된 약용식물에 많이 사용함으로써 유질을 제거하고 약물의 신조(辛燥)한 성질을 감소시키며 보비화중(補脾和中)의 작용을 강하게 한다. 대개 미감수로 법제 하는 약용식물은 창출(蒼朮) 등이다.

⑧ 식염수(食鹽水) ; 식염수는 식염의 결정에 적당량의 물을 가하여 녹인 다음 여과한 맑은 액체로서 주로 염화나트륨(Sodium chloride)으로 되어 있다. 식염의 성미는 함한(咸寒)하여 강근골(强筋骨), 연견산결(軟堅散結), 청열(淸熱), 량혈(凉血), 해독(解毒), 방부(防腐) 및 교미교취의 효능이 있다. 약물을 식염에 법제한 후에는 약물의 성능이 개변되어 효능이 증가한다. 대개 식염수로 법제하는 약물은 두충, 파극천, 소회향, 귤핵, 차전자 등이 있다.

2) 고체보료(固體輔料)

① 쌀 ; 주요성분은 전분(Starch), 단백질, 지방, 광물질 등이며 소량의 비타민B를 함유한다. 쌀의 성미는 감평(甘平)하여 보중익기(補中益氣), 건비화위(健脾和胃), 제번지갈(除煩止渴)한다. 약용식물과 함께 제(制)하면 약물의 효능이 증가하고 자극성과 독성이 감소한다. 한약포제(韓藥炮制)에서는 대미(大米)나 찹쌀을 많이 사용한다. 쌀로 제하는 약용식물은 홍낭자(紅娘子), 반묘(斑猫), 당삼(黨參) 등이다.

② 맥부(麥府) ; 맥부는 보리의 종피(種皮)로 황갈색을 띤다. 주로 전분, 단백질 및 Vitamin류를 함유한다. 성미는 감담(甘淡)하여 화중익비(和中益脾)한다. 약용식물과 함께 포제하면 약물의 조성(燥性)을 완화하고 약물의 불쾌한 기미(氣味)를 제거함으로써 치료효과를 높인다. 대개 맥부로 제(制)하는 약용식물은 지각(枳殼), 지실(枳實), 백강잠(白彊蠶), 창출(蒼朮), 백출(白朮) 등이다.

③ 붕사(硼砂) ; 붕사는 명붕광석을 제련하여 만든 불규칙의 결정체로 무색, 투명하거나 반투명하고 유리 같은 광택이 있고 , 맛은 조금 시고 떫은맛이 나고 물에 잘 녹지 않는다.

붕사의 성미는 산한(酸寒)하여 해독, 거담살충(祛痰殺蟲), 수렴조습(收斂燥濕), 방부의 효능이 있다. 붕사로 법제하는 약물은 반하(半夏), 천남성(天南星) 등이다.

④ 두부(豆腐) ; 두부는 콩을 분쇄한 후 가공하여 만든 유백색의 고체이다. 주로 단백질, 비타민, 전분 등을 함유한다. 성미가 감량(甘凉)하여 익기화중(益氣和中), 청열해독(淸熱解毒)의 효능이 있다. 약용식물과 함께 제하면 약물의 독성을 감소시키고 오물을 제거한다. 등황(藤黃), 진주(珍珠, 花珠) 등이 있다.

⑤ 흙(土) ; 포제(匍制)할 때 주로 사용하는 흙은 부뚜막의 흙(伏龍肝), 황토, 적석지(赤石脂) 등이다. 복용간(伏龍肝)은 태운 흙 모양이고 흑갈색이다. 주로 규산염, 칼슘 등을 함유하고 있다. 복용간의 성미는 신온(辛溫)하여 화위(和胃), 지혈(止血), 지구(止嘔), 삽장지사(澁腸止瀉)등의 효능이 있다. 약물을 법제한 후에는 약물의 자극성을 감소시키고 약물의 치료효과를 증대시킨다. 여기에는 백출, 당귀, 산약 등이 있다.

⑥ 합분(蛤粉) ; 합분은 조개류인 청합(靑蛤) 등의 패각(貝殼)을 태워서 분쇄한 회백색의 분말이다. 주로 산화칼슘(Calcium oxide) 등을 함유한다. 합분은 성미가 함한(鹹寒)하여 청열(淸熱), 이습(利濕), 화담(化痰), 연견(軟堅) 등의 효능이 있다. 약물과 함께 법제하면 약물의 비린내를 없애고 치료효과를 증대한다. 주로 아교(阿膠)에 사용한다.

⑦ 활석분(滑石粉) ; 단사정 인편상(鱗片狀) 혹은 방추상의 천연광석으로 희고 녹색을 띤다. 주로 규산염광석을 함유하고 수비(水飛) 혹은 세말(細末)하여 체로 걸러서 얻는다.

활석분의 성미는 감한(甘寒)하여 이뇨(利尿), 청열해서(淸熱解暑)의 효능이 있다. 일반적으로 중간전열체로써 사용되어 함께 볶는 약물이 골고루 열을 받게 해 준다. 활석분초(滑石粉炒)하는 약용식물은 자위피, 어표 등이다.

⑧ 하사(河沙) ; 체로 걸러서 얻은 약간 굵은 하천의 모래로 진흙을 씻어서 잡질을 버리고 말려서 얻는다. 모래는 중간체로 온도가 높아질 때 열을 균등히 받게 해 주며 딱딱한 약물을 사초(沙炒)한 후에는 분쇄와 유효성분의 전출(煎出)을 쉽게 한다.

약물의 독성을 감소시키고 비약용부위의 제거를 용이하게 한다. 일반적으로 사초하는 약용식물은 마전자, 천산갑, 구척(狗脊), 귀판(龜板), 별갑 등이다.

제2절 건조 및 가공

약용식물은 수 시간 안에 건조를 해야 한다. 약용식물 건조 시에는 가능하면 넓게 펼쳐놓고 자주 뒤집어 주는 것이 건조가 잘된다. 채취한 약용식물에는 많은 양의 수분이 있으므로 자체 발열현상이 나타나 효소들의 활동에 유리한 조건을 지어 주므로 변질될 가능성이 있기에 가능한 빨리 건조를 해야 한다. 빨리 건조시키기 위해서는 온도를 높이거나 통풍이 잘 되는데 두어야 한다. 약용식물 안에 들어 있는 약효성분의 종류와 특성에 따라 건조방법을 달리한다.

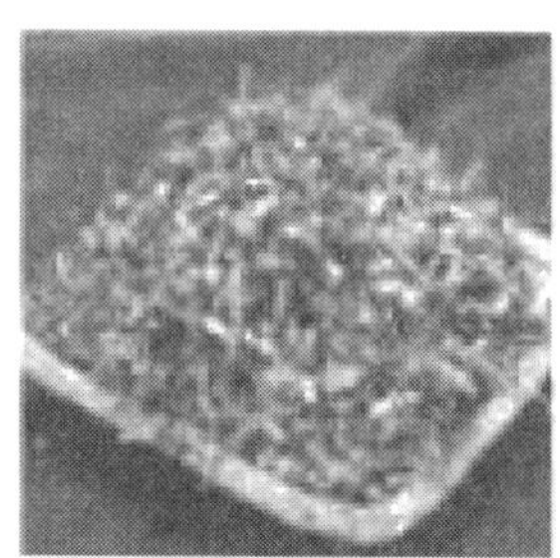

-정유가 들어 있는 약용식물 : 30~40℃,

-배당체와 알칼로이드가 함유된 약용식물 : 50~60℃,

-비타민 성분이 함유된 약용식물 : 70~80℃에서 각각 건조를
   하여야 한다.

(1) 수분함양

① 수피를 이용하는 약용식물 : 11~12% 정도의 수분이 있을 때 까지 건조

② 꽃을 이용하는 약용식물 : 13~14% 정도의 수분이 함유되어 있을 때까지 건조

③ 잎을 이용하는 약용식물 : 수분이 12~13% 정도 들어 있을 때 까지 건조 시킨다.

④ 전초를 이용하는 약용식물 : 수분이 약 13~14% 이하의 정도로 건조시킨다.

⑤ 과실을 이용하는 약용식물 : 종류별로 각각 차이가 있으나 10~25% 정도의 수분이 함유되어
   있어야 한다.

⑥ 뿌리를 이용하는 약용식물 : 수분이 11~15% 정도 함유되어야 하며 잘 꺽여지고 휘어들지 않
   을 때까지 건조를 한다.

(2) 건조방법 [乾藥法]

   약용식물의 특성과 유효성분을 고려하여서 건조방법을 선택한다.

1) 양건법(陽乾法) – 햇볕에 말리는 방법

① 햇빛과 공기를 이용하여 건조시키는 방법이다.

② 본래의 색을 유지하고 정유를 함유하지 않은 약용식물들에 적용이 된다.

③ 온도를 인위적으로 조절이 불가능하나 경제적이고 가장 많이 사용한다.

④ 녹색을 띄고 있는 잎이나 약용식물들은 햇빛에 의해 겉면이 건조되어 정유가 휘발될 수가 있다.

⑤ 탄닌, 알칼로이드가 들어 있는 뿌리를 사용하는 약용식물은 햇빛에 건조시키는 게 좋다

2) 음건법(陰乾法) – 그늘에서 말리는 방법

① 통풍이 잘 되는 장소에서 수분을 자연스럽게 증발시키는 방법으로 선풍기 등을 설치하여서 건조를 시킬 수 있다.

② 정유가 함유되어 있는 방향성 약용식물들과 전초류 약용식물, 꽃이나 잎을 이용하는 약용식물들이 이 방법을 사용한다. – 형개, 홍화, 곽향, 계피 등과 같이 배당체가 들어 있는 약용식물이 해당 된다.

3) 화건법(火乾法) – 인공적으로 가열해서 말리는 방법

① 열 건조법으로 인위적 열을 가하여 건조하는 방법이다.

② 건조시키는 온도를 임의로 조절을 할 수 있다.

③ 자연적인 조건에 구애 받지 않고 빨리 건조 가능하다.

④ 불, 증기, 전열, 적외선, 마이크로웨이브 등 이용한다.

⑤ 인공건조실의 설치 : 온돌, 가열판으로 만들고 그 위에 건조할 수도 있다.

(3) 가공방법

1) 초제법(炒製法)

① 화제(火製) : 약용식물을 직접적으로 불이나 열을 이용하여서 가공하는 방법

    0 하(煆) : 불로 가열을 해서 약재를 굽는 가공방법

    0 외(煨) : 약재를 습한 종이에 싸서 고온에서 가열하는 방식(정유제거, 정유에 의한 지나친 자극과 부작용을 없앤다.)

    0 자(炙) : 약재를 꼬챙이 등에 꿰어서 숯불을 이용하여서 굽는 방법

    0 초(炒) : 약재를 금속 솥, 토기에 담아서 볶는 가공방법

② 수제(水製) : 물을 이용하여서 약재를 가공하는 방법. 보통온도의 물에 담그는 것은 유독한 성분과 필요 없는 성분을 제거하기 위함이다. 약재를 끓는 물에 담그는 것은 살구씨 등과 같은 씨를 이용하는 약재에서 껍질을 벗기기 위함.

    0 포(泡) : 물로 높은 온도로 가열 약재의 독성을 약하게 한다. – 부자, 천남성, 오두 등

    0 침(浸) : 쌀뜨물, 술, 식초 같은 액체에 담궈서 가공

    0 세(洗) : 물이나 각종액체로 약재를 씻는 방법

③ 수화공제(水火共製) : 불과 물을 동시에 이용하여시 약재를 기공히는 방법

    0 증법(蒸法) : 가마, 찜통에 넣고 찌는 방법. 100℃에서 2~4시간, 8~12시간을 찐다.

Natural Medicinal Plant

3~4회 반복할 수도 있다. 오미자, 복분자(익기 전), 상심자, 지황, 하수오, 대황, 황금

　0 자법(煮法) : 약물에 보료(생강즙, 식초, 소금물, 물 등)를 가(加)하거나, 보료를 가하지 않은 채로 용기에 넣어서(고체보료는 우선 먼저 빻아야 함)적당량의 물을 부어서 함께 삶는 방법을 '자법'이라고 한다. 천오, 원지, 진주 등

2)초법 (炒法)

① 보료를 넣지 않고 약재만 볶는 방법 – 청초(淸炒)

　0 초황(炒黃), 초폭(炒暴) : 약한 불, 중간 불로 황색이 될 때 까지 가열하면 원래의 색보다 진해지고 껍질이 터진다. 우방자, 견우자, 결명자, 라복자, 연자육, 산조인 등

　0 초초(炒焦) : 중간불, 센불로 누르스름할 때 까지 볶는다. 산사, 치자, 천련자, 빈랑, 신곡 등

　0 초탄(炒炭) : 중간 불, 쎈 불로 검은 빛, 갈색이 될 때 까지 볶는다. 대계, 소계, 목단피, 관중, 건강

② 고체보료를 약재와 함께 넣고 볶는 방법

　0 부초(麩炒) : 센 불로 사용. 용기를 가열하여서 밀기울을 넣고 연기가 나면 약재를 넣어 황색이 될 때 까지 섞어준다.

　0 미초(米炒) : 용기먼저 가열하고 쌀을 넣어 연기가 날 때까지 볶은 후 쌀이 초황색이나 초갈색이 되면 꺼내어 체를 이용 쌀을 제거

　0 토초(土炒) : 센 불로 흙냄새 날 때 까지 볶고 체로 흙을 제거한다.

　0 사초(砂炒) : 모래를 넣는 방법으로 식용유를 1~2% 넣어 볶는다.

　0 합분초(蛤粉炒) : 대합조개 가루를 넣는 방법

　0 활석분초(滑石粉炒) : 활석분을 넣는 방법

③ 액체보료를 약재와 함께 넣고 볶는 방법(炙法) ; 약재를 씻거나 세절(細切)한 후에 일정량의 액체보료와 함께 볶아서 보료가 약물 조직 내에 스며들게 하는 포제방법을 '자법(炙法)'이라고 한다.

　0 주자법(酒炙法) –약물을 씻거나 세절한 후에 일정량의 술과 함께 볶는 방법을 말한다.

　　주자법은 활혈산어(活血散瘀), 거풍통락(祛風通絡)의 약물에 많이 응용한다.

　　주자의 목적은 약성을 바꾸어 약을 상행(上行)하게 한다. 예로 황련, 대황 등이 있다.

　– 활혈통락(活血通絡)의 효능을 높인다. 당귀, 천궁 등이 있다.

　– 교취효과(矯臭效果)를 나타낸다. 오초사(烏梢蛇) 등과 같이 비린내가 나는 약은 주자한

후에는 비린내를 없애거나 감소시킨다.

주자방법은,

① 먼저 술을 섞은 후 약을 볶는 방법: 일정량의 술과 약물을 함께 섞은 후 불린 다음 술이 완전히 흡수되기를 기다려 용기에 넣고 약한 불로 초건(炒乾) 한다. 질이 비교적 견실한 뿌리 및 뿌리 줄기류의 약물은 일반적으로 이 방법을 사용한다.

② 먼저 약을 볶은 다음에 술을 가하는 방법: 먼저 약을 볶아 일정한 정도가 되면 일정량의 술을 뿌려서 초건(炒乾)한다. 두 번 째의 방법은 술을 약물 내부까지 스며들게 하기 어렵고, 가열하면 빨리 휘발되기 쉬워서 현재는 일반적으로 첫 번째의 방법을 많이 사용한다.

주자법에 사용되는 술은 막걸리가 좋다. 술의 용량은 일반적으로 100kg의 약물 당 막걸리 10 −20kg이 적당하다. 백주(白酒)도 간혹 사용되는데 용량은 반으로 하는 것이 좋다.

☞ 주의사항

− 술을 약물에 불리는 과정 중에 뚜껑을 덮어 술이 신속하게 휘발되는 것을 막는다.

− 만약 술의 용량이 적으면 약물과 혼합하기가 어려우므로 먼저 술에 물을 적당량 희석한 후에 다시 약물을 함께 섞는 것이 좋다.

− 가열하여 볶을 때는 화력이 높아지지 않도록 부지런히 뒤섞어야 한다. 일반적으로 볶아서 건조하려면 색이 짙어질 때에 꺼내어 식히면 된다.

0 초자법 ; 약물을 씻거나 세절한 후에 일정량의 식초와 함께 볶아주는 방법을 말한다.

초자법은 소간해울(疏肝解鬱), 산어지통(散瘀止痛), 공하축수(攻下逐水)의약물에 많이 사용된다.

초자의 목적 ;

◉ 약을 간으로 들어가게 하여 활혈지통(活血止痛)의 효능을 높인다. 유황, 몰약, 삼릉, 아출 등은 초자한 후에는 활혈산어(活血散瘀)의 효능이 높아진다. 또, 초자한 시호, 향부자, 청피등은 소간지통(疏肝止痛)의 효능이 증대된다.

◉독성을 없애고 부작용을 감소시킨다. 대극, 감수, 원화 등은 초자한 후에는 독성이 감소되고 준하작용이 완화된다.

◉교취교미(矯臭矯味)의 효과가 있다. 오령지, 유향등은 초자한 후에는 활혈거어의 효능이 높아질 뿐만 아니라 역겨운 냄새를 감소시켜 복용에 편리하다.

초자방법 ;

◉먼저 식초와 섞은 후 볶아주는 방법: 대개의 약물은 이 방법을 쓰는데 주의할 점은 초가 약물조직의 내부까지 완전히 스며들게 해야 한다는 것이다.

◉ 먼저 볶은 후에 식초를 가하는 방법: 이 방법은 수지류와 동물 분편류의 약물에 많이 응용된다. 식초의 용량은 일반적으로 100kg의 약물 당 식초 20-30kg을 사용하고, 더 많이 사용할 경우에도 50kg이상은 넘지 않도록 한다.

☞ 주의사항

만약 식초의 용량이 약간 적다고 생각되면 약물과 함께 충분히 섞을 수 없으므로 적량의 물에 희석한 후에 약물과 섞는다. (총산도를 고려하여 혼합)

0 염자법(鹽炙法) ; 약물을 씻거나 세절한 후 일정량의 식염수와 함께 볶는 방법이다.

　보신고정(補腎固精), 치산(治疝), 이뇨 약물에 많이 응용된다.

염자의 목적 ;

◉약을 하행(下行)하게 하여 치료효과를 높인다. 두충, 파극, 보골지, 소회향, 차전자, 지모, 황백 등이다. ◉자음강화(滋陰降火)의 작용이 강해진다. 지모, 황백 등이다. 염자법은 주자법이나 초자법의 방법과 같다. 소금의 용량은 보통 100kg의 약물 당 식염 2-3kg을 사용한다.

☞ 주의사항

− 소금을 물에 녹일 때에는 반드시 물의 용량을 일정하게 조절하여야 한다. 물의 용량은 약물의 흡수상태에 따라 다르지만 대개 식염의 4-5배가 적당하다

0 강자법(薑炙法) ; 약물을 씻거나 세절한 후 일정량의 강즙과 함께 섞어서 볶거나 건조시키는 방법이다. 거담지해(祛痰止咳), 강역지구(降逆止嘔)의 약물에 많이 사용된다.

강자의 목적 ;

◉ 한성을 제(制)하고 화위지구(和胃止嘔)의 효능을 강하게 한다. −황련, 죽여. 부작용을 감소시켜 치료효과를 높인다. −후박

강자방법

◉ 강즙초(薑汁炒): 약물을 일정량의 강즙과 함께 섞어서 불리는데, 강즙이 약물 내부에 스며들기 시작하면 용기에 넣고 약한 불로 일정한 정도 볶은 다음 꺼내어 식힌다.

◉ 강즙자(薑汁煮): 먼저 생강을 절편하여 전탕(煎湯)한 후 2시간 정도 끓인 뒤 강탕(薑湯)이 완전히 흡수되면 꺼내어 건조한다. 생강의 용량은 100kg의 약물 당 생강 10kg을 사용.

☞ 주의사항

−강즙을 준비할 때에는 물의 용량이 너무 많지 않도록 주의하여야 한다. 일반적으로 마지막으로

얻는 강즙과 생강의 비율은 약 1:1이 적당하다.

0 밀자법(蜜炙法) ; 가열한 꿀에 물을 부어서 희석시켜 약재를 담근다. 방법은 주자법과 같다. 밀자법은 지해평천(止咳平喘), 보비익기(補脾益氣)의 약물에 많이 사용된다.

밀자의 목적 – 윤폐지해(潤肺止咳)의 작용을 강하게 한다. : 백부근, 관동화, 자원, 비파엽

    – 보비익기(補脾益氣)의 작용을 강하게 한다.: 황저, 감초 등의 약용식물

    – 약성을 완화한다: 마황

밀자법에 쓰는 꿀은 가열한 연밀(煉蜜)을 사용. 보통 100kg 약물 당 연밀 25kg정도를 사용.

✓**주의사항** ; 연밀을 만들 때 화력이 높으면 안 되는 데 넘치거나 타는 것을 방지하기 위해서이다. 이 외에 만약 봉밀이 지나치게 끈끈하면 물을 적당히 가해야 한다. 이외 해당 약용식물은 마두령, 상백피, 백합, 금앵자 등이 있다.

0 유자법(油炙法) ; 잘 씻어서 세절한 약물을 일정량의 식용유에 넣고 가열하는 방법을 말한다. 유자법은 수자법(酥炙法)이라고도 한다. 주로 사용되는 보료는 식물유와 동물류의 두 종류가 있다.

유자의 목적 ; 치료효과를 높인다. 음양곽은 양지로 유자하면 그 온신장양(溫腎壯陽)의 효능이 높아져 분쇄가 쉽다. 호골, 표골 등은 유자후 분쇄하기 쉬워지며 방법은 주자법과 같다.

3) 지약법(漬藥法) : 약재를 물이나 액체에 오래 담가두는 방법 (밀폐)

  ① 봄 : 5일 ② 여름 : 3일 ③ 가을 : 7일 ④ 겨울 : 10일

4) 발효법 : 일정한 온도와 습도조건에서 미생물의 작용에 의해서 약재를 발효시키는 방법

  ① 온도 : 30~47℃   ② 상대습도 : 70~80%

5) 상(霜)만들기 : 법제품의 모양이 마치 서리 같은 경우에 그 법제품을 상이라 한다. 기름을 짜버리고 남은 찌꺼기

6) 갖풀 만들기 : 동물의 껍질, 뼈, 갑, 뿔 등에 물을 붓고 끓여 얻은 액을 졸여서 만든 고체물질을 갖풀(교)이라고 한다.

● ●

제3절 주요약용식물의 관리

(1) 약용식물 자르기

산지 가공을 거친 약재를 다시 법제, 조제 및 제제하기 위해 일정한 규격으로 자르거나 짓찧어야 한다. 약재의 질이 고르게 되고 약새를 쉽게 세세할 수 있기 때문이며 약재의 표면적이 커지므로 약재료를 용매로 추출 시 접촉면이 커져 유효성분이 잘 우러나는 이점이 있다.

Natural Medicinal Plant

1) 약용식물의 선별

① 약용식물들 가운데 섞여 있는 기계적 혼합물 제거

② 약용식물에 붙어 있는 불필요한 부분 제거

   0 잎, 과실의 털 제거(솔을 쓰는 방법이나 유리조각 이용하여 깎는 방법)

   0 종자제거 목적 – 종자에 기름기가 많기 때문(설사의 원인이 된다.)

   0 가시를 제거해야 한다. – 창이자(도꼬마리의 열매)에 붙어있는 가시제거

   0 (겉)껍질제거 목적 : 약으로써 효능 및 작용이 없기 때문에 제거한다.

            행인의 씨껍질, 황백의 겉껍질 등은 벗기고 사용한다.

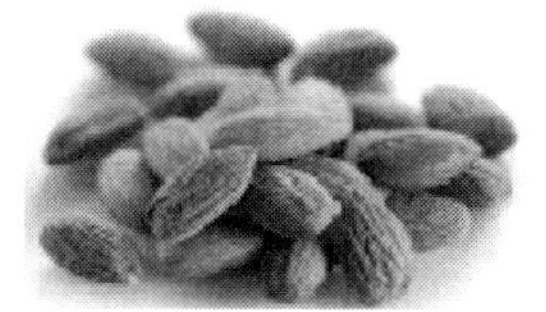 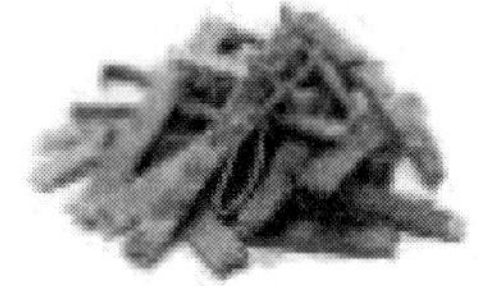

[행인]　　　　　[황백]

2) 약용식물 자르기

① 약재료를 얇게 자를수록 유효성분이 잘 추출되고 좋은데 약재료를 자르는 규격 약재료의 구조 및 유효성분의 물리화학적 성질에 따라 다르다.

② 단단한 뿌리, 뿌리줄기, 열매 : 1~2mm, 껍질, 잎 : 2~4mm, 가는 뿌리 : 5~10 mm, 부서지기 쉬운 것 : 3~5mm, 습관상 45° 정도 빗겨 자르는 것 : 인삼, 도라지, 감초, 만삼, 단너삼, 더덕 등)

③ 약재료에 습기를 주기 위하여 약재를 물에 30분 ~1시간, 질이 단단한 약재료는 1 ~3일간 담근다. (물에 담그거나 습기를 줄때는 서늘한 곳에서 하며 습기를 준 다음에는 곧 자르고 자른 약재는 바로 말려야 한다.)

④ 자르기 도구 : 자동화된 절단기(직각, 원형절단기), 0.1~1mm 정도 자를 수 있는 도구이면 된다.

⑤ 자르기 두께 : 얇은 조각, 두터운 조각, 대패밥처럼 얇게 자른 것, 짧게 자른 것, 길게 자른 것으로 구분을 한다.

⑥ 자르기 형태 : 직편(직각으로 자른 것), 사편(비껴서), 괴편(덩어리모양)

   약용식물의 절단 시 자른 면이 편편해야 한다(품질좌우)

3) 가루 만들기 : 광물성약재, 동물의 뼈, 조개껍질 등은 질이 굳으므로 자르지 않고 짓찧어 직경 2~3mm 정도의 알갱이가 되도록 한다.

씨약재는 그 알갱이가 작은 것이라도 찧어서 껍질을 제거해야 유효성분이 잘 추출된다.

(2) 약용식물의 포장

 ① 가공을 마친 약용식물은 최대한 빠른 시간 내에 포장을 하여야 한다.

 ② 일반적인 방법은 모든 약용식물은 아니나 대부분 압착하여 포장 – 오배자를 비롯한 과실
  및 종자를 이용하는 식물의 경우 압착 포장 시 품질 저하 우려가 있다.

 ③ 포장 시 가장 많이 사용하는 재료 : 마대, 광주리, 나무상자 등

1) 포장재료

① 마대 포장 : 가장 많이 사용하는 방법, 부서질 염려가 없는 약용식물 즙액이 없는 과실, 일부
  꽃, 뿌리를 이용하는 약용식물

② 광주리 포장 : 부서지기 쉬운 약용식물, 과실, 꽃, 동물성 약용식물

            전초류인 익모초, 음양곽, 곽향, 오배자, 생지황 등 약용식물

            뿌리를 이용하는 약용식물 중 부서지기 쉽거나 불규칙 형태

③ 상자 포장 : 귀중한 약용식물과 가루약재들

④ 밀폐 포장 : 귀중한 약용식물들과 휘발성이 강한 약용식물

            유리병, 양철통 이용, 홍삼은 나무함에 넣어 양철통에 다시 진공포장 한다.

            최근에는 폴리에틸렌 필름을 사용하여 진공포장 한다.

⑤ 묶음식 포장 : 뿌리가 비교적 길고 껍질을 이용하는 약용식물

2) 포장규격

 포장된 약용식물의 무게는 가벼운 것 일수록 부피가 커지므로 포장무게가 적어지게 되고
무거운 약용식물은 부피가 작아지기에 포장무게가 커진다.

제4절 약용식물의 보관

| 1. 보관 | ✳✳✳ |

(1) 보관의 개념

 ① 보관 : 재화를 맡아서 보존하고 관리하는 것

 ② 기능 : 물자의 생산과 소비의 거리를 조정하여 시간적 효용을 창조한다.

(2) 보관의 목적

① 운송과 생산의 효용성을 높임으로 인한 운송비와 생산비를 절감시켜주며, 물품의 수요와 공급의 조절을 가능하게 한다.

② 수요자에게 적기에 물품을 공급함으로써 생산과 판매를 조정할 수 있게 한다.

(3) 보관의 원칙

① 통로대면보관의 원칙: 물품의 창고 내 입고와 출고를 용이하게 하고, 창고내의 원활한 흐름과 활성화를 위해 통로 면에 물품을 보관하는 원칙

② 선입선출의 원칙 : 먼저 입고된 물건을 먼저 출고하는 원칙(FIFO)

③ 동일성·유사성의 원칙 : 같거나 비슷한 물품끼리 같이 보관하는 원칙

④ 네트워크 보관의 원칙 : 관련품목을 한 장소에 모아 보관하는 원칙으로 출하품목의 다양화에 따른 보관상의 곤란함을 예상하여 물품정리가 용이하도록 보관하는 방식

(4) 보관의 필요성

예전과 달리 오늘날에는 보관을 단순한 물품의 저장만으로 보는 것이 아니라 물품 유통의 중심이 되는 저장으로 보는 시각의 흐름으로 인하여 수요에 따른 즉각적인 반응을 할 수 있다는 점에서 보관의 필요성이 나타난다.

(5) 보관 장소의 점검

① 창고 또는 기타 장소에 보관되고 있는 물품이 적절한 상태로 보관되어 있고, 품질이 유지되는 여부를 점검

② 보관 장소의 온도, 습도, 청결, 방충, 방제 등을 주기적으로 점검해야 한다.

③ 꼭 금지하는 것은 아니나 필요한 경우에는 허가 되지 않은 자의 출입을 통제 할 필요가 있다.

2. 약용식물의 보관 시 품질에 영향을 끼치는 요인　　＊＊＊

보관 시에 변질, 열화 등으로부터 보호되어 보관되어야 한다. 온도, 습도 등의 환경조건, 먼지, 오물 및 기타물질로 부터의 오염방지, 쥐, 곤충 등의 방제, 화재의 방비 등 여러 가지 요건들을 고려해야 한다.

(1) 온도

① 온도가 너무 높으면 지나치게 건조하게 되어 본래의 모양과 빛깔, 냄새, 맛 등이 달라지고 병충해의 발생이 높아진다.

② 벌레에 의한 피해가 심하여 높은 곳에서 빽빽이 쌓아 보관을 하면 자체 발열현상이 생겨 시간이 지날수록 부패가 진행되기에 주의를 기울여야 한다.

③ 창고 및 보관고의 온도는 낮아야 하며 특히 정유, 비타민, 배당체 성분의 약용식물은 낮아야 한다.

(2) 습도

① 약용식물의 수분변화에 많은 영향을 미친다. 온도가 낮아짐에 따라 같은 습도조건에서도 높아진다.

② 습도가 높거나 약용식물의 수분 함유량이 높아지면 효소들이 활성화 되어서 약용식물이 함유하고 있는 유효성분들이 분해되고 세균 및 곰팡이, 벌레들이 발생하게 된다.

③ 장기간 보관을 위해서는 습기를 막을 수 있는 구조물들을 설치하여야 한다.

(3) 햇볕

① 약용식물의 색을 변질시킬 수 있는 주요 원인 중의 하나이다.

② 잎과 꽃을 이용하는 약용식물의 경우 햇볕을 쬐게 되면 밤색으로 변색될 수 있다.

③ 건초를 이용하는 약용식물들은 누렇게 변색이 되기도 한다.

④ 배당체 성분이 들어 있는 약용식물들은 성분이 빨리 분해되는 경우도 있기에 암 조건에서 보관을 하여야 한다.

(4) 산소

① 공기 중의 산소에 의해 유효성분이 변화되는 약용식물들이 있다.

② 정유나 지방은 공기 중의 산소에 의해 산화되기도 한다.

③ 그러나 일부 약용식물의 경우 오랫동안 보관을 하면 치료효과가 높아지는 경우도 있다.

(5) 병충해

1) 병해

① 보관 시 세균에 의한 피해보다 곰팡이에 의한 피해가 더 심하다(세균은 수분함량이 높아야만 왕성하게 활동 가능) —곰팡이는 수분 함량이 낮아도 공기의 습도만 높아도 잘 발생하기 때문.

Natural Medicinal Plant

② 국내 기후조건에서 6월말~8월에는 상대습도가 70% 이상이어서 곰팡이 발생량이 높으며 약용식물의 부스러지고 갈라진 곳에 잘 번식한다.

③ 약용식물에 번식하는 곰팡이 3가지는 푸른곰팡이, 페니실린곰팡이, 흰곰팡이이다.

④ 곰팡이 방제방법 : 햇빛에 6~8 시간 건조한다. 단, 정유성분 함유의 약용식물은 햇볕에서는 주의를 하여야 한다.

2) 충해

① 곤충, 진드기 등의 피해 중에서 곤충류에 의한 피해가 많다.

② 국내에서는 보관창고에 나타나는 곤충이 약 20여종이 된다. −인시목에 속한 창고 명충나비 : 92% /− 초시목에 의한 피해 : 7% /− 기타 벌레의 피해 : 1% 안팎

③ 충해방지에는 훈증법이 많이 사용

2. 기술적 관리방법 　　　　　　　　　　　　　　　　　✳✳✳

(1) 보관고 마련

1) 규격에 맞는 보관고

① 창고는 통풍이 잘 되고 습기를 적게 받을 수 있도록 되어 있어야 하고 창고 내 열이 잘 빠질 수 있도록 해야 한다. 기온은 낮은 것이 좋다.

② 창고안의 습도가 높지 않도록 대책을 잘 세워야 하고 창고내의 습도는 60~70% 정도가 알맞다. 습도가 높은 경우에는 통풍을 자주 해 주어야 하며, 장마철에는 흡수제를 사용하여 창고내의 습도를 낮추도록 하고, 흡수제는 생석회, 염화칼슘 등이 있다.

③ 창고는 위생적으로 관리하여야 하며, 봄과 가을 사이에 창고의 내부를 청소하고 소독을 해 주는 것이 좋다. 소독은 핵사클로란제를 사용하는 것이 좋고 창고 내부에 쌓아놓은 약용식물들은 봄과 가을에 자리를 옮겨 주면 장기적인 보관에 효과가 있다.

2) 기술적인 관리방안

① 약용식물을 보관 시 벌레에 피해를 입기 쉬운 것은 기술적 보관을 요한다.

② 뿌리를 이용하는 약용식물(미나리과, 오갈피나무과, 미나리제비과)과 과실, 종자, 꽃을 이용하는 약용식물 특히 창고명충나비에 의한 피해를 받기 쉬운 약용식물은 살충소독을 한

창고에 따로 보관해야 한다.

③ 창고 내의 온도와 습도를 자주 측정하여 결과에 따라 기동성 있게 대책을 세워 주어야 한다. – 살충대책, 통풍대책 등

(2) 충해예방

1)기계적 살충방법

① 가장기본적인 살충방법

② 벽, 마루, 포장용기의 겉면, 약용식물의 표면 등에 벌레를 손으로 잡거나 솔로 털어내어서 잡는 방법

③ 날아다니는 성충의 경우 포충망으로 잡는다.

2) 물리적 살충방법

– 해충의 생활에 맞지 않는 온도를 조성하여 해충의 번식을 막는 방법

– 건조기, 건열기, 과열 수증기 등을 이용하여 해충을 죽이는 인공적 고온살충법과 햇볕을 이용해 살충하는 자연적 고온살충법이 있다.

① 인공적 고온살충법 ; 건조기 및 가열기 내부에 약용식물을 넣고 60~70℃ 온도를 유지하여 1~2 시간 정도 살충하면 해충들이 전부 죽게 된다. 창고명충나비도 온도의 저항성은 강하지만 65℃에서 30분 이상이 지나면 대부분 죽게 된다.

② 자연적 고온살충법 ; 햇볕, 자외선, 적외선에 의해서 해충들이 열을 받아서 죽게 된다. 약용식물 겉면의 온도가 46~50℃ 정도 2시간이 되면 유충이 죽게 된다.

③ 저온 살충법 ; 낮은 온도에서 진드기나 곤충들이 발육속도가 줄어들면서 영양물의 섭취, 숨쉬기와 운동이 완만해지고 나중에는 체액이 얼어서 죽게 된다.

겨울에 명충나비를 비롯한 유충들이 얼어 죽게 되므로 바깥 날씨에 맞게 창고내의 온도를 낮추고 약용식물을 한 장소에 많이 쌓지 말고 헤쳐서 쌓거나 뒤집어 쌓으면 해충을 죽일 수 있다.

3) 화학적 살충방법

– 유황을 태워서 나는 아류산가스와 이류화탄소, 클고르피크린, 클로로포름, 디클로르에탄, 브롬메틸 등이 있다.

– 10℃ 이상의 온도조건에서 효과가 있으며 20~25℃에서 사용할 경우 효과가 매우 좋다.

– 밀폐된 장소에서 이용해야 하며, 실내에서 하는 경우 연기나 가스가 잘 **빠지도록** 강구해야 한다. 적은 양의 경우에는 밀폐된 함 안에서 소독한다.

① 유황 훈증법

Natural Medicinal Plant

- 유황을 연소하여 훈증 시에 발생하는 아류산가스를 이용해 살충
- 유황은 될 수 있으면 빨리 태워 연소시키는 것이 좋다.
- 아류산가스 : 자극성 냄새, 무색으로 물에 잘 녹음, 공기보다 2배 무거움. 쥐가 곤충 보다 먼저 죽게 된다.
- 유황 사용량 : 1m³ 당 70~100g
- 전초나 잎, 꽃을 이용하는 경우에는 색이 변질될 수 있으므로 소독하지 말아야 한다.
- 천궁, 강활, 택사, 독활, 천마, 현삼, 백출, 당귀 등에 살충효과가 크다.

② 이류화탄소 훈증법
  - 이류화탄소는 불쾌한 냄새가나며 무색의 맑은 액체로 휘발성이 강하고 공기보다 무겁다, 침투성이 매우 강하며 포장용기의 내부까지 침투되며 약용식물의 쉽게 침투하고 빠지는 성질이 있다. 부식성이 없고, 품질에 나쁜 영향도 주지 않는다. (이류화탄소 사용량 : 1m³ 당 60~100g)
  - 이류화탄소 사용량은 온도가 낮거나 용량이 많은 경우 사용량을 늘릴 수 있다.
  - 인화성이 강하므로 사염화탄소와 섞어서 사용하기도 한다.(1:3 혹은 1:6)
  - 연소성이 강하고 공기와 섞여진 증기는 여러 외부자극에 의해 폭발할 수 있으므로 담배 등을 조심한다.
  - 훈증시간은 15~20℃에서는 48시간, 20~25℃에서는 24시간 실시한다.
  - 훈증창고를 잘 밀폐시키고 약용식물을 쌓아 일정한 공간을 확보해야 한다

③ 클로르피크린에 의한 훈증법
  - 클로르피크린은 무색이나 연누른빛의 자극성 냄새나는 유동성 기름모양의 액체이다.
  - 물에 용해되지 않으며 공기 속에서 천천히 휘발이 된다.
  - 곤충에 대해 강한 살충효과가 있기에 약용식물 내부에 깊이 침투되어 살충 효과를 내지만 약용식물 내부로 부터는 느리게 소멸이 된다.
  - 사용법은 이류화탄소 사용법과 동일하다.
  - 클로르피크린 사용량은 1m³ 당 20~30g을 사용한다.
  - 훈증시간은 48~190시간이며 소멸기간은 보통 2~3일 걸린다.

(3) 곰팡이 제거

① 보관창고를 습기가 차지 않게 건조 상태를 유지한다.
② 보관창고의 청결을 유지시킨다, 자연건조가 되도록 통풍을 시킨다.
③ 곰팡이와 세균의 번식조건에서 온도보다는 습도가 더 중요한 요소이다.
④ 술이나 에틸알코올을 분무하면 효과를 본다.

⑤ 밀폐, 기밀포장을 하지 않았을 경우 자주 뒤집어 주는 방법이 있다.

3. 이용부위별 보관방법 　　　　　　✻✻✻

(1) 뿌리 및 뿌리줄기를 이용하는 약용식물

1)보관방법
 ① 통풍이 잘 되고 그늘지며 저온 건조한 장소에 보관한다.
 ② 얇게 깔아서 보관하며 많이 쌓아 두는 것은 좋은 방법이 아니다.
 ③ 여름철에는 자주 뒤집어서 벌레의 발생을 예방하고
 ④ 벌레 발생 시에는 화학적인 살충법으로 유황훈증법을 이용하여서 방제한다.
2) 종류
① 뿌리를 이용하는 약용식물 ; 감초, 고본, 도라지, 당귀, 더덕(양유), 만삼, 독활, 백지, 백하수
　오, 방풍, 작약, 지황, 황기 등
② 뿌리줄기를 이용하는 약용식물 ; 마, 맥문동, 반하, 삽주, 석창포, 지모, 천궁, 천마, 택사, 향부
　자, 둥글레, 치커리, 야콘 등

(2) (꽃)잎 및 껍질을 이용하는 약용식물

1)보관방법
① 건조가공 후 묶어 놓거나 광주리에 담아 통풍이 잘 되는 곳에 보관한다.
　계피는 나무상자에 담고 그 상자 안에 실리카겔 등 방습제를 넣어 밀폐 보관을 한다.
② 색과 맛의 유지가 최우선이며 나무상자에 포장 보관하는 것이 좋다. 곰팡이에 유의.
③ 여름에는 냉장창고에 보관하여 건조 상태를 유지하고 곤충 및 쥐의 피해를 방지해야 한다.

2)종류
① (꽃)잎을 이용하는 약용식물 ; 금은화,
　국화, 관동화, 홍화, 산초 등
② 껍질을 이용하는 약용식물 ; 두충, 목단 등

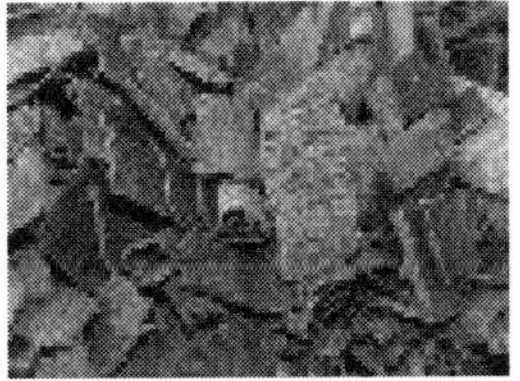

[두충]

Natural Medicinal Plant

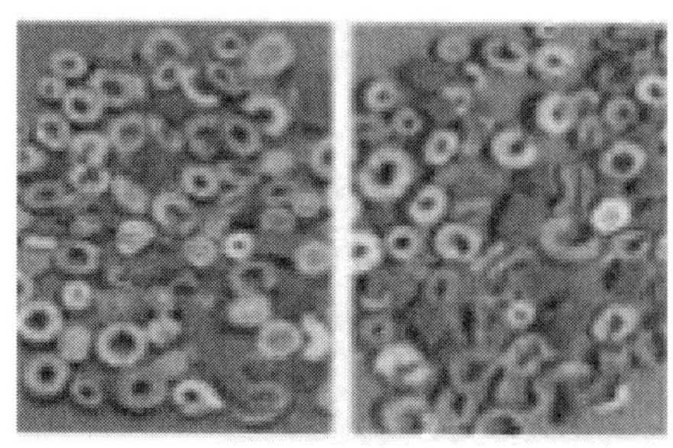

[목단; 국내산(좌)과 중국산(우)]

(3) 종자 및 과실을 이용하는 약용식물

1) 보관방법

① 쥐나 벌레의 피해를 막는 것이 매우 중요하다.

② 우기에는 습기와 높은 온도로 인해서 곰팡이가 잘 생기므로 주의해야 한다.

③ 곰팡이가 잘 발생되는 것 : 용안육, 행인, 도인, 오미자 등

④ 곰팡이가 발생한 경우는 뜨거운 햇볕에 잘 건조 후 솔질을 하여 털어 버리도록 한다.

2) 종류

① 종자를 이용하는 약용식물 ; 결명자, 산초, 의이인, 율무, 홍화, 도인 등

② 과실을 이용하는 약용식물 ; 구기자, 치자, 산수유, 용안육, 오미자 등

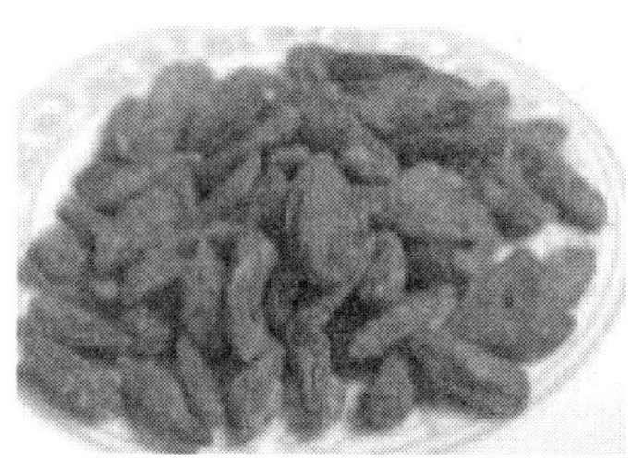

[구기자]

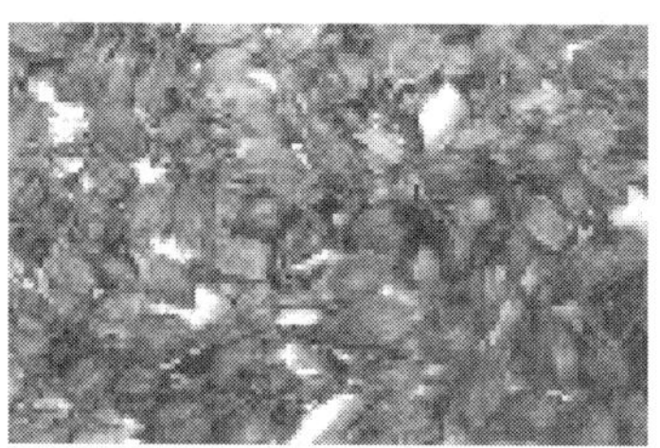

[치자]

4. 약용식물의 활용

제4과목

제1장 한방의 이해

제1절 한방적 사고

> ### 1. 한방의 기원　　　　　　　　　　　＊＊＊

동양에서 수 천 년 간 전해진 전통의학으로 한방(漢方)과 한방(韓方)을 함께 묶어서 동양의학이라고도 한다.

(1) 중국의 한방

① 한방의 기원 : 복희, 신농, 황제, 요순 등 전설적 인물들이 영향을 미쳤다

② 춘추전국시대 : 본격적인 이론과 기술을 갖추게 되었다.

　0 황제내경 : 한방에서 가장 오래된 서적, 한방의 경전으로 받아들여짐, 황제의 이름을 빌려서 명칭을 붙였다.

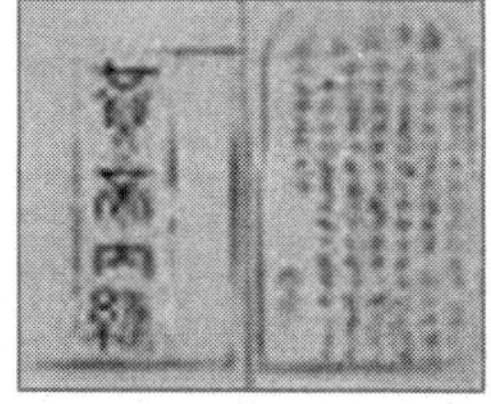

[황제내경]

☞ 내경(內經)이라고도 하며, 의학오경(醫學五經)의 하나이다.

중국 신화의 인물인 황제와 그의 신하이며 천하의 명의인 기백(岐伯)과의 의술에 관한 토론을 기록한 것이라 하나 사실은 진한(秦漢)시대에 황제의 이름에 가탁(假託)하여 저작한 것 같다.

이 책은 원래 18권으로 전반 9권은 소문(素問), 후반 9권은 영추(靈樞)로 구분된다. 소문은 천인합일설(天人合一說)·음양오행설(陰陽五行說) 등 자연학에 입각한 병리학설을 주로 하고 실제 치료에 대한 기록은 적다. 영추는 침구(鍼灸)와 도인(導引) 등 물리요법을 상술하고 있으며, 약물요법에 대하여는 별로 언급이 없다. 현존하는 내경으로는 당(唐)나라의 왕빙(王氷)이 주석(注釋)을 가한 24권본이 있으며, 이보다 앞서 수(隋)나라의 양상선(楊上善)이 편집한 《황제내경태소(黃帝內經太素)》 30권이 있었으나 소실되고 전해지지 않는다.

0 신농본초경 : 한약재의 기본서, 중국 최초의 약물에 관한 의학서적

☞ 양(梁)나라의 학자 도홍경(陶弘景)이 6세기 초에 교정(校訂)하여 《신농본초경》 3권으로 하고, 다시 주를 가하여 《신농본초경집주》 7권을 저술하였다. 후세의 본초서는 모두 이것을 조술

(祖述)한 것으로서, 송(宋)의 《증류본초(證類本草)》는 그 발전의 절정을 이루는 것이다. 맨 앞에 10조로 된 총론이 있고 이어서 365종의 약품을 상·중·하의 3(品)으로 나누어 각각 기미(氣味)와 약효(藥效)와 이명(異名)을 서술한 간단한 약물서이다. 현재 《신농본초경》은 명(明)나라의 노복(盧復), 청(淸)나라의 손성연(孫星衍) 등에 의하여 각각 재편집된 것이다.

③ 송나라 : 한방의 이론적인 발달을 이룩하게 되었다.

송나라 이전에는 처방을 중시하는 한방이 대중화가 이루어져 성리학의 발전과 더불어서 한방도 처방이나 침술과 같은 치료기술 뿐만 아니라 이론적인 면에 더욱 관심을 가져 한방의 이론적 발전을 가져오게 되었다. 음양오행설이 나타나 한방의 체계가 과학적으로 정립되기 시작하였다.

④ 금원시대 : 한방의 전성기(전쟁과 전염병으로 인한 해결책으로)를 맞이함.

금원사대가 출연 : 유하간, 장자화, 이동원, 주단계의 4인을 칭한다.

⑤ 명나라 ~ 청나라 : 온병학(溫病學)이라는 새로운 한방분야가 나타난다.

온병(溫病)이란 현대 열성 전염병을 포함한 급성병을 가리키며 온병학은 과거 이론을 바탕으로 전염병을 해결하여 일익을 담당하게 되었다.

2. 우리나라의 한방의 기원   ✳✳✳

① 기원은 일본서기에 나타난 기록에서 고구려 평원왕 3년 중국 오나라 지총이 내외전, 약서, 명당도, 등 164권을 지니고 고구려를 거쳐 일본에 귀화

  0 내외전 : 황제내경과 외경 등의 의서

  0 약서 : 신농본초경과 명의별록

  0 명당도 : 침과 뜸에 관한 저서

② 백제 : 중국 남북조 시대의 여러 나라로부터 의서를 수입하였는데

백제신집방에 기록 되어 있다.

③ 고려 : 우리나라 실정에 맞는 의학서적을 수립하고자 노력한 시기였는데 이론적인 발전은 미비하였으나 약재와 처방에는 많은 성과가 있었다.

④ 조선 : 고려시대의 의학지식을 정리, 종합하여 새로운 이론으로 정립하였다.

  0 향약집성방 : 고려시대에 저술된 우리나라 처방의서들의 내용을 종합 정리

  0 동의보감 : 허준이 선조의 명으로 저술, 금원사대가의 이론을 수렴, 역대 의서들을 총괄

하여 중국에 역수출되기도 하였다, 우리나라 한의학(韓醫學)의 시초가 되었으며 한국의 한방이 독자적인 지위를 누리는 계기가 마련되었다.

⑤ 조선 말 : 이제마의 사상체질이론, 우리나라 한방의 새로운 전기를 마련, 각 체질에 따라 독특한 병리를 설명하고 치료방법을 제시하였다.

3. 한방과 양방의학　　　　　＊＊＊

① 양방 – 병명이 그 해부학적인 부위의 이름이 붙게 되는 데. 이는 해부학적인 지식을 기초로 하여 인체의 기능이나 질병을 설명함
- 질병이란 것을 인체의 어떤 주위에 변화가 생겨 나타나는 것으로 보고 치료도 그 부위에 대해서 시술하기 때문에 치료 시 병이 발생한 내장이나 각 기관에 유효한 성분이 있는 약을 처방한다.

② 한방 – 인체를 하나로 된 것으로 보고 각각의 장기와 조직들이 유기적으로 작용하는 것으로 판단 질병이란 인체가 어떤 원인에 의해 변화를 일으키는 것으로 본다.
- 형태상의 변화나 검사 수치상의 변화가 없이도 자각 증상만으로도 충분히 징후가 나타난다고 보는 것이다.
- 근본적으로 인체의 각 장부의 생리적인 부조화를 회복시켜서 균형을 잡아 근본적으로 치료하는 것이 큰 장점이다.
- 음양허실(陰陽虛實)을 인체의 기본적인 생명현상으로 간주하고 이를 가려내는 것을 근본으로 하고 있다.

제2절 음양오행

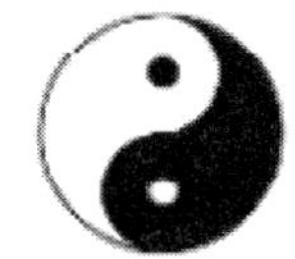

1. 음양오행의 기원　　　　　＊＊＊

① 자연철학적인 사상을 기원으로 하는 고대 중국의 세계관의 하나
② 음양설과 오행설은 다른 사상이나 전국시대 말기 이후 융합되어 음양오행설이 됨.
③ 음양설 : 음양이기의 소장에 의해 만물의 생성과 변화를 설명하는 사상

④ 오행설 : 고대인의 생활에 필요한 5가지 소재한 즉 민용오재의 사상에 기초한 설이다.

⑤ 과학사에서 본 음양오행설은 미숙한 수법이기는 하나 일상경험으로부터의 귀납에 의해 성립한 것으로, 당초에는 자연과 그 속에 존재인 인간을 이해하기 위한 일종의 소박한 과학적 가설이었으며 고대 그리스의 자연과학에 필적하는 것이다.

⑥ 음양오행설은 한방의 기초이론의 중요한 부분이다.

⑦ 한방의 자연관과 인체의 생리와 병리에 대한 인식과 아울러 진단, 치료, 약물 등에 대한 이해는 모두가 음양오행을 가지고 설명할 수 있다.

⑧ 음양오행론은 한방사상이라기 보다는 자연철학에 가깝다고 볼 수 있다.

2. 음양오행을 알아야 하는 이유　　　✳✳✳

① 한방의 기초이론의 중요부분이다. 한방의 자연관과 인체의 생리와 병리에 대한 인식과 아울러 진단, 치료, 약물 등에 대한 이해를 설명할 수 있다.

② 자연현상 전체의 일반규율을 정확히 이해할 수가 있다.

③ 풍부한 의료실천과 결부되어 한방에 독특한 이(理), 법(法). 방(方), 약(藥)의 이론

3. 음양　　　✳✳✳

(1) 음양의 기본개념

① 외양적이고 밝고 높고 확산하며 활동적이고 단단한 기운을 양이라 하고, 내향적이고 어둡고 낮고 움츠러들며 정지해 있고 부드러운 기운을 음이라 한다. 양상(mode)을 기술하는 개념에 가깝다.

② 음양학설은 자연계의 모든 사물을 2가지 속성으로 보는 것이다. 대립과 통일의 상호 의존과 더불어 여러 관계를 형성한다.

③ 동양의 자연 철학사상에 근거를 둔 것

④ 자연계 사물의 변화를 음과 양으로 나누고 어떠한 사물이라도 그 내부에는 음적인 면과 양적인 면을 공유함으로써 인식한다.

☞ 음과 양의 구별

[음(陰)] 땅, 날, 밤, 여자, 아내, 불, 바다, 가을, 겨울, 짝수, 작다, 짧다, 어둡다, 춥다(한증), 검다, 약하다, 느리다, 좁다, 낮다, 음지, 오장

[양(陽)] 하늘, 태양, 낮, 남자, 남편, 불, 산, 봄, 여름, 홀수,
크다, 길다, 밝다, 덥다(열증), 희다, 강하다, 급하다, 넓다,
높다, 활동

(2) **음양의 관계**　　① 의존
　　　　　　　　　② 대립
　　　　　　　　　③ 소장
　　　　　　　　　④ 전화

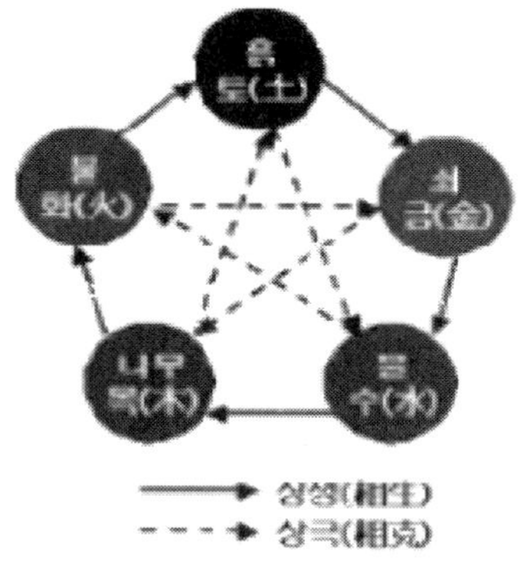

---

4. 오행　　　　　　　　　　　　　　　　　✳✳✳

① 오행은 목화토금수(木火土金水)를 말한다.
② 서경의 홍범에 처음 본격적으로 등장 – 인간의 삶에서 중요한 물질적 기초 의미를 지니지만
　　세월이 지나면서 우주만물의 기본적인 구성 요소의 의미를 지니게 되었다.
③ 오행을 정태적으로 이해해서는 곤란하며 상호활동, 작용하는 힘으로 간주하는 편이 좋다.
④ 오행사이의 관계에서 상생과 상극이 있다.
　 0 상생(相生) : 목생화, 화생토, 토생금, 금생수, 수생목으로
　　　순서는 목화토금수이다.
　 0 상극(相剋) : 혹은 상승(相勝)이라 하며 수극화, 화극금, 금극목, 목극토, 토극수를 말하며
　　　　　　　그 순서는 수화금목토이다.
⑤ 고대 중국인은 음양의 원리를 바탕으로 자연계의 변화가 일정한 규율과 내재관계를 갖고 있다
　　는 것을 근본으로 목, 화, 토, 금, 수라는 5가지 요소(속성)를 선택해 오행이라고 했다.
⑥ 고대 철학이론이며 고대인의 물질, 속성 및 상호관계에 대한 인식의 범주에 속한다.
⑦ 한방에서 오행학설은 고대의 소박한 유물관, 자연발생적 변증법의 사상방법과 의학의 실천이
　　결합하여 생긴 산물, 오(五)는 목화토금수의 다섯 종류의 사물을 행은 운동(변화)을 말한다.
☞ **오행의 학설** : 다섯 가지 속성을 가지고 인체의 장부기관과 관련시켜 다시 오장을 중심으로 하
　　　　　　　여 상생, 상극, 상모의 이론을 운용시켜 생리현상과 병리변화를 설명하고 그것에
　　　　　　　의하여 임상경험을 총괄하는 것이다.
　　목의 성질 – 물에 뜨며 나무가 휘는 것을 보고 바람을 알고 쉽게 불에 탄다.
　　화의 성질 – 뜨겁고 정열적이고 적극적이며 위로 올라가는 성질이 있고 물에 약하다
　　토의 성질 – 어머니 같아 자애롭고 에너지원을 의존한다.
　　금의 성질 – 강하나 불에 녹으며 나무를 쓰러뜨리는 것은 쇠로 만든 도끼다.

수의 성질 – 차고 생명이 탄생하는 기원이다. 나무는 물을 공급받아야 자랄 수 있다.

(2) 오행의 관계

1) 상생관계

어느 하나의 사물이 다른 사물에 대하여 촉진, 유발, 자생 작용을 하는 것, 즉 서로 도움을 주는 관계를 말한다. "상생" 은 상호지지, 촉진, 조장을 말하고 오행의 상호 협동하는 면이 있음을 말한다. 목은 화를 생하고, 화는 토를, 토는 금을, 금은 수를, 수는 목을 생한다는 것이다.

2) 상극관계

하나의 사물이 다른 사물에 대해 그 생장과 기능을 억제하고 제약하는 작용을 하는 것, 즉, 일방적으로 한쪽을 억제하는 것을 말한다. "상극" 은 상호제약 또는 극복을 말한다. 즉 오행의 상호 길항하는 면이 있음을 의미. 목은 토를 극하고, 토는 수를, 수는 화를, 화는 금을, 금은 목을 극하게 한다는 것.

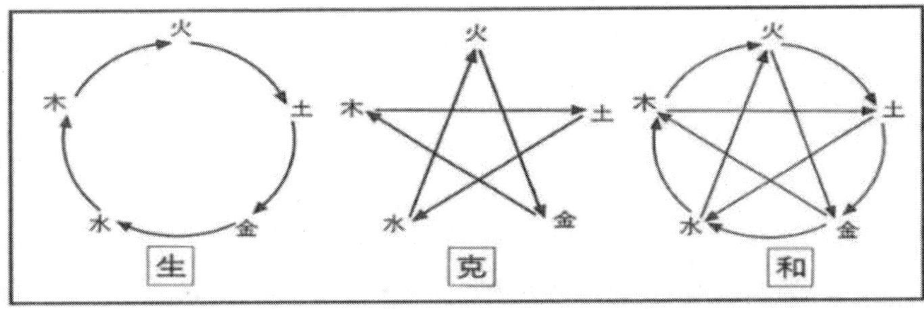

[그림; 상생과 상극]

3) 오행일람표

구 분	목(생성)	화(분열)	토(조율능력)	금(통합)	수(생명)
방위	동	남	중앙	서	북
계절	봄	여름	장하	가을	겨울
4대눈	동대문	남대문	중궁	서대문	북대문(숭지문)
사단	인	예	신	의	지
색	청	적	황	백	흑
동물	청룡	주작		백호	현무
오관	눈(근육)	혀(혈액)	입(살)	코(털)	귀(뼈)
맛	신맛	쓴맛	단맛	매운맛	짠맛
짐승	들짐승	산짐승	사람	갑각류	어류

제3절 표리론, 허실론, 한열론

1. 표리론(表裏論)　　　　　　　＊＊＊

① 정의 ; 내측의 깊숙한 곳에서 발현하고 있느냐 아니면 병증이 외측에 가까운 곳에 있느냐, 판단하는 아주 중요한 이론으로 발병 진행의 시간경과에 따라 병의 정도와 깊이를 진단하는 것이다.

② 의미 ; 표(表)는 몸의 표면에 가까운 피부나 근육 또는 관절부위 즉 오관을 의미

◉표증(表症) : 위나 장에 염증과 출혈로 인한 복통, 땀, 열 등 내부 장기의 병변이 인체 겉 표면에서 나타나는 증상

0 리(裏) : 소화기 등 몸의 깊숙한 부위를 의미한다.

◉리증(裏症) : 출혈, 설사, 구토 등의 증상을 의미. 내부 장기로부터 시작하여 직접 장기의 삼출액이나 분비물 등이 밖으로 나온 것을 말한다.

0 반표반리 : 표와 리의 중간부위를 의미하는 데 폐, 횡경막 부위가 해당된다.

0 병의 진행 과정 :　표(表)　▶▶　반표반리　▶▶　　리(裏)

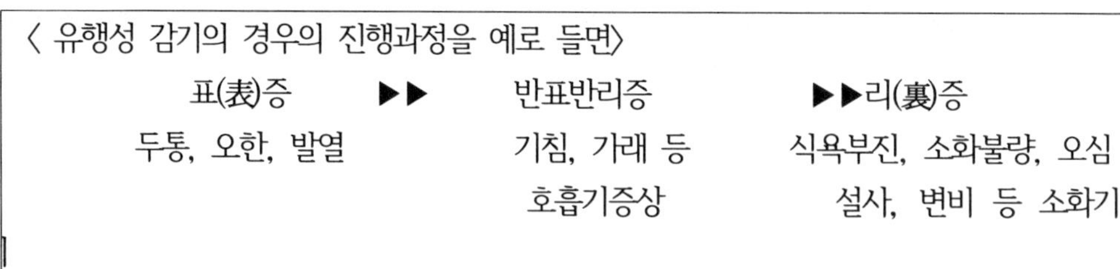

0 병의 치료과정

◉표(表) : 땀으로 배출해서 치료 / ◉리(裏) : 설사, 구토로 치료

반대로 표(表)에 있는 병을 설사시키면 표(表)에 있는 병이 몸속 깊이 들어가게 된다

– 질병의 표리인식은 매우 중요하다

0 표리인식의 중요성 ; 병증의 암시기능을 가진다. 인체의 겉 표면에 나타나는 색상이나 기타 피부이상 형상은 내부 장기의 질병이 존재하고 있음을 암시하는 장소이기도 하다. 예로 눈의 충혈, 황달이 들면 간이 안 좋다는 신호이고 귀에 소리가 나거나 안 들리는 현상은 신장의 기운이 부족하다는 암시이다.

2. 허실론(虛實論)　　　　＊＊＊

① 정의 ; 병의 현 시점에서 체력의 실질적인 충실도를 나타내는 질적 허실론과 병이 발생한
　　인체의 증상을 나타내는 병적 허실론이 있다, 오늘날 허실론은 병적 허실론을 의미한다.
② 의미
　0 질적 허실론 – 체력에 여유가 있는 경우를 실증(實證)이라 함

허실은 단지 체격만으로 분류되는 것은 아니고, 키가 크고 체격이 좋으면 대체로 실증이 많으나
맥이 약하고 복부의 긴장력이 없으며 목소리가 작은 경우 대체로 허증(虛證)이다. 실증인 경우가
허증인 경우보다 언제나 강한 것은 아니다. 오늘날 질적 허실론은 무시당하는 경우가 많다.

0 병적 허실론 – 미열이 나면서 기운이 없고, 통증이 은은한 상태를 허증(虛證)이라 하며, 고열이
　　발생하며 격심한 통증을 일으키는 상태를 실증(實證)이라 한다.　치료 면에서 보(補)와 사(瀉)
　　로 구분되는 데 보(補)란 부족함을 채워 넣는다는 의미로서 정기의 부족을 돕는 것이고, 사
　　(瀉)란 남는 것을 땀이나 대변으로 버린다는 의미이므로 인체 내의 사기를 땀이나 대변으로 빼
　　내는 것을 말한다.

3. 한열론(寒熱論)　　　　＊＊＊

① 정의 ; 몸이 열(熱)한지 또는 냉(冷)한지 하는 것으로 인체가 생리적으로 느끼는 한열(寒熱)
　　의 개념으로 체온계에 나타나는 온도의 변화를 위미하는 것이 아니라, 체온이 높더라도 한을
　　느끼면 한에 속하고 체온이 낮은 경우라도 환자가 열을 느끼고 호소하면 열에 속하는 것으
　　로 인식하는 것이다.
② 한(寒)과 열(熱)은 두 가지로 구별할 수 있는 데 하나는 질병의 원인으로서의 작용이고 다른
　　하나는 질병의 증상으로서의 작용이다.

제4절 장부론

1. 장부론의 의의　　　　＊＊＊

동양의학의 장부론은 해부학에 중심이 되기보다는 몸의 생리현상과 증후(症候)를 기초로 한 학문이어서 장기의 해부학적 위치와는 다소 상이하나 지식적 결함보다는 현상을 더욱 중시한 결과이다.

(1) 장부의 정의

1) 오장육부(五臟六腑) ; 인간이 생명을 유지하고 활동하는데 중요한 기관들, 즉 체내에 존재하는 장기를 의미한다. 사람의 내장은 맡은 일에 따라 아래와 같이 오장육부로 분류 - (5)장 : 간, 비, 신, 심, 폐, 심포 /- (6)부 : 담, 대장, 소장, 방광, 위장, 삼초

2) 심포(心包)와 삼초(三焦) ; 어떤 장기를 지칭하는 것이 아니라 무형적인 기능을 명명한 것으로 조절기능을 나타내는 추상적인 개념이다. 상호 표리관계에 있다.
① 심포 : 심장을 싸고 있는 보자기
② 삼초 : 우리 몸에 있는 열을 만드는 열원, 순환계의 보호를 담당하는 역할
　　　0 상초 - 호흡기관(심장, 폐장), 전신에 피를 순환시키는 작용
　　　0 중초 - 소화기관(위, 비장), 기를 돌려서 폐경에서 시작되는 경맥에 공급하는 작용
　　　0 하초 - 비뇨생식기관(간장, 대장, 방광, 소장, 신장), 대소변의 분별과 배설을 주도

(2) 장부의 음양오행

인체의 장부는 음과 양으로 나누어지며 또한 이들 장부는 다음과 같이 오행에 성속(性屬)되어있음으로 장부의 대충의 상관관계를 엿볼 수 있다.

〈 장부의 음양오행〉

오행(五行)		목(木)	군화(軍火)	상화(相火)	토(土)	금(金)	수(水)
음(陰)	오장(五臟)	간(肝)	심(心)	심포(心包)	비(脾)	폐(肺)	신(腎)
양(陽)	육부(六腑)	담(膽)	소장(小腸)	삼초(三焦)	위(胃)	대장(大腸)	방광(膀胱)

(3) 장부 간의 상관관계

① 위장과 비장 ; 위에 이상이 있으면 위와 표리관계에 있는 비장의 작용이 나빠지고 손과 발의 동작이 자유롭지 못하게 된다.
② 폐와 위장 ; 공기의 흡입력이 약하면 위장을 통해 흡수되는 영양분을 에너지화 하는데 불균형을 초래하여 신진대사에 장애가 온다.
③ 간장과 대장 ; 대장이 나쁠 때 순환경락인 간경을 다스려 간 자체의 강화뿐만 아니라

대장까지도 강화시키는 효과를 거둘 수 있다.

④ 비장과 소장 ; 비장에 이상이 생겼을 시에는 소장을 사하여 씻어내야 하므로, 소장이 아플 때
   에는 비장을 자윤시키는 약을 복용해야 한다.

⑤ 폐와 방광 ; 폐는 방광의 수액을 청결하게 해주고 방광은 기를 깨끗이 해 주는 기능을 가지고 있다

⑥ 신장과 삼초 ; 신장이 병들면 삼초를 조화시켜야 하며 삼초에 이상이 오면 신장을 서
   둘러 보해야 한다.

⑦ 증세의 전이 ; 인체의 작용이나 장기 및 각 부위가 유기적으로 연관되어 있다.

 0장기의 병 : 심장의 병은 폐로 폐의 병은 간장으로 간장의 병은 신장으로 신장의 병은 비장으
   로 옮겨지는 쉬운 경향이 있다.

 0부장기의 병 : 장기가 약한 쪽으로 이전하는 경향으로 심장에서는 비장으로 비장에서
   폐장으로, 폐장에서 신장으로, 신장에서 간장으로, 간장에서 심장으로 이전
   된다. 담력이 강한 사람은 심장이 강하다고들 하는 데 심장은 담낭과 서로
   연관되어 있기 때문이며 심장이 약해 고통스럽고 걱정하는 자가 피로를 느
   낄 때 담낭을 완화시키고 다스릴 필요가 있다. 내장은 그 자체의 장기 하나에
   그치는 것이 아니고 전 내장기관에 연관되어 있어서 진단을 내릴 때 중요하다.

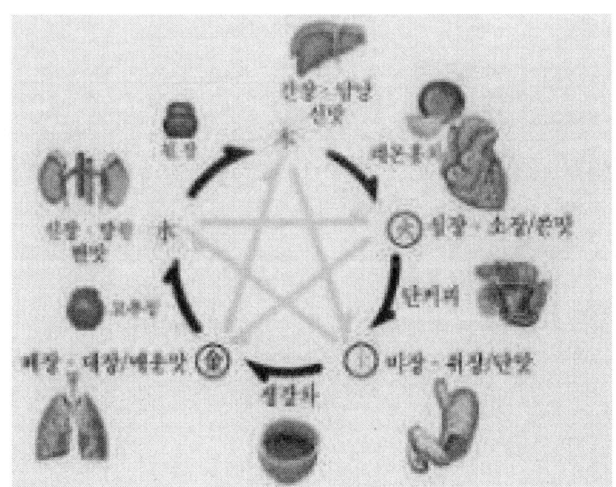

[인체의 오행]

(4) 장부와 오관과의 관계

오관이란 눈, 혀, 입, 코, 귀, 입 을 나타낸다.

귀와 눈, 입과 음기, 혀나 항문 등이 나쁘다면 이 기관에 연관된 내장기나 순환경로 또는 전신
의 어느 부분에 결함이 나타난다는 것을 알게 되는 것이다.

Natural Medicinal Plant

1)눈(目) - 간장과 관계가 있다.
- 한기가 돌면서 열도 나게 된다.
- 구역질이 나면서 설사를 하기 쉽다.
- 눈에 황색이 돈다.(황달증세)
- 의지가 약해지면서 결단력이 부족해진다.
- 여성은 요통이 오면서 하복부가 당기기도 한다.
- 성기에 통증이 오고 정력도 떨어진다.

2) 혀(舌) - 심장과 관계가 있다.
- 태가 끼면 위장장애가 온다.
- 팔에서 팔꿈치, 손에서 손끝까지 저리고 아프다.
- 손가락, 얼굴이 화끈거린다.
- 눈이 노래지고 가슴이 뛴다.
- 가슴과 옆구리가 결리고 통증이 나타난다.

3) 입(口) - 비장(췌장)과 관계가 있다.
- 비장(췌장)은 체내의 당의 소화를 촉진시키는 인슐린을 분비한다.
- 구역질과 트림
- 명치나 위 근처가 아픔
- 이명증이 자주 나타남
- 몸이 나른하거나 불면증이 나타남
- 설사증이 나면서 변비증세가 생긴다.
- 무릎이나 넓적다리가 붓는다.
- 혀가 굳어진다.

4) 코(鼻) - 폐장과 연관된 기관
- 가슴이 답답하면서 기침이 자주 난다.
- 목소리가 가냘퍼진다.
- 팔에서 손목까지 저리고 아픔, 손바닥이 화끈거린다.
- 입이 마르고 얼굴이 화끈거림
- 가슴이 뛰고 기력, 박력이 없어 짐
- 피부에 윤기가 없고 까칠하며 하얗게 됨

5) 귀(耳) - 신장과 연관된 기관
- 입안이 마르고 화끈거림
- 관절에 통증으로 고통이 따름

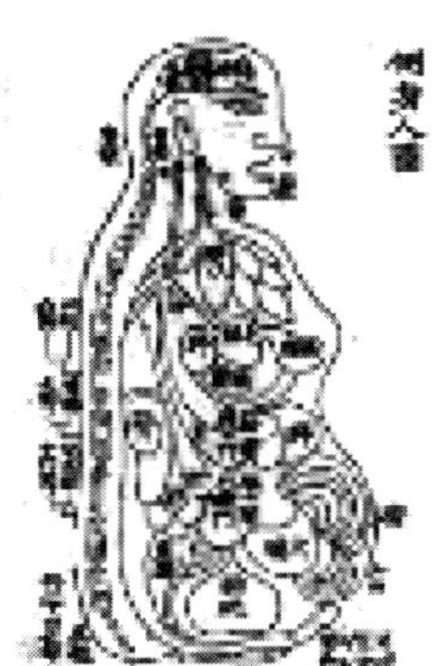

        – 허리를 못 쓰거나 정력이 떨어짐
        – 목구멍이 붓고 숨이 답답함
        – 설사가 쉽고 몸에 활력이 없음
        – 얼굴이 검게 되고 윤기가 없음
6) 항문과 성기
        – 온몸이 무겁고 나른해지고 붓게 되며 부종도 따른다.
        – 허리에 통증이 오거나 정력이 떨어진다.
        – 현기증이 일어남
        – 배가 고파도 식욕이 없다.
        – 입안이 마르고 화끈거린다.
        – 숨이 답답하다.

2. 오장　　　　　　　　　　　　　　＊＊＊

(1) 심(心)

 – 심을 대표하는 장기는 심장으로 온몸에 혈액을 순환시키는 기능을 한다.
 – 심장의 기능은 영양분을 온 몸에 배급하고 산소를 공급하여 체온을 유지하고 동력을
   제공한다.
 – 심장의 부가기능 : 정신작용 예: 공포, 분노, 환희 시 심장박동 증가
 – 심장활동이 건강한 사람은 정신도 건강하다.
 ① 심주신명(心柱神明), 군주지관(君主之官)
   심은 인체의 생명활동의 주재자, 장부 중에서 가장 중요한 지위를 차지
 ② 심주혈맥(心柱血脈), 심지화재면(心之華在面)
   맥은 오체의 하나, 맥의 작용은 혈액을 둘러싸고 있으며 혈액을 전신에 끊임없이 순
   환하게 하는 작용을 한다.
 ③ 심개규우설(心開竅于舌)
   혀에는 심의 생리적 변화와 병리적 변화가 나타난다, 혀는 심장에 이상이 있을 시
   혀에 그 징후를 나타내므로 심의 진단에 많은 도움이 된다.

(2) 폐(肺)

 – 역할 : 폐는 기(氣)를 주관한다.(폐가 공기 곧 기체를 호흡한다는 것으로 해석한다.)

Natural Medicinal Plant

- 기(氣)란 생기, 원기 등 생명체의 동력을 의미한다.
- 기능 : 폐는 혈액의 탄산을 제거하고 다시 산소를 주어서 신선한 피가 되게 한다.
- 심장에 들어 온 정맥피는 폐동맥을 통해서 폐에 보내진다.
- 폐에서는 폐정맥을 통해 심장으로 다시 보내 온몸을 돌게 한다.
- 외호흡 : 폐가 정맥피의 탄산을 배출하고 산소를 섭취하여 동맥피를 만드는 것 의미
- 조직호흡 : 조직에서 동맥피 중에 있는 산소를 섭취하고 탄산을 그 대신 혈액에 주어서 정맥피를 만드는 것을 의미한다.

① 상부지관(相傅之官) ; 폐가 심을 잘 도와 혈액 순행을 조절하고 기혈을 온화하고 순하게 하며 오장을 협조한다.
② 폐주피모(肺主皮毛) ; 피부를 보호하는 양기가 분포되어 있는 곳으로 기온의 변화에 따라서 체온을 조절한다.
③ 폐개규우비(肺開竅于鼻) ; 폐는 호흡을 주관하고 코는 호흡이 출입하는 곳이기 때문에 폐의 생리, 병리변화는 비에 영향을 미친다.
④ 폐주인후(肺主咽候), 성음(聲音), 목구멍은 폐관의 출입구이며 폐기가 드나드는 통로이다, 폐는 발성의 원기이며 목구멍의 출입구이다.

(3) 간(肝)

- 역할 : 암모니아에서 요소를 만들어내는 곳이다.
- 목적 : 단백질 대사 시 생기는 해로운 암모니아를 해가 없는 화학물로 변하게 하기 위함이다.
- 기능 : 소변을 주관, 적혈구를 파괴하고 생성하며 담즙을 분비하고 해독작용을 하며 자양분을 저장한다.
- 투쟁정신 : '대담하다' 하는 말은 투쟁과 간의 연관성을 의미한다. 분노의 감정은 간에 속한다.

① 간장혈(肝臟血) ; 간이 혈을 저장하고 순환혈량을 조절하고 있음을 설명한 것이다.
② 간주근건(肝主筋腱) ; 간은 근건 및 그 운동과 동일한 관계를 맺고 있다.
③ 간지화재조(肝之華在爪) ; 손톱, 발톱의 두꺼운 정도 및 그 색깔 등으로 간 건강을 알 수 있다.
④ 간개규우목(肝開竅于目) ; 급성안질로 눈이 벌겋고 부어오르는 증상은 간화가 상승하기 때문
⑤ 간장군지관(肝臟軍之官), 侮慮出(모려출) ; 간은 외부로부터 들어오는 모를 방어하고 대책을 강구하며 병사에 저항하는 기능이 있다

(4) 비(脾)

- 역할 : 소화와 영양을 맡는다. 만물을 길러내는 흙에 비유한다.
- 비장 : 적혈구를 파괴하고 생성, 백혈구를 생성하고 파괴시키고 요산을 생성.

비장이 병에 걸릴 경우 부풀어 오르는 이유는 비(脾)가 다량으로 세포를 생성시켜서 병원체에 대항하게 하는 것으로 본다.

- 췌장 : 췌액이라는 알칼리성(염기성) 소화액을 분비한다.

위액과 담즙은 산성소화액이고 췌액은 염기성 소화액으로 서로 알맞지 않으면 소화불량이 생긴다. 간의 산성 소화액이 비의 염기성 소화액보다 훨씬 더 많이 분비되어 소화불량이 생기는 것을 '나무가 흙을 이긴다.' 라고 한다.

* 췌장을 비(脾)에 속하게 한 이유

0 비는 소화를 맡았는데 췌장은 소화액을 분비

0 단맛은 비에 소속된 맛인데, 탄수화물 곧 당류를 동화시키는 것은 췌장이다. 당뇨병은 췌장에 관계된 병이라고 할 수 있다.

0 비와 간의 작용이 서로 대립되어 있는데 그 까닭은 담즙의 산성과 췌액의 알칼리성이 대립하는 사이기 때문이다.

0 비와 신의 작용이 서로 대립되어 있는데 그것은 부신(내분비)과 췌장(내분비)간의 상호 억제작용을 가리키는 것이다.

0 한방에서 '비를 보호하는 것은 신을 보호하는 것만 못하다' 라고 하는 사람도 있고 거꾸로 '신을 보호하는 것은 비를 보호하는 것만 못하다.' 라고 말하는 사람도 있다. 즉, 소화가 잘 되면 모든 병이 없어진다는 주장과 정력이 왕성해지면 자동적으로 건강하게 된다는 주장이 맞선다.

① 비주운화(脾主運化) ; 곡비의 주요기능의 하나는 수곡의 정기를 전화하여 인체의 구석구석에 운송하는 작용

② 비주수습(脾主水濕) ; 수습(水濕, 몸에 좋지 않는 수분)을 전화하고 주관하는 작용을 하고 있다.

③ 비통혈(脾統血) ; 생리적으로 혈액을 통활하는 기능을 가지고 있다.

④ 비주사지기육(脾主四肢肌肉) ; 살의 생성은 주로 수곡(水穀)의 정기공급에 의존하는 것이다.

⑤ 비개규우구(脾開竅于口), 비지화재순(脾之華在脣) ; 비의 생리 및 병리변화는 입, 입술과도 밀접한 관계가 있다.

(5) 신(腎)

- 역할 : 소변을 뽑아내는 기능
- 기관 : 대뇌하수체, 갑상선, 부갑상선, 흉선, 부신, 생식선, 섭호선
- 기능 : 원기와 정력을 증강시키는 작용을 한다.

우리가 사람의 생활을 생명활동이라 할때 영양(개체보전), 투쟁(목적달성)은 간, 생식(생명연장)은 신이라고 할 수 있다.

① 신장정(腎藏精) ; 오장육부의 정을 저장하는 기능, 생식방면의 정을 저장하는 기능

② 신주성장발육(腎主成長發育) ; 부모의 선천적인 정기를 이어 받은 것

③ 신주명문화(腎主命門火) ; 명문의 화를 상화라고도 칭한다.

④ 신주골수(腎主骨髓) 및 통뇌(通腦) ; 골과 수의 생장발육은 신장과 일정한 관계가 있다.

⑤ 신개규우이(腎開竅于耳) ; 신이 허하면 이명 등의 증상을 나타낸다.

⑥ 신지화재발(腎之華在髮) ; 신기의 성쇠는 모발과도 직접 관계가 있다.

⑦ 신주수습(腎主水濕), 신개규이음(腎開竅二陰) ; 신은 하부에서 이음에 개규 즉, 열린다.

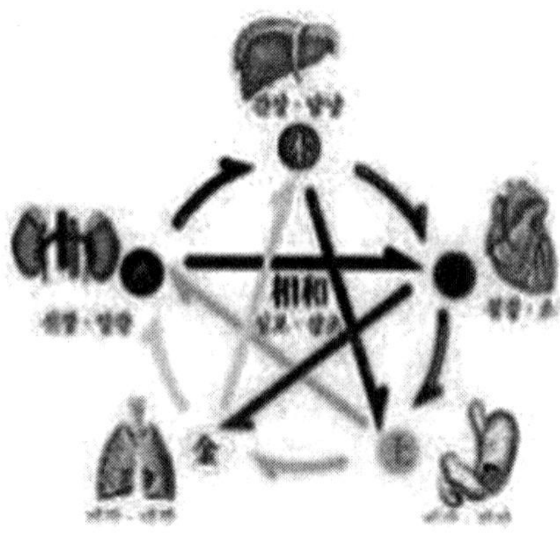

[오행상생상극도]

3. 육부 ✳✳✳

(1) 담(膽)

담낭은 간 틈에 붙어 간장의 분비물인 담즙을 저　장한다.

① 담중정지관(膽中正之官), 담주결단(膽主決斷) ; 담이 인간의 사유 활동 범위에서 중요한 역할을 담당하고 있다.

② 담청정지부(膽淸淨之府) ; 담은 육부의 하나지만 다른 오부와 다르며 탁하지 않다.

(2) 위(胃)

역할은 소화기중 가장 중요한 것으로 영양을 공급하며 기능 음식이 들어가면 위액을 분비하여 각 소화기관에 신호를 주며 음식물의 섭취량을 결정한다.

(3) 대장(大腸)

① 역할 : 소장 내용물을 받아서 그 중에서 흡수하고 찌꺼기를 대변으로 배설한다.

② 기능 : 수분을 흡수하고 가스를 발산한다. 수송을 담당하고 잔여 음식물의 폐기물을 정기적으로 체외로 배출시킨다.

(4) 소장(小腸)

① 역할 : 소화된 영양분을 흡수함

② 심장과 밀접한 관계가 있다. 심장이 피로하면 반드시 소변 색이 노래지고 소변보기가 힘들어진다.

(5) 방광(膀胱)

① 역할 : 신장에서 보내는 소변을 몸 밖으로 보낸다.

② 기능 : 진액을 저장하는 것을 주관한다.

(6) 삼초

역할은 작용 곧 현상으로 드러날 뿐 그 기관을 포착하기가 힘들다.

〈명문(命門)의 작용〉　◉ 삼초(三焦) – 기관운전 – 적극적 양

◉ 심포(心包) – 고장방지 – 소극적 음

① 상초여무(上焦如霧) ; 상초가 다기 즉, 폐는 기를 관장하며, 흉중은 기해를 이룬다.

② 중초여구(中焦如口) ; 수곡을 운화하고 기, 혈, 진액을 활성화하여 전신을 자양하기 때문이다.

③ 하초여독(下焦如瀆) ; 나가는 것을 관장할 뿐 들어오는 것은 관장하지 않음

제5절　병인(病因)

---

1. 육음(六淫)　　　　　　　　　　***

---

(1) 정의

만물이 성장하기 위한 조건인 육기는 인체에는 아무런 해가 없으나 인체의 정기가 부족하고 저항력이 떨어진 경우, 자연환경에 적응하지 못한 경우, 이상한 기후 변화의 경우 등으로 질병을 일으키는 원인이다. 육기란 풍(風)· 한(寒)· 서(暑)· 조(燥)의 사계의 주기에 습(濕)과 화(火)를 보충하여 여섯 가지의 기후를 말한다.

(2) 육음의 성질

① 풍(風) : 봄의 주기이며 양사이며 움직이고 머무르지 않으며 위로 밖으로 향하고 아픈 곳도 정해지지 않고 진행방향이 없는 특징이다.

② 한(寒) : 겨울의 주기이며 다른 계절에도 나타나고 고요하고 아래로 안으로 향하는 특징이 있으며 엉겨 붙어 움직이지 않아 병의 부위가 고정된 것이 특징이다.

③ 서(暑) : 여름의 주기이며 뚜렷한 계절성을 지니고 양사로서 염열한 성질을 가진다.

④ 습(濕) : 장서의 주기이며 장부, 경락, 관절 등의 부위에 머물러 기의 운행을 저해하고 양기를 손상시켜 중탁하고 아래로 향하며 정류하는 성질을 가진다.

⑤ 조(燥) : 가을의 주기이며 가을이 청명하여 오래토록 비가 없고 추양이 쪼일 때 사가 들어오는 온조(溫燥)와 늦가을에 찬 기운을 받아 사에 걸리는 양조(凉燥) 두 가지가 있다

⑥ 화(火) : 양사로서 쉽게 기와 잔액을 손상시키고 뜨겁고 위로 올라가므로 화사가 침범하면 주로 인체의 두면부에서 많이 발생한다.

2. 칠정(七情)　　　　　***

감정상의 병인 7가지를 의미하며
희(喜) · 노(怒) · 우(憂) · 사(思) · 비(悲) · 경(驚) · 공(恐)을 말한다.

[사단칠정(四端七情)]

제6절 기(氣), 혈(血), 진액(津液)

1. 기(氣)　　　　　***

(1) 정의

인체를 구성하고 생명을 유지하는데 가장 기본적인 물질이다. 강한 활력과 끊임없이 운동하는 특성이 있다. 역할은 인체가 기와 육체로 이루어져 있다고 한다면 육체는 하나의 물체이며 육체가 살아서 활동하고 사고하는 것은 기의 작용에 의한 것이다.

(2) 내원

내원에 따라 선천, 후천적으로 구분한다.
　0 선천적인 기 – 선천의 기 – 원기 (부모로 부터 생성된 기)
　0 후천적인 기 – 후천의 기 – 호흡과 음식으로 부터 생성

(3) 성질

① 침투성 : 사람의 기가 타인의 기와 잘 화합을 하여서 대상의 구별이 없이 조건만 맞으면 침투
② 보존성 : 침투기가 상당히 지난 후에도 사라지지 않고 유지되는 것으로 투입 조건에 따라 일

정기간 동안 보존

③ 저장성 : 정보를 저장하는 매체로 기를 사용할 수 있다는 것

④ 동조성 : 특정한 기의 영향을 받으면 자신에게도 그것과 동일한 기장이 형성되어 지는 것

⑤ 활동성 : 사물에 대한 기의 영향력으로 직접 기공을 수련하여 기가 작용하는 것을 관찰하면 이해할 수 있다.

(4) 기의 4대 분류

① 원기(元氣) : 생기라고도 하며 선천적으로 부여 받은 생명활동을 영위케 하는 기운을 말한다. (생명활동원동력)

② 영기(營氣) : 수곡의 정미로부터 화생되었으며 유순한 성질을 띠고 있다. (생리활동을 추진)

③ 위기(衛氣) : 양기에 속하고 수곡의 정미 가운데 한기로부터 발생된 것이다. (체표의 양의 분야를 순환하면서 잠에서 깸)

④ 종기(宗氣) : 심장의 맥동이 발현과 폐장의 호흡운동을 영위하여 조직에 전달되며 생리활동을 발현 영위하게 된다.

(5) 기의 생리작용

① 추동작용(推動作用) : 물질을 밀어내는 격발작용으로 활동력이 강하다. 소변, 땀

② 온후작용(溫煦作用) : 기가 인체의 에너지원으로 인체 내에 영양을 공급하고 따뜻하게 하는 작용. 찬 것을 좋아하며 더운 것을 싫어하고 발열하는 등 열상이 나타남 열과 진액 등 액체상태의 물질의 온후 작용에 의해 응결되지 않고 정상적으로 순행한다. 체온을 유지하는 작용이다.

③ 방어작용(防禦作用) : 기혈과 진액, 장부, 경락 등 조직기관의 각종 종합작용 포함

④ 고섭작용(固攝作用) : 기가 혈액, 진액 등 액체 상태인 물질의 유실을 방지하는 작용을 말한다. 혈액을 통섭하여서 혈맥 속에서 순행하기만 하고 맥외로 넘치지 못하게 한다. 야뇨증, 요실금, 정액누설, 발한증 등이 발생한다.

⑤ 기화작용(氣化作用) : 기의 운동으로 인체의 액체 신진대사를 통해서 발생하는 각종 변화를 일으키는 작용을 말한다. 기화작용이 멈추면 생명작용도 멈추게 된다.

---

2. 혈(血)　　　　　　　　＊＊＊

(1) 개념 ;

맥관(脈管) 속을 순행하며 생명활동을 유지시키는 붉은색의 액체

높은 영양과 자윤(滋閏)작용, 구성 : 영기(營氣), 진액(津液)

(2) 혈의 생성 ;

기혈을 발생시키는 원천은 위와 비이다. 혈의 생성은 비, 위, 폐. 심, 신, 간 등의 기능 활동
에 의해 형성되며 수곡정미, 영기와 정수를 기초물질로 한다. 인체에서 섭취된 음 식물은
위의 부숙소화기능과 비의 운화기능에 의하여 수곡지정으로 변하게 된다.

(3) 혈의 기능 ;

① 전신에 영양을 공급하고 습윤(濕閏)시킴 ② 혈은 정신활동의 기초물질이다.

(4)혈의 운행

정상적인 상태에서 끊임없이 전신을 순환하면서 인체의 장부조직기관이 필요로 하는 영양물
질을 공급하여 정상적으로 손상 받지 않는 맥관은 혈액순환의 필요한 조건이 된다.
정상적인 혈액운행은 심·폐·간·비의 내장이 상호 협조하여 이루어진다.

* 심(心)의 추동기능 : 혈액이 맥관에서 일정한 방향으로 정상적으로 운행할 수 있도록
하는 기능이다.
* 폐(肺)의 폐기작용: 전신의 혈액이 폐에 모이면 다시 전신에 수송 분포하는 작용을 말한다.
* 간(肝)의 저장기능 : 인체의 활동 여하에 따라 혈관내의 혈액량을 조절한다.
* 비(脾)의 통솔기능 : 혈액이 맥 외로 넘쳐나지 않게 통솔한다.

3. 진액(津液)   ＊＊＊

(1) 개념 ; 기혈과 마찬가지로 인체를 구성하고 인체의 생명활동을 유지시키는 가장 기본적인 물
질로 인체에 존재하는 모든 정상적인 수액(水液)의 총칭으로 각 장부조직 기관 내에 포함된 체액
및 그 정상적인 분비물인 타액(唾液), 위액, 장액(腸液)과 누액(淚液), 요액(尿液), 콧물 등을 포
괄한다. 진은 자양습윤기능으로 성질이 맑고 묽으며 유동성이 좋고 피부와 근육 등 인체표면에 분
포하며, 액은 윤활자양기능으로 성질이 비교적 걸고 끈끈 하며 유동성이 비교적 나쁘고 관절과 뇌
수 등 체내에 분포한다.

(2) 형성 : 내원은 음식물이며 소장에서 흡수된 영양물질과 대장에서 흡수된 수분 등이 비(脾)에
전달되어 진액을 형성하여 위는 음식물을 흡수한 후 비와 위의 초보적인 소화를 통하여 정기를
흡수하고, 나머지 식미를 소장으로 수송하며 소장에서는 영양물질과 찌꺼기를 분리하여 맑은 부분
을 흡수하고 찌꺼기는 대장으로 수송

(3) 기능 ; ① 자양과 윤활기능을 한다.

② 혈액의 형성에 참여하고,

③ 음양의 평행을 조절하며,

④ 대사산물을 배설시킨다.

4. 기, 혈, 진액의 관계　　　　✳✳✳

　모두 수곡정미(水穀精微)로부터 형성된 것이며 인체의 생명활동을 유지하는 기본물질로 서로 다른 기능을 하면서도 밀접한 관계에 있다.

(1) **기와 혈의 관계** ; ① 기는 혈을 발생시킨다.

② 기는 혈을 운행시키고

③ 기는 혈을 통솔한다.

④ 혈은 기의 근원이다.

(2) **기와 진액의 관계** ; ① 기는 진액을 발생시킨다.

② 기는 진액을 순행시킨다.

③ 기는 진액을 고섭(固攝)한다.

④ 진액은 기를 싣고 운행한다.

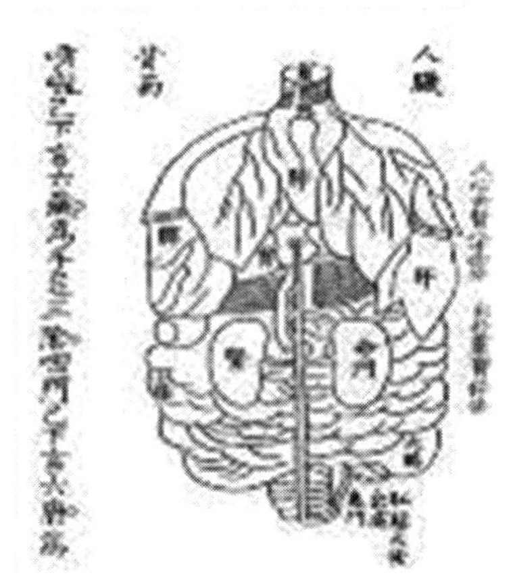

(3) **혈과 진액의 관계**

　모두 음에 속하며 영양공급하고 윤활작용 기능을 가지고 있으며 생리상으로 상호보충 하고 상호병리 상에 영향을 미친다.

5. 기, 혈, 진액과 장부의 관계　　　　✳✳✳

① 기, 혈, 진액은 장부의 기능 활동에 의해서 발생이 되며 기, 혈, 진액은 장부의 기능 발휘를 위한 기초적인 물질이 된다.

② 물질에 속하는 기, 혈, 진액과 같은 장부의 기능 활동은 상호소장과 촉진의 관계를 가진다.

Natural Medicinal Plant

제7절 사상체질

1. 사상체질 이해   ✳✳✳

(1) 체질(體質)

세상에는 똑같은 모습의 사람이 존재하지 않는 것처럼 같은 오장육부를 지니고 있더라도 그 기능의 허하고 실한 상태가 각기 달라 각자 독특한 생리기능을 발휘하는 것을 의미한다.

(2) 사상의학(四象醫學)

체질의 특이성에 의해 사람들은 성격이나 음식의 기호, 체격, 자주 걸리는 질환까지도 차이가 나게 되며 개인적인 특성을 고려하여 예방의학적인 측면의 섭생법과 치료방법 등을 연구하는 것을 의미한다.

(3) 사상(四相)

인간의 성정 즉, 타고난 바에 의하여 각각 오장육부에 허실이 생김으로써 호흡기 질환, 간장 및 신장 질환, 소화기 질환 등을 참고로 하여 태음인, 소음인, 태양인, 소양인의 4가지 유형으로 구별하여 치료하는 것을 의미한다.

(4) 창시자

이제마(李濟馬1837~1900),1837년 이조말엽 함경도 태생. 본관 전주(全州). 호 동무(東武). 자 무평(務平). 함남 함흥 출생. 1888년(고종 25) 군관직에 등용되었으나 이듬해 사퇴하고, 1892년 진해현감(鎭海縣監)이 되었다. 다음해 사직하고 1896년 최문환(崔文煥)의 반란을 평정하여 고원군수(高原郡守)로 추천되었으나 나가지 않았다. 《주역(周易)》의 태극설(太極說)인 태양(太陽) · 소양(小陽) · 태음(太陰) · 소음(小陰)의 사상(四象)을 인체에 적용, 기질과 성격에 따라 인간을 4가지 형으로 나누어 그에 적합한 치료방법을 제시한 사상의학(四象醫學)을 창안하였다. 이 학설은 종래의 음양오행설의 철리적(哲理的) 공론을 배척하고 임상학적인 방법에 따라 환자의 체질을 중심으로 치료방법을 제시한 점에 의의가 있다. 저서로는 《동의수세보원(東醫壽世保元)》 《격치고(格致藁)》 등이 있다.

(5) 사상의학의 특징

이제마가 평생 병마와 싸우는 과정을 통하여 정립된 사상 의학이 지니는 특징은 다음과 같다.

① 품수의학적인 면이다. 품수(稟受)라 함은 체질은 선천적으로 결정되므로 부모와 조상의 특징을 생김새와 성품에서 질병의 경향에 이르기까지 전하여 받는다는 것이다. 이미 밝혀진 이러한 점과 연관되는 내용으로 사람마다 혈액형이 부모와 자식 간에 일정한 규율에 따라 전해져 내려감을 알고 있고, 부모가 혈압이 높거나 중풍을 앓는 사람들은 자식도 그러한 경우가 많고, 소화기능이 약한 부모를 가진 사람은 다른 사람에 비하여 그 발병빈도가 높으며 색맹이나 혈우병 또는 정신질환에 있어서 자손에게 그 영향이 전해지는 유전적 소인이 있음을 볼 때 이러한 품수에 대한 내용은 의학에 충분히 참고 되어야 할 가치가 있다고 보는 것이다.

② 심신의학적인 특징이다. 이제까지의 의학은 주로 우리의 눈이나 감각기관을 통하여 확인이 가능한 환자의 몸을 치료의 대상으로 삼았다. 그러나 우리 사람이 몸으로만 구성되어 있는 것이 아니고 마음이 같이 있어야만 사람으로서의 가치를 충분히 발휘할 수 있는 것이다.

사람이 마음이 없고 몸만 있다면 다른 무생물과 다를 게 없다는 것이다. 따라서 병을 치료하는데 있어서도 몸과 마음을 동시에 다루어야 한다는 것이다. 정신은 육체의 일부에 해당하는 것이 아니고 동등한 비중으로 우리 인체를 구성하고 있는 까닭에 병을 유발시키는 과정에서도 중요한 작용을 하고, 체질형성에 있어서도 깊게 관여되어 있으므로 이를 중요시하여야 한다는 것이다.

서양의학에 있어서도 20C에 이와 유사한 이론이 태동되어 근래 각광을 받고 있으나 이러한 사고를 전혀 접할 수 없었던 19C 말에 이와 같은 사고를 할 수 있었다는 것은, 그것도 몸과 마음이 동일한 비중을 지니면서 서로 가역적으로 작용한다는 주장은, 이제마의 혜지가 참으로 뛰어난 점이 있음을 다시 확인할 수 있다.

③ 체질의학적인 면이다. 이는 주로 치료 면에 있어서 체질에 따라 그 특징이 차이가 있으므로 그 체질적 차이를 감안하여 동일한 병이라 하여도 치료방법을 다르게 적용할 필요가 있다는 것이다. 임상에서 많은 의사들이 실제 경험하는 어려운 점 중의 하나가 바로 이 점이다.

예를 들어 같은 질병에 응용할 수 있는 A라는 약과 B라는 약이 있을 때 A라는 약을 투여하여 낫는 환자가 있는가 하면, A 약이 전혀 효과가 없고 오히려 B 약이 효과를 나타내는 경우를 접하게 되고 또는 A나 B가 아닌 C라는 약으로만 효과를 보는 경우를 볼 수 있는 것이다. 이러한 경우 그 이유로 약의 작용기전의 차이 혹은 이를 받아들이는 인체의 개체성의 문제를 들 수 있다.

이제마는 바로 이러한 점이 체질이 다른 데서 유래되는 것으로 파악한 것이다. 약 뿐만 아니라 음식물에 있어서도 일상생활에서 일반인들이 경험한 예들이 있을 것이다. 서양의학에서 많이 거론되는 알레르기 현상도 이러한 체질적 소인과 관계가 있음은 다시 말할 필요가 없을 것이다.

이 인과 세 가지 특징 이외에도 인체구조에 대한 파악방법, 체질에 따른 생리와 병리의 차이, 약물선택에 대한 구분, 바람직한 사회생활 및 대인관계 등의 여러 면에서 이제까지의 의학방법론에서 유래를 찾아 볼 수 없었던 독특한 면을 사상의학은 지니고 있다.

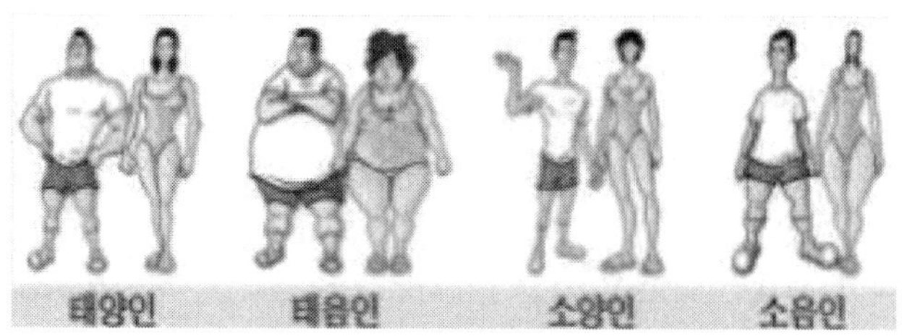

2. 사상체질의학의 필요성　　　＊＊＊

① 우리가 세상을 살아가는 지혜가 담겨 있다.
② 질병을 예방하고 치유할 수 있는 방법이 담겨 있다.
③ 근본이념은 몸의 균형을 바로잡아 균형을 맞춰 주는 것이다.
④ 기존 한방과의 차이점 ; 기존 한방은 신체는 원래 건강한 상태로 균형 있게 태어났으나 외부적인 요인에 의해 몸의 균형이 깨져 질병이 나타난다고 본다.
⑤ 신체의 불균형 뿐 만 아니라 정신적인 불균형도 바로잡는다.
⑥ 신체적, 정신적인 모든 병은 타고난 체질적 특성을 제대로 파악하지 못해서 비롯된 것으로 보고 자기의 체질을 정확히 파악해서 여기에 맞는 병적 치유 및 예방활동을 하지 못하여 불균형이 생기고 이에 질병이라는 징후로 나타나게 된다는 개념이다.
⑦ 근대의학에서는 이러한 영향으로 체질에 맞는 음식만 먹어도 무병장수 할 수 있다는 건강에 대한 개념이 바뀌고 있다.

제2장 약용식물 활용방법

제1절 외용법과 내복법

약용식물을 이용하여 외용하는 방법에는 주로 전신의 피부와 얼굴에 직접 문지르고 바르는 것과 약용하는 방법이 있다. 한방미용제, 한방훈증법, 아로마요법, 약용법 등이 있다.

외용법의 효과는,
– 피부를 통해 흡수가 되어 경락을 소통시키고 기혈을 원활히 순환토록 하고,

– 신체조직에 자양과 영양을 동시에 공급하고 신진대사에 필요한 환경을 조성한다.

내복제를 사용하는 방법을 내복법이라 하고 주로 식이요법과 탕제법이 있다. 식이요법은 어떠한 이상을 완화하기 위해 음식이나 약용식물을 자기 몸에 맞게 복용하는 방법이며 탕제법은 가장 일반적인 내복법으로 한 두 가지 약용식물을 약탕관으로 일정한 시간 끓여 짜서 거른 물약을 복용하는 방법과 환으로 만들어 복용하는 방법이다.

내복법의 특징은, – 직접 약을 복용하기 때문에 약의 효력이 빠르다는 장점이 있으며
            – 부작용 시에는 생명의 우려까지 있다.
            – 약용식물을 임의로 조합하거나 배합하는 것을 금지해야 한다.
            – 반드시 의사, 한의사, 전문의의 처방에 따라 조제, 복용되어야 한다.

1. 외용법   ✳✳✳

(1) 한방미용제

1) 주로 전신의 피부와 얼굴에 직접 문지르는 방법을 사용하며 원리는 약용식물의 작은 입자가 모공 속으로 침투되어서 노폐물을 제거하고 혈액순환을 촉진한다.
2) 장점은 순수한 천연재료로 제조하여 복용해도 문제가 없을 정도로 안전하며 피부에 잔여물이 남지도 않는다. 혹시 남을 수 있는 부분은 소변이나 땀으로 체외 배출되며 내성이 발생하지 않는다.
3) 주의사항은 약재가 눈이나 코, 입술에 들어가지 않도록 조심하여야 한다.

(2) 한방 훈증법

1) 쑥찜 등으로 얼굴이나 전신의 피부에 뜨거운 약용식물 성분의 김을 쏘여주는 방법
2) 전통적인 한방요법으로서 고대 의서에서도 그 효능 및 효과 방법 등이 기록되어 전해왔으며 주로 민간요법으로 사용되어 지고 있다.
3) 분류
     ① 물리적인 자극 : 한냉감과 온열감을 자극하는 방법
     ② 화학적인 자극 : 정유성분이 많은 신향한 약성을 가진 약용식물을 선정하는 방법
4) 유형
     ① 전신훈증 : 사우나 시설, 캡슐, 한증막, 목욕탕 등

Natural Medicinal Plant

② 국소훈증 : 이상이 발생한 특정 부위에 부분적으로 행하는 방법

   0 두발부 : 모발 미용 및 두통에 효과

   0 복부훈증 : 복통, 설사, 변비에 효과

   0 음부훈증 : 낭습, 사타구니 습진, 치질 등

5) 사용약재 : 쑥, 박하, 향부자, 방풍, 율무, 진피, 청피, 목향 등

6) 주의사항

   ① 높지 않은 온도에서 시작하여 차츰 온도를 높이는 것이 좋다.

   ② 전신훈증은 정신노동자인 도시 직장인에게 적합한 건강법은 아니다.

   ③ 혈압이 높거나 심장질환에 시달리는 사람은 전신훈증법은 피해야 하며 아울러 질병
으로 인해 몸이 쇠약한 상태일 때도 피해야 한다.

   ④ 과도한 땀으로 인한 탈수를 주의해야 한다.

   ⑤ 훈증 전후에는 충분한 수분공급을 해 주어야 한다.

   ⑥ 현기증이 있을 경우에는 훈증을 중단해야 한다.

   ⑦ 훈증을 마친 경우에는 미지근한 물에서 차가운 물의 순서로 샤워를 해서 열린 땀의
구멍을 막아 주어야 한다.

(3) 약욕법

1) 약초 목욕법으로 약효성분이 함유되어 있는 약용식물을 넣어서 우려내어 그 물에 입욕을 하는 것을 의미한다.

2) 단순히 목욕 시 얻을 수 있는 효과에 덧붙여서 약재의 약효까지 얻을 수 있어서 더욱 큰 효과를 얻을 수 있다.

3) 방법은 욕조에 뜨거운 물을 받고 준비한 수치된 약용식물을 면 또는 보자기에 싸서 입구를 단단히 묶은 다음 욕조에 담궈서 약효성분이 우러나오도록 한다.

4) 적정온도 : 물의 온도가 34℃~35℃가 되면 입욕함

5) 적정시간 : 입욕시간은 15분 정도가 적당

6) 구분 ; ① 약재를 그대로 목욕물에 담그고 목욕하는 방법

      ② 베보자기에 싸서 우려낸 물에 입욕하는 방법. 향기까지 몸에 베어 나오는 장점

7) 사용약재 : 인삼, 자단향, 육두구, 박하, 소금, 어성초, 쑥, 솔잎, 청주, 표고버섯, 자소엽 등

8) 주의사항

   ① 식전, 식후 30분 전에 사용하는 것이 좋다.

   ② 술을 마신 직후에는 피하는 것이 좋다.

   ③ 45℃ 이상 너무 뜨거운 물은 피하는 것이 좋다.

(4) 아로마요법

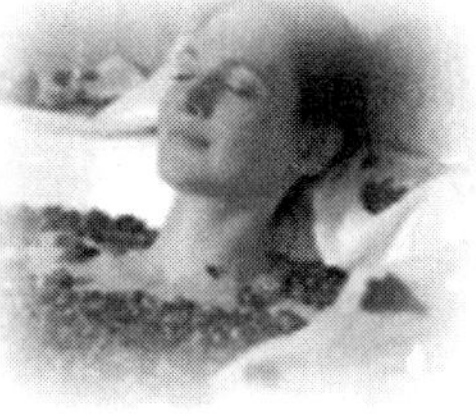

1) 향기요법이라고도 하며 각종 약용식물의 꽃, 열매, 줄기, 잎, 뿌리 등에서 추출한 휘발성 향유인 에센셜 오일을 여러 가지 방법으로 활용하면서 심신을 건강하게 하는 것을 의미한다.

2) 원리는 코와 피부를 통해서 향을 뇌에 전달함으로서 정신적·신체적 치료효과를 가져오는 것이다.

3) 방법

　① 흡입법 : 증기를 이용하여 흡입하는 방법(가장 많이 사용)

　② 마사지법 : 오일을 이용한 가장 과학적인 형태의 방법. 이외 발향법, 목욕법, 족욕법, 수욕법, 샤워법, 사우나법, 스프레이활용, 손수건활용법이 있다.

4) 주의사항

　① 에센셜 오일을 이용하여 건강을 지키거나 회복 시 에센셜 오일의 정확한 사용량을 지켜야 한다.

　② 에센셜 오일을 피부에 직접 바르는 경우 염증의 우려가 있다.

　③ 에센셜 오일을 희석했어도 눈, 코, 입 등 약한 부위에는 바르지 않는 것이 중요하다.

　④ 에센셜 오일의 농도가 너무 진하면 두통을 일으킬 수 있다.

　⑤ 에센셜 오일을 먹으면 몸에 효과는 없으며 오히려 위험하므로 복용을 금지해야 한다.

　⑥ 에센셜 오일을 보관 시에는 반드시 짙은 갈색이나 청색병에 담아 뚜껑을 꼭 닫아서 서늘하고 건조한 곳 혹은 냉장보관을 해야 한다.

---

2. 내복법　　　　　　　　　　　　　　　　　　　**＊＊＊**

---

(1) 일반적인 탕제방법

　0 탕제란 한 가지 또는 몇 가지 약용식물을 물 또는 드물게는 술, 식초 등에 넣고 약탕관으로 일정한 시간 끓여 짜서 거른 물약 또는 일정한 농도로 졸인 물약을 의미한다.

　0 장점은 가루약이나 알약보다 약의 효력이 빨리 나타나기 때문에 효과적이다.

　0 단점은 약재가 많이 들고 보관하기가 불편하며 가지고 다니면서 먹기가 불편하다.

　0 주의사항 : 탕제 시 임의로 약용식물을 조제하거나 배합하여 복용하면 안 되고 반드시 의사, 한의사의 처방에 따라 조제, 복용함을 원칙으로 한다.

　0 다양한 약용식물은 각각의 특유의 약성을 가지고 있으므로 약을 탕제하는 방법도 달라야 하고 또 용도와 목적에 따라 방법이 달라져야 하는 것이 원칙이다.

Natural Medicinal Plant

① 용기의 선택
  – 약용식물을 달이기 위한 그릇을 보통 약탕관이라 함
  – 사용권장 : 법랑, 유리, 피에렉스
  – 사용금지 : 금속(쇠, 구리), 두꺼운 재질
② 물 양의 조절
  – 탕제를 위한 물은 알칼리성 물질이 섞이지 않은 깨끗한 우물물이 좋으나 여의치 않는 경
우에는 수돗물을 정수기 등으로 정제하여 사용한다.
  – 물의 양 : 수치 된 약용식물의 양보다 5~10배 정도
        첩재일 경우에는 1첩에 물 1사발(450cc)
        약물이 약 위로 약 3~4cm 정도 올라오는 것이 좋다.

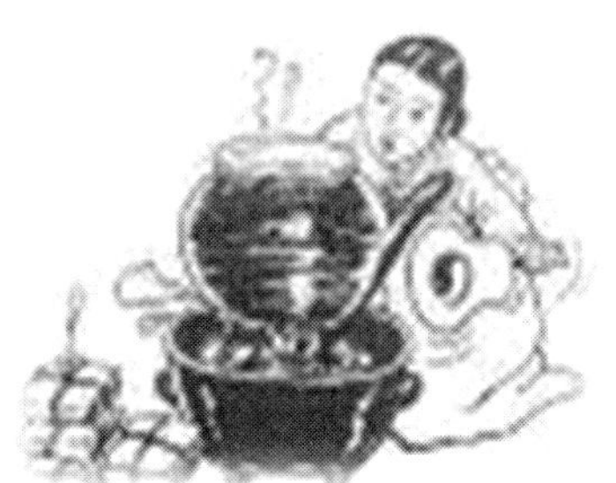

③ 온도 및 시간
  – 화력은 약액이 끓기 시작하기 전 10분까지는 강한 불(100℃)
  – 끓기 시작 10분 후부터는 약한 불(60~80℃)로 1~2시간 달인다.
  – 보약은 약한 불에서 끓기 시작하여 1~2시간
  – 일반약재는 좀 센 불에서 끓기 시작하여 30분~1시간
  – 땀내는 약재는 15분~30분 동안 달여서 식기 전에 짜서 거른다.
  – 보통 한 번에 먹는 양은 100~150ml가 된다.
④ 탕제방법
  – 빈 약탕관에 먼저 수치된 약용식물을 넣고 끓인 물을 부어 2시간 가량 방치하여 놓
    아 둔 후에 뜨거운 물이 약에 충분히 침투되게 한 다음 달이기 시작한다.
  – 약이 끓기 시작하여 약 10분 정도가 되면 탕액을 따라 낸다.
  – 다시 물을 부어 약한 불로 약 2시간 정도 달여 약 찌꺼기가 물위로 드러나는 정도가
    되면 삼베 보자기 등으로 가볍게 걸러낸다.
  – 이렇게 달인 두 약액을 섞어 세 번에 나누어 복용하는 방법이 가장 이상적이다.
  – 약용식물의 질이 굳은 것 : 30분~1시간 정도 먼저 달이다가 다른 약재를 넣고 달임
    특히 새삼씨는 짓찧어 달이거나 매우 오래 다린다.
  – 약용식물이 방향성이거나 연한 것 : 다른 약재를 달이다가 짜기 5~10분 전에
    넣어 다린다. –마황, 육두구, 구릿대, 목향, 소회향, 노야기, 곽향, 형개, 박하 등
  – 귀중한 것이거나 가루를 낸 것은 함께 달이지 않고 약을 달인 물에 타서 먹는다.
    우황, 주사, 녹용, 패모, 인삼 등이다.
  – 탕제한 물에 풀어서 먹는 약용은 녹각교, 남생이배딱지, 자라등딱지로 만든 갖풀, 망초 등
⑤ 재탕법

- 모든 탕제약은 재탕하는 것을 원칙으로 한다.
- 하루 분을 한 첩씩 각각 물에 달여 먹고 두 첩분의 약 찌꺼기를 합쳐 다시 달여 한 번에 먹거나 각각 한 첩씩 달여 짜 거른 약과 두 첩분의 약 찌꺼기를 다시 달여 짜거른 약을 합쳐 세 번에 나누어 먹는다.
- 또는 하루분의 약을 한 번에 달여 짜 거른 약과 그 찌꺼기를 다시 달여 짜 거른 약을 합쳐 세 번에 나누어 먹기도 한다.

(2) 약탕기를 이용한 탕제방법

① 압력식 약탕기

수치된 약용식물을 달이기 전에 끓여 놓은 물에 최소한 두 시간 이상을 불리고 1시간 30분 정도 무 압력으로 두 시간은 압력으로 달인다.

약을 달이고 끝까지 너무 압력을 주어 짜게 되면 섬유질 등 불필요한 성분이 탕약에 포함될 수 있으니 주의해야 한다.

② 무압식 약탕기

압력식 약탕기 보다 약이 순하고, 아리고 텁텁한 맛이 덜하며 약의 색도 맑다.

소화 장애를 일으킬 소지도 적으나 약이 덜 다려질 우려도 있다.

약이 달여지는 동안 계속적으로 수증기와 약 냄새가 빠져나가므로 환기시설을 잘 갖추어야 한다. 수증기가 한 번 찬물을 통과 후 밖으로 나가도록 설계하면 좋다.

☞ **물의 양** = 전체 약의 무게 + 수증기로 날아갈 물의 양(약재무게 X 1.3) + 포장될 약의 총량

③ 스텐 탕제기 ; 무쇠나 스텐 탕제기에 약을 달였을 경우 약성 변화 측면에서 사실상 약이 상한다고 볼 수 있다. 효과적이지는 못해도 바쁜 현대인들이 가정에서 직접 사용하는 방법으로 약탕기의 수요를 늘리는 계기가 된다.
- 소형 스텐 탕제기 : 한의원, 한약방
- 대형 스텐 탕제기 : 건강원

④ 포장기
- 포장기 종류에는 롤포장기와 스탠딩 파우치 포장기 2가지 있다.
- 롤포장기 : 안팎의 두 개의 롤이 서로 부착되는 동시에 약이 주입되어 포장되는 방식 가격 저렴, 복용 시 스토로유나 컵을 사용해야 하는 불편함 있다.
- 스탠딩파우치포장기 : 스탠딩팩에 약을 담아 윗부분만을 접합하여 포장하는 방식이며 사용상 편리하나 고가이다.

(3) 탕제약의 복용방법

① 복용시간

0 탕제약의 복용시간은 식사와 가장 밀접한 관계가 있다.

0 같은 약이라도 식전에 복용한 것과 식후에 복용한 것에 차이가 있다.

0 한약은 되도록 음식물과 즉시 위장에서 뒤 섞이지 않도록 한다.

0 식사 전 공복 시 약을 복용 시 신속하게 다량이 흡수된다.

0 식사 중 또는 식사 후 복용 시 서서히 소량 흡수된다.

0 보약은 식전에 먹는 게 좋다.

0 상충약과 사하약은 공복 시에 먹는다.

0 대체로 나머지는 식후에 먹는 게 좋다.

0 식사 전 복용의 의미는 식사 전 30분 전을 말한다.

0 식사 후 복용의 의미는 식사 후 1~2시간을 말한다.

② 복용횟수

0 한약의 경우 1일 3회, 탕제약의 경우 1일 2~3회

0 질병의 병태나 환자의 상태에 따라서 1일 1회에서 수 회까지 복용

0 약물의 복용 온도 : 40~50℃의 따뜻한 상태에서 복용한다.

단, 진한 가열증에 열약을 받지 않을 때 또는 성질이 몹시 더운약은 차게 먹고 구토 시에는 여러 번 나누어 먹는다.

0 녹용이 들어간 보약의 경우 아이들은 1년에 자기 나이 수 (만 나이 +1) 만큼의 첩수를 먹는다.(한 번에 다 못 먹는 경우 반 으로 나누어 6개월 마다 먹는다.)

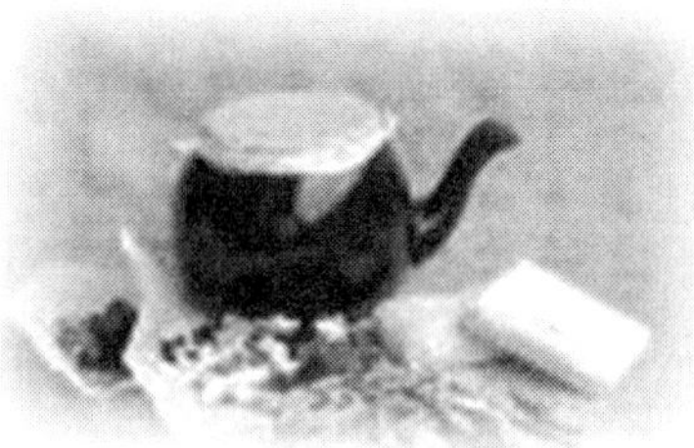

0 나이가 홀수 인 해에는 생일 전에 적은 수, 지나서 많은 수 를 먹는다.〈어른의 1제(10일 분)의 분량에 해당된다.〉

〈 연령별 복용방법〉

✓ **백일 전, 신생아** ; 하루에 어른 분량 한 첩이나 반첩을 6회 이상 나누어 먹임 포룡환은 1알 을 3등분해서 하루 세 번 즉, 1알만 먹인다.

✓ **백일 이후에서 돌** ; 첩약은 신생아와 동일하게 먹이고 포룡환은 1알을 반으로 나눠 하루에 세 번 즉, 하루 1알 반을 먹인다.

✓ **돌에서 초등학교 저학년** ; 어른 분량 1첩을 하루 3회에 나눠 복용하고 포룡환은 1알씩 하 루 3회 즉, 하루 3알을 복용 한다.

✓ **초등학교 고학년에서 중학생** ; 어른 분량 1첩을 반으로 나눠 복용한다. 즉, 하루에 1첩반을 복용한다.

✓ **고등학생** ; 성인과 동일하게 복용한다.

✓ **청. 장년** ; 하루 2첩, 초탕 2회, 재탕 1회 복용하며 한약은 하루 3번이고 청심환이나 공진단은 아침, 저녁 2번만 복용한다.

✓ **노 인** ; 성인과 동일하게 복용하나 아주 허약한 경우에는 중학생 정도의 분량만 복용한다.

〈계량〉

중약에서 계량의 단위는 고대의 중량단위 수(銖), 전(錢), 양(兩), 근(斤) 도량단위 척(尺), 촌(寸), 용량 단위, 두(斗), 승(升), 합(合)으로 나뉜다. 1979년 전국의 중약 용량에 대하여 공용계량으로 통일하였다, 곧 1시근(市斤)은 1000g, 1g은 1,000mg, 1979년 이전의 중약 용량을 g으로 환산 시에 근시(近時)값을 채용했다. 곧 1시근(市斤)은 500g, 1냥(兩)은 30g, 1전(錢)은 3g, 1푼(分)은 0.3g, 1리(厘)는 0.03g, 1호(毫)는 0.003g이다.

우리나라는 1냥이 37.5g, 1전은 3.75g 이다.

③ 복용량

0 한약은 약을 추출한 약물의 양에 따라 약효와 밀접하다.

0 반드시 약사나 의사의 지시를 받아야 한다.

0 1회에 복용하는 이상적인 탕제의 양은 약 80cc 내외다.

0 수분배설이 제대로 되지 않는 경우는 약 50cc 내외다.

0 한약 외에 양약을 복용 시 대체로 1시간가량의 간격을 둔다.

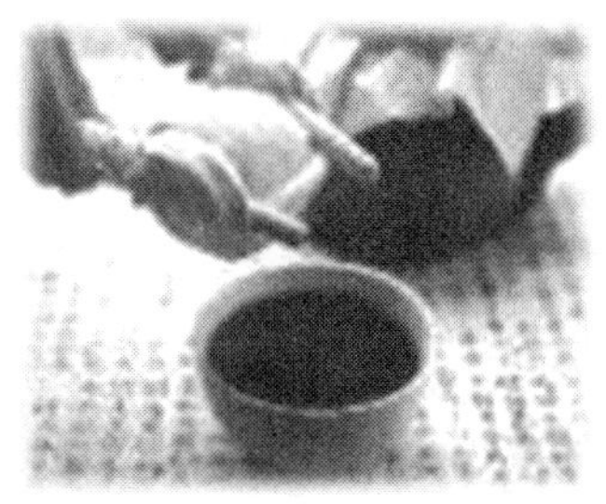

제 2절 약물식물의 활용 시 주의사항

---

1. 금기사항 (체질금기, 복약금기, 임신금기, 음식금기)　　✻✻✻

---

(1) 배합금기

두 가지 이상의 약재를 배합하면 약재의 독성이 강해지거나 심한 부작용을 나타내는 경우가 있어 이를 금하고 있다. 문헌은 의빙유취, 동의보감, 방약합편, 의종손익 등이다.

1) 독성이 강해지는 배합 금기약

    ① 끼무릇, 하눌타리열매, 패모, 백급 ↔ 오두

    ② 듬북, 버들옻, 팥꽃나무꽃, 감수 ↔ 감초

    ③ 함박꽃, 단삼, 인삼, 너삼, 현삼, 더덕, 족두리풀 뿌리 ↔ 박새뿌리

    ④ 오두 ↔ 가위톱, 무소뿔

    ⑤ 석결명 ↔ 운모

    ⑥ 유황, 삼릉 ↔ 망초

    ⑦ 인삼 ↔ 오령지

    ⑧ 수은 ↔ 비상

    ⑨ 파두 ↔ 나팔꽃씨

    ⑩ 정향 ↔ 울금

    ⑫ 육계 ↔ 적석지

    ⑬ 박새뿌리 ↔ 술

    ⑭ 파, 부추 ↔ 꿀

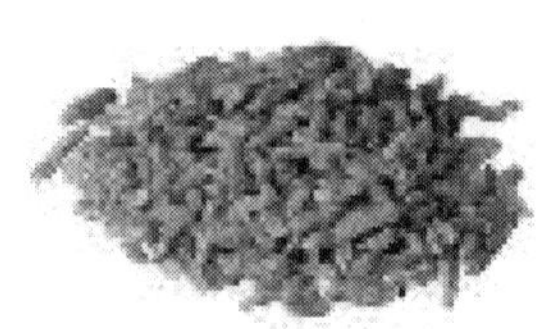

[맥문동]

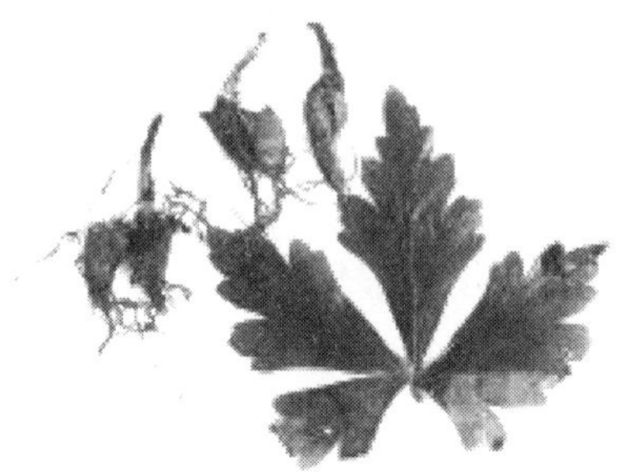

[초오, 오두, 부자]

2) 약성이 약해지는 배합금기약

    ① 오독도기 ↔ 밀타승

    ② 솔뿌리혹 ↔ 식초

    ③ 고슴도치껍질 ↔ 도라지, 맥문동

    ④ 생강 ↔ 속 썩은 풀

(2) 복약금기

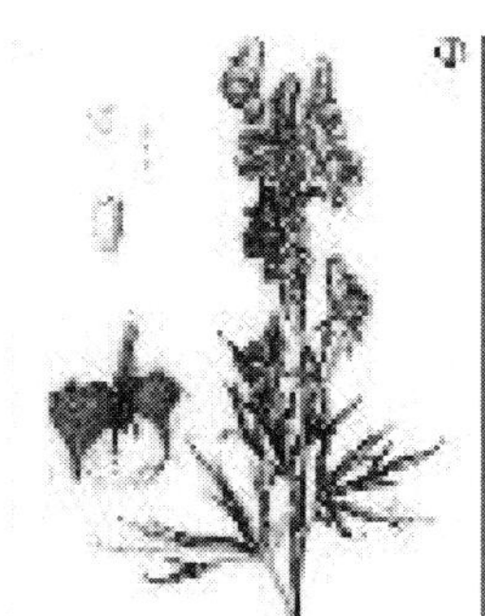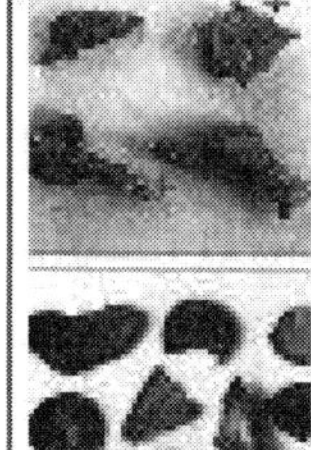

[오두]

① 복약하는 기간에는 약물의 흡수를 방해하거나 약물의 약성을 중화시키는 음식이 있고, 음식물의 성미가 약성과 상반되면 해가 되므로 이를 금하는 것을 복약금기라 한다.

② 매운음식, 짠음식, 단음식, 신음식, 생음식, 찬음식 등은 약물의 흡수와 소화에 지장을 준다.

③ 돼지고기, 닭고기, 개고기, 계란, 버터 등의 기름진 음식은 약물의 흡수를 방해할 수 있다.

④ 고추, 후추, 커피 등의 자극성 식품은 약의 성분을 자극하여 부작용을 유발할 수 있다.

⑤ 술은 부작용과 중독 작용을 유발할 수 있다.

⑥ 담배는 약성분의 생체이용률 저하를 증가시키거나 약효를 기대할 수 없다.

⑦ 녹두를 사용한 음식은 약재의 약효를 감약할 수 있다.

⑧ 꿀, 엿, 사탕 등은 약효에 영향을 줄 수 있다.

(3) 임신금기

① 임신 중에는 특히 약물 금기에 주의해야 한다. 어떤 약은 유산을 일으킬 수 있기 때문이다.

② 이런 약 중에도 임부와 태아에 대한 위험성이 같지 않으므로 절대적으로 쓰지 못하는 것과 삼가 쓰는 경우가 있다.

③ 임산부들이 금해야 할 대표적인 약재는 독성이 세거나 설사작용이 강한 약, 혹은 자궁수축 작용이 강한 약들이다.

④ 쓰지 못하는 약은 대다수가 독성이 비교적 강하거나 약성이 맹렬한 것 들이다.

⑤ 삼가 쓰는 약은 통경작용과 어혈을 제거하며 행기파체(行氣破滯)하거나 신열(辛熱), 활리(滑利)하는 약들이다.

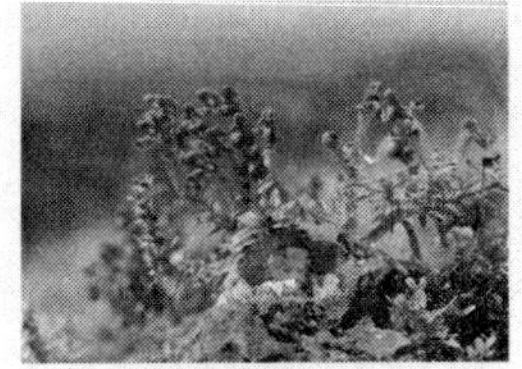

[속 썩은풀, 황금]

〈임신금기 약재의 종류〉

식물성 금기약	오두, 부자, 천남성, 끼무릇, 파두, 팥꽃나무꽃, 박새뿌리, 버들옻, 쇠무릎풀, 주염나무열매, 나팔꽃씨, 후박, 복숭아씨, 모란뿌리, 껍질,매자기, 잇꽃, 용뇌, 아욱씨, 봉출, 마늘 등
광물성 금기약	신석, 석웅황, 자황, 수은, 망초, 유황 등
동물성 금기약	가뢰, 지네, 우황, 사향 등

(4) 음식금기

1) 편의와 속성으로 물든 현대 생활에서는 약을 달이는 불편함과 약을 복용하는 데도 가리는 것이 많아 탕제약을 사용하기가 어려움이 따른다.

2) 탕제약 복용 시 음식을 삼가도록 하는 이유는

　　① 약효의 손실을 방지하기 위해서이다.

　　② 보약은 주로 온열성이므로 냉성(冷性)음식을 삼간다. ― 배, 복숭아, 밀가루음식, 돼지고기 등

　　③ 병세를 자극하는 것을 방지하기 위함이다.

　　④ 장과 위의 손상을 시키지 않기 위함이다.― 파, 마늘 등

3) 서로 꺼리는 음식 (飮食物相忌)

　　① 돼지 간 ↔ 생선

　　② 쇠고기 ↔ 생강, 부추, 기장쌀, 밤, 돼지고기, 개고기

　　③ 개고기 ↔ 마늘, 소의 내장, 잉어, 붕어

　　④ 생선회 ↔ 우유, 양유

⑤ 토끼고기 ↔ 생강, 닭

⑥ 돼지고기 ↔ 생강, 양의 간, 메밀

⑦ 냉이 ↔ 밀가루

⑧ 메밀 ↔ 돼지, 양, 닭고기, 황어(조기)

⑨ 기장쌀 ↔ 쇠고기, 꿀, 아욱

⑩ 새우↔ 돼지

⑪ 녹두 ↔ 잉어

⑫ 생파 ↔ 꿀, 대추, 닭, 개, 양매

⑬ 부추 ↔ 쇠고기, 닭, 꿀

⑭ 겨자 ↔ 붕어, 닭, 토끼, 자라

⑮ 볶은 콩 ↔ 후박

⑯ 돼지 염통 ↔ 엿

⑰ 아욱 ↔ 볶은 콩, 말고기, 계란, 메추라기, 거북, 자라

⑱ 양고기 ↔ 매실, 생선회, 판, 메밀, 감, 곶감, 콩장, 식초

⑲ 소의 간과 우유 ↔ 생선

⑳ 닭 ↔ 마늘, 파, 부추, 겨자, 오얏, 찹쌀, 물개, 토끼고기, 개고기, 개간, 콩팥, 잉어, 자라

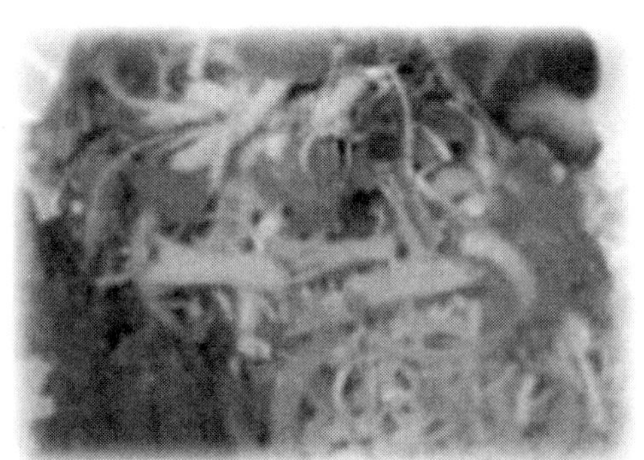

그 외 〈오리고기와 오리알 ↔ 오얏, 호두, 콩장, 자라〉〈자라고기 ↔ 죽순〉〈메추라기 ↔ 균과 버섯〉〈잉어 ↔ 돼지 간, 겨자가루, 맥문동닭, 흑사탕, 마늘〉〈붕어 ↔ 돼지간, 겨자가루, 맥문동닭〉〈젓갈 ↔ 녹두, 콩장〉〈황어(조기) ↔ 메밀〉〈게 ↔ 감, 귤, 대추, 형개, 꿀〉〈자라고기 ↔ 닭, 계란, 오리, 참새고기, 토끼, 비름나물, 박하, 겨자가루, 복숭아〉〈오얏 ↔ 꿀, 오리, 참새고기〉〈복숭아 ↔ 자라〉〈귤 ↔ 빈랑, 물개고기〉〈매실 ↔ 돼지고기, 양고기〉〈대추 ↔ 생파, 생선〉〈마른 죽순 ↔ 사탕, 심어, 양의 염통과 간〉〈참외나 모든 오이 종류 ↔ 기름〉〈사탕 ↔ 붕어, 아욱〉 등이 있다.

4) 정상이 아닌 음식

옛 사람들은 물반상불가식(物反常不可食)이라고 해서 물건의 모양이나 상태가 정상적이지 못한 것은 먹지 않도록 했다. 이는 모양이 변형되었거나 정상적이지 못한 상황에 놓여있는 음식물은 그 구성성분이 변질되어 인체에 전혀 다른 영향을 끼칠 우려가 있기 때문일 것이다.

① 음식이 밤이슬을 맞은 것

② 하루살이가 떨어져 있는 것(독이 있음)

③ 보관을 잘못해서 독기가 있는 것

④ 음식 위에 곰팡이가 핀 것

⑤ 구리 그릇에 물을 담아 밤을 지낸 것

⑥ 색깔이 이상한 것

⑦ 셋이 싫어하는 것(기러기, 개, 잉어)

⑧ 생선이 창자나 쓸개가 없는 것

⑨ 생선이 이상한 모양인 것

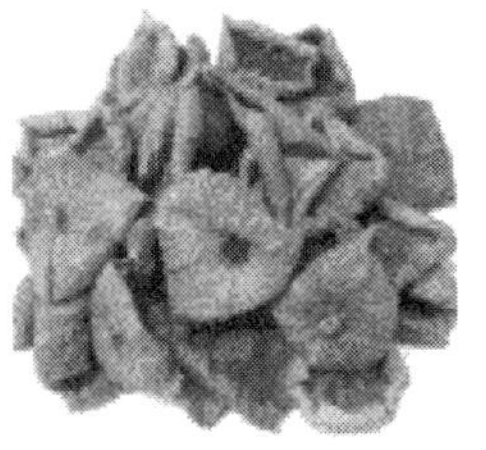

[참외꼭지]

⑩ 게가 외눈이거나 등에 별이 있거나 배에 털이 있거나 다리가 불완전한 것

⑪ 드렁허리가 머리를 들고 물 밖에 나온 것

⑫ 자라가 눈이 크거나 희거나 외눈이거나 세 발이거나 발이 부러지거나 등에 하늘 천(天)자, 임금 왕(王)자 또는 뱀 무늬가 있는 것

⑬ 가축이 저절로 죽은 것

⑭ 고깃덩어리가 저절로 움직이는 것

⑮ 낙숫물에 젖은 고기

⑯ 날 짐승의 뇌와 닭의 염통과 발, 오이 꼭지에 털 난 것, 새 종류가 여섯 발가락이거나 세 발, 네 발톱인 것

⑰ 알에 여덟 팔(八)자의 흔적이 있는 것

⑱ 과일의 씨가 둘로 된 것

⑲ 참외 꼭지가 둘이거나 물에 잠기는 것

⑳ 오얏이 물에 뜨는 것

5) 많이 먹지 말아야 할 음식

① 생연육, 푸른 심이 있는 것 : 곽란이 일어나기 쉽다.

② 앵두 : 풍열을 발생함

③ 매실 : 이(치아)를 상하고 힘줄을 상함

④ 귤과 유자 신 것 : 담이 생김(그러나 단 것은 폐를 윤택케 함)

⑤ 살구씨 : 눈이 어둡고 털이 빠진다.

⑥ 오얏 : 위장에 탈이 생기고 무기력해져 소화가 잘 안 된다.

⑦ 복숭아 : 열이 있어 살결이 진무르고 헐며 종기가 생긴다.

⑧ 석류 : 폐를 상하게 되고 이를 상하게 한다.

⑨ 은행 : 기운이 막히고 복창증이 생긴다.

⑩ 호도 : 풍담이 동하여 눈썹과 털이 빠짐

⑪ 대추 : 이를 상한다.

⑫ 수박 : 비장을 상하고 습을 돕는다.

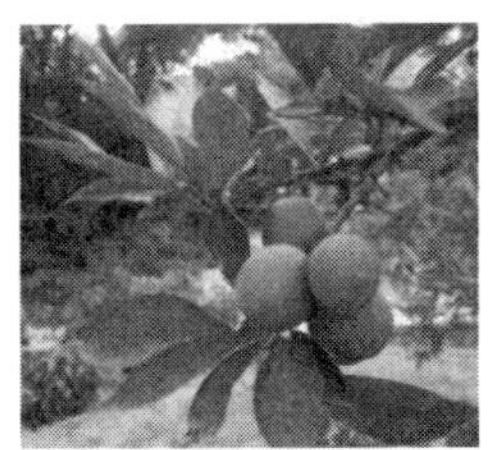

[오얏(자두)]

Natural Medicinal Plant

⑬ 부추 : 정신이 혼탁하고 눈이 침침하다.

⑭ 시금치 : 대, 소장을 냉하게 함

⑮ 상치 : 눈에 해롭다.

⑯ 날무 : 피가 새고 털이 쉽게 희게 됨

⑰ 드렁허리 : 곽란을 일으킨다.

⑱ 거위고기 : 곽란이나 고질을 일으킨다.

⑲ 잉어 : 바람과 열을 발하니 중병 후에는 먹지 못함

⑳ 돼지, 양, 닭, 거위 등의 피 : 약간의 독성이 있기 때문에 소화장애를 일으키고 몸 속에 냉이 생겨 여러 가지 질병이 생긴다.

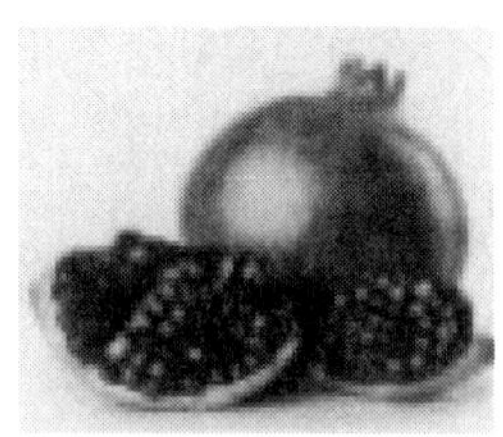

[석류]

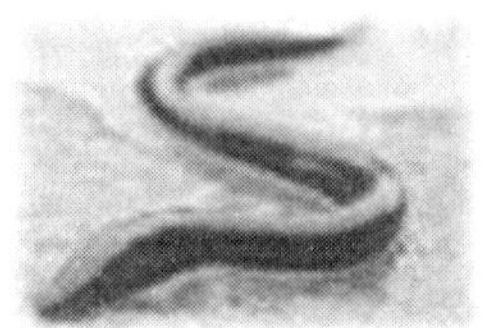

[드렁허리]

6) 상극되는 음식물의 해독법

중독자는 우선 토하게 하고 위를 세척하는 것이 상책이다. 해독요법을 쓰는데 무슨 음식이나 약물에 중독되었을 때는 무조건 검은콩을 한 줌 푹 삶아 그 국물을 마시게 하거나 검은콩과 감초를 같은 비율로 섞어 삶아 그 물을 마시게 하거나, 최상의 해독제인 마른 명태(북어) 서너 마리를 두들겨 물에 푹 고아 소금 간을 하지 않고 마시게 한다.

대표적 해독법은 아래와 같다.

① 귤과 털게를 먹고 종기가 생긴 데 → 마늘즙

② 고구마와 석류를 먹고 식중독이 생긴 데 → 부추즙

③ 뱀장어와 식초를 먹고 식중독이 생긴 데 → 검은콩과 감초를 함께 달여 복용

④ 우유와 신 음식을 먹고 뱃속에 어리가 생긴 데 → 녹두

⑤ 미나리와 닭고기를 먹고 식중독이 생긴 데 → 올리브즙

⑥ 꿀과 붕어, 뱀장어와 소간을 함께 먹고 생긴 식중독 → 검은콩과 감초 달인 물

⑦ 개고기와 마늘을 먹고 혈액병이 생긴 데 → 모유에 콩국을 섞어 마심

⑧ 우렁이와 국수를 같이 먹고 구토와 복통이 생긴 데 → 닭똥의 흰 부분

⑨ 굴과 흑설탕 → 녹두

　　돼지고기와 감을 먹고 식중독이 생긴 데 → 녹두

　　시금치와 우유를 먹고 식중독이 생긴 데 → 녹두

　　돼지고기와 우렁이를 먹고 눈썹이 빠지면 → 녹두

⑩ 복어독 → 우선 참기름, 들기름을 먹여 토하게 한다. 백반을 물에 타서 마시거나 백편두나 소두쟁이잎을 찧어 즙을 마신다. 또는 검은 콩 삶은 물도 괜찮다.

⑪ 모든 생선이나 게 어류에 중독되면 → 동과즙을 내어 마시거나 마늘즙, 검은콩 삶은 물 또는 귤껍질을 달여 마신다.

⑫ 모든 채소 독 → 칡뿌리즙

모든 해초류 독 → 양조식초를 뜨겁게 데워 마신다.

⑬ 비상 독 → 녹두를 갈아 마시거나 연근과 사탕을 같이 찧어 물에 타서 마신다.

독버섯 중독 → 심산의 거름기 없는 황토를 가져다가 물에 풀어 흙이 가라앉은 다음 위에 맑은 물을 마시게 하든지 오리피를 마시든지 박하잎을 찧어 물에 타 마신다.

⑭ 천초(조피나무)중독 → 계피나무를 달여 마신다.

고련(소태나무 껍질) 중독 → 흰죽을 끓여 완전히 식혀 천천히 오래도록 먹다.

⑮ 명아주독 → 파뿌리를 삶아 그 물을 마신다.

파두독 → 검은콩이나 칡뿌리를 달여 마신다.

초오, 천오, 천웅, 부자 등의 중독 → 검은콩 삶은 물이나 북어국

⑯ 반묘독(곤충의 일종으로 한약재) → 검은콩과 감초 달인 물

⑰ 유황독 → 삶은 돼지고기나 오리고기국 또는 마른 명태 세 마리를 끓인 국물

⑱ 석웅황(한약재)독 → 방기를 달여 마심

⑲ 수은 독 → 돼지비계, 북어국, 검은콩 삶은 물

⑳ 독한 소주를 지나치게 마시고 중독이 된 데 → 칡뿌리 즙이나 오이 즙을 계속 마시고, 심할 때 냉수를 마시면 즉사할 수도 있으니 주의하며 모든 냉기는 금물

(5) 요인별 주의사항

① 질병요인 ; 일반원칙은 질병이 중(重)하면 용약량은 많고, 질병이 가벼우면(輕) 용약량은 적다. 반대로 병이 중한데 용약량이 적으면, 병은 낫지 않고 병의 상태를 지연, 악화시킨다. 병이 약한데 용약량이 많으면 오히려 정기를 상하게 되고, 부작용이 생긴다. 오랫동안 병을 앓은 환자의 용약량은 마땅히 적어야 하며 점차적으로 치료해야하고 처음 병든 환자의 용약량은 다량으로 하고 급치(急治)해야 한다.

② 환자요인 ; 노인, 부녀들은 약에 대한 내수성이 비교적 약하기 때문에 용량을 적게 한다. 어린 아이들은 체중이 가벼우므로 용량을 마땅히 적게 한다. 일반 원칙은 5살 이하의 어린이 용약량은 성인량의 1/4, 5살 이상은 성인량의 1/2, 15살 이상은 성인과 부양을 쓴다.

③ 계절요인 ; 여름은 날씨가 무더워 쉽게 땀이 난다. 해표발한약을 복용할 때 특히 신온발한약과 온열약의 용량은 적어야한다. 이를 거역하면 염한(斂汗)약과 한랭(寒凉)약을 복용 할 때에 용량이 많아진다. 겨울에는 청열사화의 한랭약의 복용은 적게, 습열성의 약물은 마땅히 많게 한다. 가을, 겨울에는 건조하여 청윤(淸潤)약물의 사용을 많이 한다.

④ 지역요인 ; 고산 한대(寒帶)지역의 사람들은 근육과 기부(肌膚)가 치밀하여 온열약과 발산해표(發散解表)약의 용량이 점점 커진다. 습한 지역의 겁습(祛濕)약의 용량은 비교적 무겁다.

Natural Medicinal Plant

⑤ 약물 요인 ; 약물용량을 확정지을 시 주로 약물자체의 작용, 부작용으로부터 고려해야한다. 다만 임상으로 약량을 확정지을시 다음 몇 가지 방면에 대해서도 고려해야한다. 질이 무거운 것은 용량이 크다, 질량이 가벼운 것은 용량이 가볍고, 기미가 담박(淡薄)한 것은 용량이 크고, 기미가 농후(濃厚)한 것의 용량은 작아지게 한다. 유독약의 용량에 대해서는 엄격하게 안전한 한도 이내에서 조절해야한다.

단미약의 사용제량은 많고, 복방 중 사용제량은 적고, 처방 중 주약(主藥)의 제량은 일반적으로 보약(輔藥)의 제량보다는 커야한다. 그러므로 용약제량의 확정은 주로 병의 상태 수요에 근거한다. 그러나 기타 요인에 대해서도 적당히 고려해야한다.

이밖에 준열약(峻烈藥), 극독약(劇毒藥), 정제약(精制藥), 귀중약(貴重藥)외에 일반 중약의 1일 상용(常用)내복량은 5g에서 10g이다, 부분용량이 비교적 큰 것은 15g에서 30g이다.

2. 독극약 및 극성약 ✱✱✱

독성에 따른 분류는 독약 〉 극약 〉 보통약 순이다.

(1) 독약(毒藥)

정의는 복용함으로 인해서 인체에 유해하며 미량이라 하지라도 치사에 이르게 하는 약을 의미하며 종류는 웅황, 자황, 경분, 신석, 예석 5종이 있다. 약사법에서의 개념은 사람이나 동물에 섭취, 흡입 또는 외용되었을 경우 그 극량이 치사량에 가깝거나 축적작용이 가하거나 약리작용이 격렬하여 사람 또는 동물에게 해를 줄 수 있는 의약품으로 약사법 제46조 독약에 대한 표시조항에 의하면 독극물은 용기 또는 포장주위에 흰 띠를 두른 검은 바탕에 흰색으로 그 품명과 "독(毒)" 자를 기재하여야 한다.
약사법 제46조 극약에 대한 표시조항 으로 용기 또는 포장에 주위에 붉은 띠를 두른 흰 바탕에 붉은색으로 그 품명과 "극(劇)" 자를 기재한다. 독약과 극약은 그 품명, 수량, 사용목적, 판매 연월일, 양수인의 성명, 주소, 직업 등을 기재하고 서명 날인한 문서가 없으면 판매할 수 없다. 〈다만 의사의 처방전에 의하여 조제 또는 판매하는 경우에는 예외로 하며, 14세미만인 자에게는 독약 및 극물을 판매할 수 없다. 일반의약품과 구별하여 저장 또는 진열하여야 한다.〉

(2) 독약(毒藥) 5종

1) 웅황(雄黃)

① 산의 양지쪽에서 캔 것은 웅황이고, 음지쪽에서 캔 것은 자황이다.

② 석웅황이라고도 하며 삼류화비소를 주성분으로 하는 광석이다.

③ 살균작용과 해독작용을 한다.

④ 중독이 심한 경우 정신혼미, 호흡곤란, 피부암, 종양발생

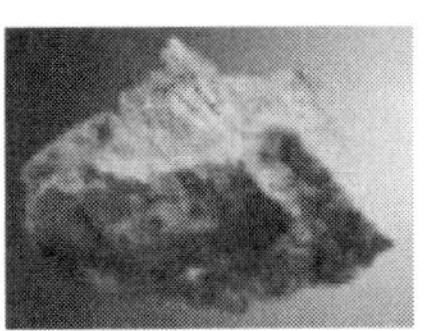

[웅황]

2) 자황(雌黃)

① 악창, 옴, 문둥병 등에 쓰인다.

② 불에 달구어 식은 다음 보드랍게 가루 내어 쓴다.

3) 경분(輕粉)

① 감홍, 홍분, 수은분이라고도 한다.

② 염화제일수은($Hg_2 Cl_2$)을 말하는 데 백색의 가루로 물에 녹지 않는다.

③ 1834년 이규경의 "오주서종박물고변" 에 제조법이 표기되어 있다.

④ 하제, 이뇨제, 외과용으로 피부병, 매독에 사용되었다.

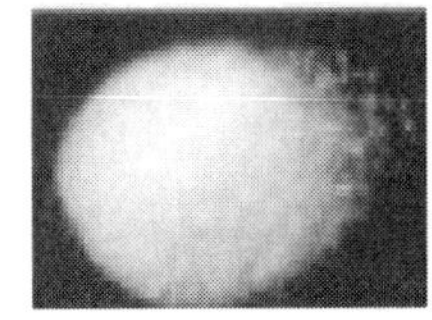

[경분(輕粉)]

◉ 경분독을 **빼는** 방법 : 뱃속에 있는 경분독을 **빼내서** 위험하지 않게 한다. 입이 벌어진 천초(조피열매) 30알을 우려 달인 물로 빈속에 먹으면 조피열매가 경분을 싸가지고 대변으로 나온다.

4) 신석(信石) : 비상(砒霜)

① 웅황, 계관석, 독사와 같은 황화물 또는 제올라이트 알루미늄 및 알칼리토류
   의 함수 규산염 상태인 비석으로 산출되는 광물을 가열, 승화시켜 얻는 결정체이다.

② 100℃에서 건조하면 99% 이상의 순도를 갖는 냄새 없고 백색인 분말이 되고 공기 중
   에서도 안정하다.

③ 살충제, 제초제, 의료용으로는 적취, 담증, 백혈병의 치료제 등으로 사용한다.

5) 예석 ; 내용, 성상, 응용 등이 신석과 유사하다.

(3) 극약(劇藥)

정의는 독약 다음으로 독성을 지닌 약제로서 미량으로도 사람이나 동물에 위험을 주는 약품으로 독약과 함께 약사법으로 그 취급 등을 규제하는 의약품 이외의 약물을 의미한다.
극약(劇藥) 5종은 부자, 여로, 파두, 만타나와, 오두이다.

1) 부자(附子)
① 미나리아재비과에 속하는 바곳의 덩이뿌리를 말하며 생부자는 그대로 말린 것, 포부자
   는 약 120℃로 가열하여 유효성분이 변질한 것이다.

② 부자의 중독 : 아코니틴에 의한 중독

③ 구급대책 : 설사약을 써서 설사 유도

④ 민간요법 – 감초, 검정콩(흑두): 각각20g
　　　　　　– 식초
　　　　　　– 명태, 두부
　　　　　　– 녹두, 감초

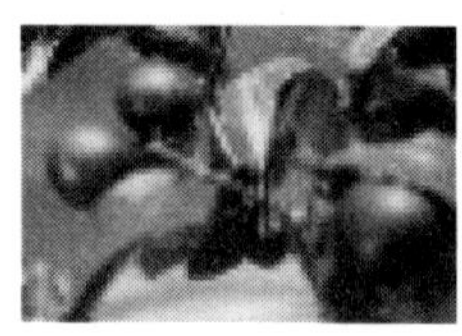

[마전자]

2) 여로(黎蘆)

① 외떡잎식물 백합목 백합과의 여러해살이풀로 분포지역은 한국, 일본이다.

② 간질, 늑막염, 복통 등에 효험이 있다.

③ 독이 있으므로 조심스럽게 써야 한다.

④ 사슴이 병에 걸렸을 경우 먹는 약이라고 해서 "녹총" 이라고도 한다.

⑤ 약성은 맛이 쓰고 매우며 성질은 차가우며 간과 폐에 작용한다.

⑥ 증상별 적용 및 복용법

　– 여로 뿌리는 혈압을 낮추고

　– 간에 쌓인 독을 풀고 소변을 잘 나오게 한다.

　– 1회 복용 시 0.3g~0.6g 복용한다.

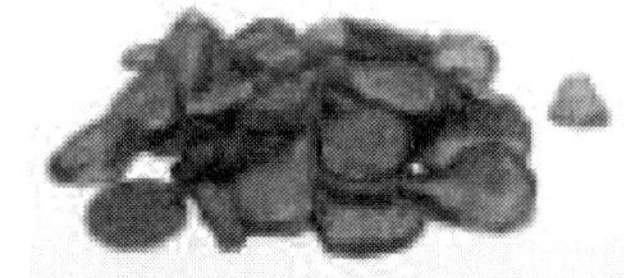

[부자(附子)]

3) 파두

① 쌍떡잎식물 쥐손이풀목 대극과의 상록교목이다.

② 피부에 강한 자극을 주어 발포제, 준하제로 사용한다.

③ 위장이 약하고 냉하고 마른체질(소음인)이 먹으면 변도 잘 보고 위장을 따뜻하게 해
　주므로 명약이 될 때도 있다.

④ 부작용

– 피부 점막의 자극 – 단백뇨

⑤ 효능 : 복부창만을 치료하고 배가 차서 오랫동안 소화가 안 되는
　증상을 낫게 한다.

⑥ 파상두 만드는 법 : 파두를 곱게 갈아서 기름종이에 여러 겹으로 싼 다음 열을 조금
　가해서 종이에 묻은 기름을 제거하고 쓴다.

4) 만타나화

① 만타라자, 양독말풀, 취심화, 대마자, 만타라엽, 취선도, 양종마 라
고도 한다.

② 쌍떡잎식물 통화식물목 가지과의 한해살이풀로서 줄기는 자줏빛으
로 굵은가지를 치며　　　　　　잎은 어긋나고 잎자루는 길며 가장자리
에 고르지 않은 톱니가 있다.

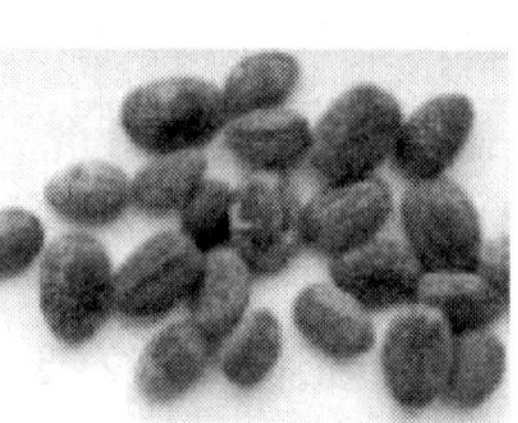

[파두]

③ 종자와 잎은 맹독성. 잎은 천식용 담배로 사용하고 관상용으로도 심는다.

5) 오두 ; 내용, 성상, 응용, 성분 등이 부자와 유사하다.

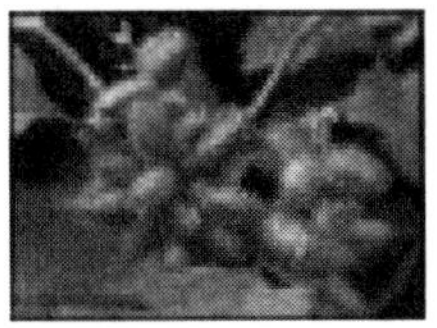

[도꼬마리]

(5) 기타 독초 및 극성약

1) 극성약(劇性藥)

극약보다는 약하나 인체에 해를 줄 수 있는 것(약 43종)

낭탕자, 노감석, 낭독, 반묘, 백부자, 봉선자, 분초, 보두, 도와거, 등황, 지주, 황단, 시독, 감수, 천오두, 초오두, 대극, 택칠, 영사, 속수자, 율각, 남성, 뇌환, 영실, 과체, 원화, 마전과, 완청, 견우자, 사망, 운실, 과체, 복사, 구물, 오공, 상산, 촉칠, 사간, 침목, 멀타승, 전갈, 생생육, 석양 등

2) 독초(毒草)

식물의 일부 또는 전체에 유독한 성분을 함유한 식물(초본식물)을 독초라 한다.

마전자 : 중추신경마비를 일으킨다. /부자 : 심혈관계에 작용해 부정맥을 일으킨다. /도꼬마리 : 간장과 신장에 부담을 준다. /감수, 대극 : 설사가 그치지 않는다. /질려 : 구토가 그치지 않는다.

[오두]

① 독초구별법

　　0 생김새나 빛깔이 불쾌감을 준다.

　　0 식물에 상처를 내면 불쾌한 냄새나 즙액이 나온다.

　　0 피부에 발라보면 피부가 가렵거나 따갑고 물집이 생긴다.

　　0 혀끝에 대어보면 타는 것 같은 자극이 생김 (미치광이풀, 사리풀,

　　　투구꽃종류, 등대풀, 천남성종류 등은 맹독성이므로 절대 입에 넣어서는 안 된다.)

　　0 역겹거나 안 좋은 냄새가 난다.

　　0 벌레 먹은 흔적이 있으면 독초가 아닌 것으로 구별할 수 있다.

② 독초 섭취 시 해독법

　　0 응급 처치법 : 입안에 손가락을 넣어서 재빨리 다 토해내게 한다.

　　0 독초 잎이나 줄기, 뿌리에 중독되었을 때

　- 생 칡뿌리 즙을 내어 마시거나 생강즙을 마신다. (한번에 200cc)

　- 까맣게 태운 보리 가루나 검은콩 2돈, 감초 1돈을 물에 달여 마신다.

　- 미음에 볶은 소금을 타서 여러 번 먹거나 계란 노른자를 한꺼번에 15개 정도 먹는다.

　0 독초 잎, 열매 등을 먹고 중독되었을 때

　- 찔레 열매나 장미 열매를 한 홉의 물에 달여 마신다.

　- 한약재 육계 한 냥 정도를 물 한 되에 넣고 달여 5~6회 마신다.

　- 감초, 생강을 등분하여 물에 달여 수시로 마신다.

3) 우리나라 산에서 흔히 볼 수 있는 독초 ; 미치광이풀, 앉은 부채, 박새풀, 천남성, 동의나물, 초오(투구꽃), 은방울꽃, 현호색, 애기똥풀 등이 있다.

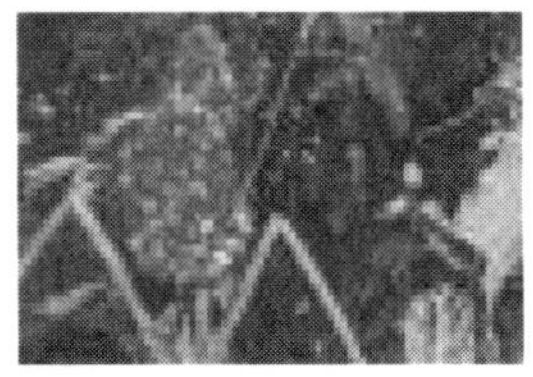

[천남성]

<참고>**독초와 약초의 감별 상식**

* 생약재를 채집 시 대부분 독초는 걸죽한 액즙이 나오는데, 그것을 연한 피부(겨드랑이, 목, 허벅지, 사타구니, 팔꿈치 안쪽 등)에 바르면 심하게 가렵거나 따갑고 통증이 있고, 피부에 포진이나 종기가 돋는다.

* 살갗에 반응이 없을 때 혀끝에 살짝 발라 본다. 독초는 혀끝을 톡 쏘거나 민감한 반응이 온다. 아리한 맛, 화끈거림, 고약한 냄새, 또는 입 속이 헤질 수도 있다. 이때 즙액을 뱉은 후 맑은 물로 씻어낸다. 단맛이 나도 아린 맛이 느껴지면 독초이므로 법제 후에 복용한다.

5. 약용식물관련법규

Medicinal Plant Manager

제1장 식품공전
제2장 식품위생법
제3장 건강기능식품에 관한 법
제4장 농산물품질관리법
제5장 기타관련법규

『약용식물에 대한 관계된 법규는 식품과 의약품이라는 이원성의 특수성 등으로 인해 식품위생법, 건강기능식품에 관한 법률, 농산물품질관리법, 보건의료기본법, 약사법, 국민건강증진법, 한약육성법, 농어촌발전 특별조치법, 농산물가공산업육성법, 신약연구개발촉진법, 인삼산업법, 야생동식물보호법 등 수많은 관계법규가 존재한다. 여기서는 가장 관련이 깊은 법규를 중심으로 살펴보고자 한다. 』

제 1장 식품공전

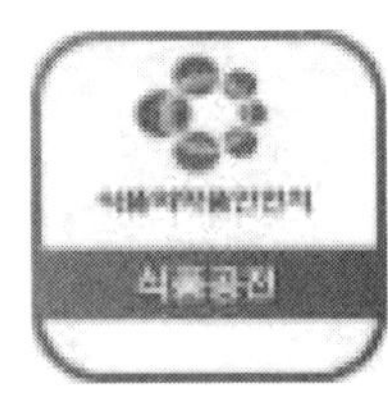

제1절 식품공전이란?

1. 식품공전의 의의   ＊＊＊

(1) 식품공전의 의의
① 식품제조교과서이며 어떤 식품을 제조할 때 첨가물 원료는 무엇이며, 얼마만큼 넣어야 하며 어떤 방법으로 제조해야 하며 검사는 이러한 방법으로 한다는 기준을 정해놓은 교과서를 말하며, 기준 및 규격을 정하고 있는 내용을 담고 있다.
② 식품위생법 제 12조에 근거하여 식품안전의약품안전청에서 고시
③ 식품, 첨가물, 기구 또는 용기, 포장에 관한 기준 및 규격
④ 식품위생법 제7조 : 판매를 목적으로 하는 식품 또는 식품첨가물
⑤ 식품위생법 제9조 : 판매를 목적으로 하거나 영업용으로 사용하는 기구, 용기, 포장
⑥ 식품위생법 제7조와 제9조에는 식품의약품안전청이 식품 등에 대한 기준 및 규격을 정하게 하여 이에 적합하지 못한 것은 제조, 사용, 수입, 판매, 진열 등을 못함을 국민들에게 알리는 고시된 내용을 뜻한다.
⑦ 식품공전을 식품의 기준 및 규격으로 동일 시 해서는 안 된다.
⑧ 식품공전은 식품 등에 관한 기준 및 규격을 담고 있는 책을 의미하는 것이지, 기준 및 규격 그 자체를 의미하지 않는다는 것이다.

(2) 식품공전의 개정
① 국민 보건 상 필요하다고 인정되는 식품 등에 관한 기준 및 규격을 미리 제시
② 식품 등의 인체의 무해성이 과학적으로 입증되는 경우
③ 시대의 변화에 따른 요구
④ 과도한 규제 삭제 요구 등이 있을 때
⑤ 식품공전에 모든 품목에 대해 반드시 기준 및 규격이 고시되는 것은 아니다.

⑥ 식품공전과 관련한 식품위생법은 법 제7, 9, 10, 12조이다.

(3) 식품공전의 구성 ; 식품공전은 총 10개 항목으로 구성되어 있다.

① 총칙

② 검체의 채취 및 취급방법

③ 식품일반에 대한 공통기준 및 규격

④ 식품별 기준 및 규격

⑤ 식품접객업소의 조리판매식품 등에 대한 미생물 권장규격

⑥ 수산물에 대한 잠정규격

⑦ 기구 및 용기포장의 기준규격

⑧ 일반 시험법

⑨ 시약시액 표준용액 및 용량분석용 규정용액

⑩ 부표

2. 식품공전의 수록범위　　＊＊＊

(1) 수록범위

① 식품위생법 제7조 제1항의 규정에 의한 식품의 제조, 가공, 사용 조리 및 보존방법에 관한 기준과 그 식품의 성분에 관한 규격

② 식품위생법 제9조 제1항의 규정에 의한 기구 용기 포장의 제조방법에 관한 기분과 기구, 용기, 포장 및 그 원재료에 관한 규격

③ 식품위생법 제10조 제1항의 규정에 의한 식품첨가물과 기구 용기 포장의 표시기준

(2) 계량 등의 단위는 국제단위계(SI)에 따른다.

① 길이 : m(미터), cm(센티미터), mm(밀리미터), μm(마이크로미터), nm(나노미터)

② 용량 : l(리터), ml(밀리리터)

③ 중량 : kg(킬로그램), g(그램), mg(밀리그램), μg(마이크로그램), pg(피코그램)

④ 넓이 : cm²(제곱센티미터)

⑤ 열량 : kcal(킬로칼로리), kj(킬로줄)　※ 4.2 kcal ≒ 1k

* 마이크로 : 1백만분의 1, 나노 : 1억분의 1, 피코 : 1조분의 1

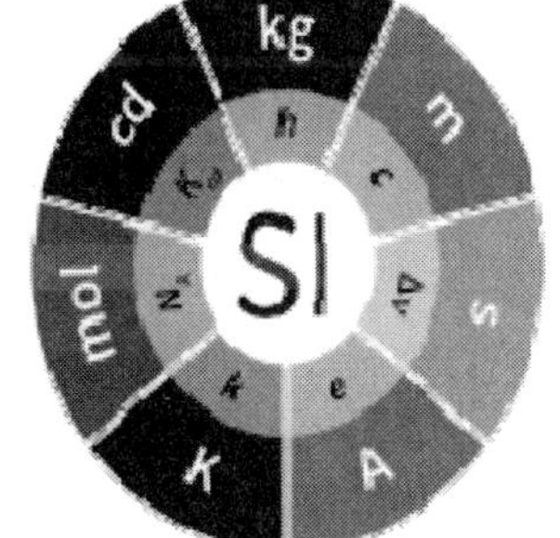

[국제단위계(SI)]

(3) 중량백분율을 표시할 경우에는 %의 기호를 쓴다.

(4) 온도의 표시는 셀시우스법(℃)을 쓴다.　* 파렌하이트법(℉)

(5) 표준온도는 20℃, 상온은 15~25℃, 실온은 1~35℃, 미온은 30~40℃로 하며 찬 곳

이라함은 따로 규정이 없는 한 0~15℃의 장소를 말한다.

(6) **시험에 쓰는 물**은 따로 규정이 없는 한 증류수 또는 정제수로 하여야 한다.

제2절 식품원료일반

> ## 1. 식품원료와 기준　　　　　　　　　　　　**✳✳✳**

(1) 식품원료

① 식품산업의 발달에 따른 새로운 식품의 개발과 여러 국가에서 수입되는 식품의 종류가
　많아짐에 따라 다양한 기능성 소재를 식품에 사용하려는 욕구의 증대

② 식품위생법에 의하면 식품은 사람이 섭취할 수 있는 물질 중에서 의약효능을 목적으로
　섭취하는 것을 제외한 모든 음식물을 대상으로 한다고 되어있다.

③ 식품원료 정의 : 식품을 만드는 원료로 사용되는 동·식물 등의 각종 식품재료 중에서
　식품첨가물로 사용되는 물질을 제외한 재료를 식품원료라 한다. (광의의 정의)

④ 수입 및 국내산의 특정 또는 신소재의 식품재료를 식품원료로 사용하여 식품의 제조·
　가공하고자 할 경우에는 우선적으로 식품으로 사용이 가능한지 여부를 반드시 확인한다.

⑤ 식품위생법 : 식품으로 인한 위생상 피해를 방지하고 식품영양의 질적 향상을 도모함
　으로서 국민건강증진에 이바지할 목적으로 제정

◉ 식품공전 : 판매를 목적으로 한 모든 식품의 기준 및 규격을 관리하기 위한 목적으로 제정

☞ 식품위생법상 판매 금지 식품원료

① 인체의 건강을 위해할 우려가 있는 것

② 유독·유해물질에 노출되거나 의심이 있는 것

③ 병원미생물에 오염되어 인체안전성 문제가 있는 것

④ 위생상의 불결, 다른 물질의 혼입 또는 첨가되어 인체 안전성 우려가 있는 것

(2) 식품의 주원료

① 주원료는 해당 개별식품의 주용도, 제품의 특성 등을 고려하여 다른 식품과 구별, 특정
　짓게 하기 위하여 사용되는 원료를 말하여야 한다.

② 제4. 식품별 기준 및 규격 에서 원료배합시의 기준이 정하여진 식품은 그 기준에 의하여 한다. 다
　만 어떤 원료배합기준이 100%인 경우에는 식품첨가물의 함량을 제외하되, 첨가물을 함유한 당

해제품은 제4. 식품별 기준 및 규격의 당해제품 규격에 적합하여야 한다.

③ 제품의 특성에 첨가되는 배합수는 제외하며, 물을 첨가하여 복원되는 건조 또는 농축된 식품의 경우는 복원상태의 성분 및 함량비(%)로 환산 적용하여야 한다.

(3) 기준 및 규격의 적용

① 제4. 식품별 기준 및 규격" 이 정해진 식품은 그 기준 및 규격을 우선 적용하여야 한다.

② "제3. 식품일반에 대한 공통기준 및 규격" 을 함께 적용하는 것을 원칙으로 하여야 한다.

③ 식품의 특성을 고려할 때 "제3. 식품일반에 대한 공통기준 및 규격" 중 필요성이 희박하거나 실효성이 적은 경우에는 그 중요도에 따라 선별, 적용할 수 있다.

④ "제4. 식품별 기준 및 규격" 이 정해지지 아니한 식품은 "제3. 식품일반에 대한 공통기준 및 규격" 을 적용하여야 한다.

⑤ 단, [1] 식품 일반의 규격 중 식중독균 [2] 항생물질 등의 잔류허용기준 [4] 식육의 농약잔류허용기준 [5] 인삼의 농약잔류허용기준 [7] 식품 중 방사능 잠정허용기준 [8] 식품 중 아플라톡신 잠정허용기준 [9] 마비성 패독 허용기준 등은 "제3. 식품일반에 대한 공통기준 및 규격" 중 필요성이 희박하거나 실효성이 적은 경우에는 그 중요도에 따라 선별 적용할 수 있다

⑥ 하지만 "제4. 식품별 기준 및 규격" 이 정하여지지 아니한 식품 중 "통병조림식품", "레토르트식품", "냉동식품" 과 "제4. 식품별 기준 및 규격" 외의 "일반가공식품" 은 각각의 [10] 통병조림식품의 규격 [11] 레토르트식품의 규격 [12] 냉동식품의 규격[13] 제4. 식품별 기준 및 규격 외의 일반가공식품 규격을 우선 적용하여야 하며 식품의 특성에 따라 "제1. 식품 일반의 규격" 을 선별 적용할 수 있다.

⑦ "제4. 식품별 기준 및 규격" 에서 그 기준·규격이 정하여진 식품과 그 외의 일반가공식품으로서 "통병조림식품", "레토르트식품", "냉동식품" 에 해당하는 제조가공 처리를 한 경우에는 해당식품의 기준·규격과 함께 "통병조림식품", "레토르트식품", "냉동식품" (단, 식육가공품 또는 어육가공품 중 비 가열제품은 제외) 각각의 기준 및 규격을 적용하여야 한다.

⑧ 다만, 기준·규격항목이 중복될 경우에는 강화된 기준·규격 항목을 적용(단, 통병조림식품, 레토르트식품으로 제조·가공한 식품의 규격 중 미생물 항목은 각각의 통병조림식품, 레토르트식품의 규격에 의한다)하여야 한다.

☞ **레토르트식품**(retort food) – 저장을 목적으로 한 가공식품

조리 가공한 여러 가지 식품을 일종의 주머니에 넣어 밀봉한 후 고압가열살균솥(retort)에 넣어 고온에서 가열 살균하여, 공기와 광선을 차단한 상태에서 장기간 식품을 보존할 수 있도록 만든 가공 저장식품이다. 미국에서는 '레토르트파우치' 또는 '플렉시블 캔' 이라 하고, 유럽에서는 '플렉시캔' 또

는 '플렉스팩' 이라고 한다. 레토르트 식품을 넣는 주머니의 외부는 폴리에스테르의 얇은 막으로 되어 있고, 중층은 알루미늄박(箔)이고 내부는 또 다시 폴리에스테르막으로 되어 있는데, 이 셋을 붙여서 주머니를 만든다. 이 주머니에 재료를 다듬고 썰고 조미하여 익힌 것을 자동으로 연속충전기로 넣고 가열하여 봉한다. 이것을 가압살균, 가압냉각 장치로 105~120 ℃의 온도에서 가열 살균하여 즉시 냉각시킨다.

레토르트 식품은 캔 식품과 같이 보존성이 있고, 또 다음과 같이 특징이 있다.

① 캔 식품에 비해 부드럽고 가벼워 운반하기 편하다.

② 카레나 스튜 같은 음식은 약 3분간 가열하면, 주머니째 데울 수 있고, 간단하게 주머니를 열 수 있으며,

③ 가열 살균할 때 주머니가 두껍지 않고 납작하여 열전달속도가 빨라 시간을 단축시켜 색과 향미가 좋은 제품을 만들 수 있다. 미국 및 유럽 각국에서는 이런 종류의 식품이 오래전부터 개발되었으며, 한국에서도 카레 ·햄버거 ·죽 ·스파게티 ·미트볼 등 레토르트 식품의 제조가 활발하다.

(4) 식품원료의 판단기준

① 식품의 제조·가공 조리용으로 사용할 수 없는 동식물 원료

  0 일반인들이 전래적인 식생활이나 통념상 식용으로 하지 아니하는 것

  0 식용을 목적으로 채취, 취급, 가공, 제조 또는 관리되지 아니한 것

  0 식품원료로서 안전성 및 건전성이 입증되지 아니한 것

  0 신개발 원료로서 안정성에 대한 입증이나 확인이 되지 아니한 것

  0 기타 식품의약품안정청장이 식용으로 부적당하다고 인정한 것

② 식품의약품안전청장이 판단하는 식품원료에 대한 판단기준

  0 기 수재된 동식물과 분류학적 위치, 특성 및 용도가 유사한 경우 이를 근거로 식품원료 사용 가능여부를 판단할 수 있다(단, 식품원료로서의 이용 타당성 및 안전성을 입증 할 수 있는 제출 자료에 근거하여 판단하여야 한다)

    – 동.식물의 식품원료의 승인을 위한 기본제출자료

    – 동.식물의 식품원료 사용가능여부 판단기준

2. 식품공전에 기재된 식품원료   ✳✳✳

(1) 원료분류표

① 식품원재료분류표 : 식품공전 상에 분류되어 있는 식품원료는 통상적으로 식품에 사용되는 다소비 식품원료들을 분류한 것

② 주원료로 사용 가능한 동식물 : 식품에 주원료로 사용이 가능하도록 검토한 원료 목록

③ 부원료로서 최소량만을 사용할 수 있는 동식물 : 일부 약리적인 작용을 우려하여 부원료로
만 사용이 가능하도록 검토한 것

(2) 식품원재료 분류

1) 국민의 식생활에서 주식, 부식 또는 기호성 식품류로서 통상적인 식품원료로 사용되는
동식물류를 특성별로 분류한 것

2) 어떤 식품에도 사용이 가능한 식품의 원재료를 말하여야 한다.

3) 분류

① 식물성원료 : 곡류, 두류, 서류, 채소류, 과실류, 땅콩, 견과류, 유지식물류, 향신식물,
버섯류, 감미식품, 기호식물류, 야생식물류, 조류

② 동물성원료 : 식육류, 우유류, 어류, 패류, 갑각류, 연체류, 극피 또는 척색류, 알류, 어란류

③ 기타 원료 : 인삼 대나무 등

(3) 원료 등의 구비조건

1) 식품원료

① 원재료는 품질과 선도가 양호하고 부패 변질되었거나, 유독 유해물질 등에 오염되지 아니한 것
으로 안전성을 가지고 있어야 한다.

② 식품제조·가공영업허가(신고)대상이 아닌 천연성 원료를 직접처리하여 가공식품의 원료로 사
용할 때에는 흙, 모래, 티끌 등과 같은 이물을 충분히 제거하고 필요한 때에는 먹는 물로 깨끗
이 씻어야 하며 비가식부분은 충분히 제거하여야 한다.

③ 허가(신고)대상인 식품원료를 구입할 때에는 제조영업허가(신고)를 받았거나 수입신고
를 마친 것으로서 해당식품의 기준 및 규격에 적합한 것이어야 하며, 유통기한 경과제품 등
부정 불량식품을 원료로 사용하여서는 아니 된다.

④ 기준 및 규격이 정하여져 있는 식품, 식품첨가물, 수처리제 등은 그 기준 및 규격에, 주정은 주
세법에 의한 품질기준에, 원료소금은 염관리법에 적합한 것이어야 한다.

⑤ 축산물을 가공식품의 원료로 사용하는 경우 축산물가공처리법의 도살 및 해체방법과 검사기준
에 적합한 것이어야 한다.

⑥ 용수는 먹는 물 관리법에 적합한 것이어야 한다.

☞ 먹는 물 관리법

먹는 물에 대한 합리적인 수질 관리 및 위생 관리를 도모함으로써 먹는 물로 인한 국민 건
강상의 위해를 방지하고 생활환경의 개선에 이바지함을 목적으로 하는 법률이다   (1995.

1. 5. 법률 제4908호). 국가 및 지방자치단체는 모든 국민이 질 좋은 먹는 물을 공급 받을 수 있도록 합리적인 시책을 마련하며 알맞은 지도 및 관리를 하고, 먹는 물 관련 영업자는 질 좋은 먹는 물을 안전하고 알맞게 공급하도록 하여야 할 책무가 있다. 환경부장관은 먹는 물의 수질 관리를 위하여 필요한 시책을 마련하여야 하며, 먹는 물에 대한 수질 검사를 실시하고, 먹는 물 수질감시원을 둔다. 9장 51조와 부칙으로 되어 있다.

⑦ 식품원재료 분류와 주원료로 사용 가능한 동식물 및 부원료로서 최소량만을 사용할 수 있는 동식물에 명시되어 있지 않은 식품원료는 식품의약품안전청장이 다음의 기준으로 사용가능여부를 판단하여야 한다.

㉠ 기 수재된 동식물과 분류학적 위치, 특성, 용도가 유사한 경우 이를 근거로 식품원료 사용가능여부를 판단할 수 있으며, 기타의 경우는 식품원료로서의 이용타당성 및 안전성을 입증할 수 있는 제출 자료에 근거하여 판단하여야 한다.

㉡ 식품공전에 기 수재된 동식물의 경우에도 식품원료로서의 안전성과 관련한 새로운 사실이 발견되거나 제시될 경우 재검토하여 식품의 주원료 또는 부원료로서의 사용가능 여부를 판단할 수 있다.

⑧ 은행잎은 침출차의 원료로 사용할 수 있음

⑨ 다음의 원료는 특수영양식품 또는 건강보조식품에만 사용할 수 있다.

㉠ 가르시니아 캄보디아 껍질추출물 – 식이섬유 보충을 목적으로 하는 식품, 식사대용식품, 체중 감소목적 식품(1회 5%이하, 1일 6g을 초과할 수 없다.)

㉡ 은행잎 추출물 – 건강보조식품의 부원료, 1일 7mg 미만을 사용

㉢ 알로에전잎 – 건강보조식품의 원료로만 사용 가능

㉣ 글루코사민 – 건강보조식품의 원료로만 사용가능

⑩ 알로에겔(농축액 및 분말포함)을 건강보조식품 이외의 다른 식품의 원료로 사용할 경우 해당 식품 기준 및 규격에 적합한 것을 사용하여야 한다.

⑪ 다음에 해당하는 동식물성 기타 원재료는 식품의 제조 가공 조리용으로 사용해서는 안 된다.

㉠ 일반인들의 전래적인 식생활이나 통념상 식용으로 하지 아니한 것

㉡ 식용을 목적으로 채취, 취급, 가공, 제조 또는 관리되지 아니한 것

㉢ 식품원료로서 안전성 및 건전성이 입증되지 아니한 것

㉣ 신개발원료로서 안전성에 대한 입증이나 또는 확인이 되지 아니한 것

㉤ 기타 식품의약품안전청장이 식용으로 부적당하다고 인정한 것

⑫ 식품원료는 품질이 유지될 수 있는 적절한 방법으로 위생적으로 보관하여야 하며 어패류는 냉장, 냉동연육은 -18℃이하, 압착 올리브유용 올리브과육 등 변질되기 쉬운 원료는 -10℃이하에서 보존하여야 한다.

⑬ 두부류 및 식용유지의 원료로 파쇄분을 사용할 경우 선도가 양호하고 부패, 변질되었거나 이물 등에 오염되지 아니한 것으로 사용하여야 한다.

⑭ 도시락류의 원료는 다음과 같이 보존하여야 한다.

㉠ 주식류 : 건조, 서늘, 통풍, 곰팡이 없는 곳

㉡ 유지류 : 위생적인 용기사용, 마늘, 생선 등 냄새나는 것은 분리 보관한다.

㉢ 육류 및 생선류 : 육류는 3~4일 저장 시 냉장상태, 장기간 저장 시 냉동상태 유지, 달걀은 씻지 않고 냉장보관, 생선, 패류는 내장제거 후 소금물로 씻어 물기제거 후 타식품과 분리 보관, 두부는 찬물에 담궈서 냉장보관, 건어물은 건조하고 서늘한 곳 보관, 생선 횟감은 위생처리 후 하루 이상 보관은 금물임

㉣ 채소류 : 물기 제거 후 포장지로 싸서 보관, 영하 3℃ 이하의 보관은 냉해를 가져오므로 피할 것, 양파와 감자는 장기간 보관 시 껍질을 벗기지 말 것

㉤ 조미식품 : 고춧가루는 건조하고 서늘한 곳에 보관, 조미식품은 마개나 덮개를 닫아 보관해야 한다.

⑮ 음료류 - 과실, 채소류 음료의 100% 착즙액 기준 당도

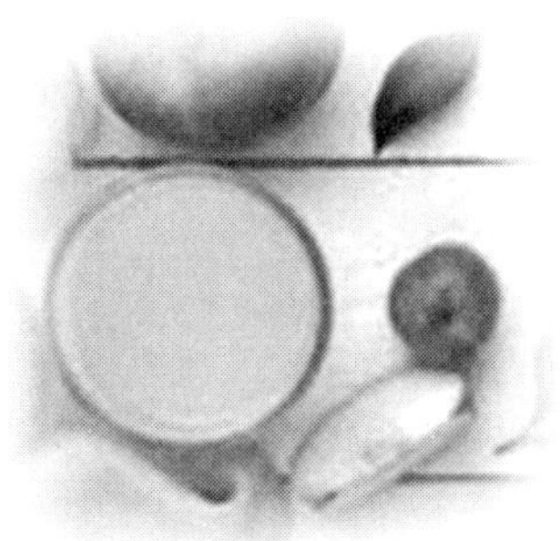

   ㉠ 포도, 서양배 : 11도 이상

   ㉡ 사과, 라임, 파인애플 : 10도 이상

   ㉢ 귤, 그레이프후르츠, 파파야 : 9도 이상)

   ㉣ 배, 구아바 : 8도 이상

   ㉤ 복숭아, 살구, 딸기, 레몬 : 7도 이상)

   ㉥ 자두, 멜론, 매실 : 6도 이상

⑯ 특수영양식품

   ㉠ 조제유류에 사용되는 유성분의 원료는 축산물가공처리법에 의한 원유검사기준에 적합한 것 이어야 한다.

   ㉡ 조제유류의 원료성분은 영유아가 섭취하기에 적합하도록 처리한 것이어야 한다.

   ㉢ 조제유제의 원료는 방사선조사처리를 하지 아니한 것이어야 한다.

   ㉣ 영유아용조제식의 원료로 사용되는 분리대두단백 또는 기타의 식품에서 분리한 단백질은 분지래두단백의 범위에 포함되나 소맥에서 분리한 소맥글루텐은 단백원으로 사용할 수 없다.

⑰ 건강보조식품

   ㉠ 에이코사펜타엔산(EPA) 및 도코가헥사엔산(DHA) 함유식품에 사용되는 원료는 이들 지방산의 에틸 등의 화합물을 첨가한 것은 불가 한다.

   ㉡ 화분가공식품에 사용되는 원료는 꿀벌에 의해 채취된 것

   ㉢ 효소식품의 배양과 식물추출물발효식품의 발효에 사용하는 미생물은 인전성이 인정

되는 것

ㄹ) 유산균함유식품에 사용되는 유산균 등은 식용가능하고 식품위생상 안전한 것

ㅁ) 클로렐라식품의 원료인 클로렐라와 스피루나식품의 원료인 스피루리나는 순수배양된 것이어야 한다.

ㅂ) 버섯가공식품은 기준 및 규격에 적합(자실체원말은 자실체가 90%이상)

ㅅ) 자라가공식품은 청결히 양식된 것

ㅇ) 키토산가공식품 오염되지 않은 키토산 추출물

⑱ 인삼제품류

ㄱ) 원료 인삼근은 4년 이상의 것(인삼넥타이용과 인삼 통 병조림용 수삼은 3년근 이상)

ㄴ) 인삼엽차에 사용되는 원료는 다른 식물의 이물이 함유되지 아니한 4년근 이상 것

ㄷ) 인삼음료, 인삼레토르트식품, 기타 인삼식품에 그대로 넣는 수삼근은 3년 이상의 것 이며 병삼이나 파삼은 사용할 수 없다.

ㄹ) 인삼 통·병조림에 사용되는 원료 식육은 축산물가공처리법에 의한 검사기준에 적합 한 것이어야 한다.

ㅁ) 인삼껌에 사용되는 천연수지류는 정제한 것

ㅂ) 원료 홍삼은 인삼 산업법에 적합한 것

(4) 주원료로서 사용가능한 동·식물

① 주원료 목록에 기록된 식품원료들은 식품의 유형에 상관없이 제품의 특성에 맞게 자유로이 사용 가능하다.

② 통념상 식품 원료는 질경이(어린 잎), 솔잎, 민들레(어린순, 어린잎, 뿌리), 꿀풀(어린순, 어린잎), 쇠비름(어린잎, 어린순), 칡(뿌리), 붉은 토끼풀(어린잎), 소리쟁이(잎), 메꽃(어린순, 뿌리), 짚신나물(어린잎)등이다.

③ 식품의 부원료인 인동(꽃, 잎, 줄기), 삽주(뿌리), 달개비(전초)는 최소량만 사용가능

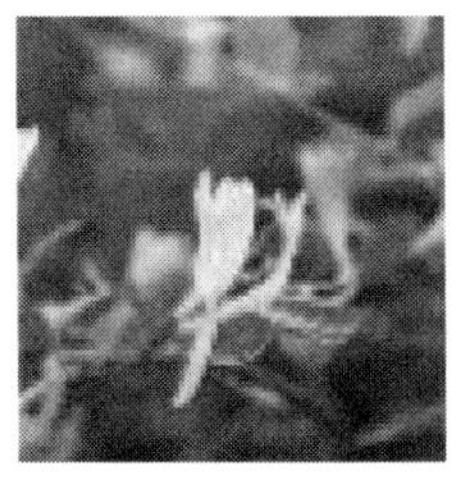

[인동]

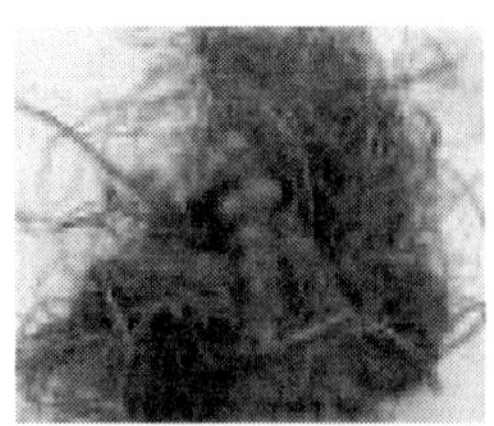

[삽주(뿌리)]

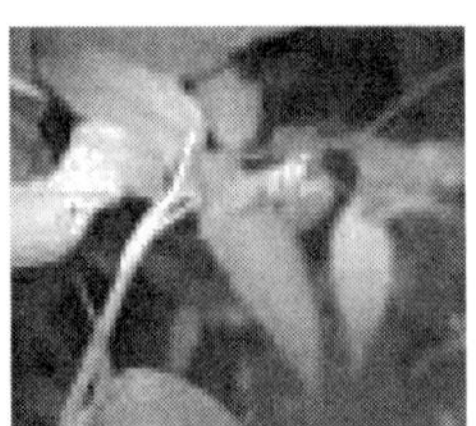

[달개비]

주원료 목록 ✳✳

품목명(이명또는영명)	학명	사용부위
가시연꽃	*Euryale Ferox* Salisb.	열매
가죽나무(가중나무)	*Ailanthus altissima* Swingls	어린잎
갈대	*Phragmites communis* Trinius	어린순, 뿌리
고수	*Coriandrum sativum LINNAEUS.*	열매, 잎
과라나(Guarana)	*Paullinia cupana H.B.K.*	열매
국화	*Chrysanthemum morifolium* Ramat. / *Chrysanthemum indicum*	꽃
기름골(chufa)	*Cyperus esculentus L.*	괴경
꽃송이버섯	*Sparassis crispa* Wulf. ex Fr.	
꿀풀	*Prunella vulgaris L.*	어린순, 어린잎
나무딸기(Raspberry)	*Rubus spp.*	열매, 잎
나문재	*Suaeda asparagoides Makino*	어린순, 어린잎
나한과	*Momordicae grosvenori*	열매
노니(Noni)	*Morinda citrifolia*	열매
노루궁뎅이버섯	*Hericium erinaceum* (Bull. ex Fr) Pers.	
눈꽃동충하초	*Paecilomyces japonica/ Paecilomyces tenuipes*	
다색벚꽃버섯	*Hygrophorus russula Quel.*	
당아욱(분홍아욱)	*Malva sylvestris L.*	꽃, 잎
덩굴월귤(Cranberry)	*Vaccinium macrocarpon*	열매
띠(백모근)	*Imperata cylindrica Beauvois*	뿌리
라벤더(Lavender)	*Lavandula angustifolia, Lavandula vera Lavandula officinalis Chaix.*	꽃, 잎
레몬그라스(개솔새, lemon grass)	*Cymbopogon citratus*	잎, 줄기
레몬밤(lemon balm)	*Melissa officinalis L.*	잎
레몬버베나(lemon verbena)	*Aloysia triphylla*	잎
레이디스맨틀(Lady's mantle)	*Alchemilla vulgaris L.*	잎
루이보스(Rooibos)	*Aspalathus lineraris*	잎
마리골드(Marigold, Pot marigold, 금잔화)		꽃
마시멜로(양아욱, marshmallow)	*Althaea officinalis*	꽃, 뿌리
망초	*Erigeron canadensis L.*	어린순, 어린잎
모로헤이야	*Corchorus olitorius*	
물냉이(Cresson)	*Nasturtium officinale*	잎
민들레(포공영)	*Taraxacum mongolicum* H. Mazz.	어린순/잎,뿌리

밀크씨슬(Milk thistle)	*Silybum marianum L.*	
바나바(banaba)	*Lagerstroemia speciosa Pers.*	열매, 잎
배초향	*Agastache rugosa O. Kuntze*	어린잎
병꽃풀(연전초)	*Glechoma hederacea L.*	어린순, 어린잎
보라버섯	*Russula subdepallens*	
붉은 토끼풀(Red clover)	*Trifolium pratense L.*	어린잎
블랙베리(black berry)	*Rubus spp.*	열매, 잎
비자나무	*Torreya nucifera S. et Z.*	열매
뽕나무(오디나무)	*Morus alba L.*	열매, 잎, 어린가지
뽕나무버섯	*Armillariella mellea*	
사철쑥(인진호, 인진)	*Artemisia capillaris Thunberg*	지상부
삼칠인삼(전칠인삼)	*Panax notoginseng(Burk)F.H. Chen*	
서양 민들레(Dandelion)	*Taraxacum officinale Wiggers*	어린순, 어린잎, 뿌리
서양자초(Dill)	*Anethum graveolens L.*	열매
선인장	*Opuntia ficus-indica*	열매, 줄기육질
세이지(sage)	*Salvia officinalis L.*	잎
소나무	*Pinus densiflora Sieb &Zucc.Pinus sylvestrisL.*	꽃가루, 순, 잎, 가지, 줄기
속단	*Phlomis umbrosa Turcz.*	어린잎, 뿌리
쇠뜨기	*Equisetum arvense L.*	잎
쇠비름	*Portulaca oleracea L.*	어린잎, 어린순
수국	*Hydrangea serrata SERINGE*	잎
수영(Sorrel)	*Rumex acetosa L.*	잎, 뿌리
스타아니스(Staranise)	*Illicum verum*	열매, 종자
스테비아	*Stevia rebaudiana*	잎
시계꽃(Passion flower)	*Passiflora incarnata L.*	열매, 잎
쓴박하(Horehound)	*Marrubium vulgare*	잎, 꽃
아니스(Anise)	*Pimpinella anisum L.*	열매
아단(screw pine)	*Pandanus odoratissimus*	열매
아로니아 (Black chokeberry)	*Aronia melanocarpa*	열매
아티초크(artichoke)	*Cynara scolymus L.*	어린순, 어린잎
애기수영	*Rumex acetocella L.*	어린순, 어린잎
야마유리(산백합)	*Lilium auratum*	뿌리
여주	*Momordica charantia L.*	열매
엉겅퀴	*Cirsium maackii (=Cirsium japonicum).*	어린순, 어린잎
연(연근)	*Nelumbo nucifera GAERTNER*	뿌리
올방개	*Eleocharis Kuroguwai Ohwi*	종자, 뿌리
유채	*Brassica campestris L.*	전초
잎새버섯	*Grifola frondosa*	
잣나무	*Pinus koraiensis S. et Z.*	종자, 잎
장미	*Rosa spp.*	열매, 꽃잎, 순
저령	*Dendropolyporus umbellatus (= Grifola umbellatus)*	
제비꽃	*Viola mandshurica W. Becker*	어린순, 어린잎
제비콩(백편두)	*Dolichos lablab L.*	종자

좁쌀풀	*Lysimachia vulgaris L. var. davurica Led.*	어린순, 어린잎
지치(자초, 자근)	*Lithospermum erythrorhizon* Siebold et Zuccarini	
진득찰(희렴)	*Siegesbeckia glabrescns Makino.*	어린순, 어린잎
진피(귤껍질)	*Citrus unshiu MARKOVICH*	
참중나무(참죽나무)	*Cedrela sinensis A. Juss.*	어린순, 어린잎
천마	*Gastrodia elata*	뿌리
첨차(텐차)	*Rubus suavissimus S. Lee*	잎
초석잠(Chinese artichoke)	*Stachys sieboldii Miq.*	뿌리
캐러웨이(Caraway)	*Carum carvi. L.*	종자
캐모마일(Chamomile)	*Chamomilla recutita(=Matricaria recutita)* *Chamaemelum nobile(=Anthemis nobilis)*	꽃, 잎
퉁퉁마디(함초)	*Salicornia herbacea L.*	
피나무(Linden, Tilia flower)	*Tilia spp.*	꽃, 잎
하수오	*Cynanchum wilfordii*(백하수오), *Polygonum multiflorum Thunberg(*적하수오)	괴근
화살나무	*Euonymus alatus* (Thunb.) Sieb.	어린잎
해바라기	*Helianthus annuus L.*	종자, 잎
향유	*Elsholtzia ciliata Hylander.*	어린순, 어린잎
허니부쉬(honey bush)	*Cyclopia intermedia*	잎
헛개나무	*Hovenia dulcis Thunberg*	열매(지구자), 줄기, 잎
호로파(fenugreek)	*Trigonella foenum-graecum*	열매, 종자
황기(단너삼)	*Astragalus membranaceus Bunge*	뿌리
황소개구리	*Rana catesbeiana*	육질
히비스커스(hibiscus)	*Hibiscus sabdariffa*	꽃잎
히솝(Hyssop)	*Hyssopus officinalis L.*	꽃, 잎
Chaparral(capers)	*Capparis spinosa*	순

(5) 부원료로 최소량만을 사용할 수 있는 동식물

① 우리나라 음식문화에서 일반적으로 섭취할 수 있는 원재료는 아니나, 최근에 수입식품 또는 신소재 식품원료로 식품제조 및 가공 시 부원료로서 최소량만을 사용할 수 있도록 검토된 원료를 수록

② 원료배합 시 기준은 50% 미만(배합수 제외)을 사용하여야 한다.

③ 동 분류에 속하는 원료를 혼합할 경우에는 가능한 5종류 이하만 혼합가능하고 혼합성분의 총량이 50% 미만(배합수 제외)이어야 한다.

④ 다류, 음료류, 주류 및 향신료를 제조할 경우에 제품의 구성 원료중 동 분류에 속하는 식물성 원료가 1종류인 경우에 주원료로 사용가능

부원료 목록 **✳✳**

품목명(이명 또는 영명)	학 명	사 용 부 위
감나무	*Diospyros kaki THUNBERG.*	잎
구판(귀갑)	*Geoclemys reevesii Gray*	남생이복갑
금불초(선복화)	*Inula japonica Thunberg Inula britannica*	꽃
노간주나무 (노가주, Juniperberry)	*Juniperus communis, Juniperus rigida*	열매
노루귀	*Hepatica asiatica Nakai.*	뿌리
녹각	*Cervus nippon T./Cervus elaphus L./Cervus canadensis E.*	골질화된 뿔
녹용	*Cervus nippon T./Cervus elaphus L./Cervus canadensis E.*	골질화되지 않았거나 약간 골질화된 어린뿔
단삼	*Salvia miltiorrhiza BUNGE*	뿌리
달개비	*Commelina communis L.*	전초
독활(땅두릅, 땃두릅)	*Aralia cordataAralia continentalis Kitagawa*	뿌리
만삼(당삼)	*Codonopsis pilosula Nannfeldt.*	뿌리
맥문동	*Liriope platyphylla Wang et Tang.*	뿌리
배초향(곽향)	*Agastache rugosa O. Kuntze*	지상부
복령	*Poria cocos Wilf*	
봉출	*Curcuma zedoaria Roscoe*	뿌리(줄기)
붉은 토끼풀(Red clover)	*Trifolium pratense*	꽃
사상자	*Torilis japonica Decandolle*	열매
사인	*Amomum xanthioides Wallich*	씨
산사자	*Crataegus pinnatifida Bunge*	열매
산수유	*Cornus officinalis S. et Z.*	열매
산조인	*Zizyphus vulgaris LamarckZizyphus jujuba*	산대추 씨
삼백초	*Saururus chinensis BAILL.*	지상부
삽주(백출)	*Atractylodes japonica Koidzumi*	뿌리줄기(주피 제거)
삽주(창출)	*Atractylodes lancea*	뿌리줄기
석창포	*Acorus gramineus Soland.*	뿌리(줄기)
쇠무릅(우슬, 쇠무릎풀)	*Achyranthes japonica Nakai*	뿌리
야로(Yarrow)	*Achillea millefolium L.*	잎
약모밀(어성초)	*Houttuynia cordata THUNB.*	전초
연(연꽃, 연잎, 연자육)	*Nelumbo nucifera GAERTNER*	꽃(화뢰), 잎, 씨
오리나무	*Alnus japonica (Thunb.) Steudel*	수피, 잎
옥수수(수염)	*Zea mays L.*	암술대
울금 (강황, 심황)	Curcuma domestica(=Curcuma longa, Curcuma aromatica)	뿌리(줄기)
원지	*Polygala tenuifolia Willdenow*	뿌리
인동(금은화)	*Lonicera japonica Thunberg.*	꽃(봉오리), 잎, 줄기
작약(백작약, 참작약) (Paeny Root)	*Paeonia albifloraPallas var. trichocarpa Bunge Paeonia japonica var. pilosa NAKAI*	뿌리

	또는 동속근연식물	
적작약 (Paeoniae Radix Rubra)	*Paeonia obovata Maximowicz Paeonia albiflora var. hortensis Makino* 또는 동속근연식물	뿌리
쥐오줌풀(Valerian Root)	*Valerian offcinails L.*	뿌리
지황	*Rehmannia glutinosa Liboschitz*	뿌리
차가버섯	*Fuscoporia obliqua(Inonotus obliquus)*	
천궁	*Cnidium officinale MAKINO.*	뿌리
측백나무(측백엽)	*Biota orientalis Endlicher*	잎
치자나무	*Gardenia jasminoides Ellis*	열매
칡(갈화)	*Pueraria thunbergiana Benth.*	꽃
카스카라사그라다 (Cascara sagrada)	*Rhamnus purshiana De canddle*	수피
토사자	*Cuscuta chinensis Lamark*	종자

품목명(이명 또는 영명)	학 명	사 용 부 위
차가버섯(검은자작나무버섯)	*Fuscoporia obliqua(Inonotus obliquus)*	
비파잎	*Eriobotrya japonica*	
유근피, 유백피(느릅나무껍질)	왕느릅나무*(Ulmus macrocarpa)* 참느릅나무*(Ulmus parvifolia)* 비슬나무*(Ulmus pumila)*	
익지인(익지의 열매)	*Alpinia oxyphylla miquel*	
지각(광귤나무열매)	*Citrus aurantium*	
천문동	*Asparagus cochinchinensis*	
황칠나무	*Textoria morbifera*	잎, 줄기, 뿌리)
서양산사자(Hawthon berry)	*Crataegus oxycantha*	
필발(long pepper)	*Piper longum*	

(6) 제한적 원료 및 사용불가 원료

1) 제한적 원료 : 식품을 사용함에 있어서 특별한 제한을 두는 원료

2) 사용불가 원료 : 강한 약리작용이 있거나 유독성 물질을 함유하고 있어 식품으로서 안전성, 건전성이 입증되지 않은 원료

3) 사용불가 원료는 현재로서는 사용할 수 없으며 식품으로서 안전성을 입증할 수 있는 자료가 제출되는 경우에 식품에의 사용가능여부를 새롭게 판단 가능함

4) 제한적 원료의 종류

① 은행잎 추출물 분말은 건강보조식품의 부원료로 1회 섭취량으로는 7mg 미만을 사용가능할 수 있으나, 은행잎은 침출차의 원료로 사용이 가능하다.

② 가르시니아 캄보디아 껍질 추출물은 특수영양식품의 식이섬유 가공식품 및 저열량 식품의 부원료로서 최소량(5%이하 사용에 1일 섭취량은 6g을 초과할 수 없다)을 사용해야 한다.

③ 알로에 잎은 건강보조식품의 원료로만 사용할 수 있으나, 알로에겔을 일반 식품원료

Natural Medicinal Plant

로 사용할 경우에는 해당 식품의 기준 및 규격에 적합한 것을 사용해야 한다.

5) 사용불가 원료

① 식용근거가 없고 식품으로서의 안전성, 건전성이 입증되지 않은 원료

② 기본 특성상 약리작용이 강하거나 유독성 물질을 함유한 원료

③ 원료의 구비요건에 부적합한 동식물 원료로서, 현재 식품원료로 사용할 수 없는 원료.

(7) 원재료 분류표

1) 식물성 원료

① 곡류 : 쌀, 보리, 밀, 호밀, 귀리, 조, 수수, 옥수수, 메밀, 율무, 기장, 피 등

② 두류 : 대두, 팥, 녹두, 강남콩, 완두, 동부, 잠두, 리마콩, 이집트콩, 그린콩, 검정콩, 렌즈콩 등

③ 서류 : 감자, 고구마, 카사바, 얌, 타피오카 등

④ 채소류

    ㉠ 엽경채류 : 갓, 근대, 꽃양배추, 락교, 명일엽(신선초), 미나리, 배추 등

    ㉡ 근채류 : 무, 순무, 당근, 양파, 연근, 우엉, 토란, 마 등

    ㉢ 과채류 : 오이, 호박, 토마토, 가지, 오크라, 딸기, 참외, 멜론, 수박 등

    ㉣ 과실류 : 감, 감귤류, 다래, 대추, 망고, 매실, 모과, 무화과, 바나나, 배 등

    ㉤ 땅콩 또는 견과류 : 땅콩, 아몬드, 개암, 밤, 호두, 상수리, 피스타치오 등

    ㉥ 유지식물류 : 참깨, 들깨, 흑임자, 해바라기, 팜, 홍화씨, 올리브, 달맞이꽃 등

    ㉦ 향신식물 : 겨자, 계지, 계피(육계), 고수열매, 고추, 고추냉이 등

    ㉧ 버섯류 : 갓버섯, 곰보버섯, 양송이버섯, 영지버섯, 공버섯, 구름버섯, 느타리버섯 등

    ㉨ 감미식품 : 사탕무, 사탕수수, 단수수 감초 등

    ㉩ 기호식품류 : 결명자, 구기자, 당귀, 두충, 쟈스민, 차, 치커리 등

    ㉪ 야생식물류 : 고비, 고사리, 곰취, 냉이, 달래, 더덕, 도라지, 돌나물 등

    ㉫ 조류 : 갈래곰보, 갈파래, 곰피, 김, 꼬시래기, 다시마, 돌가사리, 미역, 석묵 등

2) 동물성 원료

    ① 식육류 : 쇠고기, 돼지고기, 양고기, 염소고기, 토끼고기, 사슴고기, 꿩고기 등

    ② 우유류 : 우유, 산양유 등

    ③ 어류 : 가다랭이, 가물치, 가오리, 가자미, 갈치, 강당이, 고등어, 꽁치, 날치 등

    ④ 패류 : 굴, 홍합, 고막, 재첩, 소라, 고동, 대합, 전복, 바지락, 조개류 등

    ⑤ 갑각류 : 새우, 게, 바닷가재, 가재, 크릴 등

    ⑥ 연체류 : 문어, 오징어, 낙지, 갑오징어, 개불, 군소, 꼴뚜기 등

    ⑦ 극피 또는 척색류 : 성게, 해삼, 멍게, 미더덕 등

⑧ 알류 : 계란, 오리알, 메추리알 등

⑨ 어란류 : 명태알, 연어알, 철갑상어알 등

⑩ 기타 : 고래, 메뚜기, 번데기, 식용개구리, 식용달팽이, 식용양식자라, 녹신 등

3) 기타 ; 인삼, 대나무, 대나무수액, 고로쇠수액, 자작나무액, 제비집 등

식품별 기준 및 규격

(1) 특수영양식품

영양보충용 제품이 속한다.

(2) 건강보조식품

식품소재를 가공한 식품이며 정제어유 가공식품 등 24개 품목에 대하여 기준 및 규격

(3) 인삼제품류

① 인삼농축액분말 : 인삼농축액을 그대로 분말화한 것

② 인삼성분 함유제품 : 인삼농축액, 인삼농축액분말, 인삼분말 또는 가용성인삼성분을 주원료로 제조, 가공한 것

③ 인삼분말 : 인삼근을 건조 분말화한 것

④ 인삼농축액 : 인삼근으로 부터 물이나 주정 또는 물과 주정을 혼합한 용매를 추출하여 여과한 가용성 인삼성분을 그대로 농축한 것

식품 가공 및 제조

(1) 추출 가공식품

주원료(식용동물성소재)로 하여 물로 추출한 것이나 이에 부원료(식품 또는 식품첨가물)를 가하여 가공한 것

(2) 제조 및 가공기준

원료는 이물질 제거하는 전 처리 과정을 거쳐야 한다.

1) 주요 일반 공통 기준

① 사용되는 물은 먹는물 관리법에 적합한 것

② 자가품질관리 실시

③ 식염은 재제, 가공, 정제소금 사용

2) 개별기준

① 병·통조림식품 – 멸균은 중심온도가 120도에서 4분간 또는 동등이상의 효력방법

Natural Medicinal Plant

② 레토르트 식품 – 보존료는 일절 사용금지

③ 냉동식품 – 냉동은 가능한 개별 급속냉동

④ 초콜릿류 – 알코올성분은 첨가불가(단, 맛, 향 등을 낼 때는 성분기준 1%미만 사용

⑤ 두부류 – 등급1수질기준 해수사용(환경정책기본법 시행령)

⑥ 추출차 – 물불용성참전물이 1.0%이하인 추출물을 원료로 사용

⑦ 영아용제조식, 성장기용조제식, 영유아용곡류조제식, 기타 영유아식

⑧ 식물추출물발효식품 – 원료에서 유래한 것 이외의 물, 효모, 유산균, 비타민 등을 첨가하여서는 안 된다.

⑨ 매실추출물식품 – 과즙은 고온, 직화를 피하여 농축하여야 한다.

⑩ 키토산식품 – 제조용제는 식품에 잔류하지 않아야 한다.

⑪ 식초 – 양조식초와 합성식초는 서로 혼합하여서는 안 된다.

⑫ 인삼제품류 – 인삼레토르트제품은 보존료 사용불가

⑬ 젓갈류 – 물은 미첨가(단, 조미액젓은 제외)

⑭ 즉석건조식품 – 보존료사용불가

⑮ 캡슐류 – 제조실 온도는 20~25도 습도는 40~60% 유지

(3) 주원료 성분배합 기준

① 추출식품 단일원료 또는 혼합원료를 그대로 추출한 것이나 이들 추출물을 단순 혼합한 것을 말한다.

② 추출가공식품 추출식품에 식품 또는 식품첨가물 등 부재료를 가하여 가공한 것

③ 성분규격은 수분은 10.0이하(건조제품), 타르색소는 미검출, 세균수는 1ml당 100이하 이어야 하며 대장군, 대장균군은 음성이어야 한다.

✓식품 보존 및 유통 기준

① 모든 식품은 위생적으로 취급 판매하여야 한다.

② 식품의 취급 장소는 비, 눈 등으로부터 보호될 수 있어야 한다.

③ 이물질이 혼입되지 않도록 주의하여야 한다.

④ 두부류 제조 원료는 직사광선이나 비 등에 노출되지 않도록 보관·유통하여야 함

⑤ 도시락류는 가장 짧은 시간 내에 소비자에게 공급토록 함

⑥ 어육가공품, 면류 중 내장제품, 두유류 중 살균제품, 김치류 중 살균제품, 식혜류 및 양념젓갈류, 발효음료, 가공두부, **튀김식품은 10℃ 이하에서 보존**한다.

⑦ 냉동제품은 품질변화가 최소가 될 수 있도록 냉동한다.

⑧ 냉동 또는 냉장제품의 운반은 적절한 온도를 유지할 수 있는 냉동 또는 냉장차량이거나 이와 동등 이상의 효력이 있는 방법을 이용한다.

⑨ 유탕처리 제품은 지방의 산패가 지연될 수 있도록 취급에 주의한다.

⑩ 제품의 운반 및 포장과정에서 용기 포장이 파손되지 않도록 주의한다.

⑪ 식품판매자는 평상시의 판매량을 고려하여 지나친 물량구입을 자제한다.

⑫ 소비자에게 불량식품 신고를 받을 경우는 원인을 조사하여 소비자 권익보호에 최선을 다한다.

⑬ 포장식품은 허가 없이 재분할 판매를 하지 말아야 한다.

⑭ 제조년월일 또는 유통기한이 표시된 부분에 다른 인쇄물 등을 부착시키지 말아야 한다.

⑮ 보관과정중의 부주의로 인하여 부패 변질 또는 파손된 제품은 제조 업측에 반품 교환하거나 폐기처분하여야 한다.

⑯ **유통기간의 산출은 포장완료 시점**으로 하고 **캅셀 제품**은 **충전성형완료시점**으로 하여 선물 세트와 같이 **유통기한이 상이한 제품이 혼합된 경우**에는 **유통기한이 짧은 제품**을 전체 제품의 유통기한으로 정한다.

⑰ 냉동제품을 해동시켜 실온 또는 냉장제품으로 유통시켜서는 안 된다.

⑱ 생 로얄젤리는 품질변화를 방지할 수 있는 냉동 및 기타 방법으로 보존한다.

⑲ 제품의 유통기간 설정은 당해 제품의 제조자가 포장재질, 보존조건, 제조방법, 원료배합비율 등 제품의 특성과 냉장 또는 냉동보존 등 기타 **유통실정을 고려하여 위해방지와 품질을 보장할 수 있도록** 정한다.

제2장 식품위생법

● ●

제1절 법의 의의

법이란 인간생활에 있어 사회규범이라 할 수 있으며 제정법과 불문법등이 있다.

---

1. 법의 분류 　　　　　　**✻ ✻ ✻**

---

(1) 적용영역에 따른 분류

① 공법- 국가 간의 관계, 국가와 공공단체간의 관계, 국가와 개인 간의 관계 등 국가의 통치적. 공익적인 생활관계를 규정하는 법률이다.

② 사법– 개인 간의 권리. 의무 관계를 규율하는 대등. 개인적. 사익적 관계에 관한 법률이다

(2) 법의 우위에 따른 분류

① 헌법 – 국가의 통치조직과 통치 작용의 기본원리 및 국민의 기본권보장을 위한 규정한
　　　　근본규범을 말한다.

② 법률 – 법규범으로 형법, 민법 등을 말한다.

③ 명령 – 대통령령, 총리령, 각부령

④ 규칙 – 헌법이나 법률에 근거하여 만들어지는 성문법이며 대법원규칙 등이 있다.

(3) 법의 시행 ;　① 법률
　　　　　　　　　② 시행령
　　　　　　　　　③ 시행규칙

(4) 식품위생법의 단계

① 헌법

　헌법 ⇒ 법률(식품위생법) ⇒ 대통령령(식품위생법시행령) ⇒ 보건복지부령(식품위생법
　　　　　　　　　　　　　　　　　　　　　　　　　　　　　　　시행규칙)

　헌법 ⇒ 시행세칙(각종고시)

② 법률 등 조항에서 제O항, 제O호, O목의 뜻은 다음과 같다.
　　　　　제1조　　①　　　2　　　다
　　　　　　　　(제1항)　(제2호)　(다목)

(5) 법의 효력 ;　① 시간적 효력
　　　　　　　　　② 공간적 효력
　　　　　　　　　③ 인적 효력

---

1. 식품위생의 필요성과 입법배경　　　　＊＊＊

식품위생의 필요성

(1) 광의의 정의

　식품위생이란 생육, 생산 또는 제조로부터 최종적인 소비까지의 전 단계에서 식품의 안
전성, 건전성을 유지하기 위한 필요한 수단과 대책이라고 한다. ⟨WHO 전문가회의⟩

(2) 협의의 정의

식품위생은 식품, 식품첨가물, 기구 또는 용기 및 포장을 대상으로 하는 음식에 관한 위생을 말한다.

입법배경 및 연혁

① 식품위생법은 식품으로 인한 위생상의 위해를 방지하고 식품영양의 질적향상을 도모함으로써 국민보건의 향상과 증진에 기여하기 위해 제정되었다.
② 식품위생의 목표실현을 위해 법규나 기준 등으로 규제하는 행정적인 절차인 법률이 필
요하게 됨에 따라 제정되었다.
③ 생산단계, 유통과정, 제조, 가공공정, 조리 상, 판매단계에서의 위생대책이 이루어진다.
④ 1962년 1월 법률 제1007호로 제정 공포된 뒤 1986년 5월10일 법률 제3823호로 전문 개정되었고 위생교육 등이 강화된 법률 제7096호가 2004년 1월20일 일부개정되어 시행 되고 있다.

제2절 주요내용

| 1. 총칙 기타 | ✳✳✳ |

(1)총칙

① 목적– 식품으로 인한 위생상의 위해를 방지하고 식품영양의 질적 향상을 도모함으로써 국민보건의 증진에 이바지함을 목적으로 한다.
② 용어의 정의
  0 식품– 모든 음식물을 말하며 의약으로써 섭취하는 것은 제외한다.
  0 식품첨가물, 화학적합성품, 기구, 용기. 포장, 표시, 영업, 식품위생, 식중독
③ 식품 등의 취급
판매 목적의 식품, 기구 등의 취급은 깨끗하고 위생적으로 다루어야하며 이를 위반한자는 300만원 이하의 과태료 처분을 받는다.

(2) 식품 및 식품첨가물

1) 위해식품 등의 판매 등 금지

(금지대상)

① 썩었거나 설익은 것으로서 인체의 건강을 해할 우려가 있는 것

　유독, 유해물질이 들어 있거나 묻어 있는 것 또는 그 염려가 있는 것

② 병원미생물에 의하여 오염되었거나 그 염려가 있어 인체의 건강을 해할 우려가 있는 것, 불결

　하거나 다른 물질의 혼입 또는 첨가 기타의 사유로 인해 인체의 건강을 해할 우려가 있는 것

③ 영업의 허가 또는 신고하지 아니한 자가 제조, 가공, 소분한 것

④ 수입이 금지된 것 또는 수입식품 등의 수입신고를 하여야 하는 경우에 신고하지 아니하고 수입

　한 것

⑤ 금지대상 처벌

　7년 이하의 징역 또는 1억원 이하의 벌금에 처하거나 이를 병과할 수 있다.

2) 병육 등의 판매 등 금지

① 병육 등의 판매 등 금지

② 보건복지부령이 정하는 질병

③ 처벌 – 7년 이하의 징역 또는 1억원 이하의 벌금에 처하거나 이를 병과할 수 있다.

3) 기준, 규격이 고시되지 않은 화학적 합성품 등의 판매금지

① 예외 – 식품위생심의위원회의 심의를 거친 인체의 건강을 해할 우려가 없다고 인정

② 처벌 – 7년 이하의 징역 또는 1억원 이하의 벌금에 처하거나 이를 병과할 수 있다.

(3) 표시

1) 표시기준의 고시

　　식품의약품안전청장은 국민보건상 필요하다고 인정하는 때에는 판매를 목적으로 하는 다음
사항에 대해 기준에 의거 고시할 수 있다.

① 식품 또는 식품첨가물의 표시에 관한 기준

② 기준 또는 규격이 정하여진 기구와 용기.포장의 표시에 관한 기준

③ 처벌 – 3년 이하의 징역 또는 3천만원이하의 벌금에 처할 수 있다.

2) 허위표시 등의 금지

① 허위표시등의 금지 – 허위표시 또는 과대광고, 과대포장, 혼동우려가 있는 것

② 허위표시등의 범위 및 사례

　　O 질병의 치료에 효능이 있다는 내용 또는 의약품으로 혼동할 우려가 있는 내용의 표시. 광고

　　O 제품의 원재료 또는 성분과 다른 내용의 표시. 광고

　　O 판매 사례품 또는 경품 판매 등 사행심을 조정하는 내용의 광고(독점규제 및 공정거래에 관

　　한 법률에 의하여 허용되는 경우를 제외)

0 각종의 감사장, 상장 또는 체험기 등을 이용하거나 주문쇄도, 단체추천 또는 이와 유사한 내용을 표현하는 광고

0 외국제품으로 혼동할 우려가 있는 것

0 객관적인 사실에 근거하지 아니하고 최고, 가장 좋은, 특, Best, Most, 베스트, 모스트 등의 표시 . 광고

◉ 허위표시 및 과대광고 사례가 아닌 경우
    (사례1) 식품영양학적으로 공인된 사실의 표현 – 임신수유기 영양보급, 병후회복 시 영양보급, 노약자 영양보급, 환자에 대한 영양보조
    (사례2) 제품의 제조목적이나 주요용도에 따라 용도의 표현 – 유아식, 환자식 등
    (사례3) 특정질병을 지칭하지 않는 단순한 권장내용의 표현 – 발육기, 성장기, 갱년기, 노화기에 좋다 등 표현
③ 처벌 – 3년 이하의 징역 또는 3천만원이하의 벌금에 처할 수 있다.

(4) 검사 등

1) 식품위생 검사기관 지정
    ① 지방식품의약품안정청
    ② 국립검역소
    ③ 시.도 보건환경연구원
    ④ 국립수산물 품질검사원(수산물검사에 한함)

2) 자가 품질검사의 의무
    ① 검사주기의 검사시점은 제품의 출고일이 아닌 제조일을 기준으로 산정함
    ② 자가 품질검사를 영업자가 직접할 수 없을 때는 지정된 식품위생검사기관에 위탁하거나 동업자조합의 공동검사실에 의뢰(식품의약품안전청장 인정) 검사할 수 있다.
    ③ 자가 품질검사 기록은 2년간 보관 하여야 한다.

3) 식품위생감시원 직무
    ① 식품 등의 위생적 취급기준의 이행 지도
    ② 행정처분의 이행여부 확인
    ③ 식품 등의 위생적 취급기준의 이행 지도
    ④ 출입, 검사 및 검사에 필요한 식품 등의 수거
    ⑤ 시설기준의 적합여부의 확인.검사
    ⑥ 영업자 및 종업원의 건강진단 및 위생교육의 이행여부의 확인.지도

⑦ 조리사.영양사의 법령준수사항 이행여부의 확인.지도

⑧ 식품 등의 압류.폐기

⑨ 영업소의 폐쇄를 위한 간판제거 등의 조치

4) 식품위생감시원을 두는 지역– (지방)식품의약안전청, 특별시, 광역시, 도 또는 시. 군. 구(자치구에 한함)

(5) 영업

1) 업종과 시설기준

① 식품제조 및 가공업

② 즉석판매제조 및 가공업

③ 식품첨가물제조업

④ 식품보존업

⑤ 용기 및 포장류제조업

⑥ 식품운반업

⑦ 식품 소분 · 판매업

⑧ 식품 접객업

2) 주요사항

① 급수시설은 먹는 물 관리법 제5조의 규정에 의한 수질기준에 적합한 지하수등을 공급할 수 있는 시설을 갖추어야 한다.

② 부패, 변질되었거나 폐기된 제품은 정당한 사유가 없는 한 교환해 주어야 한다.

③ 식품제조, 가공영업자는 축산물가공처리법 제12조 규정에 의하여 검사를 받지 아니한 축산물을 식품의 제조 또는 가공에 사용해서는 아니 된다.

④ 생산 및 작업 기록 등은 최종 결재일로부터 3년간 보존한다.

⑤ 유통기한이 경과한 제품은 사용해서는 안 된다.

⑥ 작업장은 독립된 건물이나 다른 용도로 사용되는 시설과 분리되어야 한다.

⑦ 내벽은 바닥으로부터 1.5M까지 밝은 색의 내수성으로 설비하거나 세균방지용 페인트로 도색하여야 한다.

⑧ 작업장 안에서 사용하는 기구 및 용기, 초장 중에서 식품에 직접 접촉하는 부분은 씻기 쉬우며 살균소독이 가능한 것이어야 한다.

⑨ 상호오염원이 될 수 있는 것은 서로 구별되도록 해야 한다.

⑩ 악취, 매연, 증기 등을 배출할 수 있는 환기시설이 갖춰져야 한다.

☞ 7년 이하의 징역 또는 1 억 원 이하의 벌금에 해당하는 것

- 위해식품 등의 판매 등 금지위반
- 기준, 규격이 고시되지 아니한 화학적 합성품 등의 판매 등 금지위반
- 병욕 등의 판매 등의 금지위반

3) 영업 허가

① 영업의 허가

영업의 종류별, 장소에 따라 식품의약품안전청장, 시,도지사, 시장, 군수 또는 구청장의 허가를 받아야 한다.

◉ 식품첨가물제조업 및 식품조사처리업의 영업허가는 식품의약품안전청장이 행한다.

② 영업허가의 신청

0 제조하고자 하는 식품첨가물의 종류 및 제조방법 설명서

0 액화석유가스 사용 시 시설완성 검사필증

0 교육필증(미리 교육받은 경우)

0 수질검사 성적서(수돗물이 아닌 경우)

③ 허가사항의 변경

대통령령이 정하는 중요한 사항으로 영업소의 소재지 변경을 말한다.

◉ 시설기준에 의한 영업기준 위반 시 7년 이하의 징역 또는 1억원 이하의 벌금에 처한다

영업허가 조건 위반 시 : 3년 이하의 징역 또는 3 천만원 이하의 벌금에 처한다.

④ 허가증 재교부

분실 또는 못쓰게 된 때는 허가증과 분실 때는 사유서를 첨부하여 재교부 받는다.

4) 조건이 붙은 영업허가

5) 영업허가의 경미한 사항의 변경

① 변경 시 영업소 명칭 또는 상호의 서류를 첨부해야 한다.

② 도시계획 및 건축물의 용도에 관한 사항을 내부적으로 확인할 수 없는 경우에는 토지이용계획확인서 및 건축물관리대장등본을 제출하게 할 수 있다.

6) 영업의 신고

① 영업 신고 시 필요한 서류와 영업허가 신청 시 필요한 서류가 다르다. 소방법 제8조 2의 규정에 의한 소방방화시설완비증명서는 영업 신고 시 필요한 서류이다.

② 식품 등 수입판매업 신고는 식품의약품안전청에게 하며 식품제조. 가공업 등은 관할 시장, 군수, 구청장에게 신고한다.

③ 위반 시 3년 이하의 징역 또는 3천만원이하의 벌금에 처할 수 있다.

7) 품목제조의 보고

① 보고는 신고관청에 제품생산의 개시 전이나 제품생산의 개시 후 7일 이내에 제출한다,

Natural Medicinal Plant

② 신고자는 식품제조. 가공업자, 식품첨가물제조업자, 위탁자 등
③ 영업의 허가 또는 신고관청은 보고를 받은 경우 그 내용을 관리대장에 기록하여야 함
④품목제조보고 시 제조방법 설명서(제품명, 원재료명, 성분배합비율)를 제출하여야 한다.
⑤ 미보고시, 허위로 하는 경우 300만원 이하의 과태료에 처한다.

(6) 영업 승계

1) 영업의 양도 및 사망 또는 법인의 합병 시의 승계
2) 관련법에 의한 승계
   민사집행법에 의한 경매, 파산법에 의한 환가, 국세징수법등의 압류재산의 매각 등
3) 지위승계의 신고
 ① 신고기간은 1월 이내에 하여야 한다.
 ② 양도의 경우 양도·양수를 증빙할 수 있는 서류 사본 및 양도인의 인감증명서를 제출
    하고 상속인 경우는 호적등본 및 상속인임을 증빙하는 서류를 제출한다.
 ③ 위반 시 3년 이하의 징역 또는 3천만원이하의 벌금에 처할 수 있다.
4) 건강진단
 ① 대상자-식품 또는 식품첨가물을 채취 .제조 .가공. 조리. 저장. 운반 또는 판매하는데
    직접 종사하는 자로 한다.
 ② 제외-영업자 또는 종업원 중 완전 포장된 식품 또는 식품첨가물을 운반 또는 판
    매하는 데 종사하는 자
 ③ 위반 시 300만원 이하의 과태료에 처한다. 〈영업에 종사시킬 경우도 같다〉

☞ 영업에 종사하지 못하는 질병

   제1군 전염병, 제3군 전염병 중 결핵, 피부병 기타 화농성질환, AIDS

5) 위생교육
 ① 위생교육시간
    12시간 : 식품제조, 즉석판매제조, 식품첨가물제조업
    4시간 : 식품운반업, 식품소분, 식품보존업, 용기. 포장류 제조업
    6시간 : 식품접객업
 ② 위반 시 300만원 이하의 과태료에 처한다.
 ③ 교육실시기관은 교육을 종료한 날로부터 1월 이내에 교육실시결과를 교육대상자의
    해당 허가 또는 신고관청에 통보하고, 그 다음해 1월 31일까지 연간교육실적을 보건

복지부장관에게 보고해야 한다.

6) 품질관리 및 보고
 ① 식품 및 식품첨가물의 제조 또는 가공업자의 준수사항을 위반한 자는 3년 이하의 징역 또는 3천만원이하의 벌금에 처한다.
 ② 생산실적 보고를 하지 아니하거나 허위로 보고 한 자는 300만원 이하의 과태료에 처한다.

7) 영업자의 준수사항
 ① 범위 – 식품제조. 가공업, 즉석판매제조. 가공업, 식품첨가물제조업
 ② 위반 시 3년 이하의 징역 또는 3천만원 이하의 벌금에 처한다.

8) 위생등급
 ① 우수업체 또는 모범업소의 지정은 각각의 적용 기준이 있다.
 ② 우수업소의 지정
 0 우수업소 지정 – 식품의약품안전청장 또는 시장. 군수. 구청장
 0 모범업소 지정 – 시장. 군수. 구청장

- 작업장, 냉장시설, 냉동시설 등에는 온도를 측정할 수 있는 계기가 부착되어야 한다.
- 원료처리실, 제조가공실, 포장실 등 작업장은 분리, 구획되어야 한다.
- 오염되기 쉬운 작업장의 출입구에는 탈의실, 작업화 또는 손등을 세척. 살균할 수 있는 시설을 갖추어야 한다.

(7) 식품위생심의위원회
 1) 식품위생 심의위원회의 설치
    보건복지부장관. 식품의약품안전청장의 자문에 응하여 보건복지부에 둔다.
 2) 심의위원회 임기 및 직무
    임기는 2년이며 위원장, 부위원장을 둔다.
 3) 위원의 직무
  ① 식중독방지에 관한 사항
  ② 농약등 유해물질의 잔류허용기준에 관한 사항
  ③ 식품 등의 조사 .지도 및 교육에 관한 사항
  ④ 국민영양의 조사. 지도 및 교육에 관한 사항
  ⑤ 기타 식품위생에 관한 중요사항

(8) 시정명령 및 허가취소 등 행정제재
 1) 시정명령

① 식품 등의 위생적 취급에 관한 기준에 적합하지 아니하게 영업을 하는 자

② 기타 식품위생법을 지키지 아니하는 자

2) 폐기처분 등

① 식품 등 식품첨가물 또는 표시의 위반

　0 명령 위반 시 5년 이하의 징역 또는 5천만원이하의 벌금에 처한다.

　0 압류, 폐기처분 명령위반, 제조방법, 성분배합비율변경 명령위반 등은 3년 이하의 징역 또는 3천만원이하의 벌금에 처한다.

② 허가 또는 신고사항의 위반

　3년 이하의 징역 또는 3천만원이하의 벌금에 처한다.

③ 위해의 발생 및 발생우려에 의한 폐기처분 등

　명령을 위반한 자는 5년 이하의 징역 또는 5천만원이하의 벌금에 처한다.

　압류 또는 폐기처분을 하는 경우에 관계공무원은 그 권한을 표시하는 식품위생감시원 증을 지니고, 관계인에게 이를 내보여야 한다.

3) 공표

① 식품위생상의 위해가 발생하였다고 인정하는 때에는 영업자에 대하여 공표를 명 할 수 있다.

② 5년 이하의 징역 또는 5천만원이하의 벌금에 처하거나 병과 할 수 있다.

4) 시설의 개수 명령 등

　위반 시 300만원의 과태료에 처한다.

5) 허가의 취소 등

① 위해식품 등의 판매 금지, 허위표시등의 금지사항등을 위반 할시

② 영업정지명령을 위반할 시는 영업허가 취소 및 영업소의 폐쇄를 명할 수 있다. 또한 영업소의 폐쇄명령에 영업을 계속한자는 3년 이하의 징역 또는 3천만원이하의 벌금에 처한다.

6) 품목의 제조정지 등

① 기준 및 규격에 맞지 않는 식품 및 식품첨가물의 판매 등의 금지를 위반했을 경우

② 표시기준에 맞지 않는 식품 등 판매, 사용금지, 허위표시 등의 금지를 위반했을 경우

③ 자가품질 검사의 의무를 위반했을 경우

7) 영업허가 등의 취소요청

① 위해식품등의 판매 등의 금지

② 병육 등의 판매 등 금지

③ 기준. 고시되지 아니한 화학적 합성품의 판매금지

8) 행정제재 처분효과의 승계

9) 폐쇄조치 등

10) 과징금 처분

　① 기한 내 납부하지 아니하는 때에는 국세 또는 지방세의 체납처분의 예에 따라 이를 징수하여야 한다.

　② 과징금 징수절차는 세입징수관 사무처리규칙을 준용한다.

　③ 영업정지에 갈음한 과징금부과의 기준이 되는 매출금액은 **처분전년도의 1년간의 총 매출금액을 기준**으로 한다.

　④ **영업정지 1월의 기준은 30일을 기준으로 한다.**

11) 행정처분 기준 – 식품위생법 제55조, 56조, 58조, 59조 관련에 의거 행정처분

제3장 건강기능식품에 관한 법률

제1절 일반사항

1. 제정취지 및 본문　　　　　　　　　　　　　　　　**＊＊＊**

(1) 제정취지

　건강기능식품의 안정성을 확보하고 품질향상과 건전한 유통 · 판매를 꾀함으로써 국민건강을 증진시키고 소비자보호에 이바지하기 위하여 제정된 법률(2002. 8. 26, 법률 제6727호).

(2) 본문

① 2002년 제정되어 2004년 법률 제7211호로 한 차례 개정되었다. 다양한 건강기능식품의 안전성과 기능성을 평가하고 유통질서를 관리할 수 있도록 하기 위하여 제조 · 수입 · 판매에 대한 허가제와 신고제, 제조 등에 관한 기준과 규격, 위반행위에 대한 벌칙 등에 관한 규정을 담고 있다.

② 건강기능식품이란 인체에 유용한 기능성을 가진 원료나 성분을 사용하여 정제 · 캡슐 · 분말 · 과립 · 액상 · 환 등의 형태로 제조 · 가공한 식품을 말한다.

　기능성이란 인체의 구조 및 기능에 대하여 영양소를 조절하거나 생리학적 작용 등과 같은 보

건용도에 유용한 효과를 얻는 것을 말한다.

③ 건강기능식품 제조업을 하려는 자는 보건복지부령이 정한 기준에 맞는 시설을 갖추고 식품의 약품안전청장의 허가를 받아야 한다. 수입업을 하려는 자는 식품의약품안전청장에게, 판매업을 하려는 자는 특별시장·광역시장·도지사에게 신고해야 한다. 단, 약국에서 건강기능식품을 판매하는 경우에는 신고의무를 면제한다.

④ 건강기능식품을 제조·가공·수입·판매하는 영업자는 경품제공 등 사행심을 조장하여 판매해서는 안 된다. 제조업자는 품질관리인을 두어 제품 및 시설을 위생적으로 관리해야 하고, 품질관리인의 업무상 필요한 요청에 응해야 한다.

⑤ 기능성 표시·광고를 하려는 자는 심의를 받아야 하고, 제품의 용기와 포장에 의약품이 아니라는 내용 등을 밝혀야 한다. 의약품으로 오인·혼동할 우려가 있는 내용을 표시하는 행위 등은 허위 또는 과대 표시·광고에 해당한다.

⑥ 허가를 받지 않고 건강기능식품을 제조하거나 인체에 위해한 제품을 판매한 자는 7년 이하의 징역 또는 1억 원 이하의 벌금에 처한다.

⑦ 허위 또는 과대표시·광고를 한 자, 기준·규격을 위반한 제품을 제조·판매한 자, 건강기능식품이 아닌 것을 건강기능식품으로 오인하게 하여 판매한 자 등은 5년 이하의 징역 또는 5000만 원 이하의 벌금에 처한다.

● ●

제2절 주요내용

총칙, 영업, 기준 및 규격과 표시·광고, 검사, 우수건강기능식품 제조기준, 판매 등의 금지, 건강기능식품심의위원회 및 단체설립, 시정명령·허가취소 등 행정제재, 보칙, 벌칙의 10장으로 나누어진 전문 48조와 부칙으로 구성되어 있다. 시행령과 시행규칙이 있다.

1. 총칙 기타 ✳✳✳

(1) 총칙

목적과 책무, 용어정리

(2) 영업

1) 영업의 종류와 시설기준

① 건강기능식품 전문제조업

　벤처기업육성에 관한 법률하고는 무관하다.

② 건강기능식품 벤처제조업

　벤처기업육성에 관한 특별조치법 제2조 규정에 의한 벤처기업이 건강기능식품을 건강기능식품 전문 제조업자에게 위탁하여 제조하는 영업

　건강기능식품의 기능성원료 또는 성분에 관한 기술을 개발, 보유하여야 한다.

③ 건강기능식품 수입업

　영업소와 창고 등 보관시설을 갖추어야 한다.

④ 건강기능식품 판매업

　건강기능식품을 영업장에서 판매하거나 방문판매 등에 관한 법률 제2조의 규정에 의한 방문판매 등, 전자상거래, 통신판매 등의 방법으로 판매하는 영업

⑤ 건강기능식품유통 전문판매업

　건강기능식품전문제조업자에게 의뢰하여 건강기능식품을 자신의 상표로 유통.판매하는 영업

⑥ 시설기준 등을 위반한 자는 3년 이하의 징역 또는 3천만원이하의 벌금에 처한다.

2) 영업의 허가 등

① 건강기능식품전문제조업

－ 제조하고자 하는 제품의 종류 및 제조방법설명서

－ 제조시설의 배치도 및 주요기계.기구류 목록

－ 토지 이용계획 확인서 및 건축물관리대장등본

－ 건강기능식품의 안전성확보, 품질관리에 관한 교육을 수료한 교육필증(기필자)

－ 먹는 물 관리법에 의한 수질검사성적서

② 건강기능식품벤처제조업

－ 벤처기업확인서 사본

－ 건강기능식품의 기능성원료. 성분에 대한 기술관련자료

－ 품질관리인 선임신고서

－ 건강기능식품전문제조업소와 체결한 위탁생산계약서

－ 건강기능식품의 안전성확보, 품질관리에 관한 교육을 수료한 교육필증(기필자)

③ 영업의 폐업 또는 허가받은 사항의 변경

－ 1월 이내에 폐업신고를 하여야 한다.

－ 허가변경은 관련서류 첨부 식품의약품안전청장에게 제출한다.

3) 영업의 신고 등

① 건강기능식품 수입업

Natural Medicinal Plant

업종별 시설기준을 갖추고 영업신고서에 서류첨부 지방식품의약품안전청장에게 제출

　– 배치도, 교육필증, 보관시설 임차계약서

② 건강기능식품판매업

　업종별 시설기준을 갖추고 영업신고서에 서류첨부 시장. 군수. 구청장에게 제출

　– 배치도, 교육필증, 보관시설임차계약서

③ **위반 시 5년 이하의 징역 또는 5,000만 원 이하의 벌금**에 처한다. 병과 할 수 있다.

4) 품목제조신고 등

① 제조 신고 시 제출서류

– 제조방법설명서 : 유통기간 설정사유서를 포함

– 원료 또는 성분의 명칭과 함량

– 검사성적서 : 건강기능식품의 기준. 규격제품에 한한다.

② 위반 시　5년 이하의 징역 또는 5천만원 이하의 벌금에 처한다.

③ 품목제조 신고사항의 **변경신고 위반 시 300만 원 이하의 과태료**에 처한다.

5) 건강기능식품의 수입신고 등

① 신고관청

– 수입되는 건강기능식품의 통관장소를 관할하는 지방식품의약품안전청장

– 건강기능식품의 수입신고 및 검사에 관한 권한을 위탁받은 국립검역소장

　(* 인천공항, 부산, 인천, 김해검역소장은 제외)

② 첨부서류

– 검사성적서 또는 검사증명서

– 한글표시가 된 포장지

– 구분유통증명서(식품위생법 시행규칙 제11조 규정, 동등한 효력의 생산국정부 증명서)

☞ **건강기능식품수입신고 및 검사방법**

가. 서류검사 및 대상

– 대외무역법시행령 제34조제1항 제1호. 2호의 규정에 의한 외화획득용 수입되는 것

– 연구. 조사에 사용하는 건강기능식품(법14조제2항, 동법 제15조 제2항 규정)

– 외화획득을 위한 박람회. 전시회 등에 사용하기 위하여 수입하는 건강기능식품

– 법제8조제3항 제1호 규정에 의한 사전확인 등록한 수입 건강기능식품

나. 관능검사 및　대상

– 사실 확인이 필요하다고 판단될 경우(지방식품의약품안전청장, 국립검역소장)

– 중요한 위해사실이 있다고 판단될 경우(지방식품의약품안전청장, 국립검역소장)

다. 정밀검사 및 대상
- 최초로 수입하는 건강기능식품
- 서류검사 및 관능검사 결과 식품위생상의 위해가 발생할 우려가 있는 경우
- 국내외에서 유해물질이 함유된 것으로 문제가 제기된 것
- 기타 허위서류를 첨부하는 등 영업자가 3년 이내에 수입하는 것

☞ 부적합 통보를 받은 수입신고인은 당해 건강기능식품을 무조건 폐기하는 것은 아니고 선택사항이 반송, 반출, 용도전환, 폐기조치 등이 있다.

6) 영업허가 등의 제한
① 영업허가 취소 등의 사유에 의해 영업의 허가가 취소된 후 6월이 경과하지 않은 경우에 그 영업소에서 같은 종류의 영업을 하고자 하는 경우
② 영업허가 취소 등의 사유에 의해 영업의 허가가 취소된 후 1년이 경과하지 않은 자가 취소된 영업과 같은 종류의 영업을 하고자 하는 때
③ 영업의 신고를 하는 자가 금치산자이거나 파산의 선고를 받고 복권되지 않은 자일 때
  * 동시에 영업신고의 제한 사유

7) 영업자의 준수사항

8) 영업의 승계
① 영업자 지위의 승계는 영업의 양도, 상속 또는 법인의 합병에 의한 승계
② 관련법에 의한 승계 – 민사집행법에 의한 경매, 파산법에 의한 양도, 국세징수법등
③ 제출서류 – 양도, 양수서, 양도인의 인감증명서
* 양도인과 양수인이 허가 또는 신고관청에 함께 방문하여 영업자 지위승계 신고를 하는 때에는 인감증명서 제출이 면제된다.
④ 영업자의 지위승계신고를 하는 자가 허가 또는 신고사항에 있어 영업소의 명칭 또는 상호를 변경하고자 하는 경우에는 이를 함께 신고할 수 있다.
⑤ 종전의 영업자의 지위를 승계한 자는 1개월 이내에 영업자 지위승계 신고를 허가 또는 는 신고관청에 제출하여야 한다.
⑥ 위반 시 3년 이하의 징역 또는 3천만원 이하의 벌금에 처한다.

9) 품질관리인
① 건강기능식품제조업의 허가를 받아 영업을 하고 있는 자는 허가를 받은 영업소별로 1인 이상의 품질관리인을 두어야 한다.
② 예외는 농어촌발전특별조치법 제2조규정, 농산물가공산업육성법 제2조 규정에 의하여 동일 또는 인접 다른 영업소와 공동으로 품질관리인을 둘 수 있다.
③ 직무 – 건강기능식품의 안전성 확보, 자가 품질검사 등을 통한 품질관리, 제조시설 및

제품에 대한 위생관리, 종업원에 대한 지도.감독 및 교육.훈련

④ 자격 – 식품기술사, 식품기사로서 1년이상 건강기능식품의 제조업무에 종사한 자

대학에서 식품가공학, 식품화학, 식품제조학, 식품공학 등 식품관련분야의 학과를 이수하고 졸업한 자로 3년이상 건강기능식품의 제조업무에 종사한 자

⑤ 위반 시 300만 원 이하의 과태료에 처한다.

10) 교육

① 교육시간

0 건강기능식품제조업 – 8시간

0 건강기능식품수입업 – 8시간

0 건강기능식품판매업 – 4시간

② 위반 시 300만 원 이하의 과태료에 처 한다

(3) 기준 및 규격과 표시 · 광고 등

1) 기준과 규격

2) 원료 등의 인정

3) 기능성 표시 · 광고 심의

4) 표시기준

① 질병의 예방 및 치료를 위한 의약품이 아니라는 내용의 표현

② 건강기능식품이라는 표시, 유통기한 및 보관방법

③ 기능성분, 영양소 및 권장량에 대한 비율

⑤ 섭취량, 섭취방법 등 기타 식품의약품안전청장이 정하는 사항

5) 허위 · 과대의 표시 · 광고 금지

① 질병의 예방 및 치료에 효능. 효과가 있거나 의약품으로 오인. 혼동 할 우려가 있는 내용의 표시, 광고

② 사실과 다르거나 과장된 표시, 광고

③ 소비자를 기만하거나 오인 .혼동시킬 우려가 있는 표시광고

④ 의약품의 용도로만 사용되는 명칭(한약의 처방 명을 포함)의 표시, 광고

⑤ 위반 시 5년 이하의 징역 또는 5 천만 원 이하의 벌금에 처한다. 병과 할 수 있다.

(4) 검사 등

1) 출입 · 검사 · 수거 등

① 출입. 검사. 수거권자는 (지방)식품의약품안전청장, 특별시장, 광역시장, 도지사

② 위반 시 3년 이하의 징역 또는 3 천만 원 이하의 벌금에 처한다.

2) 자가 품질검사의 의무

① 대상자는 건강기능식품제조업 허가를 받은 자

② 자가품질검사 기록서는 2년간 보관하여야 한다.

③ 실시 위반 시 5년 이하의 징역 또는 5 천만 원 이하의 벌금에 처한다. 병과 할 수 있다.
   보존하지 않거나 허위로 기록한 자는 과태료 300 만 원 이하에 처한다.

(5) 우수건강기능식품 제조기준 등

1) 우수건강기능식품 제조기준〈GNP〉 등

2) 우수건강기능식품 제조기준 적용업소 지정신청 시 필요 서류

① 전년도 생산실적(단, 1년간 실적이 없는 경우 최근 3개월간 월별 생산실적)

② 품목별 제조 공정도 사본

③ 우수건강기능식품 제조기준에 따라 3월 이상 적용, 운영한 자체평가결과 및 관련서류

(6) 판매 등의 금지

식품위생법 판매 등의 금지

(7) 건강기능식품 심의위원회 및 단체 설립

1) 건강기능식품 심의위원회 – 건강기능식품법 시행령 제7조 내지 제15조

2) 업무 – 건강기능식품의 정책, 기준.규격, 표시. 광고, 기타 중요사항

(8) 시정명령·허가취소 등 행정제재

1) 시정명령 – 위반 시 5년 이하의 징역 또는 5천만원 이하의 벌금에 처한다.
   병과가능

2) 폐기처분– 위반 시 5년 이하의 징역 또는 5천만원 이하의 벌금에 처한다. 병과가능

3) 시설의 개수명령 등 – 위반 시 300만원 이하의 과태료에 처한다.

4) 영업허가 취소 등

5) 품목의 제조정지 등

6) 행정제재 처분효과의 승계

* 행정처분 효과가 그 처분기간이 만료된 날로부터 1년간 양수인 또는 합병 후 존속
  하는 법인에게 승계되는 사유

– 영업허가 취소 등의 사유

– 품목의 제조정지 명령의 위반

7) 폐쇄조치 등

　* 폐쇄 사유 – 건강기능식품 제조업 영업허가를 받지 않고 영업을 한 때

　　　　　　　 – 건강기능식품 수입업 또는 판매업의 신고를 하지 않고 영업을 한 때

8) 청문

9) 과징금 처분

　① 2억원 이하의 과징금을 부과할 수 있다.

　② 과징금 통지를 받은 자는 통지를 받은 날로부터 20일 이내에 식품의약품안전청장 또는 시, 도지사가 정하는 수납기관에 납부하여야 한다.

(9) 행정처분

　개별기준 법 제29조, 제31조, 제32조, 제33조, 제35조 근거법령

(10) 보칙

　1) 다른 법률과의 관계 – 건강기능식품법에서 규정되지 않은 사항은 식품위생법의 각각의 규정을 준용한다.

　2) 국고보조 – 수거, 융자, 민간단체지원비 등

　3) 포상금지급 50만원 이하 포상금 지급

　4) 권한의 위임 및 위탁 – 건강기능식품판매업 영업신고 및 변경신고, 승계신고, 영업정지 등 행정처분

　5) 수수료 등

(11) 벌칙

　1) 7년 이하의 징역 또는 1억원 이하의 벌금에 처하거나 병과

　① 위해 건강기능식품 등의 판매 등의 금지를 위반했을 때

　② 건강기능식품 제조업 영업허가 및 소재지 변경허가를 받지 않은 때

　2) 5년 이하의 징역 또는 5천만원 이하의 벌금에 처하거나 병과

　① 품목제조신고를 하지 않고 제품을 제조.판매한 자

　② 사행심을 조장하여 제품을 판매하는 행위를 한자

　③ 영업신고를 하지 않고 영업을 한 자

　④ 기준, 규격 위반 건강기능식품의 판매 등의 금지를 위반 한 자

　⑤ 허위, 과대의 표시, 광고를 한 자

　⑥ 유사표시 등의 금지를 위반한 자

　3) 3년 이하의 징역 또는 3천만원 이하의 벌금

① 시설기준을 위반한 자

② 영업자의 준수사항을 위반한 자

③ 품질관리인을 고용하지 않은 자

④ 영업승계의 신고를 하지 않은 자

⑤ 출입, 검사, 수사를 거부, 방해, 기피한 자

4) 양벌규정

법인이나 개인에 대하여도 해당 각조의 벌금형을 과한다.

5) 과태료 – 각각의 과태료 참조

① 300만 원 이하 과태료

– 허가, 신고, 품목제조신고사항 변경신고를 하지 않은 자

– 실적보고 등을 하지 않은 자

– 교육을 받지 않은 자, 품질관리인의 업무를 방해한 자 등

② 과태료 100만원

– 생산 및 작업 기록에 관한 서류와 원료의 입고, 출고, 사용에 관한 원료수불관계를 작성, 비치하지 않거나 최종기재일로부터 3년간 보관하지 않은 영업자

– 생산실적을 보고하지 않거나 허위로 보고한 영업자 등

③ 과태료의 부과권자는 위반행위의 동기, 내용 및 회수 등을 참작하여 과태료 부과 금액은 1/2 범위 안에서 이를 경감 할 수 있다.

④ 과태료 처분에 불복이 있는 자는 그 처분을 고지 받은 날로부터 30일 이내에 식품의약품안정청장 또는 시, 도지사에게 이의를 제기할 수 있다.

⑤ 과태료 처분에 이의를 제기한 때에는 식품의약품안정청장 또는 시, 도지사는 지체 없이 관할법원에 그 사실을 통보해야 하며 **비송사건절차법**에 의한 재판을 받는다.

⑥ 과태료를 적용함에 있어서 과징금을 부과한 행위에 대해서는 과태료를 부과할 수 없다.

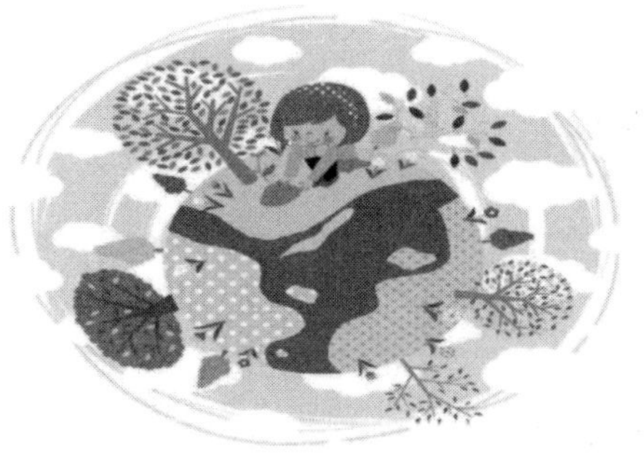

Natural Medicinal Plant

제4장 농산물 품질관리법

제1절 정의

농산물 품질관리를 통하여 농산물의 상품성을 높이고 공정한 거래를 유도하기 위한 법률

1. 본문 　　　　　　　　　　　　　　　　　　　　　***

본문내용

① 1999년 1월 21일 법률 제5667호로 제정되었다. 농산물품질관리사 제도를 도입하고, 원산지 허위표시자의 처벌을 강화하기 위하여 2002년 12월 26일에 법률 제6816호로 일부 개정되었다. 농산물 품질관리를 통하여 농산물의 상품성을 높이고 공정한 거래를 유도함으로써 농업인의 소득증대와 소비자 보호에 이바지함을 목적으로 한다.

② 농림부장관은 농산물의 상품성을 제고하고 유통 능률을 향상시키며 공정한 거래를 실현하기 위하여 농산물의 표준규격을 정할 수 있다. 또 농림부장관 소속하에 농산물품질관리위원회를 두어 농산물의 품질관리에 관한 사항을 심의한다. 농림부장관은 품질인증기관을 지정하고, 농산물에 대하여 품질인증을 할 수 있다.

③ 지리적 특성을 가진 우수 농산물이나 그 가공품의 품질을 향상시키고 지역특화사업으로 육성하기 위하여 지리적 표시의 등록제도를 실시한다. 농림부장관은 관계공무원으로 하여금 표준규격품 · 품질인증품 · 지리적 특산품에 대하여 기준에 적합한지 조사하게 할 수 있다.

④ 농림부장관 · 특별시장 · 광역시장 · 도지사는 농산물에 대하여 안정성 조사를 실시해야 하며, 농산물이나 그 가공품을 판매하거나 가공하는 자에 대하여 원산지를 표시하게 해야 한다. 6장으로 나누어진 전문 38조와 부칙으로 구성되어 있다.

제2절 주요내용

1. 총칙 기타 주요내용 　　　　　　　　　　　　　　***

(1) 총칙
 1) 목적 ; 농산물 품질관리를 통하여 농산물의 상품성을 높이고 공정한 거래를 유도하여

농업인의 소득증대와 소비자보호에 이바지함을 목적으로 한다.

2) 주요용어의 정의

① 표준규격 - 농산물의 포장규격과 동급규격을 말한다.

② 물류표준화 - 농산물의 운송, 보관, 하역, 포장 등 물류의 각 단계에서 사용되는 기기, 용기, 설비, 정보 등을 규격화하여 호환성과 연계성을 원활히 하는 것을 말한다.

③ 유전자변형농산물 - 인공적으로 유전자를 분리 또는 재조합하여 의도한 특성을 갖도록 한 농산물을 말한다.

3) 품질관리 심의회

① 농림부 소속하에 두며 위원장 및 부위원장을 포함한 50인 이내의 위원으로 구성한다.

② 심의사항은 표준규격화, 물류표준화에 관한사항, 농산물의 안정성 조사에 관한 사항, 품질인증에 관한사항, 유전자변형 농산물의 표시에 관한 사항 등이다.

(2) 농산물 규격 및 품질 인증 등

1) 표준규격화

① 표준규격에 맞는 농산물을 출하하는 자는 포장의 표면에 "표준규격품"이라는 표시를 할 수 있다.

② 농산물의 표준규격은 포장규격 및 등급규격으로 구분한다.

③ 포장규격은 산업표준화법에 의한 한국산업규격에 의한다.

④ 등급규격은 품목 또는 품종별로 그 특성에 따라 수량.크기.형태.색깔.신선도.성분함량 등에 따라 규격을 정한다.

⑤ 표시사항은 품목, 산지, 품종, 생산연도, 등급, 무게(개수), 생산자의 명칭 및 전화번호 등

2) 품질인증

① 관련법률 - 친환경농업육성법 제16조제1항

② 품질인증 절차 ;

품질인증 신청의 통보 ⇒ 품질인증 심사반 구성 ⇒ 생산자단체 또는 생산자조직의 신청
⇒품질인증서 교부

③ 품질인증기관의 유효기간은 품질인증을 받은 날로부터 1년으로 한다.

④ 품질인증품의 표시방법은 포장하는 경우와 포장하지 않는 경우 두 가지가 있다.

3) 품질인증기관의 지정신청은 법인등기부등본, 품질인증의 업무범위 등을 기재한 사업계획서, 지정기준을 증명할 수 있는 서류를 갖춘 후 국립농산물 품질관리원장에게 제출한다.

☞ 국립농산물품질관리원

1998년 7월 농산물검사소와 농업통계사무소를 통합하여 국립농산물검사소로 재편하고, 1999

년 7월 국립농산물품질관리원으로 개칭하였다. 농산물의 품질향상과 공정거래를 목적으로 농산물 안전성 조사, 원산지 표시관리, 규격출하사업관리 등을 통하여 안전하고 품질 좋은 농산물이 생산·공급되도록 하며, 농산물 검사, 농업통계조사 등의 업무를 전담한다. 농림부장관 산하에 있으며, 주요 업무는 원산지 표시·안전성 조사·친환경인증·품질인증·농산물규격화·유전자변형 가공식품표시·사료검증·국내 농산물 검사·농업통계조사 · 지리적 표시 등이다.

4) 지리적 표시의 등록

① 농림부장관은 지리적 특성을 가진 우수농산물 및 그 가공품의 품질향상과 지역 특화사업으로서의 육성 및 소비자보호를 위하여 지리적 표시의 등록제도를 실시한다.

② 지리적표시의 신청 및 심사의 주무는 산림청장 또는 국립농산물품질관리원장이다.

5) 허위표시 등의 금지

① 표준규격품이 아닌 농산물에 표준규격품의 표시 또는 이와 유사한 표시를 하는 행위

② 품질인증품이 아닌 농산물에 품질인증의 표시 또는 이와 유사한 표시를 하는 행위

③ 지리적특산물이 아닌 농산물 및 그 가공품에 지리적 표시 또는 이와 유사한 표시를 하는 행위

④ 위반 시 3년 이하의 징역 또는 3 천만 원 이하의 벌금에 처한다.

6) 표준규격품 등의 사후관리

① 표시품의 규격. 품질 또는 인증. 등록의 기준에 적합성 등 조사할 수 있다.

② 위반 시 1 천만 원 이하의 과태료에 처한다.

7) 표시변경 등의 처분 ; 개별기준은 표준규격품, 품질인증품, 지리적특산물에 따라 다르다.

8) 농산물의 안전성 조사

① 대상은 농산물의 생산을 위하여 사용 또는 이용하는 토양, 용수, 자재 등과 생산. 저장의 단계나 출하되어 거래되기 전단계의 농산물

② 조사방법 중 생산단계에서의 조사는 저장과정을 거치지 않고 출하하는 농산물을 대상으로 그 생산 장소에서 수거하여 조사한다. 그 외 저장단계, 출하단계 조사방법이 있다.

③ 안정성 조사를 위하여 수거, 조사 또는 열람을 정당한 사유 없이 거부, 방해 또는 기피를 하는 경우 1천만원 이하의 과태료에 처한다.

④ 안정성 조사결과 조치로서 당해 농산물의 유해물질이 분해, 소실기간이 긴 경우에는 식용대신 다른 사료, 공업용원료로만 출하를 허가할 수 있다.

(3) 원산지 등의 표시

1) 원산지의 표시 ; 수입농산물의 부정 유통을 막고 국산 농산물의 품질경쟁력을 높이기 위해 1991년 도입한 제도.

2) 대상품목 ; 공정한 유통질서를 확립해 생산자와 소비자를 보호할 목적으로 도입한 제도로, 표

시 대상 품목은 곡류·채소류·과실류·축산물 등 국산농산물 148개 품목과 수입농산물 전 품목, 과자류·유가공품·식육제품·통조림 등 농산가공품 105개 품목이다. 원산지표시 대상 농산 물을 판매할 목적으로 취급하는 도매업자와 소매업자, 수집상 및 재포장업자, 가공업자 및 판매를 목적으로 하는 자는 의무적으로 이 원산지표시를 해야 한다.

3) 표시방법 ; 표시 방법은 수입농산물은 생산국명으로, 국산농산물은 '국산' 또는 '시·군명'으로, 농산가공품은 원료농산물의 생산국명으로 각각 표시한다. 원산지를 표시하지 않았을 때에는 1,000만 원 이하의 과태료를 물어야 하고, 허위로 표시하거나 혼합 위장판매를 하는 경우에는 3년 이하의 징역 또는 3,000만 원 이하의 벌금형을 받게 된다.

4) 실시과정 ; 1991년 7월 수입농산물 원산지표시제를 도입해 2년 동안의 계도 기간을 거친 뒤 1993년 7월부터 수입농산물에 대한 원산지표시를 의무화하는 한편, 1995년부터는 '국산농산물', 1996년부터는 '국내가공 농산물 원료'에까지 확대해 시행하고 있다. 원산지의 표시규격 등은 농림부장관이 정하여 고시하며 주무관청은 서울특별시·광역시·도 및 시·군·구와 국립농산물품질관리원 등이다.

(4) 유전자변형농산물의 표시

1) 정의 ; 유전자변형농산물은 일반적으로 GMOs(Genetically Modified Organisms)로 표시하는데 각 기관에 따라 다음과 같이 약간의 차이가 있다.

① 농림부에서 제정한 "농산물품질관리법" 에는 "유전자변형농산물" 이란 인공적으로 유전자를 분리 또는 재조합하여 의도한 특성을 갖도록 한 농산물이라고 정의하고 있다.

② 식품의약품안전청에서 제정 고시한 "유전자재조합식품의안전성평가심사 등에 관한 규정(2003. 9.1)" 에서는 "유전자재조합식품" 은 유전자재조합기술을 활용하여 재배·육성된 농·축·수산물·미생물 및 이를 원료로 하여 제조·가공한 식품 또는 식품첨가물을 말하며, "유전자재조합기술" 은 생물의 유전자중 유용한 유전자만을 취하여 다른 생물체의 유전자와 결합시키는 등의 기술이라고 정의하고 있다.

※ 흔히 유전자변형을 유전자변환, 유전자조작, 유전자조환, 유전자재조합 등으로 다양하게 표현하기도 한다.

③ 국제적으로 보면 EU(유럽연합)에서는 "자연교배나 자연결합으로는 생성될 수 없는 방법으로 변형된 유전자를 가지고 있는 유전물질" 로 정의하고 있으며, USDA에서는 염색체 변형뿐만 아니라 이종교배의 기술도 GMO를 만드는 기술에 포함시켜 EU보다 확대된 의미로 정의하고 있습니다.

④ CODEX(식품표기분과위원회)에서는 "GMO/GEO"란 자연적인 증식 또는 재조합에 의하여 일어날 수 없는 방법으로 유전물질이 변형된 유기체라고 정의하며, UNEP(생물다양성협약)의

Biosafety Protocol에서는 "LMO(Living Modified Organisms)"라는 용어를 사용 하여 현대 생명공학(Modern Biotechnology)을 이용하여 얻어진 새로운 유전물질의 조합 을 포함하고 있는 모든 살아있는 생물체를 의미한다고 정의하고 있다.

2) 대상품목
① 기존의 농산물과 구성성분, 영양가, 용도 또는 알레르기 반응 등의 특성이 다르다고 판명된 품목
② 인간의 유전자를 식품 또는 동물에 도입한 농산물 등 윤리적으로 문제가 제기되는 품목
③ 농림부장관이 소비자에게 올바른 구매정보 제공을 위하여 필요하다고 인정하는 품목

3) 유전자유전자변형농산물의 생성
① 유전자변형농작물을 만드는 데에는 우선 생물로부터 목적하는 유용 유전자를 탐색하고 해당 유전자만을 분리하되, 이 유전자 이외의 다른 유전자가 혼입되지 않도록 조치해야 한다.
② 그리고 농작물의 종류에 따라 주로 3가지 방법(아그로박테리움 이용법, 유전자총 이용법, 전기충격법)에 의해 농작물의 세포내 핵으로 목적 유전자를 도입한다. 이 단계에서 목적하는 유전자가 도입되었는지 알 수 없으므로 많은 세포를 배양하여 이들 중 목적유전자가 도입된 것만을 선발하여 증식시키게 된다. 또한 증식한 세포에서 잎이나 뿌리를 유도하고 식물체를 재생한다.
③ 이렇게 하여 육성된 많은 식물체 중에서 목적하는 유용한 성질이 발현되고 있는 식물체를 선발하여 교배 등에 의해 유전적으로 안정하게 유지시키는 노력이 이어지고 유전자 변형농작물이 만들어지는 것이다.
④ 유전자변형농작물을 실용화하는 경우에는 환경에 대한 안전성, 사료 또는 식품으로서의 안전성 확인을 위한 조사 · 시험을 한 후에 이상이 없다고 판단될 때 실용화를 허락하게 되어있다.
4) 유전자변형농산물임을 표시하도록 한 농산물을 판매하는 자는 당해 농산물에 대하여 유전자변형농산물의 표시를 하여야 하며 위반 시 1천만원 이하의 벌금에 처한다.

(5) 허위표시등의 금지 ; 원산지등의 허위표시금지를 위반한 자는 5년 이하의 징역 또는 5천만 원 이하의 벌금에 처한다.

(6)농산물의 검사 등
1) 대상
① 정부가 수매하거나 생산자단체. 정부투자기관관리기본법 제2조의 규정에 의한 정부투자기관 또는 농업관련법인 등이 정부를 대행하여 수매하는 농산물
② 정부가 수출 또는 수입하거나 생산자단체등이 정부를 대행하여 수출 또는 수입하는 농산물

③ 정부가 수매 또는 수입하여 가공한 농산물 기타 고시하는 농산물

2) 이의신청 등

재검사의 결과에 대해서 이의가 있는 자는 7일 이내에 감사원이 소속된 검사기관의 장에게 이의신청을 할 수 있다.   * 정부가 수매하거나 생산자 단체 등이 정부를 대행하여 수매하는 경우에는 농산물검사 신청서를 제출하지 않아도 된다.

3) 검사원의 자격 등

① 검사원은 농산물검사 관련 업무에 6개월 이상 종사한 공무원, 생산자단체 등에서 농산물 검사 관련 업무에 1년 이상 종사한자 중에서 국립농산물 품질관리원장이 실시하는 전형시험에 합격한 자로 한다.

② 농산물 검사원의 자격을 취소당한 자는 취소일로부터 1년이 경과하지 아니하면 검사원의 전형에 응시할 수 없다.

4) 보고 및 점검 등

농림부장관은 정부가 수매하거나 수입한 농산물, 생산자단체 등이 정부를 대행하여 수매하거나 수입한 농산물, 정부가 수매 또는 수입하여 가공한 농산물에 대해 관계서류에 대하여 조사를 명할 수 있다.

5) 검사기관의 지정 등

① 검사의 대행 – 농림부장관은 농산물의 생산자단체, 정부투자기관 관리기본법 제2조의 규정에 의하여 정부투자기관 또는 농업관련법인 등을 검사기관으로 지정하여 농산물 검사를 대행하게 할 수 있다.

② 지정서류 – 법인등기부등본 및 정관, 검사업무의 범위등을 기재한 사업계획서, 검사기관의 지정기준 증명서류

6) 농산물의 검정

① 검정의 실시기간 – 농산물을 7일 이내에 분석할 수 없다고 판단되는 때에는 신청인과 협의하여 검정기간을 따로 정할 수 있다.

② 검정의 항목은 측정, 시험, 분석으로 구분한다.

(7) 보칙 – 다음과 같은 내용을 규정한다.

① 농산물의 명예감시원
② 농산물 품질관리사
③ 포상금
④ 자금지원 및 우선구매
⑤ 수수료.

⑥ 청문
⑦ 권한의 위임 ; *농림부장관은 농산물중 누에씨, 누에고치의 검사에 관한 사항을 시, 도지사에게 위임 한다.

(8) 벌칙

1) 5년 이하의 징역 또는 5천만원 이하의 벌금 ; 허위표시 등의 금지를 위반했을 때

2) 3년 이하의 징역 또는 3천만원 이하의 벌금
 - 표준규격품표시, 품질인증표시, 지리적표시를 하거나 이와 유사한 표시를 한 자
 - 부정한 방법으로 검사 또는 검정을 받은 자
 - 검사결과의 표시 등을 위조하거나 변조한 자
 - 표준규격품, 품질인증품 또는 지리적 특산품에 표준규격품 등이 아닌 농산물 등을 혼합하여 판매하거나 판매할 목적으로 보관 또는 진열 한 자

3) 1년 이하의 징역 또는 1천만원 이하의 벌금
 - 표시변경처분, 표시정지처분 또는 판매금지처분에 따르지 아니한 자
 - 검사를 받은 농산물의 포장이나 내용물을 바꾼 자 등

4) 과태료
 - 부과권자는 농림부장관 또는 시.도지사
 - 과태료 부과권자는 당해 위반행위의 동기, 내용 및 횟수 등을 참작하여 기 정한 금액의 1/2의 범위 안에서 이를 경감하거나 2배의 범위 안에서 이를 가중할 수 있다.

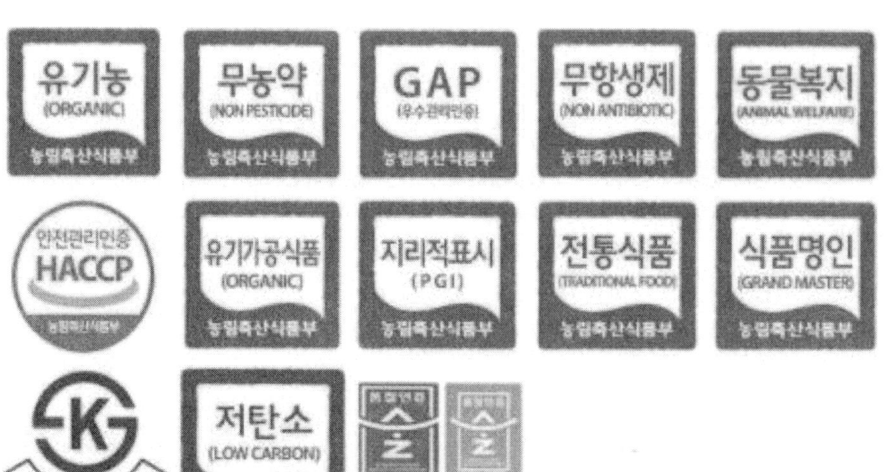

[참고; 농식품 인증마크 표시]

제5장 기타 관련법규

1. 국민건강증진법 　　　　　　　　　　　　　　　　　　　＊＊＊

(1) 국민건강증진법

　국민의 건강을 증진시키기 위해 제정한 법률(1995. 1. 5, 법률 제4914호).

① 국민에게 건강에 대한 가치와 책임의식을 함양하도록 건강에 관한 바른 지식을 보급하고 스스로 건강생활을 실천할 수 있는 여건을 조성함으로써 국민의 건강을 증진함을 목적으로 한다.

② 국가 및 지방자치단체는 건강에 관한 국민의 관심을 높이고 국민건강을 증진할 책임을 진다. 모든 국민은 자신 및 가족의 건강을 증진하도록 노력하여야 하며, 타인의 건강에 해를 끼치는 행위를 하여서는 안 된다. 보건복지부장관은 국민건강의 증진에 관한 기본 시책을 수립·시행하여야 하며, 시·도지사 및 시장·군수·구청장은 그 기본시책에 따라 세부계획을 수립·시행하여야 한다.

③ 국가 및 지방자치단체는 국민이 건강생활을 실천할 수 있도록 지원하여야 한다. 국가 및 지방자치단체는 국민에게 담배의 흡연과 과다한 음주가 국민건강에 해롭다는 것을 교육·홍보하여야 한다. 공중이 이용하는 시설의 소유자·점유자 또는 관리자는 당해 시설을 금연구역과 흡연구역으로 구분하여 지정하여야 한다.

④ 시·도지사 및 시장·군수·구청장은 지역사회의 주민·단체 또는 공공기관이 참여하는 건강생활실천협의회를 구성하여야 한다. 국가 및 지방자치단체는 적절한 보건교육을 실시한다. 보건복지부장관은 정기적으로 보건교육의 성과에 관하여 평가를 하여야 한다. 국가 및 지방자치단체는 국민의 영양 상태를 조사하여 영양개선방안을 강구하고 지도를 실시하며 그에 필요한 사업을 한다.

⑤ 보건복지부장관은 국민영양조사를 정기적으로 실시한다. 특별시·광역시 및 도에는 국민영양조사와 영양에 관한 지도업무를 행하게 하기 위한 공무원을 두어야 한다. 국가 및 지방자치단체는 구강건강에 관한 사업의 계획을 수립·시행한다. 시장·군수·구청장은 지역주민의 건강증진을 위한 사업을 한다. 국가는 국민에 대하여 건강검진을 실시할 수 있다. 보건복지부장관은 궐련에 대한 부담금 및 국민의료보험자의 예방보건사업비 중의 부담금을 재원으로 국민건강증진기금을 설치한다. 5장 36조와 부칙으로 되어 있다.

⑥ 국민건강증진법시행령 제1조 (목적) 이 영은 국민건강증진법에서 위임된 사항과 그 시행에

관하여 필요한 사항을 규정함을 목적으로 한다.

⑦ 국민건강증진법시행규칙 제1조 (목적) 이 규칙은 국민건강증진법 및 동법시행령에서 위임된 사항과 그 시행에 관하여 필요한 사항을 규정함을 목적으로 한다.

2. 보건의료기본법　　　　　　　　　＊＊＊

(1) 보건의료기본법

국민의 건강권 보장을 위한 국가의 책무, 국민·보건의료인의 권리·의무와 보건의료정책의 기본목표·추진방향 및 보건의료제공체계 등 보건의료에 관한 기본적인 사항을 규정한 법률(2000. 1. 12, 법률 6150호).

① 국민에게 양질의 보건의료를 제공함으로써 국민의 삶의 질 향상과 복지사회의 실현에 이 바지하고, 보건의료분야의 균형 있는 발전과 국제경쟁력을 향상하기 위한 목적으로 제정 되었다. 보건의료란 국민을 신체적·정신적 및 사회적으로 건강한 상태로 회복·유지·증진시키기 위하여 국가·지방자치단체·보건의료기관 또는 보건의료인이 행하는 여러 활동을 말한다.

② 보건복지부장관은 보건의료발전계획을 5년마다 수립하고, 특별시와 광역시장·도지사 및 시장·군수·구청장은 보건의료발전계획에 따라 지방자치단체의 실정을 감안하여 지역보건의료계획을 수립·시행한다. 국가 및 지방자치단체는 생애주기에 따른 국민의 건강관리를 위하 여 국민건강증진사업 등 평생국민 건강관리를 위한 사업을 수립·시행하여야 한다.

③ 보건의료발전계에는 기본목표 및 추진방향, 보건의료인력·조직 및 재정 등 보건의료자원의 조달과 관리방안, 지역보건의료에 관한 기본적인 사항, 노인 · 장애인 등 보건의료취약계층에 대한 보건의료 사업계획 등이 포함되어야 한다.

④ 국가 및 지방자치단체는 국민건강보호 및 증진을 위하여 필요한 법적·제도적 장치의 마 련과 이에 필요한 재원을 안정적으로 확보하도록 노력하여야 하며, 보건의료정책과 보건의료에 관한 사회보장정책 간에 연계성이 확보되도록 필요한 시책을 강구하여야 한다.

⑤ 이 법에 의하여 모든 국민은 자신과 가족의 건강에 관하여 국가의 보호를 받을 수 있는 건강권, 보건의료에 관한 알권리, 자신의 질병에 대한 치료방법·의학적 연구대상 여부 등에 대하여 충분한 설명을 들은 후 결정할 수 있는 보건의료에 관한 자기결정권 등 보건의료에 관한 권리를 갖는다. 다른 한편으로 건강의 유지·증진을 위한 노력, 필요 경비의 부담 의무와 보건의료인의 정당한 보건의료의 행위와 지도 등에 대한 협조의무 등을 갖는다.

⑥ 보건의료에 관한 주요시책을 심의·조정하는 기관으로 보건의료정책심의위원회가 있다. 위원회는 위원장·부위원장 각1인을 포함한 20인 이내의 위원으로 구성되는데, 위원장은 국무총리가 되고, 부위원장은 보건복지부장관이 된다.

⑦ 총칙, 보건의료에 관한 국민의 권리와 의무, 보건의료 발전계획의 수립·시행, 보건의료자원의 관리, 보건의료의제공과 이용, 보건의료의 육성·발전, 보건의료통계 ·정보관리 등 7장으로 나뉜 전문 57과 부칙으로 이루어져 있다. 하위법령에 보건의료기본법시행령이 있다.

---

3. 한약육성법   ✳✳✳

(1) 한약육성법

한의약 육성의 기본방향 및 육성기반의 조성과 한의약 기술의 연구·개발 촉진에 필요한 사항을 정함으로써 국민건강의 증진과 국가경제의 발전에 기여하기 위해 제정한 법(2003. 8. 6, 법률 제6965호).

① 서양의약과 다른 고유의 특성이 있음에도 의료법 및 약사법에 서양의약과 함께 규정되어 온 한의약에 관한 사항을 단일법으로 제정한 것이다. 한의약이란 우리 선조들로부터 전통적으로 내려오는 한의학을 기초로 한 한방의료와 한약사로 정의한다. 국가는 이 법에 따라 한의약 기술의 발전을 위한 종합시책을 세워 추진해야 한다.

② 보건복지부 장관은 한의약 육성·발전에 관한 기본목표와 방향 등이 포함된 종합계획을 5년마다 세워야 한다. 종합계획을 심의하기 위해 보건복지부 장관에 소속되는 한의약육성발전심의위원회를 둔다. 보건복지부 장관과 관계 중앙행정기관장은 확정된 종합계획을 기초로 해마다 소관 주요시책의 추진방안을 세워 시행해야 한다. 지방자치단체장은 한의약육성지역계획을 세워 시행해야 한다.

③ 국가와 지방자치단체는 한의약 기술의 연구개발을 장려하고 제품의 국제경쟁력을 강화하기 위한 지원시책을 강구해야 한다. 보건복지부 장관은 한방의료와 한의약 관련제품의 임상시험을 위해 한방임상센터를 설치하거나, 한방의료 기관이나 단체를 한방임상센터로 지정하여 운영하게 할 수 있다.

④ 국가와 지방자치단체는 한방산업의 기반조성을 위해 필요한 시책을 강구해야 한다. 민간인이 한방산업단지를 조성할 경우 행정적·재정적 지원을 할 수 있다. 한방산업단지 기반조성을 위해 보건복지부에 한방산업육성협의회를 둔다. 보건복지부 장관은 한약사에 관한 기술진흥을

지원하기 위해 한약진흥재단을 설립하고, 한약의 품질관리를 위해 우수한약관리기준을 마련하여 시행할 수 있다.

⑤ 6장으로 나누어진 전문 18조와 부칙으로 이루어져 있으며, 시행령이 있다.

---

4. 약사법 　　　　　　　　　　　　　　　**✻✻✻**

(1) 약사법

① 약사에 관한 사항을 규정하고 그 적정을 기하여 국민 보건 향상에 기여함을 목적으로 하는 법률이다(1963. 12. 13. 법률 제1491호).

② 약사나 한약사는 보건복지부장관의 면허를 받아야 하며, 면허증은 대여하지 못한다. 약사는 보건복지부장관의 인가를 얻어서 대한약사회를 설립하여야 한다. 약사에 관한 사항을 심의하기 위하여 보건복지부에 중앙 약사 심의위원회를 두며, 특별시·광역시 또는 도에 지방 약사 심의위원회를 둘 수 있다.

③ 약국은 약사 또는 한약사가 아니면 개설할 수 없다. 약국의 개설은 시장·군수 또는 구청장에게 등록을 하여야 하며, 1개소만 할 수 있다. 의약품의 조제는 약사 및 한약사가 아니면 할 수 없다. 조제는 약국 또는 의료기관의 조제실에서 하여야 한다. 조제는 예외로 인정되는 경우를 제외하고는 의사 또는 치과 의사의 처방전에 의하여야 한다.

④ 조제의 요구가 있을 때에는 정당한 이유 없이 거부할 수 없으며, 의사 ·치과의사 ·한의사와 담합하여 환자를 자신의 약국으로 유치할 수 없다. 조제는 처방전을 발행한 의사·치과의사·한의사·수의사의 동의 없이 변경이나 수정 할 수 없다. 조제한 처방전은 2년간 보존하여야 한다.

⑤ 의약품 등의 제조업자는 식품의약품안전청장의 제조업 허가를 받아야 하며, 품목별로 허가를 받거나 신고를 하여야 한다. 식품의약품안전청장은 신약의 재심사를 하며, 의약품의 재평가를 할 수 있다. 의약품 등의 제조업자는 제조소마다 약사나 한약사 또는 기술자를 두고 제조 업무를 관리하게 하여야 하고, 생산관리에 관하여 필요한 사항을 준수하여야 한다.

⑥ 의약품 등의 수입자는 품목마다 식품의약품안전청장의 허가를 받거나 신고를 하여야 한다. 의약품 등의 판매는 한약업사와 의약품 도매상으로 한정하며, 포장한 용기나 봉함을 개봉하여서 판매할 수 없다. 약국 개설자 및 의약품 판매업자는 약국 또는 점포 이외의 장소에서 의약품을 판매하여서는 안 된다. 의료용구 판매업자는 시장·군수 또는 구청장에게 등록하여야 한다.

⑦ 식품의약품안전청장은 중앙 약사 심의위원회의 심의를 거쳐 대한 약전을 정하여 공고한다. 독약 및 극약은 용기나 포장에 표시를 하여야 하며, 다른 의약품과 구별하여 저장·진열하여

야 하고, 판매를 할 때에는 일정사항을 기재하고 날인을 받아야 하며, 14세 미만의 자에게는 판매하지 못한다.

⑧ 의약품 등의 용기나 포장 및 내부 문서에는 각각 일정한 사항을 기재하여야 한다. 의약품 등에 관하여는 허위 또는 과대광고를 하지 못한다. 필요한 경우에는 업무 개시명령, 폐기명령, 검사명령, 개수명령, 관리자 변경명령 등이 취해질 수 있다. 약사 · 한약사는 업무상 알게 된 타인의 비밀을 누설하여서는 안 된다. (9장 79조와 부칙으로 되어 있다.)

---

5. 천연물 신약 연구개발 촉진법　　　　　　＊＊＊

(1) 천연물 신약 연구개발 촉진법

천연물과학의 육성 등 천연물신약 연구개발의 기반을 조성하고 천연물을 이용한 신약 연구개발과 그 개발기술의 산업화를 촉진하여 국민건강의 증진과 국가경제의 발전에 기여하기 위해 제정한 법(2000. 1. 12, 법률 제6165호).

① 2000년 제정된 뒤 2001년 1월 법률 제6400호로 1차례 개정되었다. 천연물이란 육상 및 해양에 생존하는 동식물 등의 생물과 생물의 세포 또는 조직배양 산물 등 생물을 기원으로 하는 산물로 정의한다. 보건복지부 장관은 천연물신약연구개발정책심의회의 심의를 거쳐 천연물신약 연구개발의 중장기적 목표와 내용, 투자재원의 확보, 연구개발 결과의 이용과 보전 방안 등이 포함된 연구개발촉진계획을 세워 시행한다.

② 보건복지부 장관은 천연물신약 연구개발에 대한 투자를 확대하기 위해 적극 노력해야 한다. 국제협력의 증진에 힘쓰고 선진기술 도입의 효율적 방안을 강구해야 한다. 산업계 · 학계 · 연구기관의 공동 · 협동 연구개발을 촉진하고, 그 결과의 산업화 촉진을 위한 지원시책을 강구해야 한다. 또 국내외 연구개발 동향과 시장 동향 등 관련 정보를 수집 · 분석하여 체계적 · 종합적으로 관리 · 보급해야 한다.

③ 교육인적자원부 · 과학기술부 · 농림부 · 보건복지부 · 해양수산부 장관은 천연물과학 등을 육성 · 발전시키기 위한 시책을 강구해야 한다. 보건복지부 장관은 산업계 · 학계 · 연구기관의 협조체제를 유지 · 발전시키기 위해 공공적 성격의 지원체제를 구축해야 한다. 지원체제 구축과 산업계 · 학계 등의 공동 · 협동 연구개발, 연구개발 정보의 관리 · 보급을 위해 관련 전문기관 · 단체를 지정 또는 활용할 수 있다.

④ 정부는 연구개발 활동에 필요한 자재 · 기기 · 시약 가운데 수입이 불가피한 품목에 대해 관세 및 부가가치세를 감면할 수 있다. 천연물신약 연구개발에 관해 이 법의 규정 이외에는 보건의료기술진흥법을 따른다. (총칙 1장의 전문 14조와 부칙으로 구성되고, 시행령이 있다.)

6. 인삼산업법　　　　　　　　　　　　　　✳✳✳

(1) 인삼산업법

　인삼 및 인삼류의 경작·제조·검사 등에 관해 필요 사항을 규정하여 인삼을 특산물로 보호·육성하고, 인삼산업의 건전한 발전에 이바지하기 위해 제정한 법(1995. 12. 6, 법률 제5022호).

① 1995년 인삼사업법을 폐지하고 제정된 뒤 2003년 12월 법률 제6998호까지 8차례 개정되었다. 인삼을 경작하려는 자는 경작지를 관할하는 조합에 신고할 수 있다. 농촌진흥청장은 농업협동조합중앙회장과 협의하여 표준인삼경작방법을 정해 고시하고, 인삼경작자에게 이에 따라 경작하도록 지도할 수 있다. 인삼경작자가 5년근 이상의 수삼(水蔘)을 수확하고자 할 때에는 조합에 연근(年根)의 확인을 신청할 수 있다.

② 농림부 장관은 수삼의 수급조절 및 가격안정을 위해 인삼경작자나 생산자 단체와 인삼제조·가공업자 간의 계약경작을 권장·알선하고, 사업비를 우선 지원할 수 있다. 또 가격안정을 위해 농업협동조합중앙회로 하여금 인삼류를 수매하여 비축·방출하게 할 수 있다.

③ 인삼제조를 업으로 하려는 자는 관할 시장·군수에게 신고해야 하나, 본인이 생산한 수삼을 원료로 하여 자가제조한 홍삼·태극삼(太極蔘)·백삼(白蔘)을 수출 또는 도매의 목적으로 수집하는 자에게 판매하는 경우는 예외로 한다. 인삼류 제조자는 홍삼·태극삼·백삼을 연근별로 구분하여 제조하고, 해당 제품이나 용기·포장 등에 연근을 표시해야 한다.

④ 홍삼·태극삼[2)]·백삼을 판매 또는 수출의 목적으로 제조·수집·
수입한 자는 자체검사를 하거나 인삼류검사기관의 검사를 받아야 한다. 자체검사를 하려면 국립농산물검사기관장으로부터 자체검사업체로 지정을 받아야 한다. 검사기관의 검사결과에 이의가 있는 때에는 재검사를 받을 수 있다. 인삼류와 그 용기·포장 등에 고려인삼 등 '고려'가 들어가는 용어를 표시하려면 농산물품질관리법에 따라 지리적 표시의 등록을 해야 한다. 이밖에 영업폐쇄, 미검사품의 거래제한, 벌칙 등에 관한 규정이 있다. 9장으로 나누어진 전문 33조와 부칙으로 구성되어 있으며, 시행령과 시행규칙이 있다.

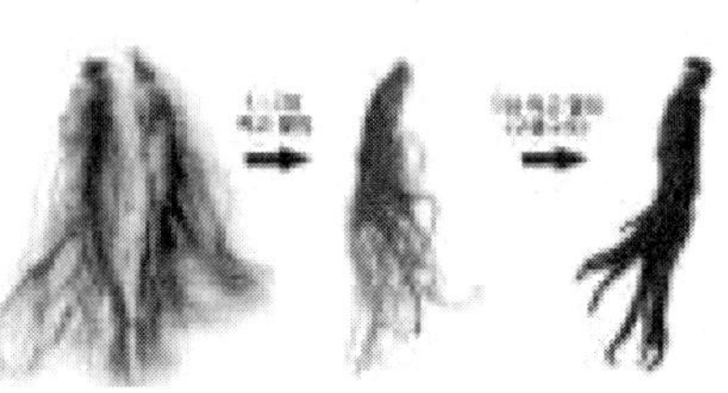

[수삼　　홍삼　　흑삼]

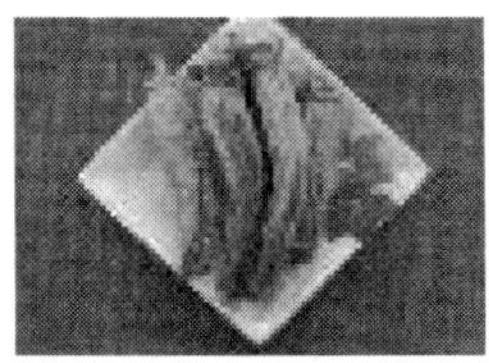

[태극삼]

---

2) 홍삼을 전매하던 시기 수출용으로 개발된 제품으로 홍삼이 푹 쪄낸것이라면 태극삼은 살짝 익힌 것이다.

7. 대한약법　　　　　　　***

(1) 대한약전

약사법의 규정에 의하여 약전위원회가 원안을 작성하고, 보건복지부장관이 공포한 의약품의 법전.

① 주요 의약품의 품질 ·강도 및 순도의 기준과 그 시험법을 통일 ·제정하여 질병의 예방 ·치료에 유효하고 품질이 확실한 의약품을 공급하도록 하는 데에 그 목적이 있다.

② 1958년 10월 10일 약사법에 따라 《대한약전》과 《국정처방서》의 두 책으로 나온 이후, 눈부시게 발달하는 약의 종류와 그 품질시험법에 합리성을 부가하기 위해 1967년 10월 10일 중앙약사심의회의 심의를 거쳐 제1부와 제2부의 두 책으로 엮어 제2개정판이 공포되었고, 1977년 1월 1일에는 제3개정판으로 전면 개정 공포되었다.

③ 현용 개정판의 제1부에는 주로 많이 쓰이는 원약(原藥)의 의약품과 기초적 제제를 수록하였고, 제2부에는 혼합제제와 그 원약이 되는 의약품으로 나누어 정리하였다. 내용은 머리말 ·통칙 ·제제총칙 ·의약품 각조 제1부 및 제2부 ·일반시험법 ·원자량표 등이 포함되어 있다.

④ 제3개정판에서는 제1부가 677품목, 제2부가 355품목으로, 전체 1,032품목이 수록되어 있다. 1987년 4월 22일 제5개정판을 고시해 적용하고 있다.

8. 산림법　　　　　　　***

(1) **산림법** ; 산림의 보호 ·육성에 필요한 사항을 규정하기 위하여 제정된 법률

① 산림자원의 증식과 임업에 관한 기본적 사항을 정하여 산림의 보호 · 육성, 임업생산력의 향상 및 산림의 공익기능 증진을 도모함으로써 국토의 보전과 국민경제의 건전한 발전에 이바지함을 목적으로 한다.

② 산림은 소유자에 따라 **국유림 · 공유림 · 사유림으로 구분**한다. 산림청장은 산림기본계획을 작성하여야 하며, 시 · 도지사 산림청지방산림관리청장은 지역산림계획을 작성하여야 한다. 산림청장은 산림을 이용목적에 따라 **생산임지 · 공익임지의 보전임지와 준보전임지로 구분**하여야 하며, 그 기능별로 산림자원관리지침을 작성하여야 한다. 산림청장은 보전임지를 의 ·고시하여야 한다. 산림의 형질변경을 하고자 하는 자 등은 **대체조림비 산림청전용부담금** 등을 납입하여야 한다.

③ 산림 안에서 입목의 벌채 등을 하고자 하는 자는 시장·군수 또는 지방산림관리청장 등의 허가를 받

아야 한다. 부정임산물은 몰수하며, 시 · 도지사 또는 지방산림관리청장은 부정임산물을 운송하는 자와 차량 등에 대한 운전면허의 취소 · 정지 또는 차량의 사용정지 등의 처분을 관할관청에 요청할 수 있다. 위법행위의 단속에 협력한 자 등에 대하여는 일정한 상여금을 지급한다.

산림청장은 산불조심기간을 설정하며 산불방지종합대책을 수립해야 하고, 지방자치단체의 장 및 지방산림관리청장은 산불방지대책을 수립 · 시행해야 한다. 시장 · 군수 또는 지방산림관리청장은 입산통제구역 · 산지정화보호구역을 지정 · 고시할 수 있다.

산림소유자는 산림에 대한 해충이나 병균을 구제 · 예방해야 한다. 산림환경기능증진자금을 설치하며, 산림조합중앙회가 운용 · 관리한다. 산림조합중앙회는 녹색복권을 발행할 수 있고, 산림청장은 산림소유자에 대해 산림재해보험 가입을 권장한다. (8장으로 나뉜 전문 126조와 부칙으로 구성.)

9. 야생동식물보호법   ✳✳✳

(1) 야생동식물보호법

야생동식물의 멸종을 예방하고, 생물의 다양성을 증진시켜 생태계의 균형을 유지함과 아울러 사람과 야생동식물이 공존하는 건전한 자연환경을 확보하기 위해 제정한 법(2004. 2. 9, 법률 제7167호).

① 자연환경보전법과 '조수보호 및 수렵에 관한 법률'의 야생동물과 야생식물의 보호 · 관리 규정을 통합하고 미비점을 보완하여 제정하였다. 국가는 야생동식물의 서식실태 등을 파악하여 종합적인 보호시책을 세워 시행해야 한다. 환경부 장관은 5년마다 멸종위기 야생동식물보호 기본계획을 세우고, 시 · 도사는 이에 따라 세부계획을 세워야 한다.

② 이 법을 위반하여 포획 · 수입 또는 반입한 야생동물을 사용하여 만든 음식물 또는 가공품인 사실을 알면서 먹거나 취득 · 양도 · 운반 · 보관하는 행위는 처벌한다. 덫 · 창애 · 올무 등 야생동물을 포획할 수 있는 도구를 제작 · 판매 · 보관하는 행위도 처벌한다.

③ 환경부 장관은 멸종위기 야생동식물에 대한 중장기 보전대책을 세워 시행해야 한다. 학술연구 등의 목적으로 허가를 받은 경우를 제외하고는 멸종위기 야생동식물에 대한 포획 · 채취 등을 금지한다. 멸종위기 야생동물에 해당하지 않는 포유류 · 조류 · 양서류 · 파충류도 학술연구 등의 목적으로 허가를 받은 경우를 제외하고는 포획을 금지한다.

④ 생물자원 보전시설을 설치 · 운영하려는 자는 환경부 장관에게 등록해야 한다. 환경부 장관은 등록된 보전시설에 비용을 지원할 수 있고, 보전시설 상호간의 정보교환체계를 구축해야 한다. 환경

부 장관이 지정 · 고시한 생물자원을 국외로 반출하려는 자는 환경부 장관의 승인을 얻어야 한다.

⑤ 환경부 장관과 지방자치단체장은 야생동물 보호와 국민의 건전한 수렵활동을 위해 일정한 지역에 수렵장을 설정할 수 있다. 수렵장 안에서 수렵할 수 있는 야생동물과 기간을 지정 · 고시하고, 수렵면허를 취득한 자에 한해 수렵을 할 수 있도록 한다.

⑥ 이밖에 야생동식물의 서식지외 보전기관의 지정, 야생동물로 인한 피해예방 및 보상, 유해야생동물의 포획허가, 생태계를 교란하는 야생동식물 관리, 불법포획 신고자 등에 대한 포상금, 벌칙 등에 관한 규정이 있다. (6장으로 나누어진 전문 73조와 부칙으로 구성되어 있다.)

10. 농어촌 발전 특별조치법 ＊＊＊

(1) 농어촌발전 특별조치법

농촌과 어촌의 발전을 위하여 필요한 사항을 정한 법률(1990. 4. 7, 법률 제4228호).

① 농림어업의 발전을 도모하고 농업인 · 임업인 · 어업인의 이익을 보호하기 위하여 농림어업의 구조를 개선하여 생산성을 향상시키고 농어촌공업을 육성하는 등 농어촌의 소득원을 확충하며 생활환경을 개선하여 농어촌을 쾌적한 생활공간으로 조성함으로써 농업인 · 임업인 · 어업인의 복지향상에 이바지함을 목적으로 한 법률이다.

② 해양수산부 장관은 어업의 경영규모의 적정화와 경영합리화를 도모함으로써 생산성을 향상시킬 수 있도록 어업에 관한 경영능력과 의욕이 있는 어업인을 전업어업인으로 육성하고, 농어촌에 정착하여 어업을 경영하고 있거나 경영할 의사가 있는 청소년을 어업인 후계자로 선정하고 필요한 지원을 하여야 한다.

③ 농림부 장관 또는 해양수산부 장관은 농림어업의 기계화 및 시설현대화를 촉진하기 위하여 농림어업기계와 농림어업용 시설에 필요한 기자재 등의 생산 · 보급, 공동이용의 촉진, 이용 · 정비 등에 관한 교육훈련, 부품 및 자재의 원활한 공급 등 사후봉사 및 시험 · 연구 · 조사 등에 관하여 필요한 시책을 강구하여야 하며, 다른 산업으로 전업을 하고자 하는 농업인 등에 대하여 안정된 전업이 보장되도록 직업훈련의 실시 및 취업의 알선, 전업 장려금의 지원 등을 할 수 있다. 국가 · 지방자치단체 및 농림수산물의 생산자 단체는 농림어업경영에 필요한 정보를 수집 · 제공함으로써 농업인 등의 정보이용 기회를 제고하여야 한다.

④ 해양수산부 장관은 어업의 구조개선을 위하여 각종 시책과 지원 대책을 강구할 수 있다. 해

양수산부 장관은 어업구조의 개선이 요청되는 어업을 구조개선 촉진대상 어업으로 지정하여 지원 대책을 강구할 수 있다. 해양수산부 장관은 5년마다 어업의 실태와 자원의 상태 등에 관한 조사를 하여야 한다.

⑤ 농림부 장관 또는 해양수산부 장관은 국내에서 생산되는 농림수산물의 판로의 확대와 판매의 촉진을 위한 시책을 수립·추진하여야 하며, 농림수산물 가공산업을 육성하여야 한다. 정부는 농림수산물의 수출촉진에 필요한 지원을 할 수 있으며, 농림수산물의 수입자유화를 하고자 할 때에는 농업인 등의 소득보호와 국내자원의 효율적 활용을 위한 시책을 강구하여야 한다. 정부는 농림수산물의 수입자유화로 직접 영향을 받은 농업인 등에 대하여 필요한 지원을 할 수 있다.

⑥ 농림부 장관은 농어촌의 농외소득원을 개발 또는 육성하여야 하며, 농업·농촌발전 기본계획에 따라 해마다 농외소득증대계획을 수립하여야 한다. 국가 및 지방자치단체는 농업인 등과 그 가족의 농공단지입주공장 및 농림수산물가공공장에의 취업에 필요한 직업훈련을 실시하고 고용정보 제공·취업지도 및 취업알선을 하여야 하며, 그 직업훈련을 위하여 따로 훈련기구 및 시설을 설치할 수 있다. 시장·군수는 농어촌의 부존자원과 유휴노동력을 효율적으로 활용하기 위하여 농어촌특산품생산단지를 육성할 수 있다.

⑦ 국가 또는 지방자치단체는 농어촌의 발전을 위한 사업을 효율적으로 추진하기 위하여 조세를 감면할 수 있다. 9장 78조와 부칙으로 되어 있다

11. 농산물가공산업육성법　　　　　　　**✳✳✳**

(1) 농산물가공산업육성법

농산물 가공 산업을 육성하여 농산물의 부가가치를 높일 수 있는 기반을 마련하고, 농산물의 상품성 제고와 공정한 거래의 실현을 도모하기 위한 법률.

① 1993년 6월 11일 농산물 가공 산업 육성 및 품질관리에 관한 법률로 제정되었다가 1999년 1월 21일 농산물 가공 산업 육성법으로 명칭을 변경하였다. 최근에는 2002년 12월 30일 법률 제6842호로 일부 개정되었다. 농산물 가공 산업을 육성하여 농산물의 부가가치를 높일 수 있는 기반을 마련하고, 농산물의 상품성 제고와 공정한 거래의 실현을 도모하여 농업인의 소득증대와 소비자 보호에 이바지함을 목적으로 하는 법률이다.

② 농림부장관은 가공 산업을 육성·발전시키기 위하여 가공 산업의 육성에 관한 기본계획을 수

립한다. 농림부장관 소속하에 농산물 가공 산업 육성심의회를 두어 관련 사항을 심의한다. 농림부장관은 농산물 산지(産地)의 가공업자에 대하여 필요한 자금을 지원할 수 있다. 농림부장관은 국산 농산물을 주원료로 하는 전통식품 개발과 계승·발전을 위하여 품목을 지정하여 이를 지원·육성할 수 있다.

③ 국산 농산물을 주원료로 하는 전통외식산업을 연구·개발하여 보급할 수 있다. 농림부장관은 전문연구기관 등에 의뢰하여 농산물의 가공기술·포장·용기·저장·가공기계 등에 관하여 연구·개발하도록 할 수 있다. 또 연구·개발한 농산물 가공기술 등의 산업화를 촉진하기 위한 시책을 추진할 수 있다.

④ 농림부장관은 산지 가공업자가 농산물의 수입개방에 대응할 수 있도록 경영개선지원 등의 시책을 추진할 수 있으며, 특산물과 전통식품의 품질향상·생산 장려·소비자 보호를 위하여 이에 대한 품질인증제도를 실시한다. 5장으로 나누어진 전문 26조와 부칙으로 구성된다.

☞ **식물 법정보호 52종**

번호	종명
	법적보호종(자연환경보전법 제2조 별표2)
1	솔잎란 Psilotum nudum (L.) Griseb.
2	물부추 Isoetes japonica A. Braun
3	파초일엽 Asplenium antiquum Makino
4	고란초 Crypsinus hastatus (Thunb.) Copel.
5	섬천남성 Arisaema negishii Makino
6	솔나리 Lilium cernuum Kom.
7	자주솜대 Smilacina bicolor Nakai
8	큰연령초 Trillium tschonoskii Maxim.
9	진노랑상사화 Lycoris chinernsis var. sinuolata K.H. Tae et S.C. Ko
	노랑무늬붓꽃 Iris odaesanensis Y.N. Lee
10	대청부채 Iris dichotoma Pall.
11	털개불알꽃 Cypripediym guttatum var. Koreanum Nakai
12	으름난초 Galeola septentrionalis Rchb. f.
13	백운란 Vexillabium nakainaum F. Maek.
14	천마 Gastrodia elata Blume
15	대흥란 Cymbidium nipponicum (Franch. et Sav.) Makino
16	죽백란 Cymbidium lancifolium Hook.
17	지네밀란 Sarcanthus scolopendrifolius Makino

18	풍란 Neofinetia falcata (Thunb.) Hu
19	삼백초 Saururus chinensis (Lour.) Baill.
20	죽절초 Chloranthus glaber(Thunb.) Makino
21	개가시나무 Quercus gilva Blume
22	순채 Brasenia schreberi J.F. Gmel.
23	꿩의 다리 Thalictrum coreanum Lev.
24	세뿔투구꽃 Aconitum austro-koreense Koidz.
25	산작약 Paeonia obovata Maxim.
26	깽깽이풀 Jeffersonia dubia (Maxim.) Benth. et Hook.
27	한계령풀 Leontice microrhyncha S. Moore
28	고추냉이 Wasabia koreana Nakai
29	끈끈이귀개 Drosera peltata var. nopponica (Masam.) Ohwi
30	둥근잎꿩의비름 Sedum rotundifolium D.B. Lee
31	개병풍 Rodgersia tabularis Kom.
32	나도승마 Kirangeshoma koreana Nakai
33	히어리 Corylopsis corean Uyeki
34	개느삼 Echinosophora koreensis Nakai
35	만년콩 Euchresta japonica Benth.
36	애기등 Milletia japonica (Siebold et Zucc.) A. Gray
37	황기 Astragalus membranaceus (Fisch.) Bunge
38	갯대추 Paliurus ramosissimus (Lour.) Poir.
39	망개나무 Berchemia berchemiaefolia (Makino) Koidz.
40	황근 Hibiscus hamabo Siebold et Zucc.
41	왕제비꽃 Viola websteri Hemsl.
42	가시오갈피나무 Eleutherococcus senticosus (Rupr. et Maxim.) Maxim.
43	섬시호 Bupleurum latissimum Nakai
	노랑만병초 Rhododendron aureum Georgi
44	홍월귤 Arctous ruber (Rehder et E.H. Wilson) Nakai
45	기생꽃 Trientalis europaea L.
46	박달목서 Osmanthus insularis Koidz.
47	미선나무 Abeliophyllum distichum Nakai
48	섬현삼 Scrophularia takesimensis Nakai
49	무주나무 Lasianthus japonicus Miq.
50	솜다리 Leontopodium coreanum Nakai

부 록

〈 부록 1〉 약용식물관리사 자격시험 예상문제

약용식물학 개론 〈적중 예상문제〉

1. 약물의 사기에 대한 설명으로 바르지 못한 것은?

① 사기(四氣)란 약물의 4가지 성질을 말한다.

② 온성약물은 소생하는 기운을 받아 발육을 주관하며 인체의 완화 강장 보양작용을 함.

③ 양성약물은 겨울에 비유되며 보음 청열 조열 등의 작용을 함

④ 한성약물은 침장하는 기운을 받아 살벌을 주관하며 해열 소담 강화작용을 함

(정답③) 양성작용은 가을에 비유 그 외 열성 작용은 여름에 비유되며 성장력이 왕성하고 번영하는 발열 흥분 발한작용을 함

2. 다음은 기미론 중 약물의 오미에 대한 것이다 틀린 것은?

① 쓴맛은 내려주는 기능으로 독소를 빼는 작용을 한다.

② 신맛은 딱딱하게 굳은 것을 부드럽고 유연하게 하는 작용

③ 단맛은 보하는 기능으로 부드럽게 이완시키는 작용

④ 매운맛은 땀을 내게 하여 차가운 기운을 몰아내고 발열작용을 한다.

(정답②) ②는 짠맛이다. 신맛은 처져있는 기운을 북돋워 올려주는 작용을 한다.

3. 다음은 토양의 종류 중 무엇에 대한 설명인가?

〈보기〉 홍수로 토사가 운반되어 생긴 토양으로 토양이 깊고 비옥하기 때문에 대부분의 식물을 재배하는데 적합하고 구릉지 분지 경사지의 토양으로 오랜 풍화와 융탈로 강한 산성을 나타내고 있으며 부식이 적으며 인산이 부족한 척박한 점토질 모양이 대부분이다.

① 충적토양 ② 사질토양 ③ 양질토양 ④ 회석토양

(정답①)

4. 다음은 약물의 칠정 중 어떠한 것을 나타내는가?

〈보기〉 효능이 비슷한 약물을 배합했을 때 협동작용을 일으켜 원래의 효능 및 효과를 증대시키는 것으로 지모 황백 인삼 감초의 배합이 그것이다.

① 상수   ② 상사   ③ 상오   ④ 상외

(정답①) 상사 약의 성질이 다른 2종2의 약물을 배합하여 한 종의 약물이 주가 되는 약물의 효능 및 효과를 증대시키는 것(예 황저 +복령)상오약의 성질을 합용 시 상호 견제하여 약물의 작용을 감소시키는 것(예 황련+생강 방풍+건강 상 외: 약물을 합용하여서 한 약물의 독성이나 열성반응이 다른 약물의 억제작용으로

인해 감소하는 것(예 반하+생강)

5. 다음 중 약초가 인체에 작용하는 원리가 아닌 것은?

① 회복작용　　② 항염증작용

③ 이뇨작용　　④ 단맛을 내는 작용

(정답④) 약초가 인체에 작용하는 원리는 이밖에도 적응능력 항기생충작용, 항균작용, 진통작용, 통경제(생리촉진), 수렴성, 간장약, 쓴 맛을 내는 작용 등이 있다.

6. 다음은 린네의 이명법을 설명한 것이다. 바르지 못한 것은?

① 속명과 종명의 글자체는 이탈릭체를 사용하며 사용치 못할 시는 밑줄을 긋는다.

② 속명과 종명은 라틴어로 쓰고 속명의 첫글자는 대문자로 종명의 첫글자는 소문자이다.

③ 속명의 다음에는 명명자의 이름을 쓰고 첫글자는 대문자를 사용한다.

④ 필요에 의해 서명명자의 이름을 생략할 수 있다.

(정답③) 종명의 다음에 명명자의 이름을 씀.

7. 다음은 약용식물의 분류법을 나타낸 것이다. 어느 분류법인가?

〈보기〉 약용식물이 가지는 효능 및 효과에 따른 분류로써 중약학 교재 및 실용서적에 보편적으로 적용되는 분류법 중국 당나라 진장기의 본초습유에는 약용식물을 이 방법을 조명하여 선, 통, 보, 설, 경, 주, 조, 습, 활, 삼의 10종류로 나눔.

① 삼품분류법　　② 자연속성분류법

③ 모획분류법　　④ 공용분류법

(정답④) 삼품분류법 약용식물의 인체내 작용과 독성에 의한 분류법. 신농본초경에 나옴 상품 중품 하품으로 나누며 상품은 군약이라 하며 무독성임. 120종 인삼 감초 파극천 구기 등이 여기에 속함. 중품은 신약이라 하며 병을 치료하고 유독 혹은 무독임. 사용 시 고려해야 할 120종을 말함. 당귀, 작약, 건강 등이 있음. 하품은 좌사약이라하며 치병을 주목적으로 함. 독성이 많은 25종의 약용식물. 연단, 부자, 대황, 오송 등이 있음.

8. 수분이 약용식물에 미치는 영향중 틀린 것은?

① 각종 효소를 감소시킨다.

② 광합성과 기타 화학반응의 원료가 된다.

③ 약용식물의 체형을 유지시킨다.

④ 용매물질의 운반자역할을 한다.

(정답①) 활성을 증대시킴

9. 다음에서 약용식물재배 시 멀칭작업의 효과로 올바른 것은?

① 잡초의 활성화　② 토양의 부식방지

③ 토양침식방지　　④ 토양의 통기성 원활

(정답③) 이밖에 잡초의 억제토양의 건조방지

10. 다음은 식물세포 중 어느 것을 설명한 것인가?

〈보기〉 콘드리오좀 또는 사립체라고 하며 식물세포의 원형질을 형성한다. 모양은 생물에 따라 각각 특징이 있고 크기도 세포의 종류에 따라 다르다.

① 엽록체 ② 미토콘드리아 ③ 액포 ④ 세포벽

(정답②)

11. 우리나라 약용식물분포도에 대한 설명 중 바르지 못한 것은?

① 우리나라의 식물분포가 가장 많은 산은 한라산이다.

② 북부지역은 황해도 장산곶과 원산만을 연결하는 선의 북쪽을 말한다.

③ 중부지역은 황해도 장산곶 및 원산만을 잇는 남쪽과 태안반도와 영일만을 잇는 선의 북쪽즉, 그 사이를 말한다.

④ 제주도는 우리나라 대륙보다는 일본 큐우슈우 식물분포와 더욱 비슷하다.

(정답①) 식물분포가 가장 많은 산은 지리산이다. 북부지역은 잣나무 장군풀 월귤 등이 자생하고, 중부는 향나무 주목 소나무 군락 남부는 마가목 지리오갈피 등 자생.

12. 기미론의 약성을 분류하는 기준에 없는 것은?

①기氣) ② 미味) ③ 색色) ④ 체體)

(정답④) 기미론 약재가 인체내에서 반응하는 작용을 설명하기 위한 이론으로 약재를 분류하고 사용하는 데 바탕이 되는 이론(약성학)

13. 다음 중 우리나라의 본초의약서가 아닌 것은?

①신농본초경   ②의방유취

③향약본초   ④향약집성방

(정답①)

14. 한방의 증후학에 기초한 내장기관과 관련 색, 맛이 바르게 연결된 것은?

① 비장-황색-짠맛   ② 심장-갈색-쓴맛

③ 폐-적색-매운맛   ④ 간장-청색-신맛

(정답④) 비장-황색-단맛   심장-적색-쓴맛 폐-흰색-매운맛   간장-청색-신맛

15. 약용식물의 종자번식 방법 중에서 우량종자를 선택하기 위한 방법은?

① 다수의 종자를 지님

② 체를 이용 작은 종자를 제거함

③ 종자의 비중은 다르나 품종은 동일함

④ 비중으로 구별 시 물과 염화칼슘을 사용함

(답②) 순수한 종자를 가지고 있어야 함.

16. 다음〈보기〉에서 설명하는 것은?

〈보기〉 고대 한약을 이해하는 자료이며 치료의 원천이다. 몸이 차가운 사람은 차가운 음식을 먹게 되면 탈이 나고 역으로 몸이 더운 사람은 더운 음식을 먹게 되면 좋지 않은 결과를 얻게 된다. 이처럼 우리 몸의 상태에 따라 더운 음식과 찬 음식을 가려먹어야 하듯이 병의 치료 및 예방을 위해서 사용되는 약도 성질이 있다고 보는 것이다.

① 약물의 사기   ② 약물의 오미

③ 약물의 칠정   ④ 귀경이론

(답①) 약물의 4성을 말한다.

17. 다음 보기가 설명하는 생약의 종류는?

〈보기〉 암석류와 물, 동식물이 화석화 한 것 등이 있다. 분말로 그대로 복용하거나 볶아서 먹는다. 또한 법제로써 열이나 산을 가하는 방법이 있다.

① 식물성생약　　② 동물성생약

③ 광물성생약　　④ 화학성생약

(답③)

18. 잎의 부위별 명칭에서 잎의 주체가 되는 편평한 부분은?

① 엽각　② 엽신　③ 엽연　④ 엽첨

(답②) 엽각–잎의 밑둥 부분. 엽연–잎의 테두리 부분. 엽첨–잎의 선단 부분.

19. 다음 중 Engler의 식물구계에 대한 설명으로 적합하지 못한 것은?

① 남대는 온대식물구를 포함하는 지역으로 코카, 유칼리나무 등의 약용식물이 분포하고 있다.

② 남아프리카대는 온대식물구이지만 특이한 식물상을 가지고 있어서 건조성식물들이 많이 있는데 대표적인 약용식물에는 각종차 알로에 등이 있다.

③ 신열대의 서인도제도에서는 코카엽, 바닐라가 있으며 멕시코, 중미, 남미에서는 고구마, 야보란디, 코카, 마과 등이 분포하고 있다.

④ 북대의 중앙아시아의 대표적인 약용식물에는 장미,

국화, 은행, 소나무 등이 있다.

(답④) 북대의 중앙아시아의 대표적 약용식물은 마황, 쑥, 감초, 아위풀 등이 있다.

20. 다음 〈보기〉에서 설명하는 식물의 조직계는?

〈보기〉 식물의 생명활동을 일으키는 부분으로 줄기의 피층, 내피, 속, 잎의 책상조직과 해면조직 및 그 외의 유조직으로 구성되어 있다.

① 표피조직계　　② 관다발조직계

③ 기본조직계　　④ 통도조직계

(답③)

21. 다음은 수분이 약용식물에 미치는 영향으로 볼 수 없는 것은?

① 약용식물에 있어서 각종 효소의 활성을 증대시킨다.

② 광합성과 기타 화학반응의 원료가 된다.

③ 약용식물의 증산작용을 촉진시킨다.

④ 약용식물의 체형을 유지시킨다.

(답③) 증산작용은 바람과 관계

22. 다음 중 멀칭작업의 효과로 볼 수 없는 것은?

① 토양의 침식방지　　② 잡초의 억제

③ 토양의 건조방지　　④ 토양의 쇄토기능

(답④) 멀칭작업– 경지토양의 표면을 덮어주는 작업. 이밖에도 저온변화억제.

23. 약용식물의 이용부위별 시비방법으로 바르지 못한 것은?

Natural Medicinal Plant

① 꽃을 이용한 약용식물– 꽃망울이 생길 무렵에 질소의 효과가 잘 나타날 수 있도록 하여 발육이 좋게 하여야 한다.

② 줄기를 이용한 약용식물– 작물체가 성숙하기 시작하고 뿌리에 양분이 저장되는 시기에는 뿌리의 비대를 위해 질소를 사용하면 효과적이다.

③ 뿌리를 이용한 약용식물– 처음에는 질소를 넉넉히 주어 성장을 촉진시킨다.

④ 종자를 이용한 약용식물 – 인산과 칼륨은 개화결실에 효과가 매우 크다.

(답②)

24. 다음 중 약물의 오미에 해당하는 약용식물이 잘못 연결된 것은?

① 단맛– 감초, 대조, 연자육, 검실

② 매운맛– 세신, 박하, 신이, 자소엽, 우방자

③ 쓴맛– 해부석, 파두, 감수, 호황련

④ 신맛– 오미자, 산수유, 오배자, 오매 등

(답③) 쓴맛– 대황, 고삼, 현삼, 황금, 황백 등이 있다.

25. 다음 중 약물의 칠정에 관한 설명 중 틀린것은?

① 단행은 한 가지 약물로도 질병을 치료하는 것

② 상수는 효능이 유사한 약물을 배합했을 때 협동작용을 일으켜 원래의 효능 및 효과를 증가 시키는 것.

③ 상오는 약의 성질을 합용 시 약성 간 상호 견제하여 약물의 작용을 감소시키는 것.

④ 상외는 약물을 합용 후 인체가 강렬한 독성반응이 나타나는 부작용을 일으키는 것.

(답④) 상외는 약물을 합용하여 한 약물의 독성이나 열성반응이 다른 약물의 억제작용으로 인해 감소하는 것

26. 다음 중 야자나무 모감주머니 앵그로브의 과실 종자가 이동하는 방법은?

① 바람   ② 동물

③ 수류(해수나 담수)   ④ 열 개압출에 의한 방법

(답③) 바람– 단풍나무 민들레 벽오동 버드나무 동물 – 포도, 감귤, 겨우살이/ 열개압출– 콩, 봉선화, 유채

27. 껍질을 이용하는 약용식물의 올바른 채취법은?

① 목본식물의 수피를 벗길 때에는 두터운 코르크층과 이끼를 미리 긁어버리고 벗기도록 한다.

② 줄기껍질을 벗길 때에는 가급적 길게 벗겨야나무 껍질이 틀어지지 않음.

③ 뿌리껍질은 여름에 채취함.

④ 껍질류 약용식물 둥 탄닌이 많이 들어있는 껍질을 벗길 때는 쇠를 이용하여 벗기도록 한다.

(답①)

28. 한방에서 의약재의 약성을 분류하는 방법이 아닌 것은?

① 기   ② 미   ③ 색   ④ 형

(답④)

29. 다음 중 약용식물에 대한 설명으로 틀린 것은?

① 지금 약재로 쓰이고 있거나 건강관리예방에 곧 이

용이 가능 한 것. 유효성분이 과학적으로 규명"된 자원식물이라고 할 수 있다.

② 약용식물학은 인간의 생활과 가장 밀접하게 관련을 맺고 있는 학문으로 직접 또는 간접으로 의료의 목적으로 사용되고 있는 자원식물들을 약학적 방법의 접근을 통해서 연구하는 방법이다.

③ 우리나라에서 현재 사용되고 있는 약용식물이 수천 종 이상에 이르며 이들 대부분이 재배되고 있다.

④ 우리나라는 예로부터 서양의학이 들어오기 전부터 오래전부터 주변의 약용식물을 적극 사용해왔다.

(답③) 우리나라는 야생은 수백종 재배는 수십종밖에 안 된다.

30. 다음 중 온도변화에 따른 약용식물의 부작용으로 바르지 못한 것은?

① 약용식물이 고온에 견디는 정도를 내서성이라 한다.

② 약용식물에 흔히 발생하는 고온장해로는 원형질분리 탈수현상 등이 나타난다.

③ 성장의 적온에서 점차 멀어질수록 약용식물의 성장은 둔화되거나 정지된다.

④ 저온장애의 대책은 내한성품종의 선택, 적기파종 시설재배 등이 있다.

(답②) 고온장애는 발아불량, 결구불량, 착화 및 착과, 착색불량 품질저하 등이 있다. 저온장애는 원형질분리 탈수현상 등이 있다.

31. 다음 중 본초학의 역사에 대한 설녕으로 틀린 것은?

① 신농씨는 역경, 회남자, 수신기, 사기 등에 기록된 전설상의 인물로서 처음으로 사람에게 농사짓는 방법과 상업하는 요령을 일깨워주었다.

② 한, 진시대에는 화타, 이귀지 , 오보 등이 약용식물학의 발전에 큰 기여를 하였다.

③ 명나라의 본초서로는 개보상정본초, 개보중정본초, 증류본초 등이 있다.

④ 공산당수립 후 중국정부는 중의학 발전에 대해 관심을 두어 중의정책을 반포하였으며 중의약연구기관을 설립하였다.

(답③) 명나라 때는 이시진의 본초강목 본초품회정요 등이 있다

32. 한국의 본초학에 기원에 대해 잘못 설명한 것은?

① 고조선 의학에서는 약물에 대한 지식과 함께 침구법이 시술되고 있었다고 짐작됨.

② 신라는 약부를 두고 채약사라는 관직이 있어서 약초에 대한 전반적인 사항을 연구하는 전문인이 있었던 것으로 보인다.

③ 통일신라시대에 채용되었던 본초서로는 신농본초경, 신농본초경집주7권, 신수본초 등이 있다.

④ 1431년4에는 노중례, 박윤덕 등이 향약집성방을 편찬하면서 당시까지의 본초학의 성과를 집대성하여 향약본초를 편찬하였다.

(정답②) 백제임

33. 본초학의 정의에 대한 설명 중 틀린 것은?

① 본초학은 약용식물의 기본과 약효를 밝히는데 그 의미를 찾을 수 있으며 본초학의 이론체계는 건강과 질병치료를 위주로 한 동양의학의 논리로 구성되어있다
② 본초에 대한 개념과 치료효과를 연구하는 학문을 말한다.
③ 한의학 약물에 관한 책인 신수본초나 증류본초를 생략해서 부르기도 한다.
④ 본초학은 중국 및 우리나라를 비롯하여 동양의 여러 나라 사람들의 약물에 대한 경험과 지식을 한의학의 기본이론에 의해 분석하여 체계적으로 정리한 한의학의 기초학문이다.

(정답③) 신농본초경이나 본초강목 이시진을 생략해서 부르기도 한다.

34. 다음〈보기〉가 설명하는 생약의 종류는?
〈보기〉 암석류의 물빗물 우물물 샘물 등, 동.식물이 화석화한 것 등이 있다. 분말로 그대로 복용하거나 볶아서 먹는다. 도한법제로 서열이나 산을 가하는 방법이 있다.

① 식물성생약   ② 동물성생약
③ 광물성생약   ④ 화학성생약

(정답③)

35. 다음〈보기〉의 (   )에 적당한 말은?
〈보기〉 (   )이라함은 장부의 경락을 기초로 하여 실제 치료목적으로 약물을 투여 결과 다양한 병증을 치료하는데 각각의 약물이 어느 장부에는 치료효과가

좋은 반면 어느 장부에는 치료효과가 상대적으로 떨어지는 것을 알게 되었다.

① 약물의 귀경   ② 약물의 칠정
③ 약물의 사기   ④ 약물의 오미

(정답①)

36. 약용식물의 역사에 대한 설명으로 틀린 것은?
① 약용식물의 역사는 약학의 역사 또는 인류의 역사와 더불어 발생하고 발달하여왔다고 할 수 있다.
② 그리스시기의 약용식물은 일찍이 이집트 및 메소포타미아문명의 영향을 받아 다시 로마 및 유럽으로 이동이 되었다.
③ 북미의 어떤 인디안족은 외관상 기생충을 닮은 식물의 뿌리를 장내 기생충을 구제하는 약으로 생각하였다.
④ 기원전 100년경 디오스코리데스가 출간한 "식물의 역사" 라는 저서는 총 5권으로 500종의 약용식물에 대한 저서이다

(정답④) 식물의 역사는 테오프라토스(기원전 300년 식물학의 아버지)저서이다.

37. 다음 중 약초요법의 원리에 대한 설명으로 바르지 못한 것은?
① 합성약물이 갖는 부작용 없이 우리의 몸을 치료 할 수 있다
② 약초에 의한 치료효과는 직접적으로 혈액과 장기에 흡수되기 때문에 합성약물보다는 대부분 빠르게 작용하게 된다.

③ 약초를 이용한 병의 치료는 일반적인 약물과 대부분 비슷한 방법으로 치료적 효과를 나타낸다.

④ 약초가 인체에 작용하는 원리에는 적응능력향상, 회복작용향상, 항기생충작용, 항균작용, 수 렴성, 진통작용, 이뇨작용, 간보호작용 등이 있다.

(정답②) 간접적으로 혈액과 장기에 흡수되기 때문에 대부분 천천히 작용한다.

38. 다음〈보기〉의 빈칸에 들어갈 알맞은 말로 a,b, c 차례로 짝지어진 것은?

〈보기〉 잎이 줄기에 붙는 방식을 엽서라고 부르며 세 가지 붙는 방식이 있다 한 절에 한 장이 붙는 것을 (a)이(라하며 2장의 잎이 대칭적으로 붙는 것을 (b)이(라고 하며 3장 이상의 잎이 붙는 것을(c)이(라) 한다.

① 호생 대생 윤생　　② 대생 호생 윤생
③ 대생 호생 윤생　　④ 호생 윤생 대생

(정답①)

39. 다음〈보기〉는 과실의 구조 중 무엇에 관한 내용인가?

〈보기〉유관속을 함유하고 있으며 책상조직은 없다. 건과에서는 발달하지 않고 습과에서는 유세포가 현저히 발달하여 다육질이 되고 수분과 지방 등을 저장하고 있다.

① 외과피　　② 종자　　③ 내과피　　④ 중과피

(정답④) 중과피는 엽육에 해당되는 부분이다.

40. 다음 보기에서 설명하는 토양의 종류는?

〈보기〉엔도토양이라고도 하며 제주도 일부에 분포되어 있는 토양으로 규산질이 많고 비옥한 편은 아니다. 배수가 잘되지만 인산이 부족한 것이 문제가 되는 토양이다.

① 사질토양　② 충적토양　③ 화산회토　④ 양질토양

(정답③)

41. 약용식물이 수분부족 시 일어나는 현상으로 틀린 것은?

① 호흡증대　　　　　② 황백화현상
③ 낙엽 및 낙화현상　　④ 세포의 왜화

(정답②) 황백화현상은 수분과다 시 일어난 현상이다.

42. 종자의 복토작업 시 얕게 해야 하는 경우가 아닌 것은?

① 소립의 종자　　　　② 광발아 종자
③ 건조한 토양　　　　④ 저온의 파종시기

(정답③) 습윤 시 얕게 건조한 토양은 깊게 한다.

43. 다음 중 영양번식의 장점으로 바르지 못한것은?

① 종자번식이 어려운 경우에 사용한다.
② 종자번식보다 생육이 왕성할 경우 이용 한다.
③ 암수 모두 재배 시 이용한다.
④ 우량 유전질을 쉽게 영속적으로 유지시킬 수 있다.

(정답③) 영양번식은 암수 어느 한쪽만을 이용 한다.

44. 다음 보기는 지표관개 중 어떠한 것인가?

〈보기〉 택사의 이모작 지대에서 재배되는 경우와 같이 담수하는 관개방법으로 두둑을 먼저 만들어놓고 수평으로 된 작은 구획을 작성한 다음 그 안에 담수한다.

① 휴간관개 ② 저류관개 ③ 일류관개 ④ 언류관개

(정답②)

45. 다음〈보기〉 의 빈칸에 들어갈 알맞은 말은?

〈보기〉 (   )는(은) 비료를 뿌린 다음 약간의 흙을 덮고 그 위에 종자를 뿌리는 것이 일반적인 방법으로 이렇게 비료와 종자사이에 흙을 넣어주는 것을 말한다.

① 경기작업 ② 간토작업 ③ 작휴작업 ④ 멀칭작업

(정답②)

46. 약용식물의 부위별 채취방법으로 바르지 못한 것은?
① 뿌리를 이용하는 약용식물– 가을이 끝날 무렵에 땅 윗부분이 마른 이후에 수확하는 것이 일반적이다.
② 잎을 이용하는 약용식물– 일반적으로 꽃이 활짝 피고 열매와 종자가 여물기 전에 실시한다.
③ 꽃을 이용하는 약용식물– 일반적으로 꽃이나 꽃차례가 떨어지기 시작할 때 채취한다.
④ 과실을 이용하는 약용식물– 일반적으로 성숙되기 시작할 때부터 완전히 성숙되기 전 사이에 채취한다.

(정답③) 꽃이 피기 시작할 때 채취한다.

47. 다음 중 종자의 산포방법과 해당하는 약용식물의 종류가 잘못된 것은?
① 바람에 의한 방법– 단풍나무, 민들레, 소나무 낙엽송 등.
② 동물에 의한 방법– 쇠무릎, 주름조개풀, 멸 가치, 수크령 등
③ 해수에 의한 방법– 야자나무, 모감주나무, 맹 그로브 등.
④ 열개압출에 의한 방법– 버드나무, 벽오동, 보 리수, 참억새 등

(정답④) 열 개압출에 의한 방법에는 콩, 봉선화, 제라늄, 이질풀 등이 있다.

48. 약용식물 종자의 발아조건 중 외적조건의 내용으로 틀린 것은?
① 약용식물의 종류에 따라 각각 종자의 수분흡수량은 다르다.
② 약용식물의 종자 중 벼와 같은 것은 산소가 충분히 공급되어 호기호흡이 잘 이루어져야 발아가 잘된다.
③약용식물종자의 발아최적온도는 20∼30℃ 정도이다.
④ 약용식물의 종자는 대부분 광선이 발아에 영향을 미치지는 않는다.

(정답②)벼는 무기호흡을 하여 에너지를 얻는다.

49. 〈보기〉에서 설명하는 약용식물의 방제방법은?

〈보기〉 방제 방법 중에서 가장 오랜 역사를 가진 것으로 낙엽의 소각, 상토의 소토, 밭, 토양의 담수, 나방과 유충의 포살 및 잎에 산란한 것을 채취, 유아등의 설치, 온탕처리와 건열처리 등의 방법이 있다.

① 경종적 방제법　　② 생물학적 방제법

③ 물리적 방제법　　④ 화학적 방제법

(정답③)

50. 약용식물의 분류방법 중 약용식물의 인체 내 작용과 독성에 의한 분류방법 중의 하나로 신농본초경에서 처음으로 나온 분류방법은?

① 자연속성분류법　　② 삼품분류법

③ 공용분류법　　④ 모획분류법

(정답②) 삼품분류법은 상, 중, 하로 나눈다.

약용식물학 각론

1. 다음 약용식물에 관한 설명 중 잘못된 것은?

① 도라지– 생약명은 길경이며 뿌리는 굵고 줄기는 곧게 자라며 자르면 흰색즙액이 나온다.

② 동백나무– 생약명은 산다화이며 나무껍질은 회백색이며 겹눈은 선상 긴타원형이다.

③ 둥글레– 생약명은 백출이며 맛은 달고 약성은 따뜻하며 독이 없다.

④ 독각련– 생약명은 백부자이며 줄기는 곧게서고 꽃이삭 이외에는 털이 없다.

(정답③) 둥글레의 생약명은 황정이며 ③의 설명은 삽주이다.

2. 이기작용을 가진 약용식물의 특징에 관한 설명으로 잘못된 것은?

① 진피(陳皮), 청피(靑皮), 지실(枳實) 등은 적출장관의 장력을 낮추고 장평활근의 경련성 수축에 길항한다.

② 오약(烏藥), 대복피와 같은 것은? 적출장관의 작용을 증가시키고 장관수축을 감소함으로써 그 긴장성을 낮춘다.

③ 목향, 불수, 청피는 기관지평활근의 이완작용이 있다.

④ 향부자는 자궁평활근을 억제하는 작용이 있어 자궁근경련을 이완시킨다.

(정답②) 대복피는 적출장관의 작용을 감소. 장관수축을 증가, 그 긴장성을 높인다.

3. 다음 중 바꽃에 대한 설명으로 올바른 것은?

① 주요성분은 애스쿨린 애스쿨래틴 등이 있다.

② 학명은 Raphanus sativus이다.

③ 삼년생초본으로 가지가 많이 갈라지고 종자에서 싹이 난지 3년만에 꽃이 피고 진다.

④ 미나리아재비과에 속하며 생약명은 부자이다.

(정답④) ①은 물푸레나무 ② 무의학명 ③ 방풍의설명

4. 다음 보기에서 설명하는 약용식물의 학명은 무엇인가?

〈보기〉드룹나무과의 낙엽교목으로 높이는 25m 안팎이다. 수피는 가지에 가시가 많이 나고 암 회색이다. 엽서는 호생하고 엽신은 손바닥 모양의 원형으로 5~9갈래로 갈라지고 길이는 10~30cm 정도이다. 생약명은 해동피이며 주요성분으로는 사포닌 정유 쿠마린 등을 함유하고 있다. 허리나 다리를 잘 쓰지 못하고 통증이 있는 증상이나 마비되는 증상에 효과가 있다.

① Kalopanax pictus
② Ginkgo biloba linnaeus
③ Dimocarpus longan lour
④ Rhus verniciflua lour

(정답①) 보기는 음나무이다 ②는 은행나무 ③은 용안나무 ④는 옻나무의 학명이다.

5. 다음 약용식물의 산지에 따른 명명방법에 대한 설명으로 옳지 않은 것은?

① 우리나라에서는 중국산약을 '唐(당)' 으로 표시한다.

② 국내산을 '土(토)' 또는 '常(상)' 이라한다.

③ 대구영시에서 집산되는 약들은 '용' 자를 관용하여 사용한다.

④ 일본에서 수입되는 약은 '倭(왜)' 또는 '日(일)' 이라고 한다.

(정답③) 대구영시에서 집산되는 약을 '영' 자를 관용하여 영백출, 영황금, 영변 등으로 부르고 강원도에서 산출되는 약을 '江(강)' 이라고 하고 함경도에서 산출되는 약을 '北(북)' , 평안도에서 산출되는 약을 '西(서)' 등으로 관용한다.

6. 다음 중 명명법과 약용식물이 잘못 짝지어진 것은?

① 색깔에 따른 명명– 적소두

② 이용부위에 따른 명명– 곽향경

③ 효능 및 효과에 따른 명명– 원지

④ 생장특성에 따른 명명– 견우자

(정답④)牽牛子(견우자는 옛날 농부가 나팔꽃의 검은 씨앗과 소를 바꾼데에서 유래.

7. 다음 해표작용을 하는 약용식물 중에서 발산, 풍한작용을 하는 식물로만 묶은 것은?

① 마황, 계지, 소엽, 형개, 방풍

② 시호, 갈근, 우방자, 박하

③ 방풍, 감국, 국화, 목적

④ 승마, 고본, 백지, 백출, 갈근

(정답①) 이외 강활, 고본, 세신, 총백 등이 있다

8. 다음〈보기〉에서 설명하는 내용은 이수삼습작용의 어떠한 특징인가?

〈보기〉 이수삼습작용을 가진 약용식물은 정도의 차이는 있지만 대부분 이러한 작용이 있다. 대표적으로 복령, 택사, 목통, 금전초, 반변련, 저령, 옥미수, 구맥, 편축 등이 있다 개화후에 채집한 반변련은 개화 전보다 이러한 작용이 강함.

① 이담작용　　　　② 강혈압작용
③ 항균작용　　　　④ 이뇨작용

(정답④)

9. 다음 중 구충작용을 가진 약용식물이 아닌 것은?
① 관중　　　　② 고련피
③ 왕불유행　　　　④ 남과자와 뢰환

(정답③) 왕불유행은 활혈화어작용을 가진 약용식물이다. 구충작용을 가진 약용식물에는 이외에도 사군자, 빈랑, 대산, 비자, 학슬 등이 있다

10. 다음〈보기〉에서 설명하는 약용식물은 무엇인가?
〈보기〉 두릅나무과의 낙엽관목이며 키는 2~3m정도까지 자란다. 흑회색의 가지는 그다지 갈라지지 않고 전체에 가늘며 긴 가시가 조밀하고 특히 엽병 밑에 가시가 많다.

① 가시연꽃　　　　② 가시오가피

③ 강황　　　　　　④ 곡정초

(정답②)

11. 열매에는 기름질, 당질, 단백질 등의 성분을 함유하고 있으며 잎에는 티코틴산, 리보플라빈 등의 비타민 성분을 포함하는 약용식물은 무엇인가?
① 가지　　　　② 감나무
③ 개암나무　　　　④ 계수나무

(정답①) 이밖에 리보누클레인산, 데스옥시리보누클레인산, 니코틴산, 티아민산 등의 비타민 성분을 포함하고 있다.

12. 약용식물의 생약명의 연결이 올바른 것은?
① 개맨드라미– 청상자　　② 개나리– 울금
③ 구릿대– 산두근　　　　④ 끼무릇– 선황련

(정답①) 개나리– 연교 구릿대– 백지 끼무릇– 반하

13. 〈보기〉에서 설명하는 약용식물은 무엇인가?
〈보기〉 생약명은 청상자(종자)로 중남미열대지방 원산으로 귀화식물이다. 높이는 약40~80 cm로 풀전체에 털이 없다. 줄기는 원기둥 모양이고 부드러우며 흔히 밑동에서 가지를 치고 곧게 선다. 주요성분은 열매지방유 nitrate, potassium 등이다.

① 대나무　　　　② 울금
③ 개맨드라미　　　　④ 백출

(정답③)

14. 부추의 재배방법에 대한 설명으로 잘못된 것은?
① 부추의 작형은 노지, 하우스, 온상재배로 구분한다.
② 종자의 발아최적온도는 20℃로 종자는 20시간정도 물에 담궈 음건 후 사용.
③ 연화재배를 위해서 하절기에는 50% 차광이 가장 좋으며 동계에는 20 % 부직포막 덮기가 유리하다.
④ 부추는 타작물에 비해 비료를 적게 주는 것이 좋다. 완숙된 퇴비를 10a당 1,000 kg 이하로 주는 것이 좋다.

(정답④) 비료를 많이주어야함. 최고 온도5℃, 최저 온도 0 ℃ 이다.

15. 다음〈보기〉에서 설명하는 약용식물은?
〈보기〉 치자과의 여러 살이 풀로 뿌리머리에서완전하게 잘라도 1개월 후에는 다시 자라는 성질이 있다. 복용시간에 손상을 줄 수 있어 전문가와 상의 없이 내복함은 좋지 않음. 외용은 비교적 안전하며 임신 중에는 피해야 함. 보혈, 위산과다, 음위증, 설사, 황달에 효과 새조직을 발생시키는 작용을 한다.
① 컴프리　　　② 파극천
③ 승마　　　　④ 가시오가피

(정답①) 뿌리는 발암성이므로 사용하지 않음

16. 다음 중 작약에 대한 재배방법으로 틀린 것은?
① 번식방법으로 실생 번식과 포기나누기가 있다.
② 종자는 일정기간 동안 휴면처리를 하여야 한다.

③ 파종 후 흙을 덮고 겨울동안 짚왕겨로 피복한다.
④ 너무 수확을 늦게 하여 건조시키면 뿌리에 주름이 많이 생겨 품질이 낮아진다.

(정답④) 수확을 너무 일찍하면 이런 현상이 나타남.

17. 다음 중 은행나무의 특성이 아닌 것은?
① 간놀, 팩틴, 전분, 히스티딘, 단백질 등을 함유하고 있다.
② 열매의 바깥껍질에서는 냄새가 나고 피부에 닿으면 염증을 일으킬 수 있다.
③ 은행잎에는 혈류장애를 개선하는 작용이 있다.
④ 심을 때는 뿌리의 끝부분이 깊게 낮게 심는 것이 좋다.

(정답④) 뿌리의 끝부분이 지표면과 일치 할 정도로 높게 심음.

18. 다음 중 약용식물의 주요성분에 대한 설명으로 올바르지 못한 것은?
① 작약– 쿠마린, 아스파라긴, 안식향산, 살리실, 산 메틸에스테르, 수지 등이 있다.
② 부추– 사포닌, 알칼로이드 등의 성분이 있다.
③ 달래– 팔미틴, 스테아린, 올레인 등의 성분이 있다.
④ 속단– 플라보노이드배당체, 아미노산정유 등의 성분이 있다.

(정답③) 달래는 비타민A, C가 많으며 지질 단백질 등의 성분이 있음.

19. 다음〈보기〉에서 설명하는 약용식물의 생약명은 무엇인가?

〈보기〉 다년생 낙엽교목 또는 관목으로 작은 가지는 회색빛을 띤 갈색 또는 회색빛을 띤 흰색이고 잔털이 있으나 점차 없어진다. 엽신은 달걀, 긴타원형이며 6~7월경 검붉게 익는데 이를 오디라 한다. 이용부위에 따라 여러가지 불리며 기침과 가래에 효과적이며 강압작용이 알려져 고혈압치료에 사용한다.

① 산사나무　　　② 상심자

③ 개암나무　　　④ 택사

(정답②) 위는 뽕나무에 대한 설명이며 생약명은 상백피, 상심자, 상지 등이다

약용식물관리 〈출제예상문제〉

1. 인간의 몸은 생명이 붙어있는 한열을 발산하는데 우리 몸에 있는 열을 만드는 열원은?

① 심　　② 삼초　　③ 담　　④ 담포

(답②) 내장의 분류는 5장부로 구분 5장은 간, 비, 신, 심, 폐, 심포 그리고 6부는 담, 대장, 소장, 방장, 위장, 삼초인데 이중 심포와 삼초는 조절기능을 나타내는 추상적인 의미. 심포는 심장을 싸고 있는 보자기개념. 삼초는 상초, 중초, 하초 인데 – 상초: 호흡기관 심장 폐장 전신에 피를 순환시키는 작용 – 중초: 소화기관 위 비 장 폐경에서 시작되는 경맥에 공급하는 작용 – 하초: 비뇨생식기관, 간장, 대장, 방광, 소장, 신장, 배설기관 작용을 한다.

2. 다음 중 한의학과 양의학의 설명으로 적합하지 못한 것은?

① 한의학은 질병의 원인에 따라 적절히 약물을 사용하는 기미론을 채택함.

② 양의학에서는 질병이란 것은? 인체의 어떤 주위에 변화가 생겨 나타나는 것으로 봄.

③ 한의학은 자각증상만으로도 충분히 질병의 징후가 나타난다고 봄.

④ 한의학의 치료는 임시적이고 부분적인 치료가 양의학보다도 많음.

(답④)

3. 다음 중 사상의학의 특징과 관련이 없는 것은?

① 품수의약적인면　　② 심신의약적인면

③ 체질의약적인면   ④ 가정의약적인면

(답④) 품수稟受) – 체질은 유전이라는 것
심신– 정신적 신체적불균형 바로잡음
체질– 사상의학은 곧 체질의학 체질 특이성
에 따라 섭생법 치료방법 다름.

4. 다음 중 음양오행설과 관계가 없는 이론은?
① 상한론   ② 표리론   ③ 한열론   ④ 허실론

(답①) 表裏論 – 발병진행의 시간경과에 의거 병의
정도와 깊이판단예 유행성감기, 표(두통 오한발열)–
반표반리(기침 가래 등)–리(식욕부진, 설사 등) 寒
熱論 – 온도의 변화를 의미하지 않음. 구분은 질병
의 원인과 증상으로 작용함. 虛實論 – 오늘날 허실
론은 병적허실론 의미.

5. 다음은 장부의 상관관계를 나타낸 것으로 이중에
서 틀린 것은?
① 위장과 비장   ② 폐와 신장
③ 비장과 소장   ④ 간장과 대장

(답②) 폐와 방광, 폐와 위장, 신장과 삼초

6. 다음은 장부와 오관 중 귀와 관련이 없는 것은?
① 심장과 관련된 기관이다
② 입안이 마르고 화끈거림
③ 허리를 못 쓰거나 정력이 떨어짐
④ 얼굴이 검게 되고 윤기가 없음

(답1) 귀①은 신장과 관련. 심장은 혀와 관련 됨.

7. 다음 중 음양의 개념으로 잘못 된 것은?
① 음양은 대립과 통일의 개념을 지니고 있다
② 음양학설은 동양의 자연철학사상에 근거를 두고
있다.
③ 음양설과 오행설은 다른 사상이나 전국시대말기
이후에 융합되었다.
④ 음양은 그 자체가 실재하는 모종의 존재이다.

(답④) 음양의 관계는 의존, 대립, 소장, 전화의 관계

8. 다음 보기에서 설명하는 육음의 종류는?
〈보기〉음사로써 양기를 손상한다. 장서의 주기이며
장부 경락 관절 등의 부위에 머물러 기의 운행을 저해
하고 양기를 손상시켜 중탁하고 아래로 향하여 정류하
는 성질을 가진다. 가슴이 답답한 것이 전구증상이다.

① 풍   ② 한   ③ 습   ④ 서

(답③) 육음의 성질은 풍, 한, 서, 조, 습, 화 로 분류

9. 금양체질에 이로운 음식들로 만 나열 된 것은?
① 사과, 배, 굴, 포도, 밤, 수수 등
② 쌀보리, 새우, 미역, 고사리, 양배추, 바나나 모과
차 등
③ 고추, 율무, 땅, 콩, 보리, 수수 등
④ 인삼, 여지, 동충하초, 우유, 천마 등

(답②)

10. 다음〈보기〉의 증상에 알맞은 처방은?

〈보기〉 지구중력의 작용으로 인하여 위장 및 기타의 내장기관이 긴장을 잃고 병적으로 제 위치를 벗어나 아래로 처진 경우를 말하는 바 복부팽만감, 소화불량이 나타나며 두통, 어지러움 등의 증상이 나타난다.

① 현삼뿌리 5g을 달여 하루 2–3회 2주 2일 정도 복용한다.

② 작약뿌리 5–6 g을 3회 3씩 1주1일 복용 한다

③ 황기뿌리 15–20g을 1회1분으로 달여 하루 2–3회 3씩 1주1일 정도 복용한다.

④ 개맨드라미 10g을 달여서 하루 2–3회 2씩 복용 한다.

(답③) 황기는 콩과의 다년생 초본 인삼과 함께 폐와 비장에 작용.

11. 다음 중 진액의 기능으로 잘못 된 것은?

① 대사산물을 배설 한다

② 혈액의 형성에 참여 한다

③ 음양의 평행을 조절 한다

④ 전신에 영양을 공급하고 습윤시킨다.

(답④) 4는 피를 나타냄. 이 밖에도 자양과 윤활기능 진액– 각 장부 조직기관내에 포함된 체액 및 그 정상적인 분비물인 타액, 위액, 장액과 누액, 요액, 콧물 등을 말한다.

12. 다음〈보기〉에서 설명하는 극약은?

〈보기〉미나리아재비과에 속하는 바곳의 덩이뿌리를 말하며 성분으로는 아코니틴 등을 함유하고 있고 옛말에 이것은 죽어가는 사람도 맥을 통하게 하여 살린다는 강한 약성을 지니고 있으나 뜨거운 성질과 독성이 있어 주의를 요한다.

① 두부　② 부자　③ 여로　④ 웅황

(답②) 극약– 독약다음으로 독성을 지닌 약재. 극약 5종은 부자, 여로, 파두, 만타나와, 오두

13. 한방에서 탕제약을 복용할 때 특정 음식물을 삼가도록 하는 이유로 틀린 것은?

① 보약은 냉성으로 온열음식을 삼가야 한다.

② 약효의 손실을 방지하기 위함이다.

③ 병세를 자극하는 것을 방지하기 위함이다.

④ 장과 위의 기능을 손상시키지 않기 위함이다.

(답①) 냉성 음식을 삼감.

14. 감기증상에 활용이 어려운 약용식물은?

① 마늘　② 두릅나무　③ 오미자　④ 생강

(답②)

15. 약재를 복용하면서 지켜야할 금기사항이 아닌 것은?

① 체질금기　　② 복약금기

③. 임신금기　④ 수분금기

(답④) 배합금기 시 독성이 강해지는 것

오두–가위톱, 인삼–오령지, 부추–꿀

16. 피부계의 관련 질병의 종류와 그 활용 약용식물 연결이 잘못 된 것은?

① 종기– 천마, 부추, 호장근

② 기계충– 마늘

③ 충치– 천문동, 현삼, 민들레

④ 뱀에 물렸을 경우– 쑥, 검은콩, 뽕나무

(답③) 충치–생강, 마늘, 부추, 천문동, 맥문동, 현삼, 민들레– 편도선염

17. 다음 각 증상별 활용방법이 잘못 연결 된 것은?

① 간염– 해동피 1.5Kg과 물 L를 붓고 1/3로 물이 줄어들 때까지 달여서 복용

② 간경화증– 옥수수수염50g, 차전자10g을 달여 하루3–4번 나눠 복용

③ 대장염– 쇠무릅지기100g, 삼백초50g을 달여 하루 20g씩 나눠 복용.

④ 위산과다증– 결명자6g을 1회 1분으로 달여 하루 4회씩 복용

(답③) 대장염은 할미꽃 , 오이풀, 물푸레나무, 등을 쓴다.

18. 다음 중 백내장에 활용되는 약용식물은?

① 더덕, 구기자, 익모초, 결명자

② 범부채, 석창포, 애기똥풀

③ 칡, 당근, 대나무잎

④ 옥수수, 질경이, 죽순

(답①)

19. 다음〈보기〉의 증상과 관계가 있는 오관은?

〈보기〉 한기가 돌면서 열도 나게 함. 구역질이 나면서 설사를 하기 쉬움. 여성은 요통이 오면서 하복부가 당기기도 함. 성기에 통증이 옴.

① 눈　　② 혀　　③ 입　　④ 코

(답①)

20. 배합금기 내용이 담겨 있지 않은 책은?

① 의방유취　　② 방약합편

③ 동의보감　　④ 육서사서

(답④)

21. 다음〈보기〉의 증상에 활용되는 약용식물로만 연결 된 것은?

〈보기〉심장부 또는 흉골 뒤쪽에 발작적으로 일어나는 조이는 것 같은 동통을 주증으로 하는 증후군 협심증 등으로 동시에 불안이나 절망감이 뒤따르며 동통은 흔히 어깨에서 팔로 퍼진다.

① 천궁, 잇꽃, 산사나무

② 대황, 금은화, 황경피나무

③ 석창포, 감뽕나무

④ 맥아, 천궁, 백작

(답①) ②는 화상 ③은 중풍 ④는 젖이 불어나고 아플 때

22. 다음〈보기〉에서 설명하는 한방의 이론은?
〈보기〉 내측의 깊숙한 곳에서 발현하고 있느냐 아니면 병중의 외측에 가까운 곳에 있느냐 판단하는 아주 중요한 이론으로 발병진행의 시간경과에 따라 병의 정도와 깊이를 진단하는 것이다.

① 표리론　②허실론　③ 한열론　④ 장부론

(답①)

23. 다음 중 백일해 증상에 활용되는 약용식물은?
① 맥문동, 반하, 감초　②목방기, 결명초, 율무
③ 오이풀, 미나리마늘 ④ 당삼, 대추

(답①) ②는 신경통 ③은 설사 ④는 빈혈

24. 다음 중 탕제약을 복용 시 음식물상기의
연결이 잘못 된 것은?
① 매실– 돼지고기, 양고기 ② 생선회– 우유, 양유
③ 마른죽순– 사탕, 심어　④ 녹두– 붕어, 닭

(답④) 녹두잉어, 돼지고기, 생강, 메밀, 비름나물, 자라, 고사리

25. 다음 중 각 증상별 활용되는 약용식물이 잘못 연결 된 것은?

① 반위(위암)–부추, 마늘, 기와버섯, 두릅나무
② 식도염–도둑놈의 지팡이 등
③ 위궤양–감초, 천마, 녹두, 검은콩
④ 소변불통–부추, 은방울꽃

(답③) 위궤양–황기, 컴프리잎, 작두콩, 옻나무, 결명초 등, ③은 식중독 식용작물활용

26. 다음 중 심포와 삼초에 관한 설명으로 바르지 못한 것은?
① 어떤 장기를 지칭하는 것이 아니라 무형적인 기능을 명명한 것으로 조절기능을 나타내는 추상적인 개념이다.
② 심포란 심장을 싸고 있는 보자기이다.
③ 삼초란 우리 몸에 있는 열을 만드는 열원으로 순환계의 보호를 담당하는 역할을 한다.
④ 하초란 삼초중 하나로 소화기관을 담당하며 기를 돌려 경맥에 공급하는 역할을 한다.

(답④) 삼초– 상초(호흡기관, 심장, 폐장), 중초(소화기관, 위, 비장), 하초(비뇨생식기관)

27. 다음 중 기의 4대 분류에 대한 설명으로 바르지 못한 것은?
① 원기– 생기라고도 하며 생명활동의 원동력이다.
② 영기– 양기에 속하며 유순한 성질을 띤다.
③ 위기– 체표의 양의 분야를 순환하면서 피부를 충

실하게 한다.

④ 종기– 심장의 박동이 발현과 폐장의 호흡운동을 영위한다.

(답②) 영기는 생리활동을 추진한다 ② 는 위기에 대한 설명이다.

28. 다음〈보기〉와 같은 특징을 가지는 체질은?
〈보기〉 몸매의 곡선이 아름다우며 곱다. 질투심이 많고 감정기복이 심하다. 남의 간섭을 싫어하고 불안정한 마음을 가졌다. 놀부기질이 있고 변비가 심하다.

① 금양체질　　②수양체질

③ 토음체질　　④ 목음체질

(답②)

29. 다음 중독성이 강해지는 배합금기의 연결이 잘못 된 것은?

① 인삼– 오령지　　　② 파, 부추– 꿀

③ 끼무릇, 패모– 오두　　④ 생강– 속썩은풀

(답④) 생강– 속썩은풀은 독성이 약해지는 배합금기

30. 다음〈보기〉에서 설명하는 독약의 종류는?
〈보기〉 옛날에는 의가에서 각자 제조하여 사용했는데 제조법은 수은40g, 백4반0g, 식0염 40g을 갈아서 쇠그릇에 담고 검은그릇을 덮어 재를 물에 개어 시루본처럼 가장자리를 봉하고 불을 땐다. 식힌 후 열어

보면 흰가루가 위에 올라오는데 이 약은 하제(下劑), 이뇨제 외과용으로 피부병 매독에 사용되었다.

① 경분　　② 웅황　　③ 자황　　④ 신석

(답①) 경분은 감홍, 홍분, 수은분이라고도 함
염화제일수은

31. 〈보기〉의 증상에 맞는 약용식물 활용방법은?
〈보기〉 습관성변비 임신 출산 만성설사 등으로 인해 내치핵이 항문 밖으로 심하게 탈출하여 항문내로 되돌아가지 않는 상태를 탈출성 치핵이라고도 한다. 배변통, 하혈, 배변곤란 등이 있고 염증을 수반하면 미란, 궤양을 일으킨다.
① 호박500g과 대추20개와 흑설탕을 섞어서 물을 붓고 흐물흐물해지도록 삶아 나을 때 까지 계속 먹는다.
② 빈속에 초피나무3.75g을 씹어서 물과 함께 복용하거나 가루를 내어서 복용한다. 3~5회 정도 섭취하면 효과가 있다.
③ 옥수수수염50g, 차전자10g을 달여 하루 3~4번 나눠 복용한다.
④ 길경2g, 감2초3g을 물에 달여 따뜻할 때 마신다.

(답②) 탈항에 대한 활용. 1은 기관지염, 3은 간경변증 4는 감기처방활용법

32. 다음 중 설사에 대한 약용식물활용방법으로 적합하지 않은 것은?
① 미나리150~200g(생은 1kg)을 달이거나 생즙으

로 하루 세 번 식후에 복용한다.

② 오이풀의 새싹을 따서 그늘에 말린 것.

3-8g을 물 8L에 넣고 달여서 수시로 마신다.

③ 나팔꽃씨가루를 약한 설사약으로는 한 번에 0.2g, 강한 설사약으로는 1-3g 먹1는다.

④ 석창포3~6g을 물로 달여 차처럼 수시로 마신다.

(답④) ④는 건망증증상에 활용법이다.

33. 다음 중 백일해에 활용되는 약용식물로만 연결된 것은?

① 맥문동, 반하, 감초, 대추 등

② 감초, 녹두, 천마, 검정콩

③ 마늘, 목방기, 결명,초 도둑놈의 지팡이

④ 쑥, 살구, 익모초, 마늘

(답①) ②는 식중독 ③은 신경통 ④는 고혈압

34. 금양체질에 이로운 음식들로만 나열 된 것은?

① 쌀, 보리, 새우, 미역, 고사리, 모과차, 양배추 등

② 앵두, 다래, 모든 조개류, 겨자, 후추 등

③ 쌀, 콩, 모든 육류, 우유, 커피, 연근, 버섯 설탕 등

④ 쌀, 보리, 콩, 배추, 무, 장어, 마늘 등

(답①) ②는 금음체질 ③ 은 목양체질 ④는 토양체질에 이로운 음식임.

35. 각 증상별 활용방법이 잘못 연결된 것은?

① 신경통- 건조시킨 약쑥잎0g, 율무열매g, 감g초g을 혼합하여 달여서 복용한다.

② 간경변증- 옥수수수염50g, 차전자10g을 끓여 하루 3번 마신다.

③ 고혈압- 은방울꽃뿌리3-4g을 1일 2회씩 5-6일 정도 복용 한다.

④ 위산과다증- 결명자6g을 1회분으로 달여 하루 4회씩 4~5일정도 복용한다.

(답③) 고혈압은 감잎10개를 찧어 즙을 내어마신다. 익모초 30-40g을 달여 하루 3번 마신다. 그 외에 산사도 좋다.

36. 다음 중 백내장에 활용되는 약용식물은?

① 익모초, 더덕, 구기자, 쇠무릎, 결명자

② 엄나무, 쇠무릎지기, 뽕나무

③ 부추, 마늘, 기와버섯, 가시오가피

④ 칡, 당근, 시금치, 대나무잎

(답①) ②는 관절염 ③은 반위(위암), ④는 숙취해소에 활용

37. 다음 중 독약 5종에 관한 설명으로 틀린 것은?

① 약사법 제46조에 표시조항이 있다.

② 만18세 미만에게는 판매금지 한다.

③ 독약 5종은 웅황자, 황경분, 신석, 예석이다

④ 독극물의 초장 주위에 독자를 기재 하도록 되어 있다.

(답②) 만 14세 미만에게 판매금지

38. 다음 중 육부에 관한 설명이 잘못 연결 된 것은?
① 담– 육부의 하나지만 다른 오부와 다르며 탁하지 않다.
② 위– 수곡지해, 수곡의 부숙을 주관한다.
③ 대장– 심장과 밀접한 관계가 있으며 청탁을 구별하는 일을 한다.
④ 방광– 진액을 저장하는 것을 주관함

(답③) ③은 소장의 설명 대장은 폐와 한짝을 이룸. 수송을 담당함

39. 다음〈보기〉에서 설명하는 기의 생리작용은?
〈보기〉 기의 운동으로 인체의 액체 신진대사를 통해서 발생하는 각종 변화를 일으키는 작용을 말한다. 구체적으로 정, 기, 혈, 진액 등 각자의 신진대사와 상호전화이다. 이 작용이 멈추면 생명작용도 멈춘다.

① 추동작용 ② 온후작용 ③ 고섭작용 ④ 기화작용

(답④)

40. 일반적인 탕제에 설명으로 바르지 못한 것은?
① 탕제 시 권장용기는 법랑 유리 질그릇 등이다
② 탕제 시 물의 양은 통상 수치된 약용식물의 양보다 5–10배 정도가 좋다.
③ 탕제 시 온도는 보약탕제 시 끓기 시작하기전 10분전까지는 강한 불로 달이고 그 후로는 약한 불로 1–2 시간 달인다.

④ 모든 탕제약은 재탕하는 것을 원칙으로 한다.

(답③) 보약은 약한 불에서 끓기 시작하여 1–2시간 정도 달인다. 3은 일반약제

41. 다음 보기에서 설명하는 칠정의 종류는?
〈보기〉 이것으로 인해 기운이 위로 올라서 머리가 아프고 무거운 증상이 나타나며 입맛이 없고 소화가 안 된다. 심 할 때는 괴로워서 피를 토하며 설사를 하기도 한다. 혈액을 상하게 하고 간을 상하게 할 수도 있다.

①희   ② 노   ③ 우   ④사

(답②)

42. 토음체질에 관한 설명으로 바르지 못한 것은?
① 찬 음식을 좋아하며 당찬 외모의 소유자다
② 피부는 흰 편이고 두드러기, 발진같은 피부병이 오며 드물게 페니실린 부작용이 옴.
③ 일반관리로 저녁과식과 폭식은 금하며 높은 도수의 술은 금한다.
④ 이로운 음식은 후추, 겨자, 산초 등 매운 향신료와 김, 다시마 등 해조류이다

(답④) 쌀, 보리, 팥, 배추, 오이, 새우, 해삼 등 신선하고 보음음식이 도움이 된다

43. 다음 중 갑상선 기능항진증에 활용되는 약용식물로만 연결 된 것은?

① 당귀, 육안육, 천문동, 오미자, 대추

② 초피나무, 보골지, 뽕나무

③ 당삼, 대추, 육안육

④ 결명초, 구기자, 적하수오

(답①) ②는 대머리 ③은 빈혈 ④는 동맥경화에 활용

44. 다음〈보기〉에서 설명하는 증상에 대한 약용식물 활용방법은?

〈보기〉원인은 대부분 결핵균에 의한다. 그 밖에 폐렴, 류머티즘, 열, 외상이나 수술 후에 생긴다. 발병하면 발열과 동시에 측흉부에 통증이 생기며 기침이나 호흡곤란, 피부가 창백해진다.

① 수근생즙을 1일 2–3회 1컵씩 마시는데 식초를 1작은술씩 타서 마신다.

② 우슬잎 600g을 썰어 쌀3홉과 청국장으로 죽을 쑤어 빈속에 복용한다.

③ 황기뿌리15–20g을 1회분으로 끓여서 1일 2–3회씩 1주일 이상 복용한다.

④ 곱돌60g, 으름줄기덩굴30g, 댑싸리씨20g를 가루내어 하루3g 달여 복용한다.

(답③) 늑막염처방법 ①은 두드러기 ②는 허리통증 ④는 급성신우신염

45. 기와 혈의 관계에 대한 설명으로 틀린 것은?

① 기는 혈을 발생시킨다.

② 혈은 기를 운행시킨다.

③ 기는 혈을 통솔한다.

④ 혈은 기의 근원이다.

(답②) 기는 혈을 운행시킨다.

46. 다음 중 머리가 아픈 전신증세 중의 하나로 여러 가지 질병으로 일어나는 하나의 증세인 두통을 다스리기 위한 것에 좋은 약용식물은?

① 두릅나무   ② 천궁   ③ 지골피   ④ 마황

(답②)

47. 한열론에 관한 설명으로 바르지 못한 것은?

① 몸이 열한지 또는 냉한지 하는 것으로 인체가 생리적으로 느끼는 한열의 개념.

② 한과 열은 질병의 원인으로 하나는 질병의 증상으로서의 작용으로 구별된다.

③ 인체는 한이 많은 사람과 열이 많은 사람으로 구별이 가능하다.

④ 체온이 높더라도 한을 느끼면 한에 속하는 것으로 인식 할 수 있다.

(답①)

48. 다음 중 금음체질의 특징으로 틀린 것은?

① 체형에서 역삼각형 구조가 없이 아담하다. 목이 굵고 짧다.

② 머리에 열이 많으며 창의력이 뛰어나다.

③ 둔해 보이나 순발력이 뛰어나다.

④ 근력은 약하여 지구력은 떨어진다.

(답③) ③은 목양체질이다.

49. 스탠딩파우치포장기 설명으로 틀린 것은?
① 포장지 및 기기의 가격이 비싸다.
② 포장의 속도가 빠르다.
③ 단점은 열판의 온도조절이 어렵다.
④ 파우치의 재질은 알루미늄 이중지 삼중지 등 다양하다.

(답②) 속도가 느린 점이 단점이다.

50. 다음 중 〈보기〉에서 나타나는 질병과 활용되는 약용식물로 연결 된 것은?
〈보기〉이 모씨는 군대시절 사격훈련 후 귀안에서 휘바람 소리가 들리고 심할 때에는 여러 가지 음들이 섞여서 들린다고 한다.
① 난청– 생강   ② 이명증– 광나무
③ 비출혈– 민들레   ④ 신경쇠약–두릅나무

(답②)

51. 다음 중 한방의 기원에 대한 설명으로 바르지 못한 것은?
① 한방은 동양에서 수천년간 전해진 전통의학으로 한방(韓方)과 한방(漢方)을 함께 묶어서 동양의학이라고도 한다.
② 춘추전국시대를 지나오면서 한방은 원시적인 틀을 벗고 본격적인 이론과 기술을 갖추게 되었다.

③ 금원시대에 이르러 음양오행설이 나타나 한방의 체계가 과학적으로 정립되기 시작하였다.
④ 명나라를 거쳐 청나라에 이르러서는 온병학이라는 새로운 한방의 한분야가 나타나게 되었다.

(정답③) 음양오행설은 송나라 이전에 나타남.

52. 다음〈보기〉의 증상에 알맞은 활용방법은?
〈보기〉지구중력의 작용으로 인하여 위장 및 기타의 내장기관이 긴장을 잃고 병적으로 제 위치를 벗어나 아래로 쳐진 경우를 말하는데 복부팽만감 소화불량이 나타나며 두통, 어지러움, 울렁거림 등의 증상이 있다.

① 황기뿌리 15~20g을 1회분으로 달여 하루 2~3회씩 1주 1일 정도 복용한다.
② 작약뿌리 5~7g을 1회분으로 달여 3~4회 복용한다.
③ 컴프리 5~10g을 물로 달여서 복용한다.
④ 고삼뿌리3g을 달여 하루 3회씩 1주일 정도 복용한다.

(정답①) 위하수증증세이다

53. 다음 중 한방의 자연관과 인체관에 관한 설명으로 바르지 못한 것은?
① 한방에서는 질병의 발생 원인을 주로 사람의 기력이 약하여 인체를 방어하지 못해서 질병이 발생한다고 보았다.
② 한방의 관점은 인체의 조작이나 기관 내 장기는 따로 분리되어 활동하는 것이 아니라 기능적으로 상호

유기적으로 조화를 이루면서 활동하고 있다고 본다.

③ 자연치유로서의 한방은 인체의 자동조절 기능을 회복시켜 불균형과 부조화의 상태를 자연치유력을 증강시켜 각종 질병과 건강의 이상을 다스린다.

④ 인체는 대우주속의 소우주이기 때문에 의학은 대우주가 소우주에 미치는 직간접적인 영향에 항상 주의를 기울어야 하는 데 한방에서는 그 자체를 치료 시 중요시 하게 여긴다.

(정답④) 인체가 처해 있는 여건과 상황까지도 고려한다.

54. 다음〈보기〉에서 설명하는 체질은?

〈보기〉성격은 선량하고 착하여 법 없이도 살 수 있는 사람들이다. 신체의 오장육부 중에서 위장을 가장 약하게, 방광을 가장 강하게 타고 나는 체질이다. 신장기능이 항진됨으로써 모든 병이 초래된다고 할 수 있다.

① 금양체질　　② 목음체질
③ 수음체질　　④ 토양체질

(정답③) 수양체질과 목양체질 중간 정도로 비만한 사람이 많다.

55. 다음 중 약용식물의 외용법 중 아로마요법 시 주의사항으로 바르지 못한 것은?

① 에센셜오일을 이용하여 건강을 지키거나 회복할 때는 되도록 많은 양을 쓰는 것이 빠른효과를 가져올 수 있다.

② 에센셜오일은 피부에 직접 바르면 염증을 일으킬 수 있다.

③ 에센셜오일을 먹으면 성분이 위산에 녹아 효력을 잃을 뿐만 아니라 위험할 수 있다.

④ 에센셜오일은 햇빛과 열에 의해 그 효과가 파괴될 수 있다.

(정답①) 용량을 지켜야 한다.

56. 다음 중 기관지염에 대한 약용식물의 활용방법으로 적당하지 않은 것은?

① 범꼬리의 뿌리 6~8g을 11분 기준으로 달여서 1일 2~3회씩 4~5일간 복용한다.

② 호박500g을 대추20개와 흑설탕을 섞어서 물을 붓고 흐물흐물 해지도록 삶아서 아무 때나 적당히 나을 때까지 계속 먹으면 된다.

③ 백합을 씻어 질그릇에 담고 벌꿀을 부운 후 찜통에 넣어 한 시간 가량 쪄서 한 번에 한 숟가락씩 하루 두 번 먹으면 된다.

④ 애엽60g, 흑설탕15g에 물300ml을 붓고 100ml 정도 되게 달여 1일 3회에 나누어서 복용한다.

(정답①) ①은 임파선염에 대한 약용식물 활용 방법이다.

57. 다음에서 삼초와 내장과의 관계를 설명하는 용어가 아닌 것은?

① 상초여무　　② 간개규우목

③ 중초여구   ④ 하초여독

(정답②)

58. 다음 〈보기〉는 육부에 관한 설명으로 빈칸에 들어갈 말을 순서대로 바르게 나열한 것은?
〈보기〉(가)이것은? 장부의 중간성격을 지닌 장기이며 청정지부라고도 칭한다 .(나)이것은? 장안에서 발생한 기체를 때때로 배출하기도 하고 한방에서 보면 이것은 폐와 한짝을 이룬다. (다) 이것은? 소화된 영양분을 흡수하고 이것은 심장과 밀접한 관계가 있다

① 담 대장 소장   ② 방광 대장 장
③ 담 삼초 위장   ④ 위장 담 방광

(정답①)

59. 다음 중 진액의 기능에 대한 내용으로 바르지 못한 것은?
① 자양과 윤활 기능을 한다.
② 혈액의 형성에 참여 한다.
③ 정신활동의 기초물질이다.
④ 대사산물을 배설시킨다.

(정답③) 정신활동의 기초물질은 혈의 기능이다.

60. 옛 책에 의하면 두 가지 이상의 약재를 서로 배합하면 약재의 독성이 강해지나 심한 부작용을 나타내는 경우가 있으므로 이를 금하고 있는데 이러한 기록이 나와 있지 않는 책은?

① 방약합편 ② 동의보감   ③ 전명도감 ④ 의방유취

(정답③)

61. 다음 중 기의 4대 분류가 아닌 것은 무엇인가?
① 원기   ② 영기   ③ 위기   ④ 말기

(정답④) 기의 4대 분류- 원기, 영기, 위기, 종기

62. 다음 중 표리론의 내용으로 틀린 것은?
① 표리론은 발병진행의 시간 경과에 따라 병의 정도와 깊이를 진단하는 것이다.
② 표리론은 병증의 암시기능으로서도 중요한 의미를 가진다.
③ 표리론은 치료면에서 보와 사로 구분된다.
④ 표리론의 표는 몸의 표면에 가까운 피부나 근육 또는 관절부위 즉, 오관을 나타낸다.

(정답③) ③은 허실론이다.

63. 약용식물의 활용방법 중 외용법이 아닌 것은?
① 한방미용제   ② 제탕법
③ 한방훈증법   ④ 약욕법

(정답②) 제탕법은 탕제법의 기본이 되는 방법이다.

64. 상극이 되는 음식물의 해독법 중 개고기와 마늘을 먹고 혈액병이 생겼을 때 올바른 해독법은?
① 모유에 콩국을 섞어 마신다.
② 고수풀을 달여 마신다.

③ 마늘즙을 마신다.

④ 녹두를 갈아 즙을 내어 마신다.

(정답①)

65. 다음 중 극약 5종5에 속하지 않는 것은?

① 파두   ② 여로   ③ 만타나와   ④ 양귀비

(정답④) 이외 부자, 오두가 있다.

66. 질. 점막의 세균감염에 의한 염증을 말하는 이 질환의 병명과 이 병에 효능이 있는 약용식물은?

① 질염– 애기똥풀(전처–백굴채)

② 자궁암– 익모초

③ 자궁탈출– 고백반, 황기

④ 대하– 은행, 율무(의이인)

(정답①)

67. 다음 중 동상에 활용하는 약용식물의 복용법으로 바르지 못한 것은?

① 마늘을 생즙을 내서 나을 때까지 환부에 바른다.

② 죽여(竹茹) 삶은 물에 4~5회 환부를 담근다

③ 수근을 생즙으로 마사지하듯 환부에 바른다

④ 토란을 씻어서 세로로 잘라서 자른 곳에서 나오는 점액을 문지르면 통증이 사라지고 재발도 방지된다.

(정답①) 독창을 다스리기 위한 활용법

68. 다음 중 치질에 효능이 있는 약용식물이 아닌 것은?

① 마늘   ② 생강   ③ 부추   ④ 옻나무

(정답④)

69. 다음 중 이질과 관련 있는 약용식물은?

① 작약, 부추, 자리공

② 부추, 생강, 민들레

③ 옥수수수염, 겨우살이, 두릅나무

④ 작약, 울금, 석창포

(정답①)

70. 다음 중 사상의학의 특징과 관련이 없는 것은?

① 체질의학적인면   ② 풍수의학적인면

③ 심신의학적인면   ④ 임시의학적인면

(정답④)

71. 다음 보기는 약용식물의 수치와 감별을 설명한 것이다. 어떤 약용식물인가?

〈보기〉당귀, 강활 등과 비슷하므로 주의하며 위에서 봤을 때 나이테처럼 말려있고 단면이 더 희며 씹어보면 맛이 당귀에 비해 훨씬 강렬하고 혀가 아리다. 국내산이 중국산보다 더 선명한 노란색을 띠고 향기가 높은 편이다. 벌레나 좀이 먹기가 쉬워 보관에 유의해야 한다.

① 삽주   ② 백지   ③ 천남성   ④ 대조

(정답②) 수치는 물에 담가 물기를 스며들게 하여 건조시켜 사용한다.

약용식물학각론〈적중예상문제〉

1. 다음 보기의 의학서적은?

〈보기〉현재 전해 내려오고 있는 가장 오래된 의학 서적으로 280여종의 의방 중에 기록해 놓은 수치법은 포자, 번하, 세절, 주지 등이다.

① 신농본초경　　　② 오십이병방

③ 신수본초　　　　④ 탕액본초

(정답②)

2. 다음 중 수치에 대한 설명 중 틀린 것은?

① 자연 상태의 천연물을 약으로 사용 할 수 있는 약재를 만드는 전 과정.

② 수치의 목적은 질병의 치료효과를 높이는 것

③ 상당히 약성을 백터화 한다.

④ 포자, 포제, 수사와는 의미가 틀린다.

(정답④) 의미가 같다 ●포: 각종의 불로 만드는 대표적인 가공처리기술/ 제: 광범위한 각종의 가공 제작기술을 뜻한다.

3. 약용식물에 포함된 이물질 및 곰팡이 등을 제거하는 것으로 약용식물을 깨끗이 하거나 가공처리가 쉽게 하는 것으로 유황, 몰약, 오령지 등의 약용식물들은 보통 목충, 흙 등의 이물질이 많기 때문에 반드시 해야 하는 것은?

① 세표　　　② 풍선

③ 사선　　　④ 도선

(정답④) 사선–크기가 다른 약용식물들을 체로 걸러서 수치와 가공의 과정을 편리하고 쉽도록함. 풍선–키, 풍차 선풍에 통과시켜 이물질과 약용부위를 분리함으로써 세정함.

4. 약용식물 안에 들어있는 성분에 따라 건조방법을 달리하는데 순서대로 맞는 것은?

정유가 들어있는 약용식물————————(가)

배당체와 알칼로이드——————————(나)

비타민성분——————————————(다)

① 30–40C, 50–60C, 70–80C

② 70–80C, 50–60C, 30–40C

③ 10–20C, 50–60C, 70–80C

④ 10–20C, 30–40C, 70–80C

(정답①)

5. 다음 중 약용식물의 건조방법이 아닌 것은?

① 초제법   ② 양건법   ③ 음건법   ④화건법

(정답①) 초제법은 가공방법. 양건법은 본래의 색을 유지하고 정유를 함유하지 않은 약용식물에 사용, 경제적임. 녹색을 띠는 것은 사용 불가함. 음건법은 정유 함유된 방향성 약용식물. 전초류, 꽃이나 잎 이용. 약용식물 사용함. 화건법은 인공방법으로 불, 증기, 전열, 적외선 마이크로웨이브 등 이용

6. 다음 중 설명이 바르지 못한 것은?
① 가공을 마친 약용식물은 최대한 빠른 시간내에 포장을 해야 한다.
② 오배자 과실 및 종자를 이용하는 식물의 경우 반드시 압착포장을 한다.
③ 마대포장이 가장 많이 사용하는 방법이다.
④ 부서지기 쉬운 약용식물은 광주리포장을 한다.

(정답②) 품질저하우려됨. 귀중한 약재와 가루 약재는 상자포장을 한다.

7. 다음은 약용식물의 보관 시 품질에 영향을 끼치는 요인을 설명한 것이다. 틀린 것은?

① 온도가 너무 높으면 지나치게 건조되어 본래의 모양과 빛깔 냄새 등이 달라짐.
② 습도가 높으면 약용식물의 유효성분이 분해되고 세균 및 곰팡이 등이 발생함.
③ 약용식물에 번식하는 곰팡이의 종류는 푸른곰팡이 등 3종류이다.

④ 약용식물에 피해를 주는 보관창고 곤충은 주로 초시목이다.

(정답④) 거의 인시목(92%)이다. 국내보관창고에 나타나는 곤충은 20 여종

8. 다음은 어느 약용식물의 감별 내용인가?
〈보기〉 방향성이 뛰어날수록 좋은 상품이다. 국화를 건조한 것으로 국내산은 신선한 감이 있고 노랗고 향이 진한 것과 꽃이 바람에 날릴 것만 같이 가벼운 것이 특징이다. 예전에는 국내로 수입되는 중국산은 소금물에 한번 절이는 가공방법을 사용하여 색이 물기를 머금고 어두운 빛깔을 띠는 차이점이 있다.

①갈화   ② 감국   ③ 목향   ④ 산수유

(정답②) 약용식물의 특징과 사용 참조

9. 보료로 모래를 넣는 방법으로 모래는 먼저 체를 이용하여서 자갈을 골라내고 씻어 진흙을 버리고 말린 것을 쓰는 이러한 가공방법은?

① 사초   ② 부초   ③ 마초   ④ 합분초

(정답①) 고체보료를 약재와 같이 넣고 볶는 방법 중 하나. 부초는 센 불로 황색이 될 때까지 합분초는 대합조개가루를 넣고 볶음 .

10. 약용식물의 가공방법 중 약재를 물에 담가 두는 기간을 맞게 연결한 것은?

① 봄– 3일　　② 여름– 5일

③ 가을– 7일　　④ 겨울– 15일–

(정답③) 지약법임 봄– 5일, 여름– 3일, 가을– 7일, 겨울– 10일

11. 건조기 및 건열기 내부에 약용식물을 넣고 60~70℃ 정도 온도를 유지하면서 1~2 시간정도 살충하여 해충을 박멸하는 방법은?

① 유황훈증법　　　② 인공적고온살충법

③ 자연적고온살균법　　④ 이류화탄소훈증법

(정답②)유황훈증법–유황을 연소하여 훈증 시에 발생하는 아류산가스를 이용 살충 천궁, 강활, 독활, 천마, 현삼 등에 살충효과 큼.

12. 약용식물의 이용부위별 보관방법을 나타낸 것이다. 바르지 못한 것은?

① 뿌리 및 뿌리줄기를 이용하는 약용은 통풍이 잘되고 저온건조한 곳에 보관한다.

② 뿌리를 이용하는 약용은 감초, 고본, 도라지 등 인데 살충법으로 유황훈증법을 사용한다.

③ 잎 껍질을 이용하는 약용식물은 건조가공 후 묶어두거나 광주리에 담아 보관한다.

④ 잎, 껍질을 이용하는 약용은 여름철에는 자주 뒤집어서 벌레의 발생을 막는다.

(정답④) 냉장창고에 보관건조 상태유지.

13. 계피의 감별에 대한 내용 중 바르지 못한 것은?

① 계피를 살짝 찌는 이유는 방향성이 많아 상실되기 때문이다.

② 감별 시 보통 계지편을 용기에 넣고 심황색이 나타날 정도로 가열한다.

③ 유계피와 원계피 중원계피가 상품이다.

④ 계피는 반드시 씹어서 맛을 보아야 엑기스 뺀 것을 먹을 수 있다.

(정답③) 유계피가 상품임. 계피는 녹나무과 계수나무의 껍질을 말린 것.

14. 다음에서 설명하는 약용식물은?

〈보기〉뿌리가 비대하고 황갈색, 황적색, 갈색이고 단면에 면문이 있는 것이 우량품이고 효능도 뛰어남. 원산지는 시베리아이다. 변비에 효과적이다 신농본초경하품에 수재되었고 황률 천군 장군이라 불린다.

① 대황　② 맥아　③ 황기　④ 오약

(정답①)

15. 숙지황의 감별법 중 틀린 것은?

① 맛은 떫은 것이 상품이다.

② 분질러 보아 겉과 속이 같고 흑색이 좋은 상품이다.

③ 외표면은 쭈글쭈글하고 형태는 불규칙한 덩어리 모양이다.

④ 보통 물에 담가 가라앉는 것만 사용한다.

(정답①) 단맛이 나는 것이 상품이다.

16. 황기의 감별 및 수치에 대한 설명으로 틀린 것은?
① 현재는 전국 각지에서 재배되며 7,8월경 연 노란색 꽃이 피고 10월경 수확한다.
② 잔뿌리가 많고 근두부가 길고 꺾어 보아서 휘어지는 것이 좋다.
③ 대황기, 중황기, 소황기로 나눈다.
④ 잡질을 제거하고 물에 깨끗이 씻어 햇빛에 말려 사용한다.

(정답②)

17. 다음 〈보기〉는 어느 약용식물의 감별법인가?
〈보기〉– 주로 꽃을 사용하기 때문에 중국산과 구별이 어려움 – 국내산은 유통경로가 짧아 선명한 붉은색을 나타남 – 국화과에 속하는 한해살이 풀인 잇꽃의 꽃을 말린 것– 자운영이라 하며 주배법을 써서 보관한다.

① 포공영　② 홍화　③ 소회향　④ 목단

(답②)

18. 다음 보기에 대한 목적으로 올바른 설명은?
〈보기〉점액이나 녹말성분이 많이 함유되어 있는 약용식물들은 변질과 성분의 변화를 방지하기 위해 물로 잘 세척 한 후 증기로 찌는 경우가 있다.
① 유효성분을 분해하는 효소가 활성화되는 것을 막을 수 있기 때문이다.
② 약용식물속의 사포닌 성분이 없어지지 않기 위해서.

③ 물에 씻을 수 없는 약용식물은 증기로 찜.
④ 약용식물의 잔뿌리를 보호하기 위해서

(답①)

19. 약용식물의 보관창고의 건설 및 관리에 관한 설명 중 틀린 것은?
① 창고내의 습도는 60~70 %정도가 알맞다
② 창고는 통풍이 잘되고 창고내열이 잘 빠질 수 있도록 한다.
③ 봄과 가을사이에 창고내부를 청소하는 것이 좋으며 소독은 핵사클로란제를 사용
④ 창고내의 습도를 낮추기 위한 흡수제는 소석회 칼륨 등을 쓴다.

(답④) 흡수제는 생석회, 염화칼슘을 쓴다.

20. 다음 〈보기〉의 내용은 어떤 약용식물의 감별 및 수치내용인가?
〈보기〉꿀풀과에 속하며 우리나라 집근처나 길가 초원에서 자라며 여름이 가기 전 전초위 부분을 베어 그늘에 말린다. 잎과 새순이 많은 것이 좋으며 줄기는 약효가 떨어지므로 빼고 사용한다.

① 산초　② 익모초　③ 질경이　④ 원지

(정답②) 익모초는 부인과 질환에 단골로 쓰이며 길이는 1~1.5 m이다.

21. 다음 중 온도가 약용식물보관 시 끼치는 영향으

로 바르지 못한 것은?

① 온도가 낮은 경우에는 세균과 곰팡이의 번식이 억제된다.

② 온도가 너무 높게 되면 약용식물의 본래 모양과 빛깔 냄새 맛 등이 변한다.

③ 정유 배당체 성분의 약용식물은 온도가 높아야 한다.

④ 온도가 너무 높으면 병충해의 발생이 높아진다.

(답③) 창고 및 보관고의 온도는 낮아야 하며 특히 배당체 등의 성분은 낮아야함.

22. 다음 보기에서 설명하는 충해예방방법은?

〈보기〉 곤충에 대해 강한 살충효과가 있기에 약용식물 내부에 깊이 침투되어 살충효과를 내지만 약용식물 내부로부터는 느리게 소멸이 된다. 물에 용해되지 않으며 공기 속에서 천천히 휘발이 된다. 훈증시간은 48 ～190시간 bbb

① 자연적고온살충법　　② 저온살충법

③ 이류화탄소훈증법　　④ 클로르피크린훈증법

(답④) 사용량1m³당 20～30kg, 소멸기간은 2～3일

23. 다음 중 약용식물의 수치방법이 틀린 것은?

① 갈근– 채취한 칡을 흐르는 물에 일주일 정도 씻어서 사용한다.

② 맥아– 물을 부어 싹이 2cm 정도 자랐을 때 말려서 볶아서 쓴다.

③ 사삼– 채취 후 표피를 벗기고 흐르는 진액을 물에 비벼 세척한다.

④ 생지황– 청수에 1～2시간 담궈 니토를 제거 절단해서 건조시켜 사용한다.

(답③) 사삼– 자른 사삼을 꿀(약재의 1/4)과 섞어서 말리거나 꿀이 묻어나지 않을 정도로 약간 볶아서 사용. 수시로 물 바꾸면 안됨.

24. 다음 중 산삼과 인삼의 구별방법이 틀린 것은?

① 산삼은 인삼에 비해 촉감이 부드럽다.

② 인삼은 잔뿌리가 비교적 많은 편이다.

③ 산삼은 몸체를 구부려보면 탄력 있게 휜다.

④ 인삼은 몸체가 굵고 통통하며 뿌리의 비율이 크지 않다.

(답②) 산삼이 잔뿌리가 많다.

25. 다음 중 약용식물의 수치가 잘못 연결된 것은?

① 위령선– 반드시 두말해서 사용해야 순해진다.

② 주사– 수비는 반드시 열이 전혀 안닿는 상태에서 해야 한다.

③ 지골피– 목심부를 제거한 후 깨끗이 씻어 초윤후에 절단 건조하여 사용.

④ 정향– 부스러 뜨려쓰거나 가루를 만들어 사용.

(답①) ①은 흑축과 백축 수치법. 위령선은 생으로도 사용하고 약재의 1/4～1/3 양의 알콜에 담궈 알코올이 약재에 전부 젖어든 다음 증기 가마에 넣어 2～3시간 동안 찌고 잘말렸다가 쓴다.

26. 다음 중 음양곽의 감별에 관한 내용으로 바르지 못한 것은?

① 자연산은 여름과 가을사이에 채취 그늘에 말린다.

② 강원도 양양산을 최상품으로 취급한다.

③ 중국산은 잎자루가 있으나 국내산은 잎자루가 없다.

④ 국내산은 주로 푸른 잎이 많으나 중국산은 갈색으로 변형된 것이 많다.

(답③) 지상부를 베어 그늘에 말림. 국내산은 잎자루가 있다

27. 다음 중 약용식물 수치의 역사에 대한 설명으로 적합하지 않은 것은?

① 수치의 역사는 원시사회부터 유래되었는데 어떤 음식이 유해하고 유익한지 시행착오로 경험하였다.

② 수치를 예전에는 포자라고 하였는데 이는 불을 사용해서 약용식물들을 가공하였기 때문이다.

③ 당나라시대 정부주도하에 의학저서의 정리 증집하였는데 태평성혜방이 바로 그것이다.

④ 금원시대 탕액본초는 당시 수치방법 및 수치기술에 대해서 기술하였다.

(답③) 송나라시대이며 송대 이전의 의학서를 집대성하고 수치문제를 강조

28. 다음 보기는 약용식물의 세정방법중 이물질을 제거하는 방법이다. 무엇인가?

〈보기〉 약용식물에 포함된 이물질 및 곰팡이 등을 제거하는 방법이다. 손으로 하거나 체로 거른다. 유황, 몰약, 령지 및 기타 약용식물들은 흙 등 이물질이 많기 때문. 반드시 이것을 해야 한다.

① 도선   ② 사선   ③ 풍선   ④ 세표

(답①) 사선은 크기가 다른 약용식물들을 체로 걸러서 수치와 가공의 과정을 용이하게 함. 세표는 수선하거나 빨아서 이물질을 깨끗이 하는 방법.

29. 보기에서 설명하는 약용식물의 가공방법은?

〈보기〉 약재를 물에 오래 담가두는 방법으로 반드시 잘게 썰어서 명주천 자루에 담아서 공기가 통하지 않게 밀폐시켜서 담궈야 한다. 봄에는 5일 여름 3일 가을 7일 겨울에는 10일간 담그면 그 농도와 강도를 보고 걸러낸다.

① 초제법   ② 지약법   ③ 초법   ④ 주자법

(답②)

30. 다음 보기에서 설명하는 약용식물가공법은 무엇인가?

〈보기〉 가열한 꿀에 물을 부어서 희석시켜 약재를 담근 후 완전히 흡수되면 용기에 약재를 넣고 약한 불로 볶아서 건조시키는 방법이다

① 강자법   ② 밀자법   ③ 단심법   ④ 유자법

(답②)

31. 다음 보기는 어떤 약용식물의 감별 및 수치에 대한 내용인가?

〈보기〉여름부터 가을사이에 채취하며 불에 말린 것보다 햇빛에 말린 것이 더 상품으로 친다. 입자가 크고 과육이 후하며 색홍한 것이 상품이며 묵은나무에서 나온 것을 상품으로 친다. 중 국산의 경우 국내산보다 색이 더 밝아서 연분홍색과 같다. 수치법으로 술로 처리하는데 이 방법은 약재의 품질을 높이기 위한 주요수단이라고 인정된다. 차로도 음용한다.

① 산수유　② 구기자　③ 치자　④ 조구등

(답②) 이용부위에 따라 지골피 뿌리껍질, 구기자열매, 구기피가지껍질, 구기엽잎

32. 다음 보기는 어떤 약용식물의 감별 및 수치에 대한 내용인가?

〈보기〉 산지는 중국사천성 호북성이며 우리나라 중남부에서 재배하며 (회갈색임 봄에 작은 꽃이 피고 나무껍질을 자르면 흰유백색의 유즙이 나온다. 상품은 섬유질이 풍부하며 표면의 조피가 잘 벗겨져 있는 것과 두껍고 딱지가 많이 붙은 것이다. 중국산이 국내산보다 붉은 편이 강한 편이다.

① 두충　② 대황　③개암나무　④ 여로

(답①) 두충은 겉껍질은 긁어버리고 햇빛에 말린다. 항노화, 진통, 이뇨작용에 효과

33. 다음 중 복분자의 수치 및 감별에 대한 내용으로 틀린 것은?

① 이른 여름에 열매가 녹색에서 녹황색으로 변할 때 채취한다.

② 우리나라에 산딸기 및 멍석딸기가 복분자로 유통되었으나 현재는 중국의 장엽복분자가 유통되고 있다.

③ 중국산은 갈색의 색깔을 띤다.

④ 잡질과 과각을 제거하고 잘게 썰어 사용하거나 약한 불로 볶아서 사용한다.

(답④) 이물질을 제거한 후 꼭지를 떼어 내고 물로 깨끗이 씻어 햇빛에 말려 생으로 사용하거나 술에 담궈 약재에 충분히 젖을 때 꺼내어 증기에 3시간정도 쪄서 말린다음 사용한다. 간과 신장 방광에 작용, 강정제로도 효과있다.

34. 강활의 감별에 관한 내용으로 틀린 것은?

① 백지, 당귀, 고본 등과 외형이 비슷하여 감별함에 숙련도가 필요하다
② 강활은 당귀나 백지에 비해 단면의 기름이 많다
③ 중국산이 국내산보다 연하고 밝은색을 띠고 있다.
④ 강활의 절편은 물관의 자국이 남아있고 당귀의 절편에는 나이테 무늬가 남아있다.

(답③) 강호리라 하며 국내산이 중국산보다 더 충실하며 색도 더 연하고 밝다

35. 약용식물 중 부서지기 쉬운 과실 꽃 동물성 약용식물과 전초류인 익모초 음양곽 곽향 등과 같은 것들

의 포장법은?

① 상자포장　　② 광주리포장

③ 밀폐포장　　④ 마대포장

(답②)

36. 산수유 감별에 관한 내용으로 틀린 것은?

① 산수유는 색깔이 선명하고 투명하며 육질이 많아야 상품이다

② 국내산이 중국산보다 과육이 많고 충실하며 진한 선홍색에 광택이 있다

③ 산수유와 구기자는 유사한데 산수유가 구기자 보다 색이 더 붉고 약간 투명하다.

④ 산수유는 색깔이 붉은색일수록 좋다.

(답③) 구기자가 더 붉다

37. 다음 약용식물의 감별 중 틀린 것은?

① 두충– 두껍고 딱지가 많이 붙은 것을 상품으로 취급한다.

② 결명자– 중국산은 국내산보다 크기가 작고 딱딱하다.

③ 향부자– 중국산은 겉 표면 절단면의 색이 국내산보다 진하다.

④ 당귀– 국내산은 굵고 짧은 주근이지만 중국산은 거의 원주형이다

(답②)

38. 다음 중 약용식물의 포장에 관한 내용으로 바르지 못한 것은?

① 부서지기 쉬운 약용식물은 광주리포장을 한다.

② 가공을 마친 약용식물은 최대한 빠른 시간안에 포장을 하여야 한다.

③ 약용식물포장 시 가장 일반적인 방법은 마대포장이다.

④ 가루약재와 귀중한 약용식물은 상자포장을 한다.

(답③) 일반적인 방법은 압착포장이다. 과실 및 종자 포장 시 품질저하 우려됨.

39. 약용식물의 수치방법으로 바르지 못한 것은?

① 황련– 생으로 사용할 때는 수염뿌리를 제거하여 말려서 사용한다.

② 토사자– 생으로 사용 시에 흙을 제거한 후 사용한다.

③ 황금– 끓고 난 물에 증과 후 10시간 정도 말려 사용한다.

④ 파극천– 잘게 분쇄하여 기름기를 여러 번 뺀다.

(답④) 파극천은 생으로 사용. 목심부 제거하거나 술, 소금에 담궜다가 사용함.

40. 다음 〈보기〉의 내용은 어떤 약용식물의 감별 및 수치에 관한 내용인가?

〈보기〉 가지과 식물인 구기의 근피를 사용하는데 국내산은 겉 표면의 색이 누런 황색을 띠고 중국산은

갈색이나 고동색을 띤다. 오가피와 구별이 어렵다. 계건하고 목심이 없고 이물질이 없는 것이 상품이다. 목심부를 제거 후에 깨끗이 씻어 초윤 후에 절단 건조하여 사용한다.

① 황기   ② 지골피   ③ 대황   ④ 인진

(답②) 지골피는 열을 내리는 약으로 봄, 가을에 채취 그늘에 말려 사용한다.

41. 수치에 대한 설명으로 바르지 못한 것은?
① 수치는 약용식물들을 가공하여 약용식물이 지니고 있는 본연의 약성을 변화시키는 기술이다
② 수치의 역사는 약용식물을 질병의 치료약으로 사용하기 시작한 시기인 원시사회부터라고 할 수 있다
③ 남북조류 송시대의 비급천금요방은 한의학 역사상 가장 오래된 수치에 대한 전문서적이다
④ 송나라에서 반포한 저서인 태평혜민화제국방은 수치를 제약기술로서 법으로 제정하여 약용식물의 품질을 보증하게 되었다.

(정답③)비급천금요방은 당나라 때 서적이며 가장 오래된 서적은 뇌공포자론이다.

42. 다음 중 수치의 목적으로 틀린 것은?
① 약용식물의 독성이나 부작용을 저하시키거나 없앤다.
② 약용식물의 약성을 변화, 완화시킨다.
③ 약용식물의 작용부위를 변화시키거나 증대 한다.

④ 약용식물의 잡질을 더하여 약의 효능을 복합화시킨다.

(정답④) 약용식물의 잡질을 제거하여 약을 순수하게 하는 것이다.

43. 다음 〈보기〉에 해당하는 수치법은?
〈보기〉약용식물의 뿌리는 채취 후 물로 깨끗이 세척을 해야 한다. 이는 약용식물의 광물성의 협잡물을 제거하고 약용식물의 품질을 유지하고 향상시키기 위한 것이다.

① 건조 및 가공   ② 세정
③ 자르기   ④ 포장

(정답②)

44. 다음 〈보기〉의 내용으로 맞는 것은?
〈보기〉약재를 생강즙, 식초, 소금물, 물 등 액체 보조재료에 넣고 삶는 방법이다. 삶는 가공에 의해 약재의 독성이 약해지는 경우와 약효가 강해 지는 경우를 볼 수 있다.

① 하(煆)   ②외(煨)   ③침(浸)   ④자(煮)

(정답④) 하– 불로 가열해서 약재를 굽는 가공방법/ 외– 약재를 습란종이에 싸서 비교적 고온에서 가열하는 방식/ 침– 쌀뜨물이나 끓인물 술 식초 등과 같은 물에 약재를 담궈서 가공하는 법.

45. 다음 〈보기〉의 내용은 어떠한 약용식물의 감별 내용 인가?

〈보기〉가구자와 유사하다. 이것은 생용(生用), 뜸용으로 수치하며 꿀에 쪄서 검게 볶아 분말로 사용한다. 넉줄고사리과에 속한 넉줄고사리의 뿌리줄기로 중국에서는 수용골과에 속한 감찰일엽초와 등 속근록식물의 뿌리줄기를 대용한다.

① 과루인　② 곽향　③ 관동화　④ 골쇄보

(정답④)

46. 다음 〈보기〉는 어떤 약용식물의 수치방법인가?

〈보기〉더운물에 넣고 불려 껍질을 벗기고 햇볕에 말린 다음 껍질을 날려 버린 후 이것을 그대로 쓴다. 오래 보관하고 쓰려면 약간 볶는 것이 좋다. 분쇄해야만 탕제 시 약이 우러난다.

① 행인　② 도인　③ 구기자　④ 당귀

(정답②) 보통 도인은 거피하지 않고 쓰나 수입 행인은 완전 거피 되어있다.

47. 다음 중 과루인의 수치방법으로 옳은 것은?

① 술로 씻어서 사용해야 한다.

② 반드시 파쇄해서 사용해야 약효가 우러난다.

③ 꿀물을 발라서 볶아 사용해야 한다.

④ 미감수(米泔水)에 담궈 사용 한다.

(정답②)

48. 다음 중 모과의 감별내용으로 틀린 것은?

① 햇모과는 방향성이 부족하여 약력이 감한다고 보기 때문에 묵은 모과를 쓴다.

② 국내산은 건조를 해놓으면 표면은 검은색을 띠고 속은 붉은 갈색을 띤다.

③ 절편은 두껍고 크게 썰고 조직이 치밀하지 못하여 중간 중간에 빈곳이 보인다.

④ 육질색이 밝고 핵인부와의 경계부가 뚜렷한 것이 좋다.

(정답①) 모과는 햇 모과를 쓴다.

49. 국내산 천궁은 거유(去油)해야 하는데 거유를 하고 난후의 색깔은?

① 빨간색　② 갈색　③ 검은색　④ 황색

(정답③)

50. 다음 중 창출의 수치방법으로 알맞은 것은?

① 거심할 필요 없이 그대로 사용 한다.

② 잔뿌리가 많으므로 이를 일일이 제거하지 않고 불에 거슬러 태워 사용 한다.

③ 잔잔한 씨만 골라서 까맣게 재가 될 때 까지 볶아서 사용 한다.

④ 거유를 해야 한다.

(정답②) 창출은 중국과 북한산이 많다 국내산은 절단면이 주로 황백색을 띤다.

51. 다음 약용식물의 수치가 바르지 못한 것은?

① 음양곽– 생으로도 사용하며 추말하는 것이 좋은데 추말하면 부피가 작아지고 볼품이 좋아 진다.

② 이의인– 껍질을 벗겨서 생용을 하거나 볶아서 사용한다.

③ 익모초– 불순물을 제거해서 자른 후 사용 한다.

④ 육계– 물로 잘 세척하여 약한 불로 건조시킨 후에 사용 한다.

(정답④) 육계는 보통 볶아서 사용 한다.

52. 약용식물의 수치방법으로 바르지 못한 것은?

① 소회향은 주로 1/4양의 소금물에 담갔다가 잘 섞어진 다음 말려서 약간 누렇게 될 때까지 볶고 식힌 후에 사용 한다.

② 속단은 생용 혹은 술에 볶거나 소금물에 볶는다.

③ 소자는 가열된 가마에 넣어 겉껍질이 튀어지고 속이 익으며 고소한 냄새가 날 때까지 계속저어주면서 볶은 후 짓찧어서 쓰기도 한다.

④ 세신은 사용할 때마다 썰어 쓰는 것이 좋다.

(정답④) 세신은 말린 것을 그대로 사용 한다.

53. 다음 〈보기〉의 수치방법에 해당하는 약용식물은?

〈보기〉너무 단단하여 그냥 쓰면 약효가 충분히 우러나지 못하므로 곱게 갈아서 세연을 쓰는 것이 유효하다. 또 잡질을 깨끗이 제거한 후에 과피를 제거하고 종자를 약한 불에 볶아서 곱게 파쇄하여 사용하기도 한다.

① 소두구   ② 백두구   ③ 사인   ④ 백봉령

(정답②)

54. 다음 중 갈근의 사용 및 감별방법에 대한 설명 중 틀린 것은?

① 흐르는 물에 1주 1일 정도 씻어 사용 한다.

② 전분이 많은 것은 긁으면 가루가 날린다.

③ 약재의 색깔이 중국산 보다 어두운편이다.

④ 국내에 산야 그리고 중국산도 많다.

(정답③) 국내산이 밝다

55. 다음 중 생으로 사용할 때는 잡질과 가지를 제거하고 해수에 사용할 때에는 핵인을 파쇄하여 사용하는 약용식물은?

① 오미자   ② 오가피   ③ 오수유   ④ 구기자

(정답①)

56. 다음 중 보통 물에 담궈 가라앉는 것만 쓰는 것이 원칙이고 분질러 보면 겉과 속의 색깔이 같고 단맛이 나는 것이 좋은 상품이고 떫은맛이 나는 것은 좋지 못한 것은?

① 숙지황   ② 승마   ③ 해바라기   ⑤ 하수오

(정답①)

57. 약용식물에 포함된 곰팡이 등을 제거하는 것으로 약용식물을 깨끗이 하거나 가공처리가 쉽도록 하는 것은?

① 도선　② 사선　③ 풍선　④ 표선

(정답①)도선을 하는 방법으로 손으로 하거나 체로 거른다.

58. 다음 중 현재 전해 내려오고 있는 가장 오래된 의학서적으로 280여 종의 중에 기록해 놓은 수치법이 포, 자, 번, 할, 세, 절, 주, 치 등이 있는 서적은?

① 오십이병방　　② 신농경초본
③ 뇌공포자론　　④ 의방유취

(정답①)

59. 다음 〈보기〉의 내용으로 맞는 것은?

〈보기〉부서지기 쉬운 과실, 꽃, 동물성 약용 식물들을 포장하는 방법으로 전초류 약용식물들인 익모초, 음양곽, 곽향 등과 오배자, 생지황 같은 것들도 가능하다.

① 상자포장　　　② 밀폐포장
③ 광주리포장　　④ 마대포장

(정답③)귀중한 약용식물 가루약재는 상자 포장을 한다.

60. 다음 중 대추나무의 열매인 대추의 약명으로 우리나라 및 동북아시아에서 주로 자생하는 약용식물로 쪼개서 씨를 발라내고 사용하는 약용식물은?

① 대조　② 대황　③ 의이인　④ 결명자

(정답①)

약용식물관련법규〈적중예상문제〉

1. 식품원료에 대한 설명으로 잘못된 것은?
① 식품은 의약효능을 목적으로 섭취하는 것을 제외한 모든 음식물을 대상으로 한다.
② 식품원료는 식품첨가물로 사용되는 물질을 포함한 식품재료로 사용되는 동식물 등의 각종 식품재료를 말한다.
③ 신소재의 식품재료를 식품원료로 사용하여 식품 제조 가공하고자 할 경우에는 우선적으로 식품으로 사용이 가능한지 여부를 반드시 확인 한다.
④ 인체의 건강을 위해 할 우려가 있는 식품원료는

식품위생법상 판매금지 된다.

(답②) 식품첨가물로 사용되는 물질을 제외

2. 식품공전에 대한 설명으로 맞는 것은?
① 효율적인 식품위생관리를 위해 식품공전에 대해 종합적으로 이해하고 바르게 이해하고 바르게 적용하여야 한다.
② 식품공전은 식품위생법 제4조에 근거하여 작성 보급되어 진다.
③ 식품공전에 모든 품목에 대해 반드시 기준 및 규격이 고시된다.
④ 식품공전의 수록범위는 식품위생법 제2조 제항에 의거 정해진다.

(답①)

3. 다음 중 사용부위가 다른 하나는?

① 야로   ② 원지   ③ 독활   ④ 적작약

(답①) 야로–사용부위 잎. 나머지는 뿌리. 중 요잎 – 감나무, 피나무, 화살나무, 물냉이 등

4. 식품위생법에서 규정하고 있는 영업허가 변경사유가 아닌 것은?

① 영업자의 성명   ② 영업자의 면적
③ 영업소의 상호   ④ 냉동차량증감사유

(답④)

5. 다음 보기의 괄호안의 알맞은 기간은?
〈보기〉건강기능식품품목의 제조정지 등의 처분시기에 있어 식품의약안전청장 또는 시. 도지사는 품목 또는 품목류제조정지 등의 처분을 하기 위하여 청문을 하거나 행정절차법 제7조 규정에 의한 의견 제출을 받은 때에는 특별한 사유가 없는 한 그 절차를 마친 날부터(   )이내에 처분해야 한다.

① 7일   ② 14일   ③ 21일   ④ 1개월

(답②)

6. 다음 중 전초를 사용하는 부 원료는?
① 맥문동   ② 약모밀   ③ 작약   ④ 천궁

(답②) 약모밀은 어성초이며 달개비도 전초 사용한다. ① ,③ ,④는 뿌리 사용

7. 특수 영양식품원료에 대한 설명이 틀린 것은?
① 영아용조제식의 원료로 사용되는 분리 대두단백은 영아가 섭취하기 적합해야 한다.
② 영아용조제식 성장기 조제식 등은 방사선 조사 처리를 한 것이어야 한다.
③ 조제유류의 원료성분은 영유아가 섭취하기에 적합하도록 처리한 것이어야 한다.
④ 원료는 서늘한 곳에서 유통되어야 한다.

(답②) 방사선조사처리를 하지 않은 것 사용.

8. 식품위생법에 의한 영업허가 신청시에 영업허가 신청서 이외에 필요한 서류가 아닌 것은?

① 제조하고자 하는 식품첨가물의 종류 및 제조방법 설명서.

② 액화석유가스사용시시설오나성검사필증

③ 소방법제조의 2항 규정에 의한 소방.방화시설완비증명서.

④ 위생교육법을 사전 받은 경우에는 위생교육필증.

(답③) ③은 영업신고 필요한 서류

9. 다음에서 지정식품위생검사기관이 아닌 것은?

① 시도보건환경연구원　　② 국립검역소

③ 지방식품의약품안전청　　④ 농업진흥청

(답④)

10. 식품위생법에 서정하고 있는 행정처분에 있어 그 처분을 경감하는 경우 해당되지 않는 것은?

① 식품 등의 기준 및 규격의 위반사항 중 그 위반의 정도가 경미한 사항으로써 국민보건 상 인체의 건강을 해할 우려가 없다고 인정되는 때

② 식품 등을 제조가공하거나 수입뿐만 아니라 시중에 유통시킨 때.

③ 표시기준위반사항 중 일부 제품에 대한 제조일자 등의 표시누락 등 그 위반사유가 영업자의 고의나 과실이 아닌 경우.

④ 해당위반사항에 대하여 검사로부터 기소유예의 처분을 받거나 법원으로부터 선고유예의 판결을 받은 때

(답②) 수입만 하고 시중에 유통시키지 않은

때 경감 받을 수 있다. (1/2 범위 내)

11. 식품위생법에 규정된 표시에 대한 설명으로 틀린 것은?

① 식품의약품안전청장은 국민보건 상 필요하다고 인정하는 때에는 식품 또는 식품첨가물의 표시에 관한 기준을 정하여 고시할 수 있다.

② 식품의 원재료 및 또는 성분과 다른 내용의 표시 광고를 하여서는 안 된다.

③ 표시기준이나 허위표시 등의 금지를 위반한 자는 3년 이하의 징역 또는 3천만원 이하의 벌금에 처한다.

④ 유통기간표시는 제조연월일만 표시 할 수 있다.

(답④)제조일자 ~까지인 유통기한 일자도 가능

12. 식품영업신고의 처리에 관한 설명으로 적합하지 않은 것은?

① 영업자가 신고증을 분실한 경우 영업신고증 재교부 사유에 해당한다.

② 건강기능식품수입업은 지방식품의약품안전청이 건강기능식품판매업은 시장, 군수, 구 청장이 식품의약품안전청장에게 보고하여야 한다.

③ 시장, 군수, 구청장은 영업신고증을 교부한 경우 건강기능식품수입영업 신고관리대장을 작성 보관하여야 한다.

④ 식품의약품안전청장에게 하는 보고는 반기 별로 반기종료 후 60일 이내에 하여야 한다.

(답④) 20일 이내에 한다.

13. 주원료로 사용하는 식품원료 중 그 명칭과 사용부위가 맞는 것은?

① 하수오– 괴근　② 가시연꽃– 어린잎

③ 백모근– 줄기　④ 유채– 뿌리

(답①) 가시연꽃– 열매　백모근띠 – 뿌리

유채– 전초

14. 식품위생법에서 규정하고 있는 위해 발생의 공표명령에 있어 포함되는 내용이 아닌 것은?

① 식품 등을 회수한다는 내용의 표제

② 회수하는 영업자의 허가번호

③ 회수방법 회수하는 영업자의 명칭

④ 회수하는 영업자의 전화번호 및 주소

(답②) 이밖에 회수대상 식품의 제조연월일 또는 유통기한, 제품명, 그리고 기타 회수에 필요한 사항이 포함된 회수광고를 2개 이상의 중앙일간지에 게재

15. 건강기능식품제조업영업소 소재지의 변경에 필요한 서류가 아닌 것은?

① 품질관리인선임신고서

②. 토지이용계획확인서 및 건축물관리대장

③ 제조시설의 배치도 및 주요기계 기구류 목록

④ 먹는 물 수질검사기관이 발행한 적합수질검사성적서

(답①) 허가사항제출서류

16. 식품의 주원료에 대한 설명으로 틀린 것은?

① 주원료는 해당 개별식품의 주용도 제품의 특성 등을 고려하여 다른 식품과 구별 특정 짓게 하기 위하여 사용되는 원료를 말한다.

② 제품의 특성에 첨가되는 배합수를 포함 한다

③ 물을 첨가하여 복원되는 건조 또는 농축된 식품의 경우는 복원상태의 성분 및 함량비(%)로 환산 적용하여야 한다.

④ 식품별 기준 및 규격에서 원료배합시의 기준이 정하여 진 식품은 그 기준에 의하여야 한다.

(답②) 배합수는 제외 한다.

17. 식품위생법에서 금지되는 허위표시가 아닌 것은?

① 식품포장의 과대포장

② 식품첨가물의 표시 중 의약품과 혼동할 우려가 있는 표시 또는 광고.

③ 식품첨가물의원재료 성분에 관한 내용 표시

④ 식품등의 명칭 제조방법에 관한 과대광고

(답③)

18. 건강기능식품 수입업 또는 판매업을 신고 한자의 신고사항중변경사유에 해당되지 않는 것은?

① 법인인 경우 대표자 성명

② 영업자지위승계에 의한 변경

③ 영업장의 소재지

④ 보관시설을 임차한 경우 보관시설소재지

(답②) 지위승계인 경우 제외

19. 다음 중 설명이 바르지 못한 것은?

① 농산물안정성조사를 위하여 수거조사 또는 열람을 정당한 사유 없이 거부 방해 또는 기피를 하는 경우 1천만원이하의 과태료에 처한다.

② 농산물의무표시사항이 누락된 때는 1차에 한해 시정명령을 한다.

③ 농산물의 원산지 표시를 위반한자를 신고 또는 고발한자는 포상금을 지급한다.

④ 농림부장관은 품질인증기관의 지정취소는 청문 없이 취소처분이 가능하다.

(답④) 반드시 청문절차를 거쳐야 한다. 포상금은 100만원 범위 내에서 지급 한다.

20. 다음 중 주원료로써 사용부위가 다른 것은?

① 노니   ② 가시연꽃   ③ 나한과   ④ 라벤더

(답④) ①②③은 사용부위가 열매 ④는 꽃과

21. 주원료로 사용되는 식품원료에 있어 그 명칭과 사용부위가 바르게 연결 된 것은?

① 천마– 줄기   ② 하수오– 괴근

③ 망초– 뿌리   ④ 국화– 줄기

(답②) 천마– 뿌리/ 망초– 어린순, 어린잎
국화– 꽃

22. 다음 중 영양보충용 제품 중에서 단백질 보충용 제품의 기능성 내용이 아닌 것은?

① 눈의 영양보급

② 건강증진 및 유지

③ 단백질대사균형에 도움

④ 근육 결합조직 등 신체조직의 구성 성분역할

(답①) 비타민 보충용 기능성 내용임

23. 농산물품질관리법에 규정 되어 있는 용어와 설명이 바르게 된 것은?

① 유전자변형농산물– 가공되지 아니한 상태의 농산물 임축산물.

② 농산물– 농산물의 포장규격 및 동급규격

③ 표준규격– 인공적으로 유전자를 분리 또는 재조합한 것.

④ 물류표준화– 농산물의 운송 보관 하역포장 등 물류의 각 단계에서 사용되는 기기용기의 규격화

(답④) ①은 농산물 ③은 표준규격의 용어 및 설명

24. 농산물품질관리법에 의한 검사기관의 지도 감독 및 지정취소의 처분기준에서 검사를 허위로 한 경우의 처분기준이 1차, 2차, 3차 위반이 바르게 연결 된 것은?

① 경고, 사업정지 1월, 지정취소

② 사업정지 1월, 사업정지 3월, 지정취소

③ 사업정지 3월, 사업정지 6월, 또는 지정취소

④ 지정취소

(답③)

25. 건강기능식품 수입에 있어 통관절차완료전의 검사를 받아야 하는 사유에 해당하는 것은?
① 건강기능식품의 기준 및 규격에 적합한 지의 여부
② 건강기능식품으로 인한 건강상의 위해가 발생할 우려가 없는 경우
③ 허위 과대표시에 적합한지의 여부
④ 식품의약품안전청장이 정한 원료 또는 성분에 적합한지의 여부

(답③)

26. 식품위생감시원의 직무가 아닌 것은?
① 행정처분의 이행여부 확인
② 식품 등의 위생적 취급기준의 이행지
③ 출입 검사에 필요한 식품 등의 수거
④ 국민영양의 조사 지도 및 교육지도

(답④)

27. 다음 중 행정처분에서 경감 받을 수 있는 경우가 아닌 것은?
① 건강기능식품을 제조하거나 수입만 하고 시중에 유통시키지 아니한 때
② 표시기준 위반사항 중 일부제품에 대한 제조일자 등의 표시누락 등 그 위반사유가 단순기계작동상의 오류에 기인한다고 인정되는 때
③ 해당위반사항에 관하여 검사로 부터 기소유예의 처분을 받거나 법원으로 부터 선고유예의 판결을 받은 때

④ 건강기능식품판매업의 그 위반사항 중 그 위반의 정도가 고의성은 있으나 그 위반의 정도가 경미한 것일 때.

(답④)고의성이 없을 때 경감받을 수 있다.

28. 다음 중 인삼제품류의 설명이 바르지 못한 것은?
① 원료인삼근은 4년 이상 된 것
② 인삼원료 인삼레토르트식품 기타 인삼제품에 그대로 넣는 수삼근은 4년 이상의 것이며 병삼이나 파삼은 사용할 수 없음
③ 원료홍삼은 인삼산업법에 적합한 것
④ 인삼껌에 사용되는 천연수지류는 정제한 것

(답②) ② 수삼근은 3년 이상 된 것을 사용한다.

29. 다음 특수영양식품 또는 건강보조식품에 관한 설명 중 틀린 것은?
①가르시니아 캄보디아 껍질추출물은 식이섬유 보충을 목적으로 하는 식품 식사대용식품으로 사용할 수 있다.
②은행잎 추출물은 건강보조식품의 부원료로 하루 10mg 미만 사용할 수 있다.
③알로에 전잎은 건강식품원료로만 사용가능하다.
④글루코사민은 건강식품원료로만 사용가능하다.

(답②) 하루7mg 미만이다

30, 식품위생법에서 적용되는 법칙이 다른 것은?
① 기준 규격에 고시되지 아니한 화학적 합성품의 판매

② 병육 등의 판매금지 등의 판매

③ 위해식품 등의 판매

④ 영업정지중의 영업행위

(답④) ④는 영업허가취소 사유임

31. 식품위생법에서 식품제조가공업의 시설기준에 대한 설명으로 바르지 못한 것은?

① 식품 등의 기준 및 규격을 검사할 수 있는 검사실을 갖추어야 한다.

② 수돗물이나 먹는 물의 수질기준에 적합한 지하수 등을 공급할 수 있는 시설을 갖추어야 한다.

③ 창고에 갈음할 수 있는 냉동, 냉장시설을 따로 갖춘 업소라도 창고 등의 시설을 갖추어야 한다.

④ 작업장에 영향을 미치지 않는 곳에 정화조를 갖춘 수세식화장실을 설치하여야 한다.

(정답③) 창고에 갈음한다.

32. 농산물품질관리법에 의해 검사기관의 지도감독 및 지정취소의 처분기준에서 검사를 허위로 한 경우의 처분기준이 바르게 연결 된 것은?

[1회 위반 – 2회 위반 – 3회 위반 순]

① 지정취소

② 사업정지1월– 사업정지 3월– 사업정지 6월

③ 경고– 사업정지 3월– 사업정지 6월 또는 지정취소

④ 사업정지 3월– 사업정지 6월 또는 지정취소– 지정취소

33. 다음 〈보기〉는 무엇에 대한 설명인가?

〈보기〉가. 화분가공식품에 사용되는 원료는꿀벌에 의해 채취된 것으로 이물질이 섞여있지 않는 것이어야 한다.

나. 유산균함유식품에 사용되는 유산균 등은 식용가능하고 식품위생법상 안전한 것이어야 한다.

다 버섯가공식품에 사용되는 원료는 그 기준 및 규격에 적합하여야 한다.

라. 자라가공식품의 원재료로 사용되는 자라는 청결히 양식된 것이어야 한다.

① 특수영양식품　　② 인삼제품류

③ 음료류　　　　　④ 건강보조식품

(정답④)

34. 다음 중 추가 부원료 목록으로서 잎, 줄기, 뿌리를 사용하는 부원료는?

① 차가버섯　② 황칠나무　③ 필발　④ 천문동

(정답②)

35. 식품위생법의 과태료 부과사유가 아닌 것은?

① 건강진단을 받지 아니한 자를 영업에 종사시킨 자.

② 식품 등의 취급을 위반한 자.

③ 생산실적 등의 보고를 하지 아니하거나 허위로 한 자.

④ 관계공무원이 부착한 봉인, 게시문 등을함부로 제

거 또는 손상한 자.

(정답④) 3년 이하의 징역 또는 3천만원이하의 벌금에 처한다.

36. 건강기능식품의 수입신고에 관한 기술로 바르지 못한 것은?

① 수입되는 건강기능식품의 도착예정일 5일전부터 미리 신고할 수 있다.

② 검사성적서 또는 검사증명서 한글표시가 된 포장지 식품위생법에서 정하는 구분유통서 등을 제출하여야 한다.

③ 검사결과 부적합한 건강기능식품에 대하여는 당해 수입신고인 및 관할세관장에게 부적합하다는 사실을 통보하여야 한다.

④ 부적합통보를 받은 수입신고인은 당해건강기능식품을 무조건 폐기해야 한다.

(정답④) 부적합 통보를 받은 수입신고인은 당해 기능식품을 수출국으로의 반송 또는 다른 나라로의 반송 식용외의 다른 용도로의 전환

37. 다음 중 품질인증유효기간에 관한 설명으로 바르지 못한 것은?

① 1년 이내에 품질인증을 받은 품목의 출하가 종료되지 않은 경우 품질인증유효기간연장 사유가 된다.

② 품질인증의 유효기간 연장신청을 받은 때 1년의 범위 내에서 그 기간을 연장할 수 있다.

③ 품질인증유효기간의 연장은 국립농산물품질관리원장 및 품질인증기관의 장에게 신청한다.

④ 품질인증의유효기간은 품질인증을 받은 날 부터 3년간 인정된다.

(정답④) 1년간 인정된다

38. 농산물품질관리법에 규정된 과태료부과의 개별기준에 의한 위반행위와 과태료금액의 연결이 바르지 못한 것은?

① 검정결과에 대하여 허위 또는 과대광고를 한자– 800만원

② 원산지표시 등의 수거 조사 등을 거부, 방해 또는 기피하는 자– 500만원

③ 표준규격품의 조사 열람 또는 수거 등을 거부 방해 또는 기피하는 자– 300만원

④ 원산지의 표시방법 또는 유전자변형농산물의 표시방법을 위반한 자– 500만원

(정답④) 5만원 이상 1,000만원 이하 과태료 금액이다.

39. 다음 중 주원료서 사용부위가 다른 하나는?

① 노니　② 라벤더　③ 나한과　④ 나무딸기

(정답②) 노니, 나한과, 나무딸기는 열매, 라벤더는 꽃이나 잎을 사용 한다.

40. 다음 중 식품원료에 대한 설명으로 틀린것은?

① 식품산업의 발달에 따라 다양한 기능성소재를 식품에 사용하려는 욕구가 점차 증대되고 있다.

② 식품원료는 식품첨가물로 사용되는 물질을 포함

한 식품재료로 사용되는 동식물 등의 각종식품재료를 말한다.

③ 일반적으로 식품은 의약효능을 목적으로 섭취하는 것을 제외한 모든 음식물을 대상으로 한다.

④ 수입 및 국내산의 특정 또는 새로운 식품재료를 사용하고자 할 때는 식품으로 사용이 가능한지 여부를 먼저 확인해야 한다.

(정답②) 식품원료는 식품첨가물로 사용되는 물질을 제외 한다.

41. 다음 중 식품공전에 대한 설명으로 바르지 않은 것은?

① 식품공전에는 모든 품목에 대한 기준과 규격이 고시되어 있지 않다.

② 식품공전의 내용은 무해성의 과학적 입증, 시대변화에 따른 요구 등이 있을 경우 개정하기도 한다.

③ 식품공전이란 식품의 기준 및 규격을 말한다.

④ 식품공전은 식품위생법 제7조와 제9조에 근거하여 고시 된다.

(정답③) 식품의약안전청장이 고시한 '식품 등의 기준 및 규격' 을 책으로 엮은 것임.

42. 식품위생법에 규정 된 지위승계신고에 대한 설명으로 바르지 못한 것은?

① 영업자의 지위를 승계한 자는 1월 이내에 신고관청에 신고하여야 한다.

② 상속의 경우 **특별히** 요구되는 서류는 없다.

③ 양도의 경우 양도 양수를 증빙할 수 있는 서류사본 및 양도인의 인감증명서를 제출하여야 한다.

④ 양도인 및 양수인이 허가 또는 신고관청에 함께 방문하여 영업자지위승계를 하는 경우에는 인감증명서 제출이 면제된다.

(정답②) 호적등본 및 상속인임을 증명하는 서류를 첨부 한다.

43. 다음 중 식품위생법에 의한 품목제조정지에 해당하는 사유가 아닌 것은?

① 기준규격에 맞지 않는 식품, 식품첨가물의 판매 등의 금지를 위반했을 때.

② 표시기준에 맞지 않는 식품 등 판매사용금지 허위표시 등의 금지를 위반했을 때.

③ 영업의 허가증 또는 신고증을 게시하지 않았을 때.

④ 자가품질검사 의무를 위반한 때.

(정답③) ③의 경우 행정지도 대상이다.

44. 다음 중 건강기능식품일반판매업에 대한 설명으로 바르지 못한 것은?

① 영업활동에 지장이 없는 경우에는 다른 영업소를 함께 사용하거나 사무소만 둘 수 있다.

② 보관시설은 쥐 해충 등을 막을 수 있는 시설을 갖추어야 한다.

③ 판매장이 없는 경우에도 진열대 또는 판매대를 설치하여야 한다 .

④ 건강기능식품을 위생적으로 보관 판매할 수 있는

충분한 창고 등 보관시설을 갖추어야 한다.

(정답③)

45. 다음 품질인증절차를 순서대로 묶은 것은?
〈보기〉 가. 품질인증신청의 통보/ 나. 품질인증심사
반 구성/ 다. 생산자단체 또는 생산자 조직의 신청/
라. 품질인증서교부

① 가- 다- 나- 라　　② 다- 나- 가- 라
③ 가- 나- 다- 라　　④ 다- 가- 나- 라

(정답③)

46. 허위표시 등의 금지에 해당하지 않는 것은?
① 표준규격품이 아닌 농산물에 표준규격품의 표시
또는 이와 유사한 표시를 하는 행위
② 지리적 특산품이 아닌 농산물 및 그 가공품에 지리
적 표시 또는 이와 유사한 표시를 하는 행위
③ 인삼산업법에 의한 인삼류에 관한 지리적표시를
하는 행위
④ 품질인증품이 아닌 농산물에 품질인증의 표시 또
는 이와 유사한 표시를 하는 행위

(정답②) ‘고려인삼’ 등 지리적 표시를 할 수 있다.

47. 농산물품질관리법에 규정된 벌칙 중 5년 이하의
징역 또는 5천만원 이하의 벌금에 해당하는 것은?
① 허위표시 등의 금지를 위반했을 때.
② 부정한 방법으로 검사 또는 검정을 받은 자.

③ 표시변경처분 표시정지처분 또는 판매금지 처분
에 따르지 아니한 자.
④ 검사를 받은 농산물의 포장이나 내용물을 바꾼 자.

(정답①) ②,④는 1년 이하의 징역 또는 1천만원 이
하의 벌금 ③은 3년 이하의 징역 또는 3천만원 이하
의 벌금에 처한다.

48. 식품위생법에서 정한 검사 등에 관한 사항으로
바른 것은?
① 자가품질검사에 관한 기록서는 5년간 보존하여야
한다.
② 자가품질검사를 영업자가 직접할 수 없을 때에는
지정된 식품위생기관에 위탁하여 검사 할 수 있다.
③ 법에 의해 지정된 식품위생검사기관 이외에는 식
품위생검사기관을 지정할 수 없다.
④ 식품위생감시원은 시, 도 또는 시, 군, 구에만 둔
다.

(정답②) 자가품질기록서는 2년간 보존 한다.

49. 다음 부원료로 사용되는 식품원료에 있어 그 명
칭과 사용부위가 틀린 것은?
① 녹각- 골질화된 뿔　② 달개비- 전초
③ 단삼- 열매　　　　④ 칡갈화 – 꽃

(정답③) 단삼- 뿌리

50. 농산물검사결과에 대한 설명으로 틀린 것은?
① 검사원이 농산물의 검사를 한 때에는 검사를 한

농산물의 포장 또는 꼬리표에 검사표시인을 표시하여야하며 검사받은 자에게 교부하는 검사증명서에 의한다.

② 농산물의 검사 결과에 대하여 이의가 있는 자는 검사현장에서 검사를 실시한 검사원에게 재검사를 요구할 수 있다.

③ 재검사의 결과에 대하여 이의가 있는 자는 15일 이내에 검사원이 소속된 검사기관의장에게 이의신청을 할 수 있다.

④ 검사결과의 표시 또는 검사증명서를 위조 또는 변조한 사실이 확인한 때에는 검사판정을 취소할 수 있다.

(정답③) 이의는 7일 이내에 하여야 한다

약용식물관리사 총정리문제 〈1차 필기 모의고사〉

1. 본초학의 정의에 대한 설명 중 틀린 것은?

① 본초학은 약용식물의 기본과 약효를 밝히는데 그 의미를 찾을 수 있으며 본초학의 이론 체계는 건강과 질병치료를 위주로 한 동양의약의 논리로 구성되어 있다.

② 본초에 대한 개념과 치료효과를 연구하는 학문을 말한다.

③ 한의학 약물에 관한 책인 신수본초나 증류 본초를 생략해서 부르기도 한다.

④ 본초학은 중국 및 우리나라를 비롯하여 동양의 여러 나라 사람들의 약물에 대한 경험과 지식을 한의학의 기본이론에 의해 분석하여 체계적으로 정리한 한의학의 기초 학문이다.

(정답③) 신농본초경이나 본초강목(이시진)을 생략해서 부르기도 한다.

2. 다음 〈보기〉가 설명 하는 생약의 종류는?

〈보기〉암석류의 물, 빗물, 우물물, 샘물 등, 동,식물이 화석화 한 것 등이 있다. 분말로 그대로 복용하거나 볶아서 먹는다. 도한법제로서열이나 산을 가하는 방법이 있다.

① 식물성생약   ② 동물성생약
③ 광물성생약   ④ 화학성생약

(정답③)

3. 다음 〈보기〉의 (   )에 적당한 말은?

〈보기〉(   )이라함은 장부의 경락을 기초로 하여 실제 치료목적으로 약물을 투여한 결과 다양한 병증을 치료하는데 각각의 약물이 어느 장부에는 치료효과가 좋은 반면 어느 장부에는 치료효과가 상대적으로 떨어지는 것을 알게 되었다.

① 약물의 귀경　②　약물의 칠정

③ 약물의 사기　④　약물의 오미

(정답①)

4. 약용식물의 역사에 대한 설명으로 틀린 것은?

① 약용식물의 역사는 약학의 역사 또는 인류의 역사와 더불어 발생하고 발달하여 왔다고 할 수 있다.

② 그리스시기의 약용식물은 일찍이 이집트 및 메소포타미아 문명의 영향을 받아 다시 로마 및 유럽으로 이동이 되었다.

③ 북미의 어떤 인디안족은 외관상 기생충을 닮은 식물의 뿌리를 장내 기생충을 구제하는 약으로 생각하였다.

④ 기원전 100년경 디오스코리데스가 출간한 "식물의 역사" 라는 저서는 총 5권으로 500여종의 약용식물에 대한 저서이다.

(정답④) 식물의 역사는 테오프라토스(기원전 300년 식물학의 아버지)저서이다.

5. 다음 중 약초요법의 원리에 대한 설명으로 바르지 못한 것은?

① 합성약물이 갖는 부작용 없이 우리의 몸을 치료할 수 있다.

② 약초에 의한 치료효과는 직접적으로 혈액과 장기에 흡수되기 때문에 합성약물보다는 대부분 빠르게 작용하게 된다.

③ 약초를 이용한 병의 치료는 일반적인 약물과 대부분 비슷한 방법으로 치료적 효과를 나타낸다.

④ 약초가 인체에 작용하는 원리에는 적응능력향상, 회복작용향상, 항기생충작용, 항균작용, 수렴성 진통작용, 이뇨작용, 간 보호작용 등이 있다.

(정답②) 간접적으로 혈액과 장기에 흡수되기 때문. 대부분 천천히 작용한다.

6. 다음 식물의 분포의 설명 중 적합하지 못한 것은?

① 고도에 따른 식물의 분포는 군락학적으로 수직분포와 수평분포로 구별 된다.

② 수직분포는 상록활엽수림대 하록활엽수림대, 아고산대, 고산대의 네 가지 지대로 구분이 된다.

③ 수평분포는 토지의 고도와 수심과의 관계로 본생물의 생태적인 분포를 말한다.

④ 수평분포와 수직분포는 어떤 지역에서나 오래 전부터 오랜 시간이 경과하면서 여러 가지 환경요인에 대응하여 적응을 한 식물군락이 조화를 이뤄 생존하고 있는 것이다.

(정답③) 수평분포는 식물의 분포를 지면의 수평방향의 퍼짐으로 본 식물분포로서 온도, 강우량이 크게 작용을 한다.

7. 약용식물의 분류방법 중 약용식물의 인체 내 작용

과 독성에 의한 분류방법중의 하나로 신농본초경에서 처음으로 나오는 분류방법은?

① 자연속성분류법　　② 삼품분류법

③ 공용분류법　　　　④ 모획분류법

(정답②)삼품분류법은 상, 중, 하품으로 나눈다.

8. 다음〈보기〉의 빈칸에 들어갈 알맞은 말로 a, b, c 차례로 짝지어진 것은?

〈보기〉잎이 줄기에 붙는 방식을 엽서라고 부르며 세 가지 붙는 방식이 있다 한 절에 한 장이 붙는 것을(a)이라하며, 2장의 잎이 대칭적으로 붙는 것을(b)이라고 하고 ,3장 이상의 잎이 붙는 것을(c)이라 한다.

① 호생, 대생, 윤생　② 대생, 호생, 윤생

③ 대생, 호생, 윤생　④ 호생, 윤생, 대생

(정답①)

9. 다음 〈보기〉는 과실의 구조 중 무엇에 관한 내용인가?

〈보기〉 유관속을 함유하고 있으며 책상조직은 없다. 건과에서는 발달하지 않고 습과에서는 유세포가 현저히 발달하여 다육질이 되고 수분과 지방 등을 저장하고 있다.

① 외과피　② 종자　③ 내과피　④ 중과피

(정답④) 중과피는 엽육에 해당되는 부분.

10. 다음 〈보기〉는Engler의 자연분류 중 어떠한 것에 대한 설명인가?

〈보기〉관다발 식물 중에서 꽃과 종자가 없으며 포자를 이용하여 번식을 하는 식물류를 말하는 것으로 현재 크기가 작은 것이 대부분이나 지질시대 등의 고대에서는 매우 큰 것들이 있었음을 화석을 통해서 알 수 있다.

① 양치식물문　　② 선태식물문

③ 홍조식물문　　④ 진균식물문

(정답①) 지구상 종류는 약12,000여종이며 열대와 아열대에서 주로 번식

11. 다음 보기에서 설명하는 토양의 종류는?

〈보기〉 엔도 토양엔 제주도 일부에 분포되어 있는 토양으로 규산질이 많고 비옥한 편은 아니다. 배수가 잘되지만 인산이 부족한 것이 문제가 되는 토양이다.

① 사질토양　　② 충적토양

③ 화산회토　　④ 양질토양

(정답③)

12. 약용식물이 수분부족 시 일어나는 현상으로 틀린 것은?

① 호흡증대　　　　② 황백화현상

③ 낙엽 및 낙화현상　④ 세포의 왜화

(정답②) 황백화현상은 수분과다 시 일어나는 현상이다.

13. 종자의 복토작업 시 얕게 해야 하는 경우가 아닌 것은?

① 소립의종자　　② 광발아종자
③ 건조한 토양　　④ 저온의 파종시기

(정답③)습윤 시 얕게 건조한 토양은 깊게 한다.

14. 다음 중 영양번식의 장점으로 바르지 못한 것은?
① 종자번식이 어려운 경우에 사용한다.
② 종자번식보다 생육이 왕성할 경우 이용을 한다.
③ 암수 모두 재배 시 이용한다.
④ 우량 유전질을 쉽게 영속적으로 유지 시킬 수 있다.

(정답③) 영양번식은 암수 어느 한 쪽만을 이용 한다.

15. 다음 보기는 지표관개 중 어떠한 것인가?
〈보기〉 택사의 이모작지대에서 재배되는 경우와 같이 담수하는 관개방법으로 두둑을 먼저 만들어놓고 수평으로 된 작은 구획을 작성한 다음 그 안에 담수한다
① 휴간관개　　② 저류관개
③ 일류관개　　④ 언류관개

(정답②)

16. 다음 〈보기〉의 빈칸에 들어갈 알맞은 말은?
〈보기〉(　　)는(은) 비료를 뿌린 다음 약간의 흙을 덮고 그 위에 종자를 뿌리는 것이 일반적인 방법으로 이렇게 비료와 종자사이에 흙을 넣어주는 것을 말한다.

① 경기작업　　② 간토작업
③ 작휴작업　　④ 멀칭작업

(정답②)

17. 약용식물의 부위별 채취방법으로 바르지 못한 것은?
① 뿌리를 이용하는 약용식물– 가을이 끝날 무렵에 땅 윗부분이 마른 이후에 수확하는 것이 일반적이다.
② 잎을 이용하는 약용식물– 일반적으로 꽃이 활짝 피고 열매와 종자가 여물기 전에 실시한다.
③ 꽃을 이용하는 약용식물– 일반적으로 꽃이나 꽃차례가 떨어지기 시작할 때 채취 한다.
④ 과실을 이용하는 약용식물– 일반적으로 성숙되기 시작할 때부터 완전히 성숙되기 전 사이에 채취한다.

(정답③) 꽃이 피기 시작할 때 채취 한다.

18. 다음 중 종자의 산포방법과 해당하는 약용식물의 종류가 잘못된 것은?
① 바람에 의한 방법– 단풍나무, 민들레, 소나무, 낙엽송 등

② 동물에 의한 방법- 쇠무릎, 주름조개풀, 멸 가치, 수크령 등

③ 해수에 의한 방법- 야자나무, 모감주나무, 맹그로브 등

④ 열 개 압출에 의한 방법- 버드나무, 벽오동, 보리수, 참억새 등

(정답④) 열개압출에 의한 방법에는 콩, 봉선화, 제라늄, 이질풀 등이 있다.

19. 약용식물 종자의 발아조건 중 외적조건의 내용으로 틀린 것은?

① 약용식물의 종류에 따라 각 각종 자의수분 흡수량은 다르다

② 약용식물의 종자 중 벼와 같은 것은 산소가 충분히 공급되어 호기 호흡이 잘 이루어져야 발아가 잘된다.

③ 약용식물 종자의 발아최적온도는 20~30℃ 정도이다.

④ 약용식물의 종자는 대부분 광선이 발아에 영향을 미치지는 않는다.

(정답②) 벼는 무기호흡을 하여 에너지를 얻는다

20. 다음 〈보기〉에서 설명하는 약용식물의 방제방법은?

〈보기〉 방제 방법 중에서 가장 오랜 역사를 가진 것으로 낙엽의 소각, 상토의 소토, 밭토양의 담수, 나방과 유충의 포살 및 잎에 산란한 것을 채취, 유아등의 설치, 온탕처리와 건열처리 등의 방법이 있다.

① 경종적방제법　　② 생물학적방법

③ 물리적방제법　　④ 화학적방제법

(정답③)

21. 청열약리작용을 가진 약용식물들의 특징과 대표적인 약용식물의 연결이 잘못 된 것은?

① 항균작용- 은화, 연교, 포공영 등

② 항바이러스작용- 간중, 황금, 대청엽

③ 해열작용- 서각, 석고, 지모 등

④ 항염작용- 목향, 청피, 진피

(정답④) ④는 이기작용을 하는 약용식물이다.

22. 약용식물의 주요작용과 대표적인 약용식물과의 연결이 올바른 것은?

① 안신작용- 사향, 소합향, 장뇌

② 개규작용- 백자인, 산조인, 영지

③ 이기작용- 원화, 대극, 대황

④ 구충작용- 고련피, 사군자, 빈랑

(정답④) ①은 개규작용, ②는 안신작용 ③이기작용은 진피, 청피, 후박, 지실 등

23. 약용식물의 학명 연결이 틀린 것은?

① 나팔꽃- Pharbitis nil choisy

② 바꽃- Aconite napellus

③ 범부채- Bistora manshuriensis kom

④ 선궁- Cnidium officinale makino

(정답③) 범부채는 Belamcanda chinensisleman이다

24. 약용식물에 관한 설명으로 잘못된 것은?

① 도라지– 생약명은 길경이며 뿌리는 굵고 줄기는 곧게 자라며 자르면 흰색즙액이 나온다.

② 동백나무– 생약명은 산다화이며 나무껍질은 회백색이며 겹눈은 선상 긴 타원형이다.

③ 둥글레– 생약명은 백출이며 맛은 달고 약성은 따뜻하며 독이 없다.

④ 독각련– 생약명은 백부자이며 줄기는 곧게서고 꽃이삭 이외에는 털이 없다.

(정답③) 둥글레의 생약명은 황정이다. ③의 설명은 삽주이다.

25. 마황에 관한 설명으로 올바르지 못한 것은?

① 봄철에 돋아난 가느다란 줄기는 시들어 죽고 지하의 뿌리로 겨울을 나는 초본성 소관목이다.

② 표면은 담녹색이거나 황녹색으로 가는 세로의 능선이 있고 손으로 만지면 약간 거칠게 느껴지고 가벼운 편이다.

③ 성질은 약간 차며 맛은 쓰고 매우며 독은 없다.

④ 줄기는 가늘고 길며 원주형으로 약간 편평하며 밑에서부터 많은 가지로 갈라지며 꽃 비늘이 모여 작은 공 모양의 꽃차례를 이룬다.

(정답③) 맛이 맵고 약간 쓰며 성질은 따뜻하다.

26. 약용식물의 명명방법과 그 예들로 바르지 못한 것은?

① 생장특성에 따른 명명– 방풍, 익모초, 속단

② 표면의 색깔에 따른 명명– 단삼, 금앵자, 자초

③ 이용부위에 따른 명명– 갈근, 대청엽, 행인

④ 향기와 맛에 따른 명명–사향, 어성초, 취오동

(정답①) 생장특성에 따른 명명은 인진, 인동, 관동화 등이 있다.

27. 이기작용을 가진 약용식물의 특징에 관한 설명으로 잘못 된 것은?

① 진피 청피 지실 등은 적출장관의 장력을 낮추고 장평활근의 경련성 수축에 길항 한다.

② 오약 대복피와 같은 것은 적출장관의 작용을 증가시키고 장관수축을 감소함으로서 그 긴 장성을 낮춘다.

③ 목향, 불수, 청피는 기관지평활근의 이완작용이 있다.

④ 향부자는 자궁평활근을 억제하는 작용이 있어 자궁근경련을 이완시킨다.

(정답②) 대복피와 같은 것은 적출장관의 작용을 감소시키고 장관수축을 증가 그 긴장성을 높인다.

28. 보허작용을 가진 약용식물의 특징에 관한 설명으로 잘못 된 것은?

① 인삼은 적혈구의 증가를 정상으로 회복시키고 적혈구감소를 상승시켜 쌍향조절작용을 나타낸다.

② 가시오가피는 혈당을 조절하고 핵산 및 단백질합

성과 간에서 콜레스테롤 생물합성을 촉진 한다.

③ 하수오는 콜레스테롤을 내리는 작용 및 동맥경화 작용에 효과적이다.

④ 구기자는 세포의 생리 대사 작용을 증가시키고 혈청과 간 단백질의 갱신을 촉진함.

(정답4) 4의 설명은 당귀이다.

29. 가시연꽃에 관한 설명으로 올바르지 못한 것은?
① 생약명은 감실, 감인근, 감인엽이다.
② 한국, 일본, 중국, 인도 등지에 분포 한다
③ 두릅나무과의 낙엽관목이며 전체에 가늘며 긴 가시가 많다.
④ 주요성분으로는 전분, 단백질, 지방, 탄수화물 등이 함유되어 있다.

(정답③) 쌍떡잎식물수련과의 일년생 초본

30. 다음 중 약용식물과 생약명의 연결이 틀린 것은?
① 광두근– 여정자   ② 미나리– 수근
③ 범부채– 사간   ④ 음나무– 해동피

(정답①) 광두근– 산수근/ 광나무– 여정자

31. 개미취에 대한 설명으로 잘못 된 것은?
① 폐결핵, 기관지염, 천식, 감기에 유효하다
② 민간에서는 하약으로 쓰이며 독성이 강해 응급 시 소량 사용 된다
③ 줄기는 곧게 서며 뿌리줄기가 짧고 위쪽에서 가지가 갈라지며 짧은 털이 난다

④ 한국, 일본, 중국 북부와 북동부, 몽골 시베리아 등지에 분포하며 깊은 산속 습지에 자생하나 재배하기도 한다.

(정답②) ②는 곡정초의 설명이다.

32. 다음 〈보기〉에서 설명하는 약용식물의 생약명은 무엇인가?
〈보기〉 산골짜기나 냇가습지에서 자생하며 미나리과에 속하는 2~3년생 초본이다. 높이는 1–2m 정도이고, 밑부분은 7–8 cm정도이다. 주 요성분으로는 바이아칸켈리신, 바이아칸켈리콜, 임페라토린 등이 있으며 진총작용, 중추신경, 흥분작용, 항균작용을 한다. 독성은 약하나 장기간 복용은 피한다.

① 목단피   ② 사상자   ③ 강활   ④. 백지

(정답④) 구릿대의 설명이며 생약명은 백지이다.

33. 바꽃에 대한 설명으로 올바른 것은?
① 미나리아재비과에 속하며 생약명은 부자이다.
② 학명은 Raphanus sativus이다.
③ 주요성분은 애스쿨린, 애스쿨레틴 등이 있다.
④ 삼년생초본으로 가지가 많이 갈라지고 종자에서 싹이 난지 3년만에 꽃이 피고 진다.

(정답①) ②는 무의 학명 ③은 물푸레나무의 설명 ④는 방풍의 설명이다.

34. 약용식물의 주요성분에 관한 설명으로 잘못 된 것은?

① 상기생– 알칼로이드비스코톡신, 플라보노이드, 미량의 사포닌올, 레아놀산 등을 함유하고 있다

② 새삼씨–에수지모양의 배당체 아밀라제 등이 있고 전초에는 켐페롤이 있다

③ 송이버섯– 올레인산, 굴루쿠론산, 사포닌, 알칼로이드 등을 함유하고 있다.

④ 쑥– 칼슘, 비타민 C, B1, 다량의 엽록소 등이 함유되어 있다.

(정답③) 송이버섯에는 유리아미노산27종, 에르고스테롤, 미량금속원소 13종, 비타민B1, B2, C,D 글리세롤, 포도당 등이 포함되어 있다.

35. 다음 〈보기〉에서 설명하는 약용식물의 학명은 무엇인가?

〈보기〉 드룹나무과의 낙엽교목으로 높이는 25M 안팎이다. 수피는 가지에 가시가 많이 나고 암회색이다. 엽서는 호생하고 엽신은 손바닥 모양의 원형으로 5-9갈래로 갈라지고 길이는 10~30cm 정도이다. 생약명은 해덩피이며 주요성분은 사포닌 정유 쿠마린 등을 함유하고 있다. 허리나 다리를 잘 쓰지 못하고 통증이 있는 증상이나 마비되는 증상에 효과가 있다.

① Kalopanax pictus   ② Ginkgo biloba linnaeus
③ Dimocarpus longan lour ④ Rhus verniciflua stokes

(정답①) 음나무의 설명이다.

36. 맥문동의 재배에 관한 설명으로 잘못 된 것은?
① 내한성이 강하여 고랭지에서도 생육이 가능하고

뿌리의 발달도 좋다.

② 서북향의 음습지 또는 나무그늘에서 덩이뿌리의 비대 발달이 좋아 재배지로 적당하다.

③ 토양은 물 빠짐이 좋고 유기물 함량이 많은 사양토나 양토가 적당하다.

④ 맥문동의 덩이뿌리는 해동 후 이른 봄에 많이 커지므로 수확은 3월 중순에 실시하는 것이 좋다.

(정답②)

37.〈보기〉에서 설명하는 약용식물의 가공방법은?
〈보기〉 곱게 빻은 대합조개의 가루를 용기에 넣은 후 중간불로 가열을 하여 표면이 매끄럽게 되면 약재를 넣고 섞으며 약재의 내부가 성겨지면 대합조개 가루를 제거하고 식히면 된다.

① 사초   ② 미초   ③ 합분초   ④ 활석분초

(정답③)

38. 저장창고의 건설 및 관리에 있어 틀린 것은?
① 창고내의 습도는 60-70 % 정도가 알맞다.

② 봄과 가을에 창고의 내부소독 시 생석회 염화(칼슘을 사용하는 것이 좋다.

③ 벌레에 의해 피해가 심한 약용식물들은 2차 가공하여 보관하는 것이 효율적이다.

④ 창고내의 온도와 습도를 정상적으로 자주 측정하여 그 결과에 따라 기동성 있게 대책을 세워주어야 한다.

(정답②) 소독제는 핵사크로란제를 쓴다.

39. 다음 중 약용식물의 이용부위별 보관방법으로 바르지 못한 것은?

① 꽃이나 껍질을 이용하는 약용식물은 건조가공 후 묶어놓거나 광주리에 담아 통풍이 잘되는 곳에 보관을 한다.
② 뿌리 및 뿌리줄기를 이용하는 약용식물에 벌레가 발생하게 되면 화학적인 살충방법으로 이류화탄소 훈증법을 쓴다.
③ 종자 및 과실을 이용하는 약용식물의 보관에는 쥐나 벌레의 피해를 막는 것이 매우 중요하다.
④ 곰팡이가 잘 발생되는 종자 및 과실을 이용하는 약용식물에는 용안육, 행인, 도인, 오미자 등이 있다.

(정답②) 화학적살충법으로 유황훈증법을 쓴다.

40. 다음 중 반하의 수치의 내용으로 틀린 것은?
① 반하는 일반적으로 강반하로 수치하여 사용하는데 강즙에 수치를 안 하고 탕제하면 부작용을 일으키게 된다.
② 강반하로 수치 시에 생강즙이 엄청나게 필요하고 3일 정도 담궈야 된다는 단점이 있다.
③ 정반하는 잡질과 표피를 제거하여 사용하고 있다.
④ 강반하 수치법은 생강전 탕액에 백반분 반 하를 넣고 끓인 다음 냉각시켜 절편을 만드는 것이다.

(정답①) 반하는 강즙에 수치 안 해도 탕제로 사용 시 큰 문제가 없다.

41. 다음 중 소회향의 수치방법으로 적당한 것은?
① 30도의 소주를 조금 부어 가볍게 볶아 술기운을 날린 후에 쓴다.
② 반드시 거모하고 미배하여 사용해야 한다.
③ 주로 생용하나 식초와 함께 볶아서도 사용한다.
④ 생으로도 사용하고 주로 1/4양의 소금물에 담궜다가 말려서 볶아 사용한다.

(정답④)

42.다음 중 연자육의 감별 및 수치에 관한 내용으로 바르지 못한 것은?
① 국내산은 약간 작은 편이고 겉 표면의 색이 연한 갈색을 띠고 있다.
② 연자육은 주로 알코올에 담궜다가 알코올이 약재에 전부 잦아든 다음 말려서 사용.
③ 껍질을 벗기면 중국산이 국내산보다 색이 밝고 흰색에 가깝다.
④ 연자육은 거심을 해서 사용하기도 하는데 거심은 속이 답답해지는 것을 막기 위해서이다.

(정답②) 연자육은 거심피, 증숙, 배건하여 사용 한다.

43. 다음 중 황정의 감별 및 수치에 대한 설명으로 적절하지 않은 것은?

① 국내산이 중국산에 비해 길이와 굵기가 굵은 편이다.
② 황정은 옥죽과 감별을 요하는데 황정은 옥죽에 비해 길이가 좀 더 긴 반면에 굵기는 옥죽에 비해 3배

정도 얇다.

③ 국내산은 중국산에 비해 질이 가볍고 잘라지기 쉬운 차이점이 있다.

④ 황정은 자른 것을 술에 담궜다가 밀폐된 증기가마에 쪄서 말려 사용한다.

(정답③) 국내산 황정이 단단하고 습윤하다.

44. 다음 중 약용식물을 건조 시의 수분함량이 잘못 연결 된 것은?

① 수피를 이용하는 약용식물– 수분이 11–12% 정도 들어 있을 때까지 건조 한다.

② 잎을 이용하는 약용식물– 수분이 11–15% 정도 들어 있을 때까지 건조한다.

③ 전초를 이용하는 약용식물– 수분이 13–14% 정도 들어 있을 때까지 건조한다.

④ 과실을 이용하는 약용식물– 수분이 10–25% 정도 들어 있을 때까지 건조한다.

(정답②) 수분이 12–13%가 맞다.

45. 약용식물의 건조방법 중 화건법에 대한 설명으로 틀린 것은?

① 열건조방법으로 인위적으로 약용식물에 열을 가하여 건조를 하는 방법이다.

② 다른 건조방법들에 비해 자연적인 조건에 구애를 받기에 건조시간이 길다.

③ 인위적인 방법으로는 물과 증기, 전열, 적 외선, 마이크로웨이브 등 이용한다.

④ 장과류의 약용식물은 햇볕에서 어느 정도 말린 후 수분이 빠지면 건조실이나 온돌위에서 건조를 시킨다.

(정답②) 건조시간이 짧다.

46. 다음 중 약용식물 자르기에 대한 설명으로 바르지 못한 것은?

① 약재를 자른 규격은 약재료의 구조 및 유효성분의 물리 화학적 성질에 따라 다르다.

② 일반적으로 약재를 듬성듬성 크게 자른 것이 유효성분이 잘 추출된다.

③ 인삼 감초 도라지 만삼 단너삼 더덕 등 일부 뿌리 약재는 습관상 길이방향으로 45도 정도 빗겨 자른다.

④ 약재료를 자르기 위해서는 약재료의 형태와 성질에 따라 1차 가공한 후 건조한 것을 다시 씻어서 자르기를 할 수 있다.

(정답②)

47. 다음 중 화학적 살충방법에 대한 설명으로 바르지 못한 것은?

① 화학적 살충방법에 사용되는 살충약은 아류산가스, 이류화탄소, 클고르피크린, 클로로포름, 디클로르에탄, 브롬메틸 등이 있다.

② 화학적 살충방법은 살충약을 연소시킬 때 발생하는 연기로 해충을 살충하거나 약의 휘발성가스를 이용하여 살충을 시킨다.

③ 화학적 살충방법은 10℃ 이상의 온도조건에서 효

과가 있고, 10℃~15℃에서 사용 시 효과가 매우 좋다.
④ 화학적 살충방법은 유황훈증법, 이류화탄소훈증법, 클로르피크린에 의한 훈증법 등이 있다

(정답③) 온도20~25℃ 일 때 효과가 가장 좋다.

48. 다음 중 지황의 감별에 관한 내용으로 바르지 못한 것은?
① 지황의 경우는 우리나라에서 생산되나 귀화식물이다.
② 중국산이 국내산에 비해 크기가 큰 편이며 길이도 더 길다.
③ 생지황의 경우 색이 국내산이 더 밝으며 겉 표면도 더 매끄러운 편이다.
④ 숙지황은 규격화되어 있고 특이한 냄새가 있으며 처음에는 단맛 이후에는 맛이 씀.

(정답③) 중국산이 더 밝고 더 매끄럽다.

49. 약용식물의 수치에 대한 연결이 잘못 된 것은?
① 갈근– 채취한 칡을 흐르는 물에 일주일 정도 씻어서 사용한다.
② 감초– 자감초는 감초를 후라이팬에 넣고 약간 볶은 것을 말한다.
③ 과루인– 잘게 찧어 술에 하룻밤 담근 후 6시간 동안 찐 다음 건조시켜 사용 한다.
④ 금은화– 생용은 채로 니토를 제거하고 잡질을 제거하여 사용 한다.

(정답③) 과루인은 약한 불로 누렇게 될 때까지 그대로 쓰거나 압착하여 기름을 약간 뽑고 쓴다.

50. 다음 중 약용식물의 감별에 대한 내용으로 바르지 못한 것은?
① 당귀– 재비된 당귀는 산당귀에 비해 신이 통통하고 자연산당귀는 미가 길고 몸체가 비교적 가늘다.
② 박하– 택란과의 감별을 요하는데 구별하는 방법으로 주로 향이 가장 중요하다.
③ 세신– 서장경과의 감별을 요하는데 꺽은면이 비교적 평탄하면 세신이고 평탄하지 않으면 서장경이다.
④ 원지– 국내산은 중국산에 비해 더 밝고 겉 표면이 더 매끄럽고 곧게 자라는 편이다.

(정답③)

51. 다음 중 길경의 수치방법으로 알맞은 것은?
① 전체는 물론 부러뜨렸을 때 내부까지 숯이 되도록 볶아야 효과가 있다.
② 잡질을 제거하고 파쇄하여 사용 한다.
③ 물로 잘 세척하여 약한 불로 건조시킨 후에 사용 한다.
④ 노두를 제거하고 깨끗이 씻어 윤투한 후에 뜨는 것을 버리고 절편하여 사용한다.

(정답④)

52. 다음 중 각 약용식물의 수치방법으로 틀린 것은?
① 백복령–복령은 잘 우러나지 않으므로 되도록 얇

게 썰어야 한다.

② 비파엽– 기름을 약간 묻혀 볶아 기분으로 털을 제거한 후 사용 한다.

③. 용뇌– 사기약사발에 갈게 되면 수분으로 변하는데 이때 알콜을 첨가하면 더 잘 녹는다.

④ 생남성– 잡질을 제거하고 물에 담가 물기가 스며들면 두껍게 썰어 건조하여 사용한다.

(정답④) 증기 가마에 쪄서 말린다.

53. 다음 중 각 약용식물의 감별에 대한 내용으로 바르지 못한 것은?

① 상백피– 국내산은 진한 갈색이나 회색이 많이 가미 된 반면에 중국산은 붉은색이 많다.

② 승마– 국내산은 길며 색이 연하고 가는 반면에 중국산은 형태가 고르지 않고 불규칙적이 며 덩어리가 크고 원형이다.

③ 시호– 자연산 시호는 식시호에 비해 가늘며 부러뜨려보면 똑똑 소리가 나고 잘 부러지고 속에 심이 없다.

④ 오미자– 일반적으로 국내산이 과육이 더 풍부하여 크기가 약간 큰 편이다.

(정답②)

54. 다음 중 한방의 기원에 대한 설명으로 바르지 못한 것은?

① 한방은 동양에서 수 천 년간 전해진 전통의학으로 韓方과漢方을 함께 묶어서 동양의학이 라고도 한다.

② 춘추전국시대를 지나오면서 한방은 원시적인 틀을 벗고 본격적인 이론과 기술을 갖추게 되었다.

③ 금원시대에 이르러 음양오행설이 나타나 한방의 체계가 과학적으로 정립되기 시작하였다.

④ 명나라를 거쳐 청나라에 이르러서는 온병학이라는 새로운 한방의한 분야가 나타나게 되었다.

(정답③) 음양오행은 송나라 이전에 나타남.

55. 약용식물의 외용법 중 한방훈증법 시 주의 사항으로 바르지 못한 것은?

① 높지 않은 온도에서 시작해서 차츰 온도를 높여가는 것이 좋다.

② 전신훈증은 정신노동자인 도시직장인에게 적합한 것으로 이들은 저온보다는 고온이 적합하다.

③.과도한 땀 분비로 인한 탈수를 주의해야 한다.

④ 훈증 후에는 미지근한 물에서 차가운 물의 순서로 샤워를 해서 열린 땀구멍을 막아준다.

(정답②)

56. 다음 〈보기〉의 증상에 알맞은 활용방법은?

〈보기〉 지구중력의 작용으로 인하여 위장 및 기타의 내장기관이 긴장을 잃고 병적으로 제 위치를 벗어나 아래로 처진 경우를 말하는데 복부팽만감, 소화불량이 나타나며 두통, 어지러움, 울렁거림 등의 증상이 있다.

① 황기뿌리 15–20g을 1회분으로 달여 하루 2–3회씩 1주 1일 정도 복용한다.

② 작약뿌리 5-7g을 1회분으로 달여 3-4회 복용 한다.

③ 컴프리 5-10g을 물로 달여서 복용 한다.

④ 고삼뿌리 3g을 달여 하루 3회씩 1주일 정도 복용 한다.

(정답①) 위병상은 위하수증이다.

57. 〈보기〉의 증상에 대한 약용식물 활용방법은?

〈보기〉 한의학상의 병증으로 배설 기능의 변조로 인해 초래된다. 입맛은 당기나 대소변이 고르지 않아 뱃속에 액체나 가스 등이 차서 부어오르며 숨도 가쁘다. 때로는 열도 난다.

① 산초600g을 볶아서 물기를 빼고 백복령 375g을 껍질을 버리고 가루를 내어서 꿀로 벽오동씨 만하게 알약을 만들어서 두고 한 번에 50개씩 복용 한다.

② 당귀5g, 작약과 천궁, 자초를 각각 2g,감초 1g, 인동1.5g, 대황1g을 넣고 달여 복용한다.

③. 대나무잎 12-13장을 포개어 잘게 썰어서 물 54이를 반쯤 되게 달인 것을 하루 동안에 몇 차례에 나눠 마신다.

④ 치자3g, 후박4g, 지실2g을 한첩으로 물 200㎖가 되게 달여서 하루에 세 번 나눠 복용 한다.

(정답④) 창증에 대한 설명으로 1은 강장에, 2는 악성종양에, 3은 숙취해소에 효과.

58. 다음 〈보기〉에서 설명하는 체질은?

〈보기〉 성격은 선량하고 착하여 법 없이도 살 수 있는 사람이다. 신체의 오장육부 중에서 위장을 가장 약하게 방광을 가장 강하게 타고 나는 체질이다. 신장기능이 항진됨으로서 모든 병이 초래된다고 할 수 있다.

① 금양체질 ② 목음체질 ③ 수음체질 ④ 토양체질

(정답③)

59. 다음 중 스탠딩파우치 포장기에 대한 설명으로 틀린 것은?

① 포장지 및 기기의 가격이 비싼 편이다.

② 포장의 속도가 비교적 빠른 편이 장점이다.

③ 자주 고장 나는 부위는 접합시키는 열판의 온도조절이 잘 안 되는 경우이다.

④ 파우치의 재질로는 이중지, 삼중지, 알루미늄 등 다양한 제품이 나와 있다.

(정답②)

60. 다음 중 기관지염에 대한 활용방법으로 적당하지 않은 것은?

① 호박 500g을 대추20개와 흑설탕을 섞어서 물을 붓고 흐물흐물해지도록 삶아서 아무 때나 적당히 나을 때까지 계속 먹는다.

② 범꼬리의 뿌리 6-8g을 1회분으로 달여서 1일 2-3회씩 4-5일간 복용 한다.

③ 애엽 60g, 흑설탕15g에 물300㎖ 정도 되게 달여 1일 3회에 나누어 복용한다.

④ 백합을 씻어 질그릇에 담고 벌꿀을 부은 후 찜통에 넣어 한 시간 가량 쪄서 한 번에 한 숟가락씩 하

루 두 번 먹으면 된다.

(정답②) ②는 인파선염 활용방법이다.

61. 다음 〈보기〉의 부원료에 명칭과 사용 부위의 연결이 바른 것은?

〈보기〉 가. 배초향 나. 붉은토끼풀 다. 천궁 라. 산수유 A. 뿌리 B. 꽃 C. 지상부 D.열매

① 가-B ② 나- A ③. 다- C ④ 라- D

(정답④) 배초향은 지상부 붉은 토끼풀은 꽃 천궁은 뿌리

62. 식품위생법에서 식품제조 가공업의 시설기준에 대한 설명으로 바르지 못한 것은?

① 수돗물이나 먹는 물의 수질기준에 적합한 지하수 등을 공급할 수 있는 시설을 갖추어야 한다.

② 식품 등의 기준 및 규격을 검사할 수 있는 검사실을 갖추어야 한다.

③. 창고에 갈음할 수 있는 냉동, 냉장시설을 따로 갖춘 업소라도 창고 등의 시설을 갖추어야 한다.

④ 작업장에 영향을 미치지 않는 곳에 정화조를 갖춘 수세식 화장실을 설치하여야 한다.

(정답③)

63. 식품위생법의 영업승계의 사유가 아닌 것은?

① 영업자의 영업양도

② 영업자의 사망에 의한 영업양도

③ 단순법인설립에 의 한양도

④ 관련법규민사집행법에 의한 경매 등에 의한 승계

(정답③)

64. 다음 설명에서 바르지 못한 것은?

① 식품의약품안전청장은 수입신고한 건강기능식품 중 다른 용도로 전환될 우려가 있는 건강기능식품을 유통관리대상건강기능식품으로 지정할 수 있다.

② 건강기능식품 수입신고증의 교부는 전자문서로 할 수 없다.

③ 수입 신고된 건강기능식품이 시설기준 및 기준 규격 등에 적합하고 광고 및 판매금지 사유에 해당되지 않는다고 식품의약품안전청장이 사전에 확인하여 고시한 경우 통관완료전의 검사의 전부 또는 일부를 생략 할 수 있다.

④ 사전등록사항의 경우 변경이 가능하다.

(정답②)

65. 무상수거량 및 검사의뢰의 절차에 관한 설명으로 바르지 못한 것은?

① 액상제품은 600g이고 정제 캡슐 분말과 과립환 제품은 200g를 수거한다.

② 세균검사항목이 있는 건강기능식품은 6개를 수거하여야 하며 이 경우 수거량을 초과하여 수거 할 수 있다.

③. 용량검사를 하여야 하는 경우에는 수거량을 초과하더라도 건강기능식품의 기준 및 규격에 서정한 용

량검사에 필요한 양을 추가하여 수거할 수 있다.

④ 2개 이상을 수거하는 경우 그 용기 또는 포장과 제조 년 월 일이 다른 것이어도 됨.

(정답④) 제조 년 월 일이 동일해야 한다.

66. 다음 중 잎만을 사용하는 주원료가 아닌 것은?
① 물냉이 ② 레몬버베나 ③ 초석잠 ④ 첨차

(정답③) 초석잠은 뿌리를 사용 한다.

67. 식품위생법에서 즉석판매가공업의 시설기준에 대한 설명이 바른 것은?
① 건물은 독립된 건물이거나 즉석 판매 제조가공 외의 용도로 사용되는 시설과 분리 또는 구획되어야 한다.
② 화장실은 무조건 수세식화장실을 설치하여야 한다.
③ 식품을 제조 가공하는데 필요한 기계기구류 등 식품취급시설은 식품의 특성에 관계없이 일률적으로 갖추어도 된다.
④ 식품을 위생적으로 유지 보관할 수 있는 진열 판매시설은 필요 없다.

(정답①)

68. 농림부장관이 국립농산물품질관리원장에게 위임하는 권한이 아닌 것은?

① 누에씨, 누에고치의 검사에 관한 권한.
② 농산물, 축산물 및 그 가공품의 지리적 표시의 등록
③ 농산물 등의 품질인증

④. 농산물 및 축산물의 표준규격의 재개정 또는 폐지

(정답①) ①은 시, 도지사에게 위임

69. 국산농산물 수입농산물 등에 대하여 원산지표시 및 유전자변형농산물의 표시를 하지 아니한 자에 대한 과태료 부과 기준으로 바른 것은?
① 과태료부과금액은 표시를 하지 아니한 물량에 적발 당일 당해업소의 판매가격의 3할을 곱한 금액으로 한다.
② 당해 업소의 판매가격을 알 수 있는 경우에도 인근 2개 업소의 동일 품목판매가격의 평균을 한다.
③ 평균가격을 산정 할 수 없는 경우에는 당해농산물의 매입가격에 5할을 가산한 금액을 기준으로 한다.
④ 과태료의 부과금액 최소단위는 5만원으로 하고 5만원 이상은 반올림하여 만원 단위로 부과한다.

(정답④)

70. 건강기능식품제조업 중 건강기능식품 벤처제조업업을 하기 위한 영업의 허가 신청 시 필요한 서류끼리 묶은 것은?
가. 벤처기업육성에 관한 특별조치법 제5조의 규정에 의한 벤처기업확인서 사본
나. 먹는 물 관리법 제5조의 규정에 의한 먹는물 수질검사기관이 발행한 수질검사성적서
다. 토지이용계획 확인서 및 건축물관리대장 등본
라. 건강기능식품전문제조업소와 체결한 위탁생산계약서

① 가 다   ② 가 라   ③ 나 라   ④ 다 라

(정답②)

71. 다음 〈보기〉가 설명하는 관련법은 무엇인가?
〈보기〉정부는 농림수산물의 수출촉진에 필요한 지원을 할 수 있으며 농림수산물의 수입자 유화를 하고자 할 때에는 농업인 등의 소득보호와 국내자원의 효율적 활용을 위한 시책을 강구하여야 한다. 정부는 농림수산물의 수입자유화로 직접 영향을 받은 농업인 등에 대하여 필요한 지원을 할 수 있다.

① 한약가공법
② 농산물가공산업육성법
③ 농어촌발전특별조치법
④ 친환경농산물육성법

(정답③) 9조 78조로 되어 있다

72. 다음 〈보기〉는 식품공전구성 중 총칙 내용에 대한 설명이다. 바르지 못한 것 끼리 묶은 것은?
〈보기〉
가. 온도의 표시는 파렌하이트법을 (℉)을 쓴다.
나. 시험에 쓰는 물은 따로 규정이 없는 한 일반 수돗물을 사용한다.
다. 열량의 단위는 kcal, kj을 사용 한다.
라. 중량 백분율을 표시 할 때에는 %의 기호를 쓴다. 단, 필요시에는 mg/1도 사용 할 수 있다.

① 가 다   ② 가 나   ③ 나 다   ④ 다 라

(정답②) 온도의 표시는 셀시우스법(℃)을 사용한다. 시험에 사용되는 물은 증류수나 정제수를 써야 한다.

73. 다음 약용식용 중 우리나라 식물 법정보호종이 아닌 것은?
① 천마   ② 부자   ③ 황기   ④ 가시오갈피

(정답②) 52종의 식물 법정보호종이 있다

74. 다음 〈보기〉가 설명하는 법전은 무엇인가?
〈보기〉 주요의약품의 품질 · 강도 및 순도의 기준과 그 시험법을 통일 · 제정하여 질병의 예방 · 치료에 유효하고 품질이 확실한 의약품을 공급하도록 하는 데에 그 목적이 있다.

① 대한약전 ② 약사법 ③ 식품공전 ④ 의약품대전

(정답②) 약사법의 규정에 의하여 약전위원회가 원안을 작성하고 보건복지부장관이 공포한 의약품의 법전.

75. 다음 〈보기〉가 설명하는 법규는 어떤 것인가?
〈보기〉 농림부장관은 산지 가공업자가 농산물의 수입개방에 대응 할 수 있도록 경영개선지원 등의 시책을 추진 할 수 있으며 특산물과 전통식품의품질향상 · 생산장려 · 소비자보호를 위하여 이에 대한 품질인증제도를 실시한다. 5장 으로 나누어진 전문 26조와 부칙으로 구성되어 있다.

① 특산물규제법   ② 품질인증법
③. 농산물가공산업육성법   ④ 전통식품장려법

(정답③) 1999년 법률명칭이 농산물가공산업 육성법으로 바뀜.

76. 〈보기〉에서 설명하고 있는 인물은 누구인가?

〈보기〉 중국의 〈사기〉, 〈역경〉 등에 기록된 전설상의 인물로 화덕(火德)을 가지고 있어 염제(炎帝)라 하였는데 나무를 잘라 구부려서 뇌사(耒耜:호미같은 농구)를 만들어 백성에게 농경을 가르쳤으며, 백초(百草)를 맛보아 약초를 찾아내 치병(治病)하고, 오현금(五絃琴)을 만들고, 팔괘(八卦)를 겹쳐 육십사효(六十四爻)의 점(占)을 보는 점술을 고안하고, 저자(시장)를 세워 백성들에게 교역을 가르쳤다고 한다.

① 환검 ② 신농씨 ③ 이적 ④ 강귀지

(정답①) 이외에 파극천, 구기, 아교 등 120종이 있으며, ②는 신약이라 하는 중품이며, 120종의 약물이, ③④는 좌사약이라 하는 하품이며 125종의 약물이 있다.

83. 〈보기〉의 내용으로 알맞은 것은 무엇인가?

〈보기〉 약용식물 중에서 비약용부위에 속하는 표피, 과실의 껍질 또는 씨앗의 껍질에 유효성분의 함량이 미달되거나 과실의 껍질과 종자가 작용이 서로 다른 것이 있으므로 이들을 제거하거나 분리하여 약용식물을 순수하게 하여야 한다.

① 거피각 ② 거지경 ③ 거모 ④ 거로

(정답④) ① 거피각하는 약물은 대개 세 종류로나눈

다. ①수피류– 육계, 두충, 황백 등 ②뿌리 및 뿌리줄기– 길경, 지모, 백작약 등 ③ 과실종 자류– 배과, 도인, 행인, 사군자, 대풍자 등

84. 다음 〈보기〉가 나타내는 수치의 상용보료는?

〈보기〉 감신하고 대열(大熱)하여 능히 혈맥을 통하고 약의 기운을 잘 행하게 하며 교미교취(矯味矯臭)의 효능이 있다 대개 이것으로 법제하는 약물은 황금, 대황, 백작약 등이다.

① 식초 ② 생강즙 ③ 감초즙 ④ 술

(정답④) 식초– 시호, 향부자, 원화, 감수 등
봉밀– 감초, 마황, 백부근, 마두령
생강즙– 반하, 황련, 후박, 죽여 등
감초즙– 원지, 반하, 오수유 등

85. 다음 〈보기〉의 내용과 알맞은 것은 무엇인가?

〈보기〉 본래의 색을 유지하고 정유를 함유하지 않은 약용식물들에 적용이 된다. 건조를 시키는 온도는 인위적으로 조절을 해 줄 수는 없지만 경제적이고 가장 많이 사용되고 있는 방법이다. 많이 사용되고 있으나 모든 약용식물들을 이 방법으로 말릴 수는 없다.

① 화건법 ② 초제법 ③ 양건법 ④ 음건법

(정답③) 탄닌, 알칼로이드가 들어있는 뿌리를 사용하는 약용식물에 적당하다.

86. 다음 〈보기〉는 수치 가공법 중 액체보료를 약재와 함께 볶는 방법을 나타낸 것이다. 어떤 방법을

설명한 것인가?

〈보기〉산어지통(散瘀止痛), 공하축수(攻下逐水)의 약물에 많이 사용되며 약물을 씻거나 세절한 후에 일정량의 보료를 넣고 함께 볶아주는 방법이다. 이 방법의 목적은 약을 간으로 들어가게 하여 활혈지통(活血止痛)의 효능을 높인다. 대극, 감수, 원화 등에 쓴다.

① 초자법　② 염자법　③ 밀자법　④ 유자법

(정답①) 독성을 없애고 부작용을 감소시킨다. 준하작용이 완화 된다.

87. 약용식물을 보관할 때 온도가 미치는 영향에 대한 설명으로 틀린 것은?

① 온도가 높으면 벌레의 번식이 빨라져 약용식물의 병충해 피해가 심해진다.

② 정유, 비타민, 배당체 성분이 들어있는 약용식물은 높은 온도에서 보관해야 한다.

③ 온도에 의해 약용식물의 모양과 빛깔, 냄새, 맛 등이 달라진다.

④ 온도가 10℃ 이하에서는 세균과 곰팡이 및 벌레의 번식이 억제되어 병충해를 방지 할 수 있다.

(정답②) 보관온도가 낮아야 한다.

88. 다음 〈보기〉가 나타내는 충해예방법으로 맞는 것은?

〈보기〉 무색의 맑은 액체로 휘발성이 강하고 공기보다 무겁다. 부식성이 없고 품질에 나쁜 영향을 주지 않는다. 인화성이 강하므로 사염화탄소와 섞어서

사용하기도 한다.

① 이류화탄소훈증법

② 유황훈증법

③ 클로르피크린에 의한 훈증법

④ 브롬메틸훈증법

(정답①)

89. 다음 〈보기〉의 내용은 어떠한 약용식물의 감별 내용인가?

〈보기〉 가구자와 비슷하다. 이것은 생용, 뜸, 용으로 수치하며 꿀에 쪄서 검게 볶아 분말로 사용한다. 넉줄고사리과에 속한 넉줄고사리의 뿌리줄기로 중국에서는 수용골과에 속한 갈참일엽초와 동속근록식물의 뿌리줄기를 대용한다.

① 곽향　　② 과루인　③ 관동화　④ 골쇄보

(정답④) 골쇄보의 뿌리줄기를 말린 것을 쓴다.

90. 다음 중 창출의 수치법으로 알맞은 것은?

① 거심할 필요 없이 그대로 사용 한다.

② 거유를 해야 한다.

③ 잔뿌리가 많으므로 이를 일일이 제거하지 않고 불에 거슬러 태워 사용 한다.

④ 잔잔한씨만 골라서 까맣게 재가 될 때 까지 볶아서 사용한다.

(정답③)국내산이 중국산에 비해 밝은 편이다.

91. 다음 〈보기〉의 빈칸에 들어갈 알맞은 것은?

〈보기〉 혈은 맥관 속을 순행하며 생명활동을 유지시키는 기본적인 물질로서 붉은 액체로 높은 영양과 자윤작용을 가지고 있다. 혈은(   )와 진액으로 구성되어 있다.

① 원기   ② 영기   ③ 위기   ④ 종기

(정답②) 기의 4대분류– 원기, 영기, 위기 종기/ 원기– 생기 생명활동원동력 영기– 생리활동을 추진/ 위기– 체표의 양을 순환/ 종기– 심장의 맥동의 발현 폐장의 호흡영위

92. 다음 중 기의 생리작용이라고 볼 수 없는 것은?

① 추동작용 ② 온후작용 ③ 방어작용 ④ 소화작용

(정답④) 기의 생리작용은 이밖에 고섭작용 기화작용이 있다.

93. 다음 중 약용식물 생약명의 연결이 올바르지 못한 것은?

① 강황– 울금   ② 개나리– 연교
③ 구릿대– 백지   ④ 개암나무– 반하

(정답④) 개암나무– 진자 끼무룻의 생약명이 반하이다.

99. 다음 〈보기〉가 설명하는 약용식물은 무엇인가?
〈보기〉 중국원산으로 산지에 나는 낙엽교목으로 잎은 호생이며 타원형이다. 끝이 아주 뾰족하다. 자르면 고무 같은 점액질의 실이 나오고 개화기는 4~5월이며 결실기는 9~10월이다. 함유성분은 pectin, ketose, gutta–percha 등이며 주요재배지는 충북 청주, 충남 공주, 경 기 지방이다. 육묘이식법으로 재배한다, 강근 골, 혈압강화 진통에 효과 있다.

① 복숭아나무   ② 두충나무
③ 황정   ④ 옥잠나무

(정답②)

100. 다음 〈보기〉가 설명하는 우리나라 관련 기관은 어디인가?
〈보기〉 농산물의 품질향상과 공정거래를 목적으로 농산물안전성조사 원산지표시관리 규격출하사업관리 등을 통하여 안전하고 품질좋은 농산물이 생산 · 공급되도록 하며 농산물검사 농업통계조사 등의 업무를 전담한다. 농림부장관산하에 있으며 주요업무는 농산물이력추적관리 원산지표시 · 안전성조사 · 친환경인증 · 품질인증 · 농산물규격화 · 유전자변형가공식품표시 · 사료검증 · 국내농산물검사 · 농업통계조사 · 지리적 표시 등이다

① 농산물검사소   ② 농산물유전자연구소
③ 식품의약품안전청   ④ 국립농산물품질관리원

(정답④) 농산물 이력추적 관리라 함은 농산물을 생산단계부터 판매단계까지 각 단계별로 정보를 기록 · 관리하여 해당 농산물의 안전성 등에 문제가 발생 할 경우 해당 농산물을 추적하여 원인규명 및 필요한 조치를 할 수 있도록 관리하는 것을 말한다(농산물품질관리법 제2조 제4호의 3)

약용식물관리사 〈2차실기 모의고사〉

다음에 예시된 건재 약용식물을 관찰한 뒤 물음에 답하시오.

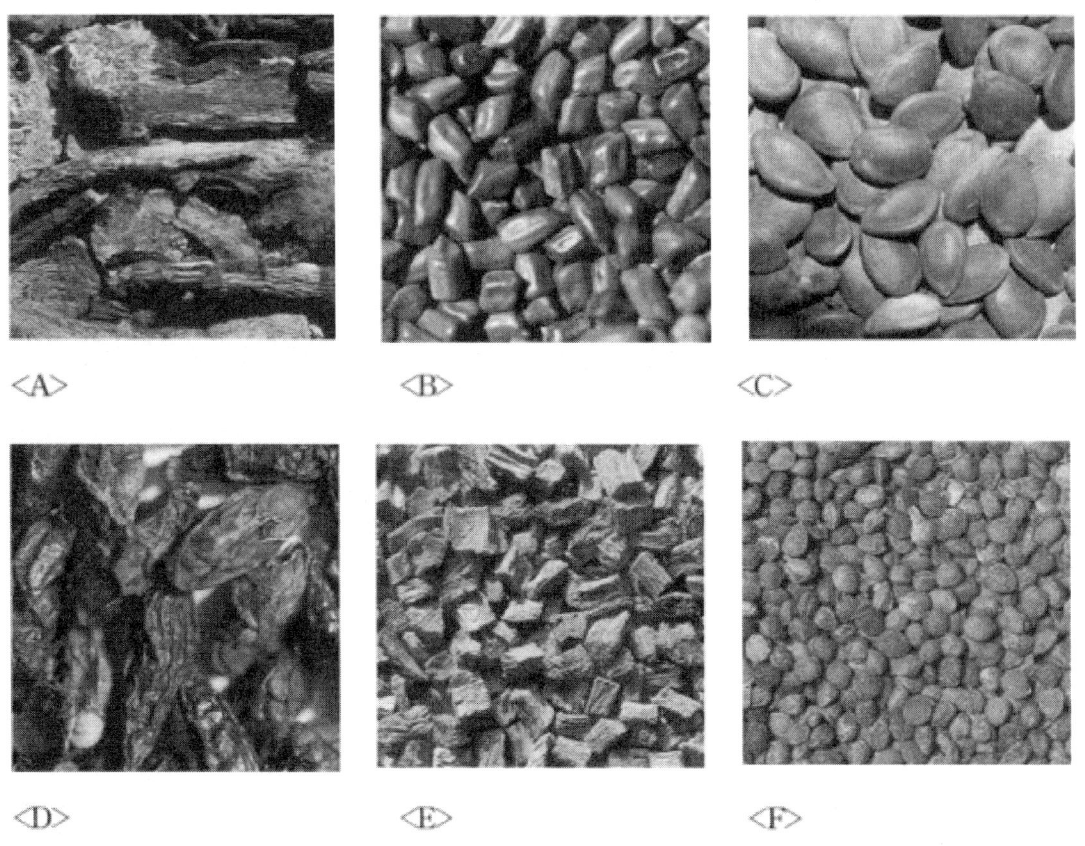

〈A〉   〈B〉   〈C〉

〈D〉   〈E〉   〈F〉

1. 예시된 〈B〉의 약용식물을 생약명 한문명을 쓰시오 (5점)

(답 결명자)

2. 위 중에서 뿌리 뿌리줄기를 약용으로 쓰는 약용식물을 모두 고르시오. (10점)

(답 A, E)

3. 아래 〈보기〉에서 나타내는 약용식물을 예시된 것 중에서 고르시오. (10점)

> 미나리과의 다년생초본이며 엽서는 호생, 2회 3출 3겹잎, 우상이며 주요성분은 쿠마린, 오스톨, 페눌라산 등이다. 서늘한 기후를 좋아하고 남부 평야지는 하고현상을 일으키므로 재배하기 어렵다. 토심이 깊고 유기물함량이 많은 사양토나 식양토가 좋다. 그늘지고 남향진곳이 좋으며 남향진곳이나 습기가 적은 곳은 생육이 불량하나 과습하면 뿌리가 썩는다.

(답 A)

4. 아래 보기가 설명하는 특징을 가진 약용식물은 예시 중 어느 것인가? (10점)

> 가래와 기침, 변비, 유즙분비에 효과가 있으며 열성기관지염으로 가래가 늘어붙은 환자에 좋은 약효가 있다. 폐를 보하며 적셔주고 기를 내려줌으로서 담을 삭혀 없애준다. 급성기관지염, 늑막염, 폐렴 등에 의한 기침, 가래, 뻐근함을 느끼는 흉통에 좋은 약효를 가진다. 기침을 낫게 하는데 주요한 약이다. 뿌리는 천화분이라 하며 맛은 쓰고 성질은 차다. 진액이 말라 입안이 마르고 가슴이 답답하고 갈증을 느끼는데 효과. 종기, 아토피에도 효과가 있다. 속이 냉한 사람은 삼간다.

(답 E)

5. 〈F〉는 공용분류법상 분류 할 때 어떤 약재로 분류하는지 효과적 특성을 고려해서 기술하시오. (10점)

(답 소식약, 소화시키는 약재)

6. 위 약용식물 중 다이드제인 성분을 함유하여 에스트로겐을 활성화시키며 꽃과 열매에 만성설사를 완화시키는 성분이 많은 식물은 어느 것 인가요? (5점)

(답 E)

7. 〈A〉의 한방명을 쓰시오? (5점)

(답 강활)

□ 약용식물을 경작할 때 경지토양의 표면을 덮어주는 것을 멀칭(Mulching)이라 하는데

Natural Medicinal Plant

멀칭의 목적을 쓰시오 (20점)

(답 토양침식방지, 토양수분유지, 지온조절, 잡초억제, 토양전염성병균방지, 토양오염방지, 등)

□　약용식물의 구조 중 예시에서 말하는 식물세포는 무엇인가? (10점)

콘드리오솜 또는 사립체라고도 한다. 크기는 0.2nm~3nm으로 세포호흡에 관여한다. 모양은 생물종에 따라 각각 특징이 있고 크기도 세포의 종류에 따라 다르다. 1개의 세포에 함유된 이 것의 수는 세포의 에너지수용에 관계되며 일반적으로 호흡이 활발한 세포일수록 많이 함유하고 있다.

(답. 미토콘드리아)

□ 다음 예시된 약용식물을 관찰하고 물음에 답하시오.

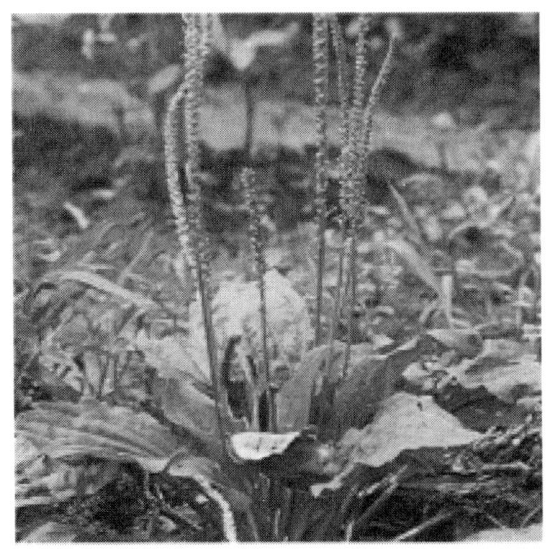

〈예시〉

1. 위 약용식물의 생약명을 쓰시오 (5점)

(답 차전자)

2. 위 약용식물의 특성과 효과를 쓰시오. (10점)

(답. 질경이의 성숙한 종자를 건조한 것으로 많은 잎이 뿌리에서 나와 비스듬히 퍼지고

타원형, 난형이며 꽃은 6~8월에 흰색으로 피며 이삭화서이다. 맛은 달고 성질은 차다. 소

변을 잘 나오게 하며 신우신염, 요도염, 방광염, 간 기능을 활성화하고 눈을 밝게 한다.)

2차 실기시험에 자주 출제되는 약용식물정리

연번	식물명	생약명 주요작용	약용부위	분포	특성	효능/금기
A	궁궁이	천궁/ 활혈거 어약	근경	중국, 국내중부	꽃은 8월, 흰색 복상 형화서	피와 기를 활성화하며 풍을 막아내고 통증을 완화한다. /월경과다, 출혈성질병에는 피한다.
B	방풍	방풍	뿌리	중국,러시아, 국내는 북부, 중부 낮은 산기슭	3년생 초본으로 높이 약3m정도	발한, 해열, 진통, 이뇨, 항바이러스작용
C	삽주	백출/ 보허약	주피를 제거한 뿌리줄기	중국, 일본, 만주 한국은 각지에 분포	맛은 달고 약성은 따뜻하고 독이 없다. 국화과다년생초분	비위의氣를 도우고, 습을 다스리며 땀을 멎게하며 안태(安胎)한다./음허내열, 진액소모, 갈증
D	장군풀	대황	뿌리줄기	백두산부근 자생하는 것은 금문계에 속한다.	유사품 "소리쟁이"에 주의 할 것. 뿌리가 비대하고 황갈색, 황적색, 갈색으로 단면에 면문이 있는것이 우량품이다.	1.위 기허약(胃氣虛弱)한 자, 혈분(血分)에 실열(實熱)이 없는자, 장위(腸胃)에 적체(積滯)가 있는자, 임산부의 태전산후 (胎前産后), 월경기, 수유기에는 삼가한다. 2. 심한설사를 일으킬 수 있고, 임산부의 경우 유산을 일으킬 수 있다
E	구기자나무	구기자/ 보허약	열매, 잎, 뿌리	한국,중국,일본	꽃은 6-9월에 엽액에 피고 꽃부리는 연보라색이다.1-4개씩 액생하고 소화경은3-8mm이며 꽃받침은 3-5개로 갈라진다.	간, 신을 보하고 눈을 밝게하고 폐를 윤활하게 한다./습이 많거나 설사자는 사용주의
F	산수유	산수유	열매	중부이남한국의 산이나 인가부근	낙엽교목으로 키는 7m정도, 과실은 핵과로 모양은 타원형우로 붉게 익고 광택이 있다.	이뇨, 혈압강하작용, 항암작용, 억균작용. 간과 신장의 기운을 북돋아주고 따뜻하게 하는 작용.

Natural Medicinal Plant

연번	식물명	생약명 주요작용	약용부위	분포	특성	효능/금기
G	산사나무	산사/ 소식약	열매	한국,중국,시베리아	꽃은 흰색으로 5월에 피며 지름 1.8m 정도이다.	육류체기나 음식소화작용과 복통설사를 멈추게 한다./편하게 먹을 수 있다.
H	황기	황기 보허약	주피를 제거한 뿌리	중국, 일본 등 북아시아 지역 원산지, 국내는 강원정선, 충북 제천이 주산단지	콩과에 속하는 다년생 초본 90-150cm 정도 자라며 꽃은 7-8월에 핀다.	기를 보하고 피부에 윤기를 더해주며 독기를 제거하여 새살을 나게 한다./화를 도와 음을 상하게 할 수 있다.
I	도라지	길경	뿌리	한국, 일본, 중국 등의 산과 들에서 자란다.	과실은 삭과로 달걀모양이고 꽃받침조각이 달린 채로 익는다. 번식은 종자로 된다.	진해작용과 항 백선 작용 거담, 선폐, 해표작용이 있다.
J	모란	목단피	뿌리껍질	외래식물 중국이 원산지.	미나리 아재비과의 낙엽관목, 5월에 꽃이 피고 과실은 가을에 익는다.	성질은 차고 맛은 쓰며 독이 없다. 진통작용, 진정작용, 최면 혈압강하, 다리부종 억제작용, 항균작용임부나 월경과다자는 복용을 금한다.
K	두충나무	두충	수피	중국중남부가 원산지 국내전역가능하며 경남지역이 많다.	두충나무과의 낙엽교목, 높이는 10m내외 수피는 회색이다. 열매, 잎, 수피를 자르면 흰색의 고무가 나온다.	수피: 혈압강하, 보=간신, 강건골, 안태작용, 신허요통, 허리 무릎동통, 정력보강. 잎 : 혈압강하, 진통작용이 있다.
L	육계나무	계피/ 온리약	수피	한국 일본, 중국등지 냇가나 양지바른곳	암꽃에는 3-5개의 암술이 있으며 암술머리는 실같이 가늘고 연홍색이다. 과실은 3-5개씩 달리고	화가 약한데 쓰고 추위와 통증을 없애고 경락을 잘 통하게 한다./피가 뜨겁거나 열이 많은 사람, 임산부는 금기

연번	식물명	생약명/주요작용	약용부위	분포	특성	효능/금기
M	솔뿌리혹	복령/이수삼습약	균핵	한국, 일본, 타이완	공모양 혹은 타원형이고 지름이 5-7cm이다. 껍질은 밤색 또는 더러운 흑색이다	습을 다스리며 비위를 보하고 정신안정작용이 있다./성질이 화평하다.
N	감초	감초/보허약	뿌리/땅속줄기	중국 동북부와 시베리아, 몽골등지	다년생초본 1m 정도 곧게 자란다. 뿌리는 적갈색으로 땅속깊이 들어가 있다.	비위의 기를 도우고 폐기능을 도와 기침을 멈추게 하며 독성제거와 약 끼리의 성분을 조화롭게 한다./과다복용시두통이 올 수 있음
O	당귀	당귀/보허약	뿌리	우리나라 고냉지 재배, 경북 봉화, 울진, 강원평창, 태백, 정선 등지	뿌리에는 세로주름이 많으며, 꺾은 면은 평탄하고, 맛은 약간 쓰면서 달다	피를 보하고 활성화하여 통증제거와 폐기능을 원활하게 한다./중습, 중만, 설사자는 피한다.
P	함박꽃뿌리	작약/보허약	뿌리	중국,일본, 한국	뿌리는 짧고 크며 마디가 있고 땅속에 가로 뻗는다. 꽃은 백색으로 5-6월에 핀다.	피의 온도를 식혀주고 월경을 통하게 하여 통증을 제거하고 붕루, 자한, 도한에 쓴다/허한증에 단종은 피한다.
Q	지황	숙지황/보허약	뿌리	전북남원,정읍, 북안동, 의성, 봉화	뿌리는 굵고 육질이며 옆으로 뻗고 붉은색이 도는 각질이다. 줄기는 곧게 서고 선모가 있다.	소피를 만들고 음과 정을 보하고 골수를 튼튼하게 한다./화장애 유발주의, 사인,산사 등을 같이 쓴다.
R	녹각사/축사밀	사인/방향화습약	종자/종자덩이	미안마, 타이	종자는 검은 회갈색이고 다면체이어 정육 들어있어 특유한 향기와 맛이 있다	습을 제거하고 기를 통하며, 비위를 따뜻하게 하고 안태작용을 한다./편하게 먹을 수 있다.

〈 부록 2〉 식품공전[별표1] "원료의 목록"

1. 식물성 원료

	품 목 명	이명 또는 영명	학　명	사 용 부 위
1	가시여지	Soursop, Guanabana	*Annona muricata*	열매
2	가시연꽃	감실	*Euryale ferox*	열매
3	가죽나무	가중나무	*Ailanthus altissima*	어린잎
4	각시둥굴레	–	*Polygonatum humile*	어린잎, 줄기, 뿌리줄기
5	갈대	–	*Phragmites communis*	어린순, 뿌리(노근)
6	갈랑갈	아시아생강, galangal	*Alpinia officinarum*	뿌리
7	갈매보리수나무	Sea buckthorn, 비타민나무	*Hippophae rhamnoides L.*	열매
8	갈퀴나물	–	*Vicia amoena*	어린순
9	갈퀴덩굴	–	*Galium spurium*	어린잎, 순
10	갓대	–	*Sasa borealis var. chiisanensis*	잎, 순
11	개미나리	–	*Oenanthe javanica var. japonica*	잎, 줄기
12	개사철쑥	–	*Artemisia apiacea*	어린순
13	개암나무	–	*Corylus heterophylla*	열매
14	개암버섯	–	*Naematoloma sublateritium*	자실체
15	검은 뽕나무	Black Mulberry	*Morus nigra*	열매
16	검은 서양송로	Black Truffles	*Tuber melanosporum*	자실체
17	게박쥐나물	–	*Cacalia adenostyloides*	어린순
18	고수	–	*Coriandrum sativum LINNAEUS.*	열매, 잎
19	고욤나무	–	*Diospyros lotus*	열매, 잎
20	곤달비	–	*Ligularia stenocephala*	어린잎
21	과라나	Guarana	*Paullinia cupana H.B.K.*	열매
22	구기자나무	–	*Lycium chinensis*	잎, 뿌리(지골피)
23	구스베리	Gooseberry	*Ribes uva-crispa L., Ribes grossularia L.*	열매
24	국화	–	*Chrysanthemum morifolium Ramat./ Chrysanthemum indicum*	전초
25	그래인 오브 파라다이스	Grains of paradise	*Amomum nelegueta*	씨앗
26	그물버섯	–	*Boletus edulis*	자실체
27	금앵자	–	*Rosa laevigata*	열매
28	기름골	Chufa	*Cyperus esculentus L.*	덩이줄기
29	까마귀쪽나무	–	*Litsea japonica*	열매
30	까무까무	CAMU-CAMU	*Myrciaria dubia*	열매

	품 목 명	이명 또는 영명	학 명	사 용 부 위
31	깔라몬딘 오렌지	Calamondin orange	*Citrofortunella microcarpa*	열매
32	껄껄이그물버섯	–	*Boletus impolitus*	자실체
33	꽃송이버섯	–	*Sparassis crispa*	자실체
34	꿀풀	–	*Prunella vulgaris L.*	어린순, 어린잎
35	나래박쥐나물	–	*Cacalia auriculata*	어린잎
36	나무딸기	Raspberry	*Rubus spp.*	열매, 잎
37	나무토마토	Tree tomato	*Cyphomandra betacea (Cav.) Sendt.*	열매
38	나문재	–	*Suaeda asparagoides Makino*	어린순, 어린잎
39	나한과	–	*Momordicae grosvenori*	열매
40	내복자	나복자, 무우씨	*Raphanus sativus L.*	씨앗
41	넓은잎쥐오줌풀	–	*Valeriana dagcletiana*	어린잎
42	노니	Noni	*Morinda citrifolia*	열매
43	노루궁뎅이버섯	–	*Hericium erinacium*	자실체
44	노박덩굴	–	*Celastrus orbiculatus*	어린잎
45	누리장나무	Glory bower, 노나무	*Clerodendron trichotomum*	어린순
46	능이(향)버섯	–	*Sarcodon asparatus*	자실체
47	니거	Niger	*Guizotia abyssinica (L.f.) Cass.*	씨앗
48	다닥냉이	–	*Lepidium apetalum*	어린순
49	다래나무	–	*Actinidia arguta*	열매, 어린순, 줄기
50	다색벚꽃버섯	–	*Hygrophorus russula Quel.*	자실체
51	달걀버섯	–	*Amantita caesarea*	자실체
52	달단메밀	Tartarian buckwheat	*Fagopyrum tataricum (L.) Gaertn.*	씨앗
53	달맞이꽃	Evening primrose	*Oenothera odorata*	씨앗
54	닭의장풀	Dayflower	*Commelina communis*	어린순
55	당귤나무	Sweet orange	*Citrus sinensis*	열매
56	당아욱	분홍아욱	*Malva sylvestris L.*	꽃, 잎
57	대잎둥굴레	–	*Polygonatum falcatum*	어린잎, 뿌리줄기
58	덩굴월귤	Cranberry	*Vaccinium macrocarpon*	열매
59	도두	작두콩	*Canavalia gladiatia*	열매
60	동과	–	*Benincasa hispida*	열매, 씨
61	돼지감자	–	*Helianthus tuberosus*	덩이줄기
62	들쭉나무	Bog bilberry	*Vaccinium uliginosum*	열매
63	땅찌만가닥버섯	–	*Lyophyllum shimeji (Kawam.) Hongo*	자실체
64	띠	백모근	*Imperata cylindrica Beauvois*	뿌리
65	라벤더	Lavender	*Lavandula angustifolia/ Lavandula*	꽃, 잎

Natural Medicinal Plant

품목명	이명 또는 영명	학 명	사용부위
		vera/ Lavandula officinalis Chaix.	
66 라임블로섬	Lime blossom	Tilia x europea L.	꽃, 잎
67 랑삿	Langsat, Duku, Longkong	Aglaia domestica (Corrêa em. Jack) Pellegrin/ Aglaia aquea (Jack) Kosterm./ Lansium domesticum Corrêa/ Lansium javanicum Roem./ Aglaia dookoo Griff/ Lansium aqueum (Jack) Roem.	열매
68 레드커런트	Red currant	Ribes rubrum L./ Ribes sativum Syme./ Ribes triste Pall.	열매
69 레몬그라스	개솔새, Lemon grass	Cymbopogon citratus	잎, 줄기
70 레몬밤	Lemon balm	Melissa officinalis L.	잎
71 레몬버베나	Lemon verbena	Aloysia triphylla	잎
72 레이디스맨틀	Lady's mantle	Alchemilla vulgaris L.	잎
73 로코토	Locoto, Cayenne pepper	Capsicum baccatum	열매
74 루로	Lulo, Naranjilla	Solanum quitoense	열매
75 루이보스	Rooibos	Aspalathus lineraris	잎
76 마가목	Mountoin Ash	Sorbus commixta	열매
77 마디풀	–	Polygonum aviculare	어린잎
78 마름	Water nut, Water chestnut	Trapa japonica	열매
79 마리골드	Marigold, 금잔화, Pot marigold,	–	꽃
80 마시멜로	양아욱, Marshmallow	Althaea officinalis	꽃, 뿌리
81 마조람	Marjoram	Origanum majorana	잎, 줄기
82 말오줌대	–	Euscaphis japonica	어린순
83 망초	–	Erigeron canadensis L.	어린순, 어린잎
84 망태버섯	–	Dictyophora indusiata	자실체
85 먹물버섯	–	Coprinus comatus	어린자실체
86 메도우스위트	Meadowsweet	Filipendula ulmaria (L.) Maxim./ Spiraea ulmaria L.	꽃
87 메밀	–	Fagopyrum esculentum Moench	잎, 줄기, 꽃, 씨앗
88 멜린조	Melindjo	Gnetum gnemon	어린잎, 꽃
89 며느리배꼽	–	Persicaria perfoliata/ polygonum	어린순

	품 목 명	이명 또는 영명	학 명	사 용 부 위
			perfoliatum	
90	명일엽	–	Angelica keiskei	뿌리
91	모시풀	Ramie	Boehmeria nivea (L.) Gaudich.	어린순
92	목서	Fragrant olive	Osmanthus fragrans	꽃
93	몰로키아	Nalta jute, Tussa jute	Corchorus olitorius L.	잎
94	물냉이	Cresson	Nasturtium officinale	잎
95	물망초	–	Myosotis sylvatica Hoffm./ Myosotis alpestris F.W. Schmidt	꽃
96	물미모사	Water mimosa	Neptunia oleracea Lour.	잎, 줄기, 어린 꼬투리
97	미국삼	American Ginseng	Panax quinquefolius	뿌리, 잎
98	민들레	포공영	Taraxacum mongolicum H. Mazz.	어린순, 어린잎, 뿌리
99	민박쥐나물	–	Cacalia hastata	어린순
100	밀크씨슬	Milk thistle	Silybum marianum L.	잎, 씨앗
101	바나바	Banaba	Lagerstroemia speciosa Pers.	열매, 잎
102	바라밀	Jackfruit	Artocarpus heterophyllus	열매
103	바질	나륵풀	Ocimum basilicum	잎, 줄기
104	방가지풀	Common Sow Thistle	Sonchus oleraceus	어린잎
105	방아풀	–	Isodon japonicus	어린잎
106	배초향	–	Agastache rugosa O. Kuntze	어린잎
107	백수오	–	Cynanchum wilfordii	덩이뿌리
108	뱀딸기	–	Duchesnea indica	열매
109	번행초	–	Tetragonia tetragonoides	잎
110	벌사상자	–	Cnidium monnieri	열매
111	베르가모트	Bergamot, Bergamot orange	Citrus bergamia	열매
112	베리골드	Berry gold, LASOORA	Cordia latifolia	열매
113	벨벳빈	Velvet bean	Mucuna pruriens	어린순, 열매(전처리과정 확인)

	품 목 명	이명 또는 영명	학 명	사 용 부 위
114	별꽃	Chickweed	*Stellaria media*	어린순
115	병꽃풀	연전초	*Glechoma hederacea L.*	어린순, 어린잎
116	병풍쌈	–	*Cacalia firma*	어린잎
117	보라버섯	–	*Russula subdepallens*	자실체
118	보리지	Borage	*Borago officinalis*	잎, 꽃, 씨앗
119	붉은 뽕나무	Red mulberry	*Morus rubra*	열매
120	붉은 토끼풀	Red clover	*Trifolium pratense L.*	어린잎
121	브라질넛	Brazil nut	*Bertholletia excelsa*	견과
122	블래드랙	Bladderwrack	*Fucus vesiculosus*	전체
123	블랙모렐즈	Black Morels	*Morchella elata*	자실체
124	블랙베리	Black berry	*Rubus spp.*	열매, 잎
125	비단그물버섯	–	*Suillus luteus*	자실체
126	비둘기콩	Red gram, Pigeonpea	*Cajanus cajan (L.) Millsp.*	씨앗
127	비자나무	–	*Torreya nucifera S. et Z.*	열매
128	비파	–	*Eriobotrya japonica (Thunb.) Lindl.*	열매 (씨앗 제외)
129	빅나이	Bignay	*Antidesma bunius*	열매
130	빌베리	Bilberry	*Vaccinium myrtillus*	열매, 잎
131	빵나무	Breadnut, kamansi	*Artocarpus camansi*	열매
132	뽕나무	오디나무	*Morus alba L.*	열매, 잎, 어린 가지
133	뽕나무버섯	–	*Armillariella mellea*	자실체
134	뿔나팔버섯	–	*Craterellus cornucopioides*	자실체
135	사사파릴라	Sarsaparilla	*Smilax aspera L.*	어린순
136	사철쑥	인진호, 인진	*Artemisia capillaris Thunberg*	지상부
137	산돌배나무	–	*Pyrus ussuriensis*	열매
138	생강나무	–	*Lindera obtusiloba*	어린잎
139	생열귀	–	*Rosa davurica*	열매, 꽃잎, 순
140	서양민들레	Dandelion	*Taraxacum officinale Wiggers*	어린순, 어린잎, 뿌리
141	서양자초	Dill	*Anethum graveolens L.*	열매
142	선인장	–	*Opuntia ficus−indica*	열매, 줄기의 육

	품 목 명	이명 또는 영명	학 명	사 용 부 위
				질
143	섬쑥부쟁이	–	*Aster glehni*	어린순
144	세이지	Sage	*Salvia officinalis L.*	잎
145	소나무	–	*Pinus densiflora Sieb & Zucc./ Pinus sylvestris* L.	꽃가루, 순, 잎, 가지, 줄기
146	속단	–	*Phlomis umbrosa Turcz.*	어린잎, 뿌리
147	송로버섯	Truffle	*Tuber aestivum (Wulfen) Pers./ Tuber melanosporum Vittad.*	자실체
148	쇠뜨기	–	*Equisetum arvense L.*	잎
149	쇠비름	Purslane	*Portulaca oleracea L.*	어린잎, 순, 어린줄기
150	수국	–	*Hydrangea serrata SERINGE*	잎
151	수리취	–	*Synurus deltoides*	어린잎
152	수세미오이	–	*Luffa cylindrica*	어린열매
153	수영	Sorrel	*Rumex acetosa L.*	잎, 뿌리
154	수원그물버섯	–	*Boletus auripes*	자실체
155	숙근초	Shallot	*Allium ascalonicum*	뿌리
156	스타아니스	Staranise, 대회향	*Illicum verum*	열매, 씨앗
157	스테비아	–	*Stevia rebaudiana*	잎
158	시계꽃	Passion flower	*Passiflora incarnata L.*	열매, 잎
159	시트론	Citron	*Citrus medica*	껍질, 열매
160	실유카	Adam's needle	*Yucca filamentosa/ Yucca smalliana Fern.*	꽃잎
161	쓴박하	Horehound	*Marrubium vulgare*	잎, 꽃
162	아그리모니	Agrimony	*Agrimonia eupatoria L.*	잎, 줄기
163	아니스	Anise	*Pimpinella anisum L.*	열매
164	아단	Screw pine	*Pandanus odoratissimus*	열매
165	아라비안자스민	Arabian Jasmine	*Jasminum sambac/ Jasminum auriculatum*	꽃
166	아로니아	Black chokeberry	*Aronia melanocarpa*	열매
167	아마	–	*Linum usitatissimum*	씨(시안배당체 제거)

Natural Medicinal Plant

	품 목 명	이명 또는 영명	학 명	사 용 부 위
168	아마란스	–	*Amaranthus hypochondriacus/ A maranthus cruentus/ Amaranthus caudatus/ Amaranthus edulis/ Amaranthus hybridus*	씨앗, 잎
169	아위버섯	–	*Pleurotus ferulae*	자실체
170	아이리쉬 모스	Irish moss	*Chondrus crispus*	전체
171	아티초크	Artichoke	*Cynara scolymus L.*	어린순, 어린잎
172	애기수영	–	*Rumex acetocella L.*	어린순, 어린잎
173	애기우산나물	–	*Syneilesis aconitifolia*	어린잎
174	애플민트	Apple mint, Round-leave mint	*Mentha rotundifolia*	잎
175	야낭	Yanang	*Tiliacora triandra*	어린잎
176	야마유리	산백합	*Lilium auratum*	뿌리
177	약쑥	애엽	황해쑥 *Artemisia argyi*, 쑥 *Artemisia, princeps* Pamp. var. *orientlis* Hara 또는 산쑥 *Artemisia montana*	어린잎
178	양하	–	*Zingiber mioga*	화서,어린잎(순)
179	어리병풍	–	*Cacalia pseudo-taimingasa*	어린잎
180	얼룩조릿대	–	*Sasa veitchii*	어린잎
181	엄나무	–	*Kalopanax pictus*	어린잎, 수피
182	엉겅퀴	–	*Cirsium maackii/ Cirsium japonicum*	어린순, 어린잎
183	엘더	Elderberry, American elder	*Sambucus nigra, Sambucuscandadensis*	열매(열처리), 꽃
184	여뀌	–	*Persicaria hydropiper L.*	어린순, 어린잎
185	여주	–	*Momordica charantia L.*	열매
186	연	연근	*Nelumbo nucifera GAERTNER*	뿌리
187	옐로우볼레투스	Yellow boletus	*Boletus luteus/ Boletus granulatus*	자실체
188	오레가노	Oregano	*Origanum vulgare L.*	잎
189	올리브나무	–	*Olea europaea*	잎
190	올방개	–	*Eleocharis Kuroguwai Ohwi*	씨앗, 뿌리
191	왕그물버섯	–	*Leccinum rugosiceps*	자실체
192	왕둥굴레	–	*Polygonatum involuctatum*	뿌리줄기
193	우산나물	–	*Cacalia krameri*	어린잎

	품 목 명	이명 또는 영명	학 명	사 용 부 위
194	유채	–	*Brassica campestris L.*	전초
195	유카	Yucca	*Yucca brevifolia/ Yucca schidigera*	뿌리
196	으아리	–	*Clematis mandshurica*	어린잎
197	은빛쓴맛그물버섯	–	*Tylopilus eximius*	자실체
198	이스라지나무	–	*Prunus japonica*	열매
199	이질풀	–	*Geranium nepalense*	어린잎
200	인디안 사사파릴라	Indian sarsaparilla, Hemidesmus	*Hemidesmus indicus (L.) W. T. Aiton*	잎
201	잎새버섯	–	*Grifola frondosa*	자실체
202	잣나무	–	*Pinus koraiensis S. et Z.*	씨앗, 잎
203	장미	–	*Rosa spp.*	열매, 꽃잎, 순
204	저단선	Prickly Pear, Indian fig, 후미푸사	*Opuntia humifusa/ Opuntia compressa*	열매
205	저령	–	*Dendropolyporus umbellatus Fries/ Grifola umbellatus*	균핵
206	전칠삼	–	*Panax notoginseng*	뿌리
207	제비꽃	–	*Viola mandshurica W. Becker*	어린순, 어린잎
208	제비콩	백편두	*Dolichos lablab L.*	씨앗
209	좁쌀풀	–	*Lysimachia vulgaris L var. davurica Led.*	어린순, 어린잎
210	주목나무	Japanese yew	*Taxus cuspidata Siebold & Zucc.*	열매 (씨앗 제외)
211	죽대	–	*Polygonatum lasianthum*	뿌리줄기
212	줄풀	–	*Zizania latifolia (Griseb.) Turcz. ex Stapf*	어린 잎, 줄기, 씨앗
213	중국 마름	Chinese water chestnut	*Eleocharis dulcis*	열매
214	지치	자초, 자근	*Lithospermum erythrorhizon Siebold et Zuccarini*	뿌리

품목명	이명 또는 영명	학명	사용부위
215	진달래	–	*Rhododendron mucronulatum Turcz.*	꽃
216	진득찰	희첨	*Siegesbeckia glabrescns Makino.*	어린순, 어린잎
217	진피	귤껍질	*Citrus unshiu MARKOVICH*	껍질
218	짚신나물	–	*Agrimonia pilosa*	어린잎
219	찔레나무	–	*Rosa multiflora*	열매, 잎, 꽃잎, 순
220	차풀	–	*Cassia mimosoides var. nomame Makino*	전체
221	참나래박쥐나물	–	*Cacalia koraiensis*	어린잎
222	참나무	Quercus, Oriental c hestnut oak	*Quercus acutissima*	열매
223	참빗살나무	물뿌리나무	*Euonymus sieboldianus*	어린잎
224	참중나무	참죽나무	*Cedrela sinensis A. Juss.*	어린순, 어린잎
225	천마	–	*Gastrodia elata*	뿌리
226	첨차	텐차	*Rubus suavissimus S. Lee*	잎
227	청전류	–	*Pterocarya paliurus*	어린잎
228	초석잠	Chinese artichoke	*Stachys sieboldii Miq.*	뿌리
229	층층둥굴레	–	*Polygonatum stenophyllum*	뿌리줄기
230	카사바나나	Cassabanana	*Sicana odorifera*	열매
231	카카두플럼	Kakadu plum	*Terminalia ferdinandiana*	열매
232	카피르 라임	Kaffir lime	*Citrus hystrix*	잎
233	캐러웨이	Caraway	*Carum carvi. L.*	씨앗
234	캐모마일	Chamomile	*Chamomilla recutita/ Matricaria r ecutita/ Chamaemelum nobile/ A nthemis nobilis*	꽃, 잎
235	캘리포니아 블랙베리	California blackberry	*Rubus macropetalus*	과일
236	케이퍼	Caper	*Capparis spinosa*	순
237	코쿠	Cocu, Koku	*Allophyllus edulis*	잎, 어린줄기
238	퀴노아	Quinoa	*Chenopodium quinoa Willd.*	씨앗
239	큰전나무버섯	–	*Catathelasma ventricosum*	자실체
240	클레리	Clary	*Salvia sclarea*	잎
241	타마린드	–	*Tamarindus indica*	열매
242	타임	Thyme	*Thymus vulgaris L.*	잎

	품 목 명	이명 또는 영명	학 명	사 용 부 위
243	타히보	Taheebo, Pau D'Arco	*Tabebuia avellanedae/ T. impetiginosa*	껍질
244	퉁퉁마디	함초	*Salicornia herbacea L.*	잎, 줄기
245	파라다이스넛	Paradise nut, Sapucaia nut	*Lecythis zabucajo Aublet*	견과
246	파피 씨드	–	*Papaver przemko, Papaver neuga*	씨앗(가열처리 한 것에 한함)
247	팔각향	–	*Cacalia ainsliaeflora*	어린 잎
248	팔랑개비국화	Cornflower, 수레국화, 콘플라워	*Centaurea cyanus L.*	꽃잎
249	페르시아 호두 나무	–	*Juglans regia*	견과
250	풀버섯	Staw mushiroom	*Volvariella volvacea*	자실체
251	피나무	Linden, Tilia flower	*Tilia spp.*	꽃, 잎
252	필리핀 레몬	Calamansi	*Citrus microcarpa Bunge*	열매
253	필리핀 렌지	Dalandan	*Citrus nobilis Lour.*	열매
254	하수오	–	*Polygonum multiflorum Thunberg*	덩이뿌리
255	한련,금련	Nasturtium	*Tropaeolum majus L.*	잎, 꽃, 어린순
256	해바라기	–	*Helianthus annuus L.*	씨앗, 잎
257	향기제비꽃	Sweet violet	*Viola odorata*	어린잎
258	향유	–	*Elsholtzia ciliata Hylander.*	어린순, 어린잎
259	허니부쉬	Honey bush	*Cyclopia intermedia*	잎
260	헛개나무	–	*Hovenia dulcis Thunberg*	열매(지구자), 줄기, 잎
261	형개(荊芥)	–	*Schizonepeta tenuifolia var. japonica*	꽃대
262	호로파	Fenugreek	*Trigonella foenum-graecum*	열매, 씨앗
263	호리병박	Bottle gourd, calabash, Yuugao, White-flower d gourd	*Lagenaria siceraria (Molina) Sta ndl.*	열매
264	홍화	Safflower	*Carthamus tinctorius*	어린잎
265	화살나무	–	*Euonymus alatus (Thunb.)*	어린잎
266	황금	–	*Scutellaria baicalensis Georgi*	뿌리
267	황기	단너삼	*Astragalus membranaceus Bunge*	뿌리
268	흑호두나무	Black walnut	*Juglans nigra L.*	견과
269	희렴	희첨	*Siegesbeckia pubescens, S.glabre scens*	어린잎
270	흰 서양송로	White Truffles	*Tuber magnatum*	자실체
271	히비스커스	Hibiscus	*Hibiscus sabdariffa*	꽃잎
272	히솝	Hyssop	*Hyssopus officinalis L.*	꽃, 잎

2. 동물성 원료

	품 목 명	이명 또는 영명	학　명	사 용 부 위
1	녹신	–	–	전체
2	백강잠※	–	–	전체
3	하프물범 (단, 하프물범신제외)	Harp seal	*Phoca groenlandica*	–
4	황소개구리	–	*Rana catesbeiana*	육질

※표시된 품목은 대한약전의 한약(생약)규격집의 규격에 적합한 것이어야 함

3. 기타원료

	품목명	이명 또는 영명	학명 또는 특성	사 용 부 위
1	눈꽃동충하초	–	*Paecilomyces japonica/ Paecilomyces tenuipes*	전체
2	밀리타리스 동충하초	–	*Cordyceps militaris*	전체
3	트레할로스	Trehalulose	–	–
4	팔라티노스	Palatinose	–	–

〈부록 3〉 식품공전[별표2] '제한적 사용원료' 의 목록

1. 식물성 제한적 사용 원료

	품목명	이명 또는 영명	학 명	사 용 부 위	사 용 조 건
1	감나무	–	*Diospyros kaki THUNBERG.*	잎	–
2	구절초	–	*Chrysanthemum zawadskii Herbich var. latilobum (Maxim.) Kitamura*	전초	–
3	금불초	선복화	*Inula japonica Thunberg/ Inula britannica*	꽃	–
4	노간주나무	노가주, Juniperberry	*Juniperus communis, Juniperus rigida*	열매	–
5	노루귀	–	*Hepatica asiatica Nakai.*	뿌리	–
6	단삼	–	*Salvia miltiorrhiza BUNGE*	뿌리	–
7	달개비	–	*Commelina communis L.*	전초	–
8	독활	땅두릅, 땃두릅	*Aralia cordata/ Aralia continentalis Kitagawa*	뿌리	–
9	마가목	–	*Sorbus commixta*	나무껍질	–
10	마카	Maca	*Lepidium meyenii*	뿌리	–
11	만삼	당삼	*Codonopsis pilosula Nannfeldt.*	뿌리	–
12	말굽버섯	–	*Fomes fomentarius*	자실체	–
13	맥문동	–	*Liriope platyphylla Wang et Tang.*	뿌리	–
14	배초향	곽향	*Agastache rugosa O. Kuntze*	지상부	–
15	버드나무	Willow	*Salix koreensis*	가지, 가지껍질	–
16	보스웰리아	Boswellia, Indian frankincense	*Boswellia serrata*	검레진 (gum resin)	–
17	복령	–	*Poria cocos Wolf*	균핵	–
18	봉출	–	*Curcuma zedoaria Roscoe*	뿌리(줄기)	–

Natural Medicinal Plant

	품목명	이명 또는 영명	학 명	사용부위	사용조건
19	붉은 토끼풀	Red clover	*Trifolium pratense*	꽃	–
20	비파	–	*Eriobotrya japonica*	잎	–
21	사상자	–	*Torilis japonica Decandolle*	열매	–
22	사인	–	*Amomum xanthioides Wallich*	씨	–
23	산사자	–	*Crataegus pinnatifida Bunge*	열매	–
24	산수유	–	*Cornus officinalis S. et Z.*	열매	–
25	산조인	–	*Zizyphus vulgaris Lamarck/ Zizyphus jujuba*	산대추 씨	–
26	삼백초	–	*Saururus chinensis BAILL.*	지상부	–
27	삽주(백출)	–	*Atractylodes japonica Koidzumi*	뿌리, 줄기(주피 제거)	–
28	삽주(창출)	–	*Atractylodes lancea*	뿌리, 줄기	–
29	서양산사자	Hawthon berry	*Crataegus oxycantha*	열매	–
30	석창포	–	*Acorus gramineus Soland.*	뿌리(줄기)	–
31	쇠무릅	우슬, 쇠무릎풀	*Achyranthes japonica Nakai*	뿌리	–
32	야로	Yarrow	*Achillea millefolium L.*	잎	–
33	약모밀	어성초	*Houttuynia cordata THUNB.*	전초	–
34	연	연꽃, 연잎, 연자육	*Nelumbo nucifera GAERTNER*	꽃(화뢰), 잎, 씨	–
35	오리나무	–	*Alnus japonica (Thunb.) Steudel*	수피, 잎	–
36	옥수수(수염)	–	*Zea mays L.*	암술대	–
37	울금	강황, 심황	*Curcuma domestica/ Curcuma longa/ Curcuma aromatica*	뿌리(줄기)	–
38	원지	–	*Polygala tenuifolia Willdenow*	뿌리	–
39	유근피, 유백	느릅나무껍질	왕느릅나무(*Ulmus*	나무껍질	–

	품목명	이명 또는 영명	학 명	사용부위	사용조건
	피		*macrocarpa)/* 참느릅나무(*Ulmus parvifolia)/* 비슬나무(*Ulmus pumila)*		
40	은행나무	Ginko	*Ginko biloba L.*	잎	침출차의 원료로만 사용
41	익모초	육모초	*Leonurus sibiricus L.*	지상부	–
42	익지인	익지의 열매	*Alpinia oxyphylla miquel*	열매	–
43	인동	금은화	*Lonicera japonica Thunberg.*	꽃(봉오리), 잎, 줄기	–
44	자바투메릭	Java(nese) turmeric, Tumulawak, Temu lawak	*Curcuma xanthorriza L.*	뿌리	–
45	작약	백작약, 참작약, Paeny Root	*Paeonia albiflora* Pallas *var. trichocarpa* Bunge, Paeonia japonica var. pilosa NAKAI 또는 동속근연식물	뿌리	–
46	적작약	Paeoniae Radix Rubra	*Paeonia obovata* Maximowicz, Paeonia albiflora var. hortensis Makino 또는 동속근연식물	뿌리	–
47	쥐오줌풀	Valerian Root	*Valerian offcinails L.*	뿌리	–
48	지각	광귤나무 열매	*Citrus aurantium L.*	열매	–
49	지황	–	*Rehmannia glutinosa Liboschitz*	뿌리	–
50	진흙버섯	–	*Phellinus linteus/ Phellinus baumii*	자실체	–
51	차가버섯	검은자작나무버섯	*Fuscoporia obliqua/Inonotus obliquus*	자실체	–
52	천궁	–	*Cnidium officinale MAKINO.*	뿌리	–
53	천문동	–	*Asparagus cochinchinensis*	덩이뿌리	–
54	측백나무	측백엽	*Biota orientalis Endlicher*	잎	–

Natural Medicinal Plant

	품목명	이명 또는 영명	학　명	사 용 부 위	사 용 조 건
55	치자나무	–	*Gardenia jasminoides Ellis*	열매	–
56	칡	갈화	*Pueraria thunbergiana Benth.*	꽃	–
57	토사자	–	*Cuscuta chinensis Lamark*	씨앗	–
58	필발	Long pepper	*Piper longum*	열매	–
59	향기제비꽃	Sweet violet	*Viola odorata*	꽃	–
60	황칠나무	–	*Textoria morbifera*	잎, 줄기, 뿌리	–

2. 동물성 제한적 사용 원료

	품목명	이명 또는 영명	학　명	사 용 부 위	사 용 조 건
1	구판	귀갑	*Geoclemys reevesii Gray*	남생이복갑	–
2	녹각※	–	*Cervus nippon* T./ *Cervus elaphus* L./ *Cervus canadensis* E.	골질화된 뿔	–
3	녹용※	–	*Cervus nippon* T./ *Cervus elaphus* L./ *Cervus canadensis* E.	골질화 되지 않았거나 약간 골질화된 어린뿔	–

※표시된 품목은 대한약전의 한약(생약)규격집의 규격에 적합한 것이어야 함

3. 기타 제한적 사용 원료

	품목명	이명 또는 영명	학명 또는 특성	사 용 부 위	사 용 조 건
1	락툴로즈	Lactulose		–	–

〈부록 4.〉 식품공전[별표3] '식품에 사용할 수 없는 원료' 의 목록

1. 식물성

	품 목 명	이명 또는 영명	학 명	부 위
1	갈매나무	Buckthorn	*Rhamnus cathartica*	−
2	골든실	Goldenseal	*Hydrastis canadensis*	뿌리
3	관동화	−	*Tussilago farfara*	꽃봉오리
4	관중	−	*Dryopteris crassirhizoma*	뿌리줄기와 잎의 잔기
5	다투라	−	독말풀(*Datura stramonium*), 흰독말풀(*Datura metel*) 또는 기타 동속 근연식물	−
6	대복피	−	빈랑(*Areca catechu*)	과피
7	대황	−	*Rheum palmatum/ R. coreanum/R. tanguticum/ R. officinale*	뿌리줄기
8	도인	복숭아씨	복숭아나무(*Prunus persica*) 또는 산복사(*Prunus persica* Franchet var. *davidiana* Maximowicz)	씨
9	등황	옥황, 월황	등황나무(*Garcinia hanburyi*)	수지
10	디기탈리스	Digitalis	*Digitalis purpurea*	−
11	마두링	Ma dou ling	*Aristolochia longa*	−
12	마황	−	*Ephedra sinica* 또는 동속식물	−
13	만형자	−	순비기나무(*Vitex rotundifolia*)	열매
14	맥각	−	*Claviceps purpurea*	−
15	멀구슬나무	−	*Melia azedarach*	열매
16	목단피	−	*Paeonia suffruticosa/ P. moutan*	뿌리껍질
17	목통	−	으름덩굴(*Akebia quinata*) 및 기타 동속 근연식물	줄기
18	목향	−	*Aucklandia lappa*	뿌리
19	무이라푸아마	−	*Muira puama*	−
20	반하	−	*Pinellia ternata*	덩이줄기
21	방기	−	*Sinomenium acutum*	덩굴성줄기 및 뿌리줄기

	품 목 명	이명 또는 영명	학 명	부 위
22	방풍	–	*Saposhnikovia divaricata*	뿌리 및 뿌리줄기
23	백굴채	–	애기똥풀(*Chelidonium majus*)	–
24	백두구	–	*Amomum cardamomum*	열매
25	벨라돈나	Belladonna	*Atropa belladonna*	–
26	보골지	파고지	*Psoralea corylifolia*	씨
27	보두	여송과	보두나무(*Strychnos ignatii*)	씨
28	부자	–	오두(*Aconitum carmichaeli*)	–
29	붉나무	–	*Rhus chinensis(=R. javanica)*	–
30	붓순나무	–	*Illicium religiosum*	–
31	블랙 코호시	Black cohosh	*Cimicifuga racemosa*	–
32	사라시아 오브론가	–	*Salacia oblonga*	–
33	사리풀	Devil's eye	*Hyoscyamus niger*	–
34	사향	Musk	난쟁이사향노루(*Moschus berezovskii*), 산사향노루(*Moschus chrysogaster*) 또는 사향노루(*Moschus moschiferus*)	수컷의 사향선 분비물
35	서양칠엽수	Horse chestnut	*Aesculus hippocastanum*	–
36	석류	–	*Punica granatum*	껍질, 씨
37	세신	–	*Asiasarum heterotropoides F. Maekawa var. mandshuricum F. Maekawa* 또는 *Asiasarum sieboldi F. Maekawa*	뿌리, 뿌리줄기
38	소태나무	–	*Picrasma quassioides*	–
39	숯	–		–
40	스트로판투스	Strophanthus	*Strophanthus kombe* 또는 기타 동속식물	–
41	승마	–	*Cimicifuga heracleifolia* 또는 기타 동속식물	뿌리줄기
42	시호	–	*Bupleurum falcatum* 또는 그 변종	뿌리
43	쓴쑥	Wormwood	*Artemisia absinthium*	
44	아도니스	Adonis	*Adonis vernalis*	–
45	아르니카	Arnica	*Arnica montana*	–
46	아마메시바	–	*Sauropus androgynus*	–

	품 목 명	이명 또는 영명	학 명	부 위
47	아왜나무	–	*Viburnum awabuki*	–
48	여정실	여정자	*Ligustrum lucidum, L. japonicum* 또는 기타 동속식물	열매
49	오배자	–	붉나무(*Rhus javanica*)의 잎에 오배자진딧물(*Melaphis chinensis*)의 자상(刺傷)에 의하여 생긴 벌레집	–
50	옻나무	–	*Rhus verniciflua*	–
51	요힘비	Yohimbe	*Coryanthe yohimbe*	껍질
52	유향	–	유향나무(*Boswellia carterii*)	수지
53	육종용	–	*Cistanche deserticola* 또는 기타 동속 근연식물	육질경
54	으아리	–	*Clematis mandshurica*	뿌리
55	저백피 (樗白皮)	–	가중나무(*Ailanthus altissima*)	–
56	진교	진범	큰잎용담(*Gentiana macrophylla*)	뿌리
57	차전자	–	질경이(*Plantago asiatica*)	씨 (단, 껍질 제외)
58	챠빌	Chervil	*Anthriscus cerefolium*	뿌리
59	초오	–	놋젓가락나물(*Aconitum ciliare*) 또는 기타 동속 근연식물	덩이뿌리
60	카루썬트리	Karroo thorn tree	*Acacia karroo*	껍질, 잎
61	카바카바	Kava-kava	*Piper methysticum*	–
62	컴프리	–	*Symphytum officinale/ S. asperum/ S. xuplandicum*	–
63	택사	–	질경이택사(*Alisma orientale*) 또는 기타 동속 근연식물	덩이줄기
64	파두(巴豆)	–	*Croton tiglium*	씨
65	피마자	–	*Ricinus communis*	–
66	합개	–	*Gekko gecko*	–
67	행인	살구씨	살구나무(*Prunus armeniaca Linn. var. ansu Maximowicz*) 및 개살구나무(*Prunus mandshurica Koehne var. glabra Nakai*) 또는 기타 동속 근연식물	씨
68	향가피	북오가피	*Periploca sepium*	–
69	향부자	–	*Cyperus rotundus*	뿌리줄기

	품 목 명	이명 또는 영명	학 명	부 위
70	호미카	마전자	마전(*Strychnos nux-vomica*)	씨
71	황련	–	*Coptis japonica* 또는 기타 동속식물	뿌리줄기
72	흰버드나무	White willow bark	*Salix alba*	–

2. 동물성

	품 목 명	이명 또는 영명	학 명	부 위
1	담즙, 담낭	–	–	–
2	멧돼지쓸개	–	–	–
3	뱀	–	–	–
4	복어알	–	–	–
5	사독	–	–	–
6	사람의 태반	자하거	–	–
7	사람의 혈액	–	–	–
8	지렁이	–	–	–
9	해구신	–	물개(*Callorhinus ursinus/ Otaria ursinus*)	–

3. 기타

	품 목 명	이명 또는 영명	학명 또는 특성	부 위
1	땅벌집	–	–	–

〈부록5〉 증상별 약용식물 처방

오장육부 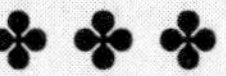

1. 간

(1) 간염에 효과적이다. 간에 열이 성하고 옆구리가 아프거나 귀밑의 목이 부어 아프다. 결핵이 생겨 가래를 많이 뱉어내는 증상
  - 시호, 백복령/8, 백편두, 속썩은풀/6, 잔대, 당귀, 궁궁이, 흰함박꽃, 삽주, 청피, 용담초, 박하, 황기, 산사, 신곡, 맥아, 진피, 연자육, 갈근, 초결명, 치자, 택사/3, 감초/2 (시호, 백복령/8 은 시호, 백복령 각각 8g)

(2) 간이 붓거나 지방간에 효과적이다.
  - 당귀, 궁궁이, 치자, 용담초, 장군풀, 강호리, 방풍/6, 감초/3

(3) 간경, 혈허하고 화가 있는 경우
  - 당귀, 천궁, 흰함박, 찐지황/12, 초시호/4, 치자, 모란뿌리/3, 대추, 생강/4

(4) 술중독으로 인한 간염
  - 갈근, 진피/8, 황련/6, 건지황, 천화분, 오미자, 당귀, 맥문동, 백복령, 잔대, 치자, 도라지, 속썩은풀, 지모, 황백, 석고/4, 감초/3, 대나무잎10매, 생강/6, 대추/4

(5) 간이 경화되고 복수가 차오르고 숨이 차며 혈압이 높고 소화가 잘 안될 때
  - 인동꽃, 백복령, 흰함박/8, 황기, 민들레/6, 산사/5, 시호, 택사, 신곡, 도라지, 질경이씨, 으름덩굴, 개나리열매껍질, 치자, 흰삽주, 진피, 조각자/3, 지각, 감초/2, 생강/6, 대추/4

2. 심장

(1) 신경성, 술로 인해 동맥이 굳어 져서 가슴이 뻐근하고 가슴이 답답하고 조여드는 것 같고 숨을 몰아쉬고 숨이 찬 경우
  - 갈근, 진피/12, 지각, 도라지, 죽여/8, 향부자, 오약, 붉은함박, 복숭아씨, 잇꽃, 소목, 현호색, 당귀미, 적복령, 하늘타리씨, 패모, 속썩은풀, 치자/4, 감초/2

(2) 심장이 두근거리고 깜짝 깜짝 잘 놀래고 불안 초조감이 생기고 잠이 잘 안오고 가슴이 조이고 아프고 할 때
  - 향부자, 맥문동/12, 황기, 지각, 도라지/6, 당귀, 오약, 오미자, 흰작약, 건지황, 흰삽주, 백복신, 산조인초, 황련초, 치자초, 죽여/4, 쌀볶은 것/한줌, 오매1개

3. 비위

(1) 소화가 잘 안되고 만성, 급성에 효과적이다.
- 산사/8, 창출/6, 곽향, 진피, 후박, 반하생강포제, 적복령, 황기, 향부자, 오약, 신곡, 빈랑, 맥아, 목향, 지실, 사인/4, 무우씨/4, 감초/2

(2) 위액 분비가 많아 신물이 오르고 가슴이 아플 때
- 반하생강포제, 적복령, 진피, 치자초, 황련초, 향부자, 곽향/5, 지실, 궁궁이, 삽주/4, 백작약/3, 신곡/2, 감초/2, 생강/6

(3) 위점막에 염증이 생겨 위궤양 시
- 유근피, 흰삽주, 산약/8, 인삼, 산사, 사인/6, 진피, 후박, 적복령, 향부자, 목향, 인동꽃, 민들레, 곽향, 감초/4

(4) 술 마시고 화장실 자주 가는 데 효과
- 갈근, 진피/12, 삽주/8, 후박, 반하, 곽향, 사인, 적복령, 신곡, 택사, 저령, 감초/4, 생강/6

(5) 소화제 일반
- 무우씨초, 맥아초, 삽주, 진피, 곽향/ 각 1:1 환

4. 폐장

(1) 선천적으로 폐가 약한 사람
- 찐지황/16, 산약, 산수유, 맥문동/8, 목단피, 백복령, 진피, 패모, 택사, 오미자, 당귀, 궁궁이, 흰함박, 생강/6, 녹용/4

(2) 폐결핵, 가래가 심하고 기침이 심하다.
- 찐지황/15, 산약, 산수유, 맥문동/8, 목단피, 백복령, 반하/6, 천문동, 패모, 진피, 오미자, 당귀, 궁궁이, 백작약, 상백피, 구기자뿌리껍질, 복숭아씨, 차즈기잎/4, 황백초/3, 녹용/4 (소화가 안될 시 신곡, 빈랑, 향부자, 곽향)

(3) 발열이 나고 두부, 안면 등에 수포가 생길 시
- 인동꽃/12, 현삼, 갈근/8, 황련, 황금, 황백, 치자/5, 흰함박, 승마, 형개, 방풍, 감초/4

(4) 허약 체질자의 기침으로 피가 섞인 가래가 나오는 증상과 결핵성 기침가래에
- 백출, 백복령, 백합, 아교, 천문동/4, 작약, 인삼, 오미자, 황기, 반하, 행인/3, 세신, 홍화, 계피, 감초2

5. 신장

(1) 신이 약하며 허리가 아프고 은은하게 동통이 올 때
- 숙지황/15, 산약, 산수유/8, 두충, 속단, 보골지, 백복령, 목단피/6, 택사, 진피, 사인, 녹용/4, 호도3개, 생강/6

(2) 전립선이 비대하고 오줌이 자주 마려운 것과 신경성으로 자주 마려울 때
 – 택사, 구맥, 호장근/12, 흰삽주, 적복령, 저령/8, 질경이씨, 계피, 감초/3
(3) 몸이 차고 속이 냉하여 물대변을 보고 하체가 붓을 때
 – 삽주, 적복령, 으름덩굴, 갈근, 향부자/6, 강호리, 방풍, 시호, 속썩은풀, 택사/4, 치자, 지각/3, 생강/6

6. 대.소장

(1) 음식이 소화되지 않고 습이 많아 설사 복통 시
 – 삽주, 진피, 후박, 저령, 택사, 흰삽주, 백복령, 흰합박/6, 육두구, 초두구, 질경이씨, 계피, 감초/3, 생강/
 6, 대추/4
(2) 변비가 심할 시
 – 당귀신, 궁궁이, 백작약, 숙지황, 빈랑, 지각, 지실, 복숭아씨, 쇠무릎/8, 대황/5, 잇꽃3, 감초/2

아동편 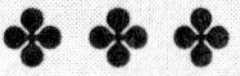

(1) 어린이의 지능발달 및 밥을 잘 먹게 하려고 할 때
 – 숙지황 10, 산수유 5, 백복령.목단피.택사 /4, 당귀 4, 녹용 2
(2) 어린이가 자다가 자주울거나 이불에 오줌을 눌 때
 – 천궁. 당귀. 조구등/ 3 복령. 백출/ 4, 시호 .감초/2

부인편 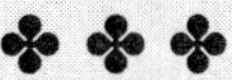

1. 임신 시

(1) 위열이 있고 입덧이 심할 시
 – 향부자, 흰삽주, 오약, 진피, 황기/8, 속썩은풀, 백두구, 죽여, 사인, 감초/4
(2) 자궁안을 깨끗하게 하고 태아가 잘 자라게 한다.
 – 당귀, 궁궁이, 백작약, 흰삽주, 속썩은풀/6, 감초/2
(3) 기혈이 약해 몸이 잘 붓고 과로가 오고 안태 시
 – 당귀신, 궁궁이, 건지황, 백작약, 황기, 두충/8, 속썩은풀, 흰삽주, 진피, 사인, 산사, 대복피, 아교주, 차
 즈기/4, 녹용/4, 감초/2
(4) 순산을 원할 시
 – 당귀, 궁궁이/20, 녹용/10, 대복피, 사인, 익모초/8, 차즈기/6

2. 갱년기 장애

(1) 열이 나고 피곤할 시

  – 당귀, 궁궁이, 숙지황, 흰함박/8, 속썩은풀, 황백, 황련,치자/6, 감초/3

(2) 번열이 있고 신경통, 관절통 시

  – 쇠무릎, 으아리, 산조인 /10, 황기8, 감초/3

(3) 얼굴이 홍조되고 짜증나고 만성 피로 시

  – 갈근, 구기자, 헛개나무 열매/12, 속썩은풀, 뽕잎/8, 감초/2

기타 종합편 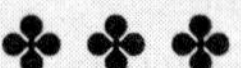

(1) 소화기가 장애가 오고 허리, 다리가 아프고 가슴이 답답할 시

  – 백출, 차전자/12, 지각, 도라지10/ 두충, 속단, 우슬/8, 산사, 곽향, 진피/6, 차즈기, 지실, 목향, 사인, 향
  부자, 오약, 신곡, 빈랑, 맥아, 후박, 반하/4, 백복령, 구릿대, 대복피, 감초/2, 생강/6, 무씨/4 (황달시
  인진쑥 10g 추가, 두통 시 궁궁이, 형개, 방풍/4 추가, 설사시는 택사, 저령, 질경이씨/4 추가)

(2) 속이 냉하고 오래된 숙체

  – 산사, 맥아/8, 곽향, 진피, 삽주, 후박/6, 계피, 건강, 신곡, 빈랑, 향부자, 오약, 목향, 사인, 지실, 초두구,
  반하, 백복령/4, 감초/2, 생강/6

 (3) 타 지방에 가서 토사하고 복통이 일 때

   – 산사, 창출/8, 곽향, 후박, 진피, 사인, 향부자, 반하, 목향, 신곡, 빈랑, 오약, 지각/4, 구릿대, 흰삽주, 백
   복령, 대복피/2, 생강/6

(4) 기억력이 상실되고 뇌혈류를 활성화 시킬 시

   – 용안육, 복신, 산조인, 인삼, 황기/6, 숙지황, 당귀, 백출/5, 원지, 석창포, 감초, 갈근, 길경, 산사, 죽여/
   3, 승마, 목향, 황금, 백지, 고본/2, 생강/4,대조/4

(5) 성장을 빠르게 할 시

   – 계내금, 복분자, 구기자, 오미자, 산약, 오가피, 우슬, 두충, 홍화자/3, 녹각, 복령, 토사자, 산사, 맥아,
   감초/2

   – 찐지황/15, 산약, 산수유/8, 목단피, 백복령, 택사/6, 쇠무릎, 모과, 하수오, 황정/5, 녹각/20

(6) 당뇨 시

   – 당귀, 작약, 생지황, 맥문동, 천궁, 천화분/6, 지모,황백, 연자육, 천문동,산약,산수유/3, 오매, 박하, 감초/
   2

(7) 비만 시

   – 마황/8, 율무, 하엽, 대복피/ 6, 차전자, 목통, 삽주 /4, 택사, 복령피, 단삼, 나복자, 도인, 흰삽주, 다엽,

행인, 산사, 진피, 육계, 반하, 번사엽 /2 (부종 시 상백피, 지골피, 생강피 첨가)

(8) 피부미용 시

 – 황기, 갈근, 모과, 당귀, 백출, 도라지, 결명자, 자소엽 / 6

(9) 신경통

 – 향부자, 희첨 /6, 율무, 삽주/4 , 복령, 속단, 두충, 당귀, 천궁, 위령선, 백지, 방풍, 방기, 황백, 계지, 우슬, 모과, 전충, 산사, 맥아, 신곡/2, 생강/4 , 대추/4

(10) 생리통 시

 – 창출, 향부자6 , 진피, 후박, 길경, 지각, 당귀, 건강, 작약, 복령, 천궁, 백지, 반하, 계피, 홍화, 소목, 오약, 현호색, 도인, 빈랑, 감초/2

(11) 몸이 허하고 일반적인 보약

 – 황기, 백출, 복신, 용안육, 황정 /4, 당귀, 작약, 천궁, 구기자, 산수유, 육계, 사인, 진피, 신곡, 맥아, 산사, 후박 , 곽향, 목향, 감초/2, 대추, 생강/4

(12) 목과 코의 염증완화와 시원하게 한다. 코 막힌데 효과

 – 유근피, 창이자, 목련꽃 /12, 치자, 행인/ 8, 감초/4

(13) 뇌세포에 영양공급이 안되고, 신경이 쇠약하며, 빈혈이 있어서 건망증, 집중력이 저하되고, 피부와 모발은 건조하며, 체력이 쇠약할 시

 – 황기, 인삼, 백출, 복령/6, 당귀, 원지/ 4, 산조인/ 6, 용안육/6, 생강, 대추/ 4, 감초/ 2, 목향/ 2

(14) 고지혈

  비위실조(脾胃失調)로 담습(痰濕)이 몸 안에서 쌓여있는 때에 사용

 – 하엽/60, 생산사 /10, 의이인 /10, 귤피 /5, 다엽/60

  간신을 보익하고, 양혈(養血)하며, 평간잠양(平肝潛陽)하고, 지질을 제거하며 혈압을 내려주는 효과가 있다.

 – 제수오 /6, 산사 /10, 국화 /10, 결명자/ 15g

(15) 감기등 축농증으로 인한 콧물이 줄줄 흐를 때

 –시호, 반하/8, 인삼, 황금, 진피, 적복령 /4, 생강, 감초/2, 대추/ 4

(16) 만성비염으로 코로 냄새를 맡지 못하는 증세와 콧속이 아픈 증상에

 –황기/ 4, 창출, 독활, 방풍, 승마, 갈근/3, 마황, 천초, 백지/1,2, 생강/2, 대추, 총백/3

(17) 위궤양 수술 후

 – 붕어1마리, 마늘2통, 대추20개, 인삼3뿌리, 생강2쪽, 통밤5개, 참쌀1홉, 현미한줌, 물 3.6L(몸 쇠약 시도 효과)

 – 유근피10g, 진피7g

  양배추200g, 우엉200g (빈혈, 당뇨)

(18) 장염증에서 오는 혈변

- 검은 목이버섯 50, 검은깨20

- 연근, 우엉/10

(19) 만성피로, 수면장애, 신경쇠약, 두통과 현기증이 나며 몸살이 자주 일어날 때

 −당귀, 천궁, 작약, 숙지황/150, 산조인, 산수유/120, 대추100, 천마100, 황금100, 감초50

(20) 가슴에 통증이 있고 답답하며 고혈압이며 협심증 증상이 있을 때

 −당귀, 천궁, 백작약, 숙지황/180, 두충, 헛개나무, 오가피, 대추/100, 시호/80

- 줄풀, 구기자, 오가피/12, 두충10, 감초3 (1일 분량 차)

- 굴, 고등어, 호두, 생양파를 섭취하는 것도 효과적 (생무우즙, 생강즙도 좋음)

(21) 술, 담배를 많이 하고 얼굴이 검고 항시 피로하고 두통, 흉통, 위천공증으로 변혈증일 시

 - 당귀, 천궁, 백작약, 숙지황/150, 산수유100, 유근피, 창출, 진피, 지각, 위령선, 하수오, 황기/80,

  형개, 감초/50 빈뇨, 전립선 비대증이 있을 시는 오배자, 차전자, 음양곽 첨가

 - 약초차 : 벌나무/10, 오가피, 구기자/10 차 상복

(22) 발열증상이 있고 잊음이 흔할 시

 - 석창포, 원지, 백복신/200, 익지인150, 황금, 일황연, /100, 감초80

(23) 자근근종, 임파선염, 대하, 요폐증, 변비가 심하고 위염이 있는 경우

 - 부처손, 까마중, 반지련/200, 바위솔, 유근피, 자목, 자단, 겨우살이/100, 고삼, 한련초 /80, 감초50

  당뇨, 빈뇨가 있을 시 천마, 차전자, 목통, 질경이씨, 구기자, 백출, 천화분 첨가

(24) 편두통, 발작성두통, 구토 두통, 근육이 뻣뻣하고 하체가 찰 때

 - 오수유400, 인삼, 대추, 생강/200 (열증일 시는 인삼대신 만삼, 황기, 오가피 사용)

(25) 팔다리마비, 반신.전신불수, 뇌출혈

 −방풍120, 방기, 관계, 행인, 황금, 작약, 인삼, 천궁, 마황, 대추100, 생강80, 감초, 부자/40

(26) 육울증

 −향부자80, 창출신곡, 치자, 연교, 진피, 천궁, 적복령, 패모, 지각, 소엽, 감초, 건강/40

(27) 비염

 - 창이자, 도라지, 치자, 유근피, 신이화/200, 천궁, 박하/150, 방풍/100, 감초/80

(28) 살을 빼는 처방

 −율무, 진피, 목통, 갈근/150, 함초, 상지/100,   감초80

(29) 뼈관절에 좋은 처방

 - 우슬, 두충, 당귀, 접골목, 오가피/150, 백출, 홍화씨/100, 녹용75, 감초80

〈부록6〉 **산야초 효소발효액**

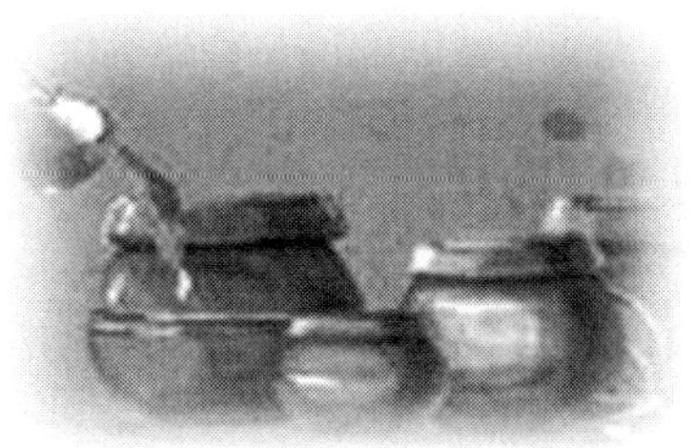

❖ 개 요

효소는 모든 생명현상에 있어 화학반응의 촉매 역할을 하는 물질이다. 단백질 부분의 주효소와 비타민B군, 미네랄, 미량원소의 조효소로 만들어지는 복합영양소이다.

섭취한 각종 음식물을 소화, 분해, 흡수하며 혈액을 정화시키고 흐름을 좋게 한다. 세포를 생성하고 강화시키며 체내의 노폐물과 유해물질을 배설하고 신진대사를 왕성하게 하며 장을 좋게 한다. 사람이 천연 약용할 수 있는 천연약용식품의 전초, 뿌리, 잎, 열매 등 약효가 있는 부위와 설탕, 과당, 꿀 등을 섞어 효모, 미생물이 증식하여 발효시킨 액을 말한다.

❖ 각국 발효식품

한국 - 김치, 간장, 된장, 식혜 등

일본 -낫또, 미림(술 종류), 쓰게모노(절임종류), 나래즈시(초밥종류)

중국 - 두시(콩발효식품), 루푸(콩발효), 앙칵 (쌀을 발효 해서 색소 원료로 쓰임)

베트남 - 늑맘(생선류) 태국-토아나오(콩 발효)

인도 - 스자체(콩발효), 난(빵종류)

아프리카 -다와다와(로커스트 빈이라는 콩발효)

독일 - 사우이크라우드(양배추 절임)

불가리아 - 요구르트(우유발효)

프랑스 - 크루아상(밀가루, 이스트 등을 반죽해서 발효)

❖ 유용한 재료

항염, 항암효과에 좋은 재료 : 겨우살이, 어성초, 쇠비름, 유근피, 유백피, 토마토, 금은화, 관동화, 까마중 등

감기등 해표작용에 좋은 재료 : 배, 도라지, 자소엽, 생강, 갈근, 박하

피흐름을 좋게 하는 재료 : 메밀, 엉겅퀴, 당귀, 천궁, 홍화, 작약, 야콘, 지황, 익모초, 울금, 강황, 아출

피곤 할 때 좋은 재료 : 다래, 으름열매, 개복숭아, 오디, 복분자

열을 내리고 해독작용에 좋은 재료 : 민들레, 금은화, 황련, 가자

이뇨작용에 좋은 재료 : 목통, 차전자, 택사, 옥수수수염, 율무, 적소두

관절, 허리에 좋은 재료 : 우슬, 모과, 두충, 홍화씨

소화에 좋은 재료 : 산사, 맥아, 신곡, 라복자, 오동자

근육, 통증에 좋은 재료 : 오가피, 엄나무, 위령선

❖ 재료

한가지의 보건식품으로 효소발효액을 만든 것이 좋으나 증상에 따라 여러 가지를 합방 할 수 있다.

발효액을 만들고자하는 재료에 따라 약간의 방법이 달라진다.

1) 즙액이 많은 재료 (과일류. 채소류 등)

2) 즙액이 별로 없는 재료 (들풀. 산야초의 잎과 줄기, 뿌리 그리고 수목의 수피, 뿌리 등)

3) 즙액이 전혀없는 재료 (1,2항의 재료들을 건조시킨 것)

❖ 첨가액

재료의 종류에 따라 물의 양을 가감 하여야 하는데 첨가액은 이렇게 만든다.

1) 생강, 감초, 대추 각20g과 물 800g을 200g이 될 때까지　달여 사용 한다 ; (이 같은 비율을 적용) 재료의 향을 중요하게 생각하지 않을 때는 이 방법을 사용한다.

2) 물(생수)을 사용 한다 ; 수돗물은 염소가 많이 포함 될 때가 있어서 발효에 지장을 준다. 재료의 향을 중요시 할 때 사용한다.

3) 재료를 달여 사용 한다; 재료의 약효가 달일 때 많이 추출되는 경우 또는 재료가 건조되었거나 딱딱한 경우. 이때는 달여 낸 물에 엿기름과 설탕을 넣고 발효시킨다. 엿

기름을 넣을 경우는 발효가 조금 **빠르고** 소화기능 이 약한 사람에게 도움이 된다.

❖ 설탕

설탕은 삼투압작용에 의해 식물의 성분을 추출할 수 있으며 동시에 효소의 먹잇감이 된다.

재료와 설탕의 비율 중에 설탕의 양이 많으면 안정적인 발효를 할 수 있다. 발효되는 시간은 길어지나 재료의 유효성분을 많이 추출시킬 수 가 있고 심하게 곰팡이가 핀다거나 급격하게 식초로 변한다거나 하는 경우는 많이 줄어든다. 딱딱한 재료일수록 설탕의 양을 늘릴 필요가 있다.

올리고당, 꿀, 조청 등을 사용 할 수 있다.

❖ 방법

1. 재료는 먼지와 이물질을 제거하는 정도의 세척 과정을 거쳐 **빠른** 시간에 물기를 제거한다. 식초를 몇 방울 넣으면 효과적이다.

2. 재료는 될 수 있는 한 잘게 자른다.

   설탕과 닿는 면적이 많을수록 재료의 유효성분을 **빠른** 시간에 많이 추출해 낼 수가 있다. 재료에 따라 갈아 쓸 수 있다. 즙액이 많은 재료는 2~3Cm도 괜찮지만 뿌리나 나무줄기 등은 최대한 얇게 자른다.

3. 항아리를 깨끗이 씻어 물기가 없게 한다.

항아리가 좋지만 유리병도 좋다. 항아리를 재차 사용할 때에는 한 달 가량 물로 우려 낸 다음에 사용한다.

4. 보통 재료와 보충액과 설탕의 량은 **[재료+ 보충액의 무게 = 설탕의 무게]**를 기본으로 하면서 재료에 따라 가감을 한다. 설탕의 양이 많으면 발효되는 시간이 길어지는 대신에 실패 확률이 적고 설탕의 양이 적으면 빨리 발효가 일어나고 시거나 식초가 될 확률이 높다.

1) 푸성귀 종류와 들풀과 약초의 잎과 같이 무게는 가볍고 부피가 큰 것 들은 먼저 항아리에서 1차적으로 설탕으로 절임을 한다. 잘게 썬 재료와 설탕 1:1정도의 양을 골고루 버무려 섞는다. 그 위를 돌로 눌러 놓는다.2~5일 사이면 숨이 죽으면서 약간의 즙액이 생기면 설탕과 보충액을 1:1로 첨가한 다음 위아래를 골고루 섞어 준다. 첨가량은 재료를 눌렀을 때 재료가 완전히 잠길 수 있는 양을 보충한다. 재료가 위로 들뜨지 않도록 비닐(두겹)에 물을 넣어 눌러준다. 혹은 비닐에 돌을 넣어 눌러준다. 이렇게 하면 발효가 빨리 된다.

   며칠간은 가끔씩 내용물을 섞어준다.

2) 즙액이 적으면서 부피도 적거나 즙액이 전혀 없는(건조된)재료는 절임 과정 없이 재료와 보충액 설탕을 재료가 완전히 잠길 정도로 하여 담근다. 이때도 "재료+보충액의 무게 = 설탕의 무게" 로 한다. 이것도 재료가 들뜨지 않도록 물 혹은 돌로 눌러준다. 며칠간은 가끔씩 내용물을 섞어준다.

3) 재료가 딱딱하거나 달일 때 약효의 유효성분이 더 많이 추출될 경우는 일반 약재를 달이는 경우처럼 달여 낸 물에 엿기름과 설탕을 첨가한다. 이때도 위와 같은 방법을 사용한다.

5. 완성된 항아리는 그늘지고 서늘한 곳에 보관한다.

   보관온도가 높으면 발효되는 시간이 짧고 낮으면 발효시간이 길어진다.

6. 6~12개월 동안 발효를 시킨다. 보관 장소에 따라 큰 차이가 있다. 가끔씩 위아래를 섞어주는 수고를 아끼지 말아야 한다. 산소 공급이 원활이 이루어져야 발효가 잘된다.

7. 발효액을 거를 때는 자루를 이용하면 좋다. 즙액을 다 거르고 난 찌꺼기는 약성이 좋은 약초라면 버리지 말고 잘 말려서 가루 내어 복용하는 것도 좋다고 생각한다. 짜낸 즙액은 적은 항아리에 넣고 6~12개월을 숙성시킨다. 이 때 각각 다른 종류의 발효액을 서로(용도에 맞게) 섞어 숙성시켜도 좋다. 이 때도 산소와의 접촉을 위해 자주 섞어 주어야한다.

8. 발효액을 복용할 때는 생수와 발효액의 비율을 3~10 : 1로 섞어서 복용하는데 3~7일 후에 마시면 좋다. 바로 마실 때 보다 톡 쏘는 맛이 있기 때문이다. 물과 원액을 섞으면 급속히 발효가 증가하므로 가스가 많이 발생한다.

9. 적당한 온도의 물에 타서 음용한다. 효소는 섭씨 48도로 장기 가열하면 파괴되고 70도에서는 조금만 가열해도 효소가 파괴된다.

〈부록7〉

약용식물 차 끓이기

물 1리터 기준, 단위는 g, 반으로 줄여 마신다.

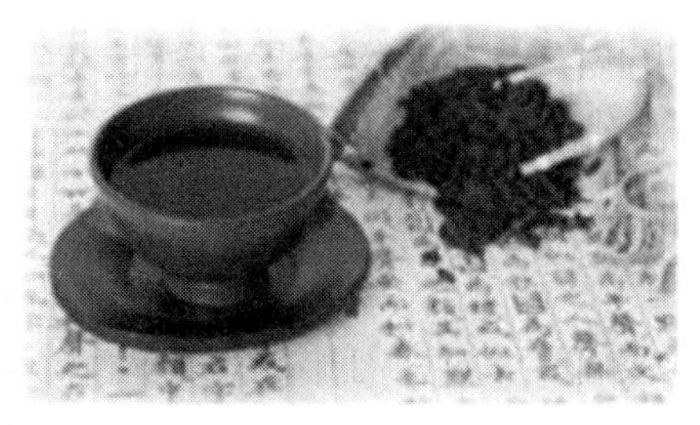

1. 식욕부진, 더위나 피로로 인하여 입맛이 없을 때
 – 배초향 30, 엿기름 20(싹이 나온 것 사용)
2. 소화 잘 안되고 배가 더부룩 할 시
 – 무씨 30(볶은것), 생강20
 – 솔뿌리혹 30, 흰삽쥬(쌀뜨물에 담근 후 볶은 것)
 30
3. 과식을 인한 소화불량
 – 귤껍질 30, 생강20
4. 구토가 나며 머리가 아플 때
 – 귤껍질 30, 대추 10(씨 뺀 것)
5. 음식을 날로 먹거나 기름지게 먹어 구토가 날 때
 – 모과 20, 뽕잎 10, 대추 10
 – 차즈기잎 10, 대파 20, 생강10
6. 타지방에서 물갈아 먹고 배탈 시
 – 솔뿌리혹 30, 귤껍질 20, 생강10
 – 익모초(꽃피기전 채취)30, 약쑥20
7. 소화불량으로 복통이 나고 위경련이 왔을 때
 – 엿기름 20, 감초20
 – 식초 한컵, 흰깨 20
 – 느릅나무 뿌리껍질40, 엿기름10
8. 체하고 위가 더부룩 하고 통증이 있고 기침이 난
 다.
 – 귤꽃10, 민들레꽃10
9. 속이 냉하고 손발이 차고 위통이 있을 시
 – 율무 20, 대추 10, 생강10
10. 설사로 위가 아플 시
 – 율무 30, 수수잎 10, 귤피10
11. 배가 냉하고 식욕이 없을 시

 – 흰삽주 15, 흰솔뿌리혹 10, 귤피10
12. 명치끝에 통증이 올 때
 – 엿기름 20, 감초10, 대추10
 – 검정콩 30, 약쑥10
13. 복통, 설사가 날 때
 – 생강(볶은 것)40, 대추10
 – 흰솔뿌리혹 30, 함박뿌리20
14. 변비
 – 녹차10, 벌꿀50
 – 살구씨, 삼씨, 잣씨 각 15
15. 습관성 변비, 노인성 변비
 – 결명자 20, 육종용 10, 꿀10
 – 감잎 20, 꿀30
16. 대변이 굳게 나오는 변비
 – 연꽃, 연잎/40, 꿀20
17. 이질 설사
 – 인동꽃 20, 연꽃씨 20, 흑설탕10
18. 치질, 치루에서 오는 혈변
 – 우엉 20, 연뿌리20
 – 검은목이버섯 30, 검은깨15
19. 장염증에서 오는 혈변
 – 무궁화20, 약쑥10
 – 수세미오이 30
20. 더위 먹고 식욕 부진 시
 – 구기자 20, 흰솔뿌리혹 15, 흰삽주10
 – 국화 20, 배초향 10, 감초10
21. 더위를 먹고 가슴에 열이 나고 갈증이 날 때
 – 인동꽃 20, 국화 20

22. 더위로 인해 몸에 열이 나고 현기증이 나고 목이 아플 때
 - 인동꽃20, 국화15, 아가위열매15, 꿀50
 - 수박껍질100, 감초10

23. 습열로 인해 황달이 발생하고 몸에 열이 나고 입이 마를 때
 - 인진쑥20, 건생강15, 흑설탕10

24. 몸과 눈 , 소변이 노랄 때
 - 다래나무 40, 대추 30
 - 시호20(식초에 법제), 인진쑥 20
 - 옥수수수염 15, 오이껍질15

25. 술독을 풀 때
 - 대나무 잎 말린 것 30
 - 칡뿌리 30

26. 몸이 붓고 소변이 줄어 들 때
 - 옥수수수염 20, 등심초10
 - 인동덩굴 30

27. 혈뇨가 나오고 간염증세가 뇨단백이 있을 시
 - 옥수수수염 20, 질경이15
 - 수박껍질 100, 오이20

28. 부종, 빈혈, 고혈압 신기능부전 등의 만성신장염
 - 수박껍질 20, 질경이잎 20
 - 옥수수수염 20, 붉은팥20, 동과껍질20

29. 요로이완, 이뇨작용, 소갈증
 - 삼백초 20, 미나리 20
 - 질경이20, 등심초(속골)20

30. 세균성으로 인하여 방광염증, 감염증
 - 인진20, 생지황30, 민들레10
 - 질경이40, 대나무잎20, 감초10
 - 으름덩굴 30, 계지10

31. 요도가 아프고 배뇨가 잘 되지 않으며 통증이 올 시
 - 연근50, 동과 10
 - 겨자나물 50, 질경이 10

32. 소변이 시원치 않고 다리, 허리가 아플 시

 - 회양 20, 대파30
 - 대나무잎 20, 등심초10

33. 당뇨 증세
 - 여주20, 줄풀10
 - 수박껍질 20, 천화분15

34. 피로하고 진액이 부족할 시
 - 인삼30, 대추 10
 - 구기자 20, 오미자20

35. 허약으로 인한 불면증
 - 검은콩 20, 연자육 10, 소맥10, 대추10
 - 대나무잎20, 등심초10
 - 멧대추나무씨(볶은 것), 20, 용안육 15
 - 영지버섯40 3번 달여 섞는다. 대추10

36. 화가 나서 흥분 할 시
 - 구기자30, 감초10, 엿기름10

37. 우울증세
 - 엿기름20, 대추10, 감초10

38. 갱년기에 좋은 차
 - 구기자15, 헛개나무열매10, 뽕잎10, 칡뿌리15
 - 황기20, 함박뿌리15

39. 신경성 두통
 - 궁궁이(거유)20, 귤피30

40. 만성두통
 - 도둑놈의 지팡이 20, 대추10, 백지10

41. 유행성감기에 좋은 탕차
 - 인동덩굴 20, 도라지10, 모과10
   면역력을 길러주는 탕차
 - 인동꽃10, 머위꽃10, 팔각회향10, 감초5

42. 기침, 목감기
 - 도라지10, 대파20, 은행10개

43. 오슬오슬 춥고 열감기 – 표고버섯 20, 모과10, 칡뿌리10

44. 열이 나면서 두통이 오는 경우
 - 칡뿌리30, 방풍10, 귤피10
 - 차즈기잎20, 강호리20

45. 콧물, 재채기

- 칡뿌리20, 무우20, 마늘10
46. 입이 마르고 목이 건조하고 아픈 증세
  - 인동꽃20, 국화20
47. 기침, 가래, 두통과 갈증이 수반 할 시
  - 느릅나무 껍질 20, 질경이씨 20
48. 마른기침으로 피가 나올 때
  - 솔뿌리혹 10, 산마10, 대추10, 연뿌리20
49. 고혈압
  - 줄풀 30, 꾸지뽕10
  - 흰솔뿌리 10, 측백잎20, 솔잎10
  - 띠뿌리30, 미나리10
50. 혈압이 높고 머리 뒤쪽이 무거우며 통증이 올 때
  - 검은콩 10, 다시마15, 솔잎5
51. 심장성 고혈압
  - 양파 30, 솔잎20
  - 콩식초 (콩1/3, 식초2/3 재운 후 1주일 후 식전 복용)
  - 흰솔뿌리혹 20, 흰콩10
52. 저혈압
  - 솔잎20, 대추10
  - 당근100, 미나리100 즙
  - 콩, 좁쌀, 검정깨 가루에 꿀을 타서 복용
53. 관절이 아프고 붓고 마비되는 증세
  - 모과 30, 으아리 20
  - 치자20, 생지황20
  - 모과15, 담쟁이덩굴15, 칡뿌리15
  - 방풍20, 율무15, 계지10
54. 어깨가 결릴 때
  - 엄나무 30, 계지20
55. 허리가 아플 때
  - 두충(염초)30, 칡뿌리20
  - 호박중탕(칡뿌리 포함)
56. 날씨가 흐릴 때 신경통
  - 신경초15, 찔레나무 30
  - 대추(씨 제거)10, 계지15, 모과10

57. 다리가 붓거나 숨이 찬 경우
  - 모과20, 칡뿌리15, 수박껍질15
58. 화상에 좋은 차
  - 민들레30, 도라지20, 황기10
59. 말초혈관이 막혀 순환이 잘 안되는 통풍
  - 관솔 40
60. 타박, 어혈 시
  - 흰솔뿌리혹 20, 계지20, 모란뿌리껍질 10
61. 못에 찔렸을 때
  - 메밀가루에 식초 배합 환부에 붙인다.
  - 흰삽주(미감수 법제) 20, 모과(증)15, 감초10
62. 뱀에게 물렸을 때
  - 감초20, 마늘10
  - 삿갓나물30
63. 치질, 치루
  - 인동꽃 10, 계지15, 백지10
  - 도라지15, 민들레10, 계지10
64. 티눈, 사마귀
  - 율무 20, 엿기름 10
65. 생선알레르기
  - 선탱자 20(밀가루 증초), 감초10
  - 귤피20, 산사(초)20
66. 꽃가루 알레르기
  - 감초15, 산수유(씨제거)15, 귤피10
67. 더위로 인한 땀띠
  - 흰삽주15, 산마 10
68. 신장, 간장 이상으로 인한 기미
  - 산마15, 산수유15, 계지10
69. 주근깨
  - 구기자 20, 계지10, 모과10
70. 여드름
  - 율무30, 영지5, 어성초15
  - 미나리20, 도라지10
  - 솔잎10, 계지10, 도라지10
71. 피부에 희끗희끗 얼룩이 생길 때
  - 계지20, 흰솔뿌리혹10, 오미자10

72. 지방이 많아 비듬이 생기는 경우
  - 솔잎 20, 복령10
73. 머리염색으로 인한 해독에 좋은 차
  - 산마 20, 모과15
74. 동상에 이로운 탕차
  - 계지 20, 복령15, 복숭아씨10
75. 옻에 올랐을 때
  - 콩20, 녹두20 (오이, 우엉즙을 내어 환부에 바른다.)
76. 눈다래끼, 종기화농
  - 인동꽃20, 도라지20
77. 임신으로 인한 입덧
  - 차즈기잎 15, 생강즙5, 진피10, 대추10
78. 산후 복통
  - 익모초 15, 계지10, 흑설탕10
79. 산후 어혈 배출
  - 칡뿌리 20, 함박 10, 계지10
80. 몸이 냉한 경우
  - 흰솔뿌리혹 15, 계지15, 함박10
81. 어혈이 정체된 생리불순
  - 연꽃 15, 쑥 10
82. 하혈 시
  - 엉겅퀴 20, 숙15, 연근10
83. 어린이가 우유 등 음식에 체했을 때
  - 엿기름 20
84. 어린이가 경기를 할 때
  - 흰솔뿌리혹 20, 용안육20
85. 비염
  - 도라지10, 계지10, 민들레5
  - 도꼬마리15, 민들레15
  - 도라지10, 민들레5, 구릿대5
86. 눈이 충혈 되었을 때
  - 결명자20, 구기자10, 국화5

87. 잇몸이 곪았을 때
  - 도라지15, 금은화10, 감초5
88. 입안에서 냄새가 날 시
  - 귤피20, 국화10, 생강10
89. 충치, 풍치로 인한 치통
  - 황기20, 계지10, 인동꽃10
90. 빈혈로 인한 현기증
  - 뽕잎 10, 국화10, 구기자10
91. 몸이 허약해서 식은 땀을 흘릴 때
  - 인삼10, 황기10, 녹용37.5
92. 흰머리 예방
  - 하수오(흑두증)30, 참깨10, 검은깨5, 호도10
93. 혓바늘 돋을 때
  - 오미자15, 인삼15, 흰솔뿌리혹15
94. 식도경련으로 인한 딸꾹질
  - 감꼭지15, 감껍질10, 생강5
95. 비만에 좋은 차
  - 인동꽃 15, 산사15, 국화10- 뽕나무 어린가지 20, 연잎10
96. 수술 후나 힘든 일을 한 후의 쌍화차
  - 흰함박10, 황기, 당귀, 찐지황, 궁궁이/4, 계피, 감초/3
    생강5, 대추4
97. 심장, 기침, 천식, 양기에 좋은 차
  - 오미자15, 산수유(씨제거)10, 구기자10, 생강 6, 대추4
98. 손발에 힘이 없고 저리고 생식기 위축시 활혈, 생혈차
  - 우슬20, 모과20, 생강6, 대추4
99. 강장, 강정에 좋은 오과차
  - 밤3개, 대추4, 곶감2개, 은행10알, 호도2개
100. 허리가 아프고 양기에 좋은 보신차
  - 두충(염초,우유초), 산마, 산수유(씨제거)/10

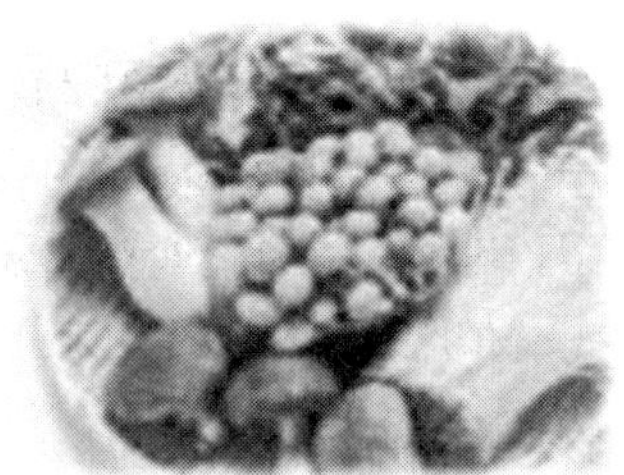

〈부록8〉

버섯류

숲속의 쇠고기로 불리는 버섯은 자연계 물질 순환에서 유기물의 분해자로서 생태계 조화와 유지에 큰 역할을 담당할 뿐만 아니라 우리 생활에 식용과 약용으로 많은 혜택을 주는 귀중한 생활자원이다.

균류(菌類) 중에서 눈으로 식별할 수 있는 크기의 자실체(子實體)를 형성하는 무리의 총칭이다. 즉, 균류의 생식기이다. 버섯 자체가 특정한 분류가 아닌 눈에 보이는 균류를 말하는 것. 버섯모에서 버섯포자를 내뿜어 번식한다. 균류의 특성상 버섯이 난 곳이라면 그 주변은 이미 균사가 점령하고 있다는 뜻이다. 따라서 화분 주위에 자라는 버섯을 제거하고 싶다면, 주변 흙을 덜어내는 방법으로 묻은 균사를 빼내야 재발의 확률을 낮출 수 있다.

다세포 생물로, 유성생식을 할 수도 있고 무성생식을 할 수도 있다. 버섯은 분해자, 공생자, 기생자로 분류할 수 있다.

현재의 계통분류학 구분에 따르면 식물계가 아니라 균계에 속한다.

특이하게 동충하초는 벌레의 몸에서 자란다. 사람이 면역이 떨어질 경우 몸속에서 자랄 수도 있다.

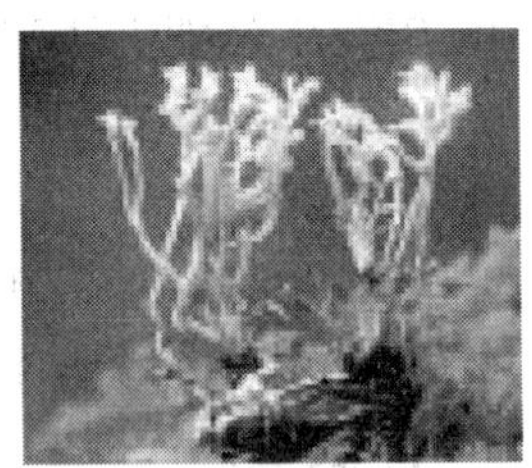

[동충하초]

종류에 따라 가지고 있는 성분도 가지각색으로, 약으로도 쓰일 만큼 유용한 물질을 가진 것부터 생명에 치명적인 독을 가지고 있는 것까지 다양하게 분포한다. 독이 없는 식용.약용 버섯들은 대부분 단백질 함량이 높은 영양식으로 취급되며 또한 버섯에 풍부하게 들어있는 베타글루칸 같은 다당체들은 면역계를 활성화시켜 간접적으로 항암작용을 하기도 한다. 열에는 약하다.

1. 버섯의 분류

버섯의 생물학적 특성

① 진핵생물이며 핵, 미토콘드리아, 액포 등이 있으며 식물과 달리 엽록체가 없다.

② 분류학상으로 진균류에 위치하며 대부분 담자균류에 속하나 일부는 자낭균류(안장버섯, 곰보 버섯, 동충하초)에서 볼 수 있다.

③ 미세하고 실 같은 균사로 되어 있다. 균사의 집합체를 균사체라 하며 이들이 모여서 자실체 를 형성한다.

④ 버섯의 균사에는 세포벽이 있어서 세균이나 동물의 세포와 다르다. 반면에 세포의 조성분 중에 셀룰로이스는 없고 키틴과 글루칸을 가지고 있다는 점과 엽록소가 없다는 점에서 식 물과 다르다.

⑤ 미생물로서 엽록소가 없어 식물체처럼 태양에너지를 고정(광합성)할 능력이 없으므로 다른 영양체를 포식하여 생활에 필요한 에너지를 얻는다.(기생생활)

⑥ 버섯균은 유기물을 분해하여 양분을 흡수한다. 영양섭취 방법에 따라 3가지로 구분한다.

– 사물기생 : 식물이 다른 생물의 죽은 몸이나 배설물 등에 붙어서 양분을 섭취하며 살아가는 생활방식(대부분 버섯종류)

– 활물기생 : 식물이 살아 있는 다른 생물의 체표나 체내에 붙어서 양분을 섭취하며 살아가는 생활방식(해면버섯류, 뽕나무버섯류)

– 공생 : 서로 이익을 주고받으며 함께 살아가는 생활방식(송이, 능이, 광

2. 독버섯

– 붉은싸리버섯, 황금싸리, 노랑싸리, 자주색, 미치광이, 노란젖, 갈잎에밀종, 사슴뿔, 노란꼭지, 흰꼭지, 삿갓외대, 밤색갓, 두엄먹물, 목장말똥, 노란다발, 좀환각, 비늘, 파리, 광대, 흰독큰갗, 보리땀, 주름우단, 산속그믈버섯아재비, 애기무당, 독청, 노란다발버섯

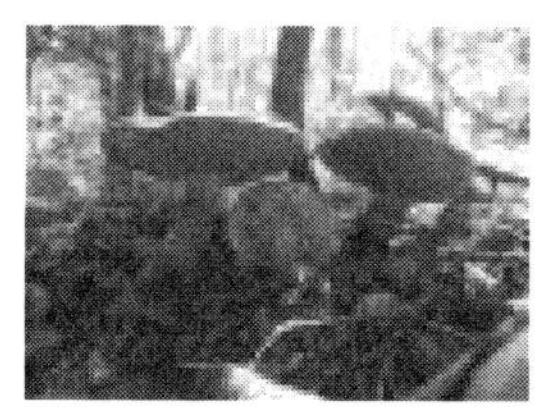
[산속그믈버섯아재비]

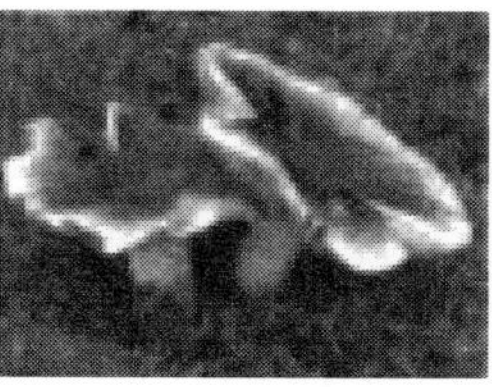
[애기무당버섯]

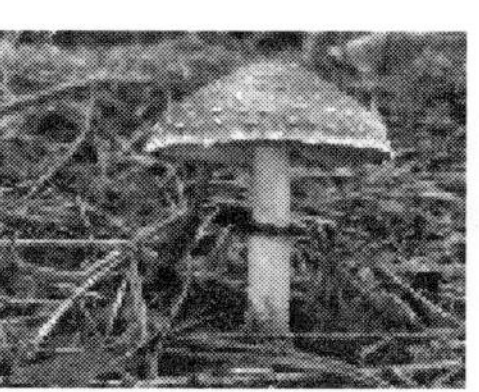
[독청]

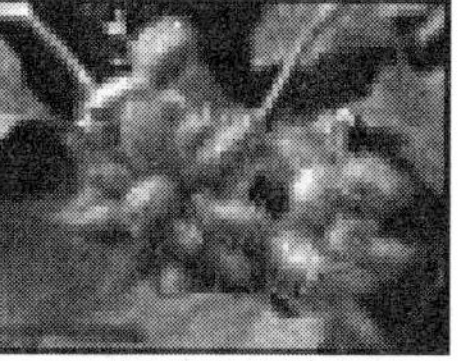
[노란다발버섯]

참고서적 및 관련 인터넷 사이트 ; 농촌진흥청. 약초재배(표준영농교본–7). 1994. 농촌진흥청

농업기술연구소. 약용작물병해도감. 1991. 농업기술원 / 농촌진흥청 농업기술정보 www.rda.go.kr

Natural Medicinal Plant

참 고 문 헌

이호선, 〈약용식물관리사〉, 대진미디어, 2006
임경비, 〈식물의번식〉, 대한교과서주식회사, 1989
조성진 외, 〈토양학〉, 향문사, 1993
한국자격개발원, 〈약용식물의활용〉, 2004
한국직업능력개발원, 〈재배〉, 교육인적자원부, 2002
교육인적자원부, 〈작물〉, 대한교과서(주), 2002
약품식물연구회, 〈약품식물학총론〉, 학창사, 1986
김완희, 〈한의학원론〉, 성보사, 1995
주영승, 〈약용식물형태학〉, 의성당, 1994
백수봉 외, 〈개정작물보호학〉, 선진문화사, 1996
8체질의학회, 〈8체질건강법〉, 고려원미디어, 1996
동의학자료실, 여강출판사, 1993
김기준 외, 〈신고 재배학원론〉, 향문사, 1994
농촌진흥청, 〈농업용어사전〉, 1998
정후섭 외, 〈식물병학〉, 한국방송통신대학교출판부, 1987
김일혁, 〈약이 되는 풀과 나무〉, 중앙대학교 출판국
김호철, 〈한약유통관리체계 개선에 관한연구〉, 경희대학교, 2000
서울대 천연물과학연구소, 〈생약,한약재품질 표준화연구〉, 1996
한국보건산업진흥원, 〈한약전에 관한 연구〉, 1999
강원도교육청, 〈한약자원식물〉, 2013
약령시보존위원회, 〈우리약초꽃〉, 출판부, 2003
경희대학교 한약리학교실 www.kyunghee.ac.kr/~herbal
농림부 www.maf.go.kr
농업진흥청 www.rda.go.kr
네이버 www.naver.com
식품의약품안전처 www.kfda.go.kr
농업진흥청 작물과학원 www.nics.go.kr
경동시장인터넷상인회 www.internetkyungdong.or.kr
한국토종야생산야초연구소 www.jdm0777.com

약용식물관리사 자격증 관련사항

☞ 자격증현황 : 민간자격 16−000719 농림축산식품부승인, 한국직업능력개발원등록

☞ 시험시기 : 년 4회 공고

☞ 카페 : 네이버 초록이있는공간〈http://cafe.naver.com/greenspace〉

☞ 문의 : 약용식물관리〈010−3768−2491〉, 아트하우스출판부〈010−2202−7833〉

약용식물도감
Index of Medicinal Plants

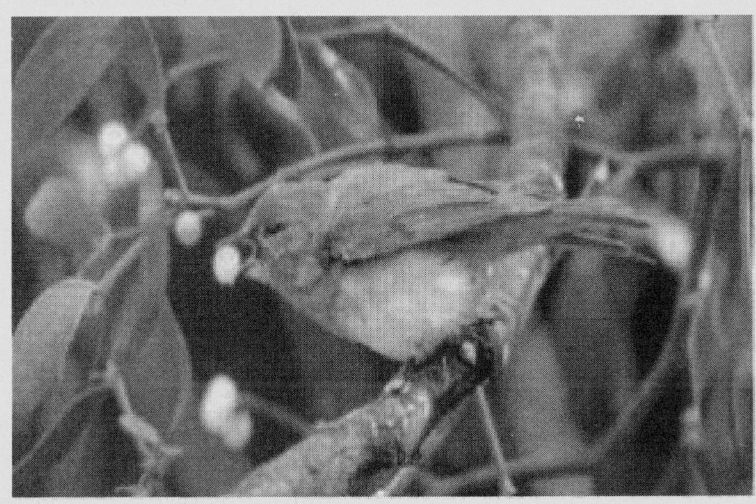

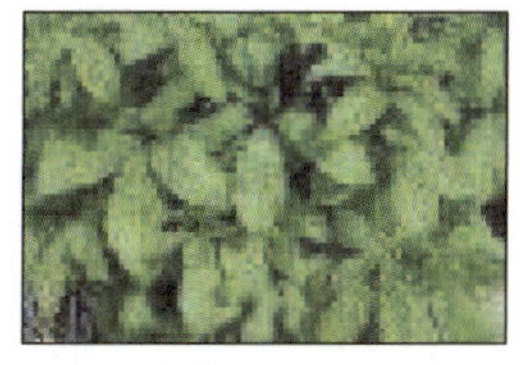 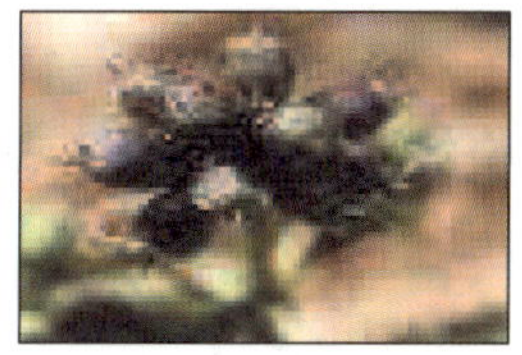

오가피(五加皮)- 오갈피나무
약용: 줄기, 껍질, 열매, 무독
성미: 온신고 귀경: 간. 신
주치: 거풍습, 강근골, 거풍습약, 간장, 신장보

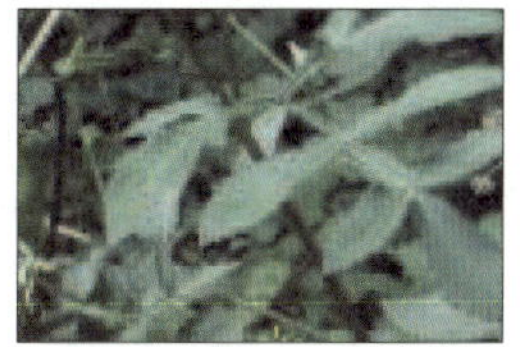 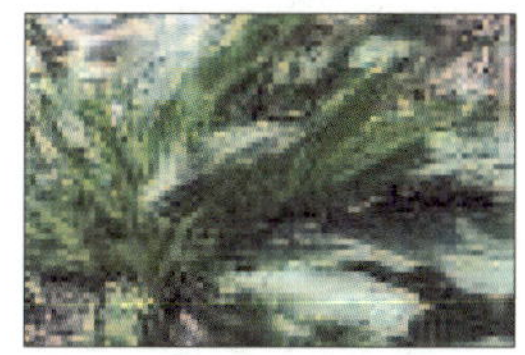

대황(大黃)- 장군풀, 천군, 화상, 부여
사하약(공하약)/ 귀경: 비. 위. 대. 간 .심
약용: 뿌리, 뿌리줄기, 무독, 고. 한
주치: 청열사하, 해독, 활혈거어

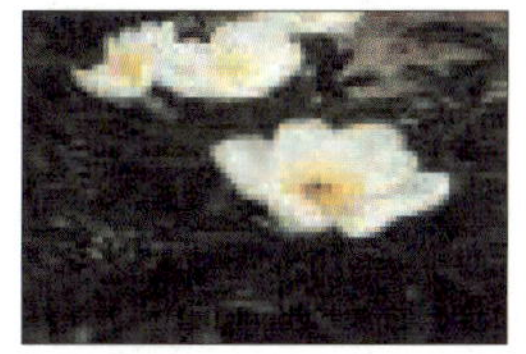 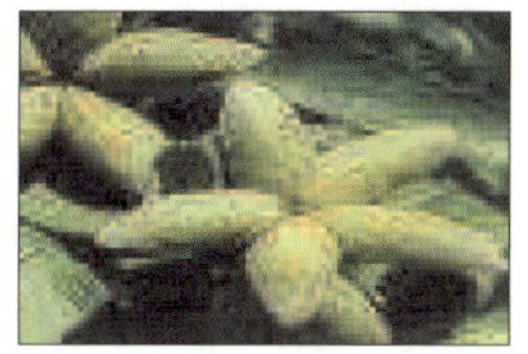

백작약(白芍藥)- 작약, 금작약
보혈약/ 귀경: 간, 비, / 성미: 고. 산, 미한
약용: 뿌리, 함박꽃의 꽃 귀경: 간. 비
주치: 양혈렴음, 유간지통, 자양강장제

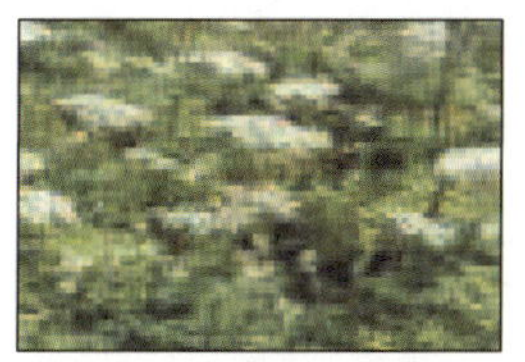 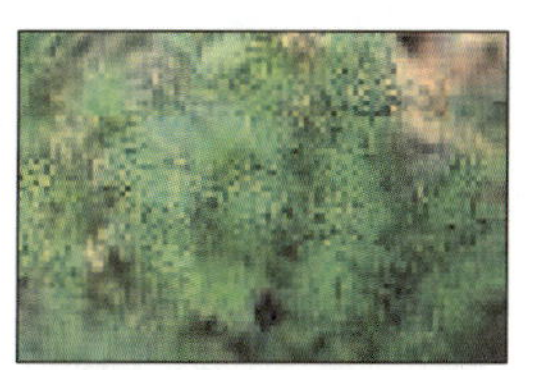

천궁(川芎)- 궁궁이, 천오
활혈거어약/ 귀경: 간. 담. 심포
약용: 뿌리 성미: 온. 신 무독
주치: 활혈행기, 거풍지통

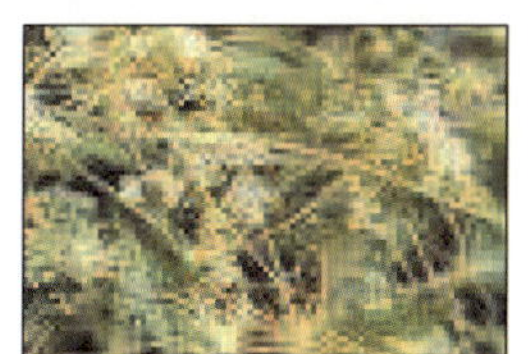 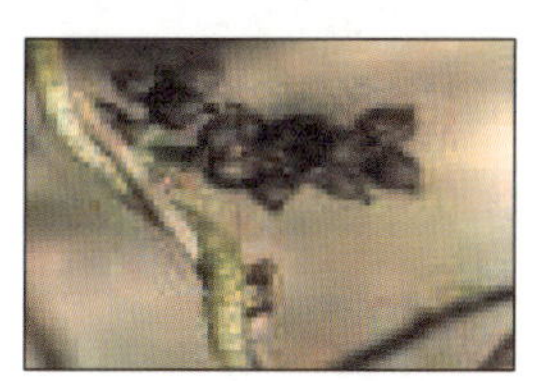

토사자(菟絲子)- 새삼
보양약/ 귀경: 신. 감 .평
약용: 종자 무독, 지사작용
주치: 보양익음, 고정축뇨, 명목, 지갈

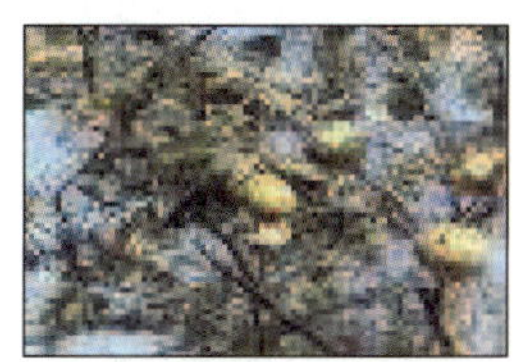 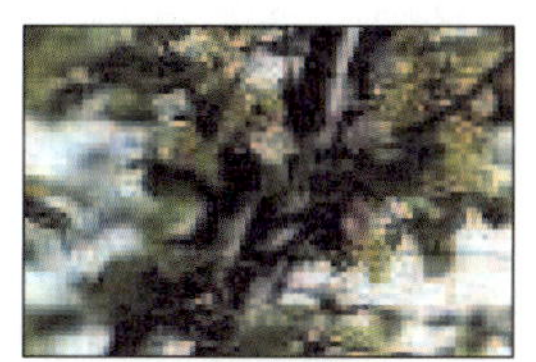

모과(木瓜)- 모과나무, 목과실, 철각리
거풍습약/ 성미: 온. 산/ 귀경: 간. 비
약용: 과실 무독
舒筋活絡, 化濕和胃

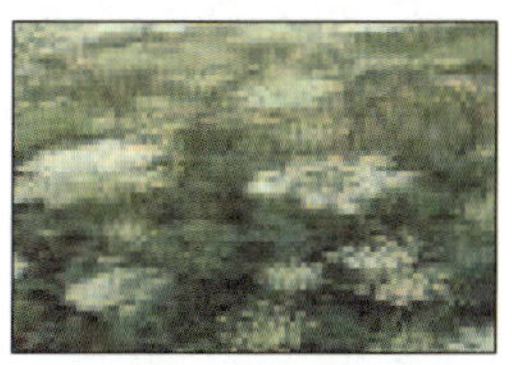 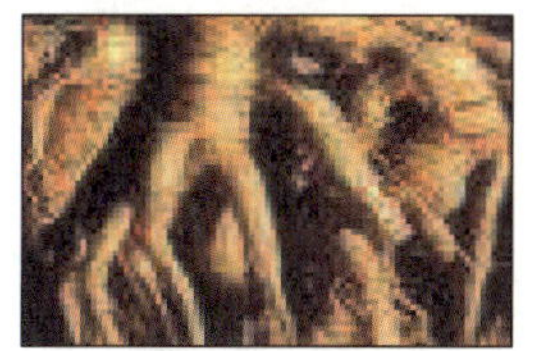

당귀(當歸)- 참당귀, 일당귀, 건귀
보혈약/ 성미: 감신, 온 / 귀경; 간. 심 .비
약용: 뿌리 무독
보혈활혈, 지통윤장, 변비

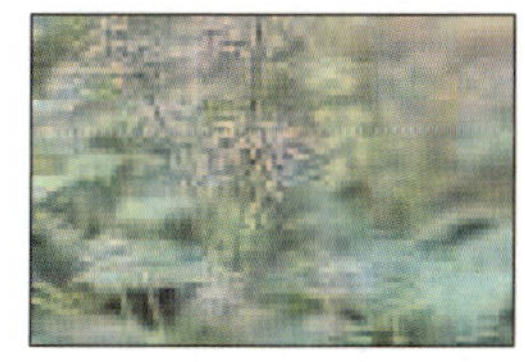 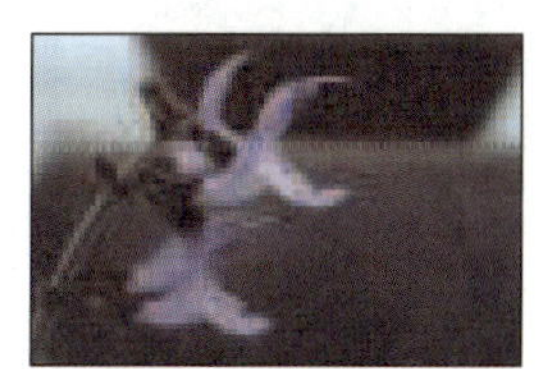

단삼(丹蔘)- 홍근, 적삼, 목양유
활혈거어약/ 성미: 고. 미한/ 귀경: 심, 간
약용: 뿌리 무독, 미백, 살균
활혈거어, 양혈소통, 양혈안신

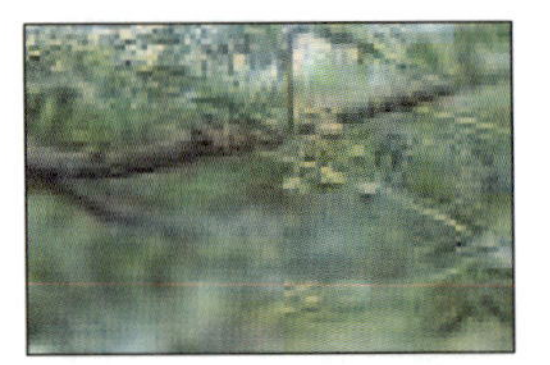 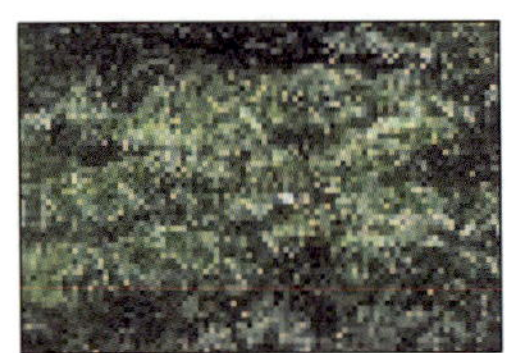

고련피(苦楝皮)- 멀구슬나무, 천련자, 연실, 연자

구충약/ 약용; 뿌리껍질, 小毒, 고. 한

청열, 조습, 살충작용

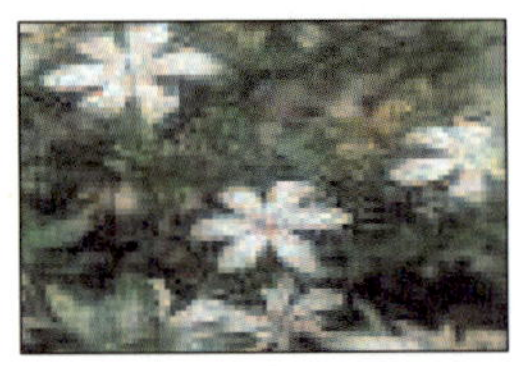 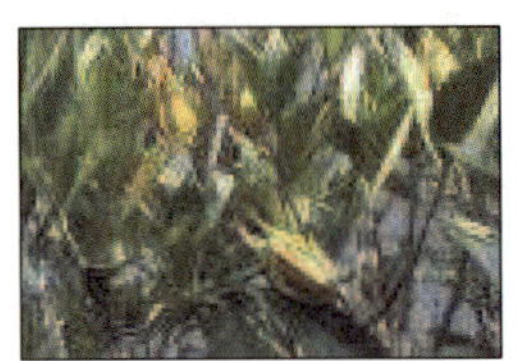

치자(梔子)- 치자나무, 목단, 선지, 가데니아

청열사화약/ 약용: 열매 고. 한

귀경: 심. 폐. 위 사화제번, 청열이습

우울증, 마음이 답답할 때, 황달

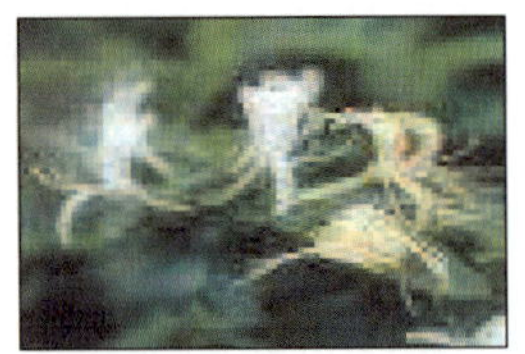 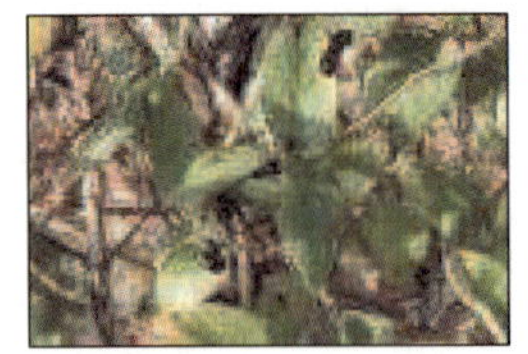

금은화(金銀花)- 인동덩굴, 은화, 쌍화

청열해독/ 약용; 꽃 귀경: 폐, 위, 대장

성미: 감. 한 청열해독, 소염배농

유행성감기, 인후염, 방광염

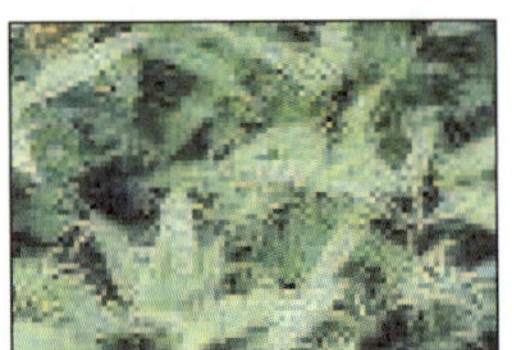 

구척(狗脊)- 구청, 백지

보양약/ 약용: 뿌리줄기 / 귀경: 간, 신

고. 감. 온 보간신, 유정, 유뇨, 대하

거풍습, 무독

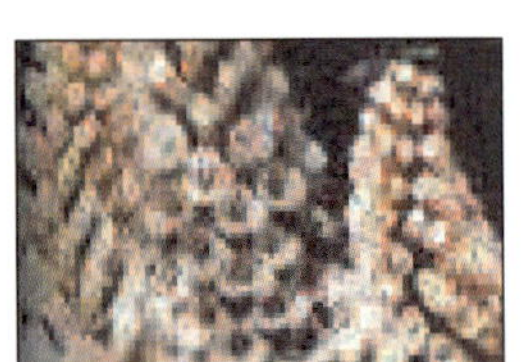 

육종용(肉從蓉)- 종용, 지정

보양약 / 약용; 육질경 무독

감. 함. 온 / 귀경: 간. 대장

보신조양, 윤장통변

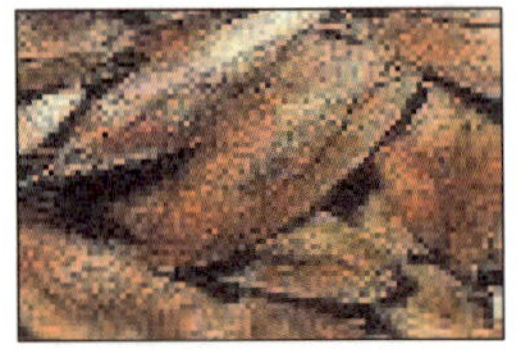 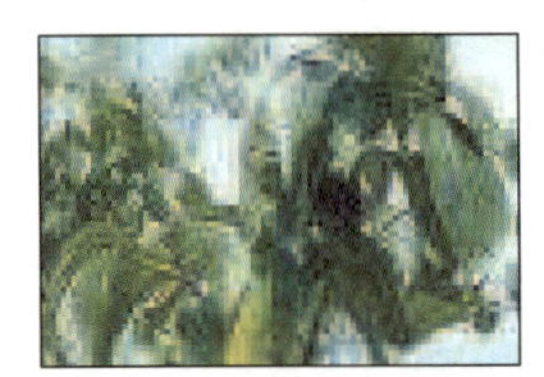

두충(杜沖)- 두충나무, 목면, 사선

보양약/ 약용: 나무껍질 무독

감. 온 귀경: 간. 신

보간신, 강근골, 안태

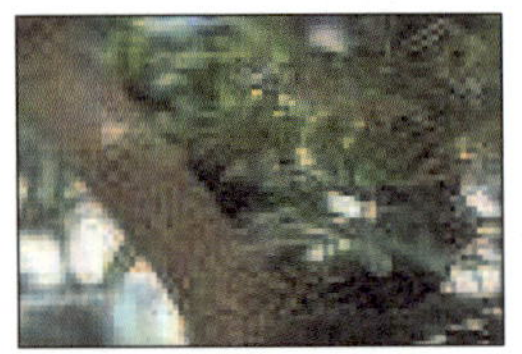 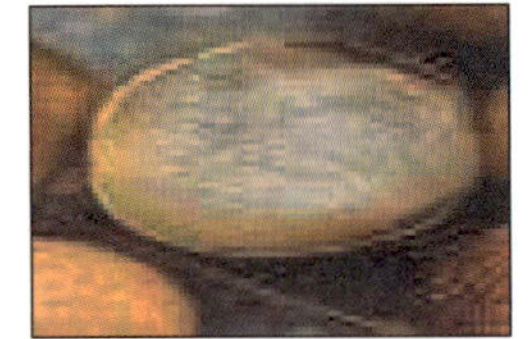

용안육(龍眼肉)- 용안나무, 익지 ,밀비, 계원

보혈약/ 약용: 열매 무독

감 .온 귀경: 신. 비

보신비, 익기혈

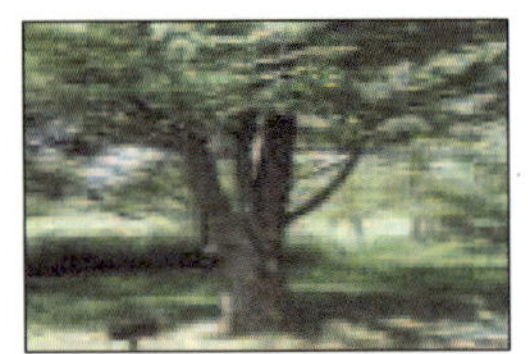 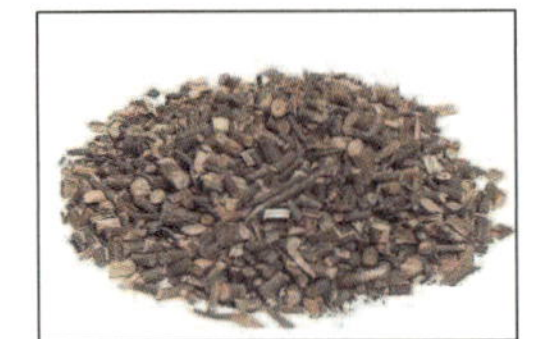

계지(桂枝)- 육계나무

신온해표약/ 약용: 가지

신. 감. 온 귀경: 심. 폐. 방광

발한 해표, 온경통락

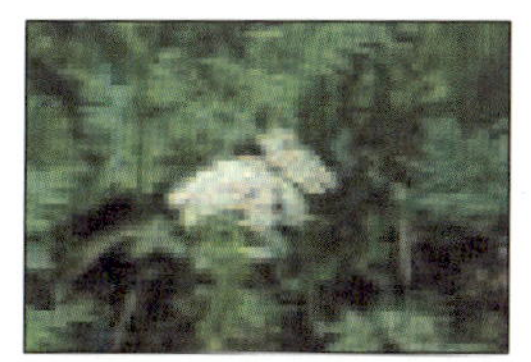 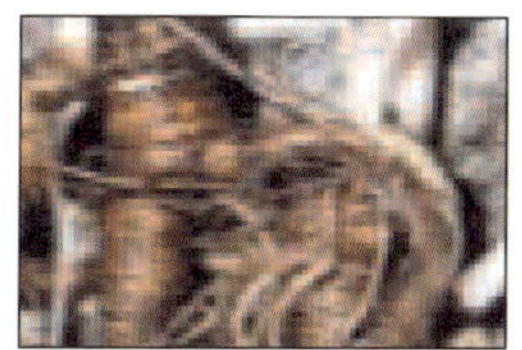

사상자(蛇床子)- 사미, 사주, 사상인
구충약 약용: 열매 신고, 미온
온신, 수렴살충 피부. 습진

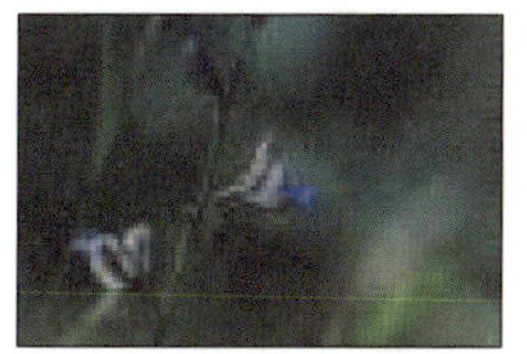 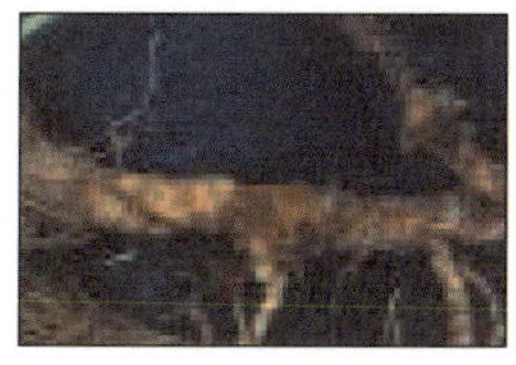

원지(遠志)- 고원지
안신약 약용: 뿌리 무독, 온
불면증, 건망증

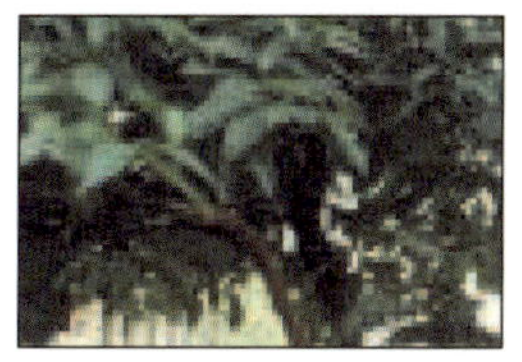 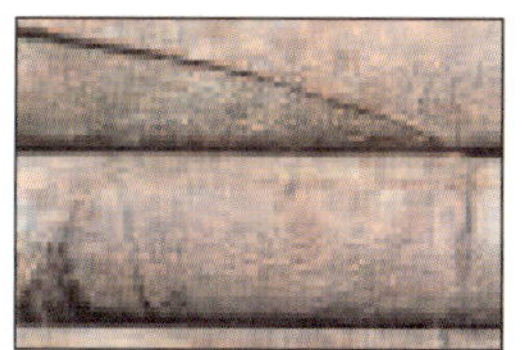

계피(桂皮)- 육계피, 관계, 대계, 목계
신온해표약 약용: 수피 무독
신, 감, 온, 진통작용, 발한작용,

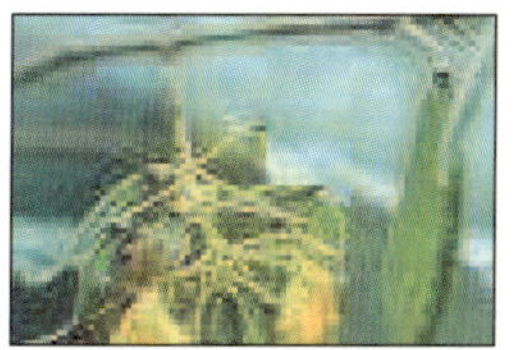 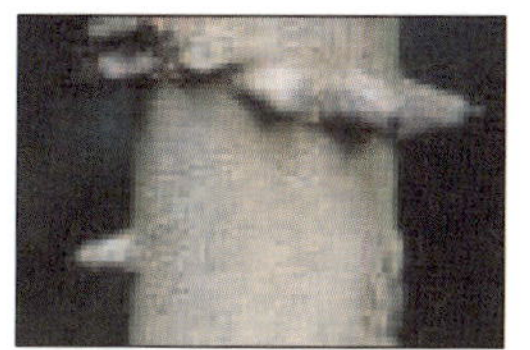

소목(蘇木)- 소방, 적목, 홍자
활혈거어약 약용: 심재(껍질제거) 무독
어혈, 타박손상, 월경통, 통증완화

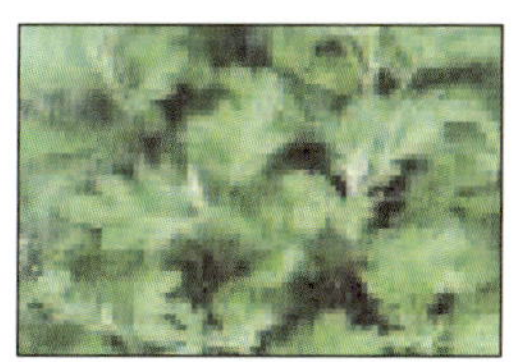 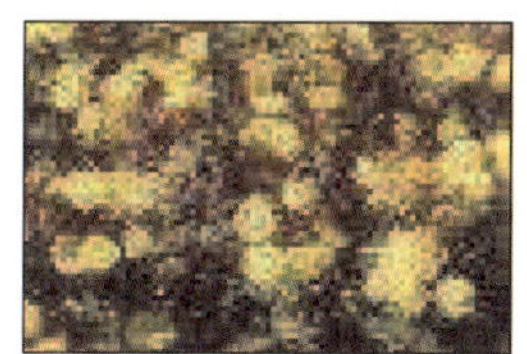

감국(甘菊)- 국화,진국,금정
신량해표약 약용: 꽃봉오리
신감, 미한, 무독, 간. 폐 소풍청열,
해표; 평간명목, 해독

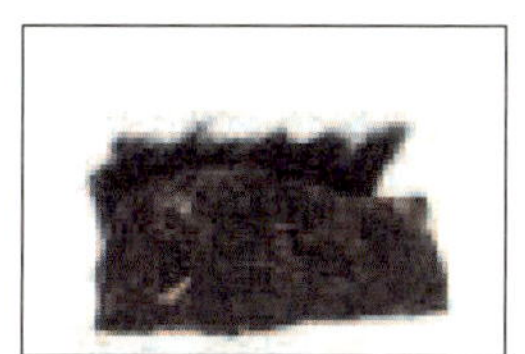 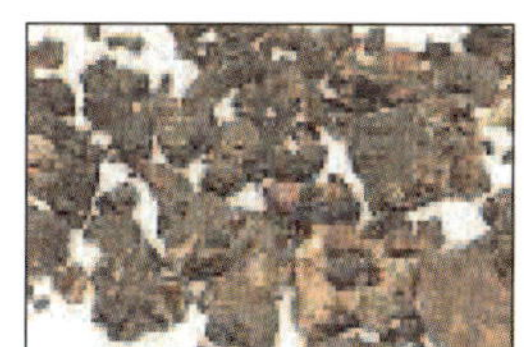

몰약(沒藥)- 미르라, 말약
활혈거어약 약용: 수지건조
평. 고, 심. 간. 비
활혈지통, 소중생기

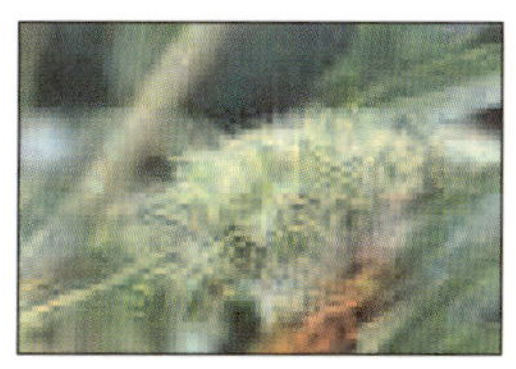 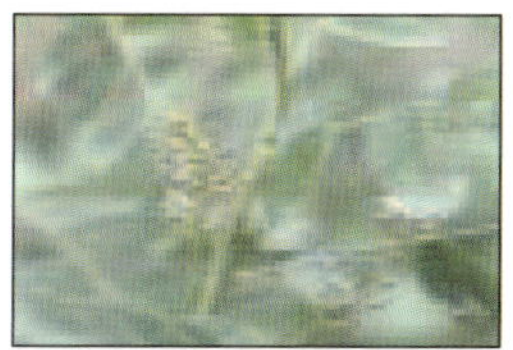

감초(甘草)- 국로, 미초
청열해독약 약용: 뿌리
감. 평, 무독
보비익기, 윤폐지해, 청열해독

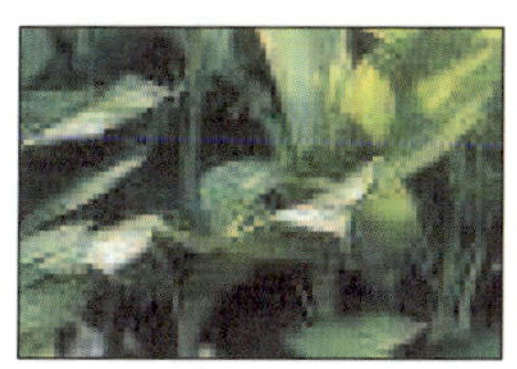 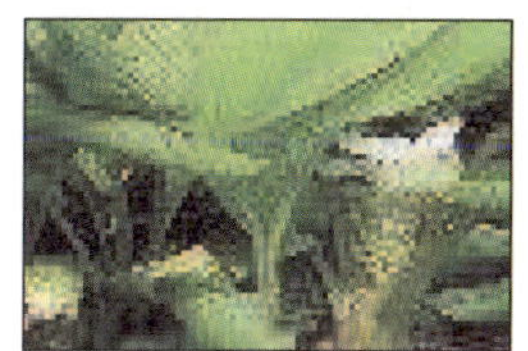

강황(薑黃)- 황강, 보정향
활혈거어약, 약용: 뿌리줄기
신. 고. 온, 귀경: 간. 비
파혈행기, 통경지통

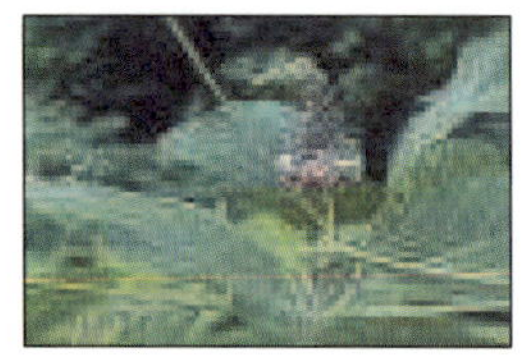 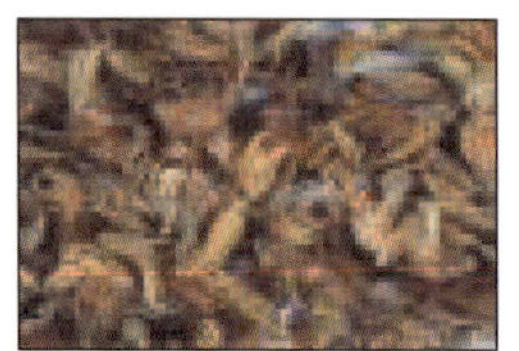

갈근(葛根)- 칡

발산풍열약, 뿌리 약용, 甘. 辛. 凉
發表解肌, 解熱生津 감기로 열이 나고 갈증에 쓴다.

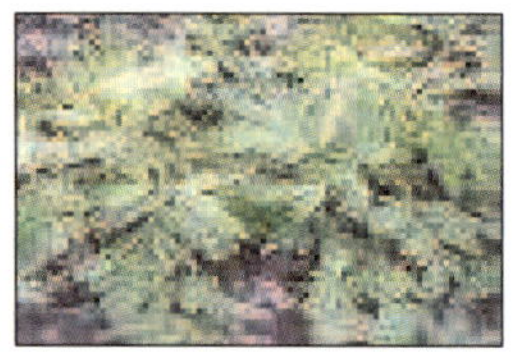 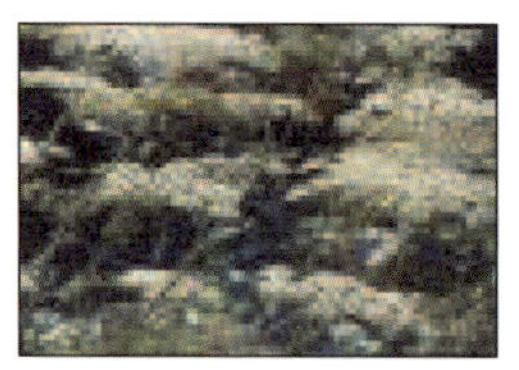

강활(羌活)- 강호리

발산풍한약, 뿌리약용, 신고(辛苦).溫, 解表散寒, 止痛,
감기로 인하여 전신과 머리가 아픈데 쓴다.

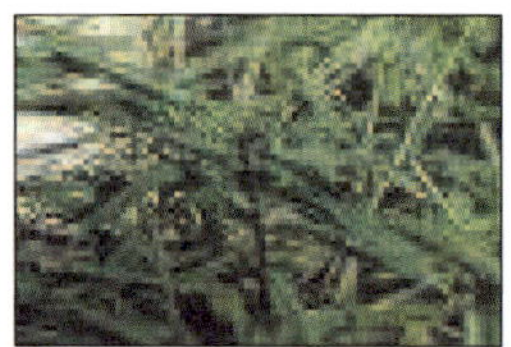 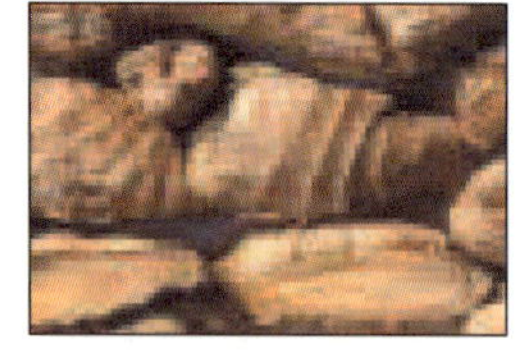

건강(乾薑)

온리회양약(溫裏回陽藥), 뿌리, 줄기말린 것 약용
회양통맥, 배가 차고 소화불량 및 구토, 설사에 쓴다.

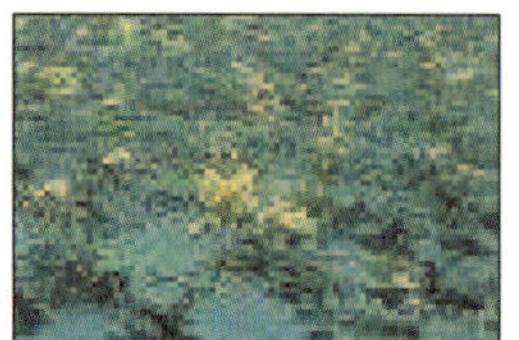 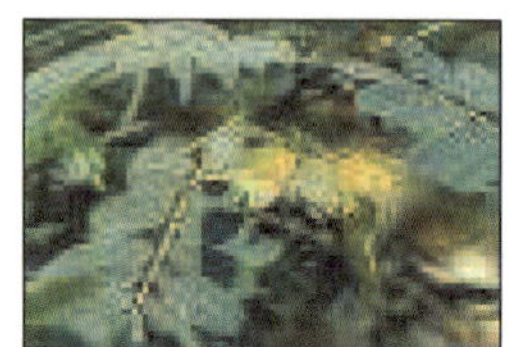

결명자(決明子)- 결명차

平肝熄風藥(熄風止痙藥) 종자 약용, 감고, 미한,
淸肝明目, 潤腸通便 눈이 충혈되고 붓고 아프며
변비에 쓴다.

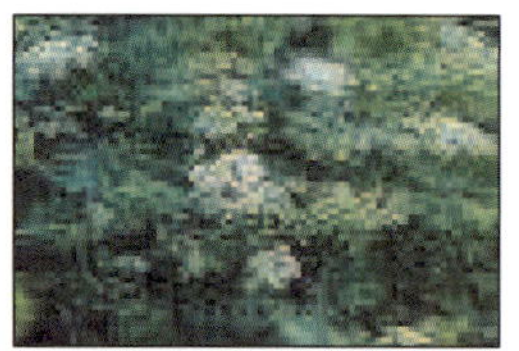 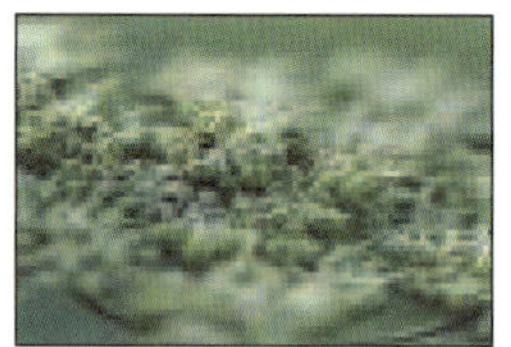

고본(藁本)- 고본

발산풍한약, 뿌리 약용, 發表散寒, 祛風勝濕
두통, 기침해소, 관절통

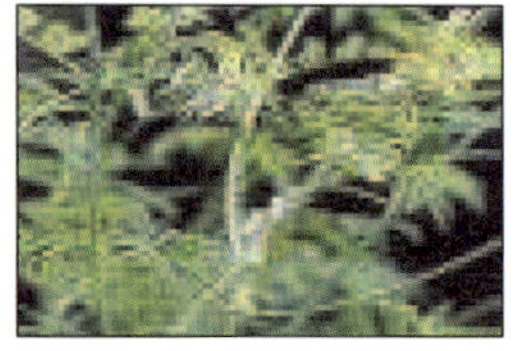 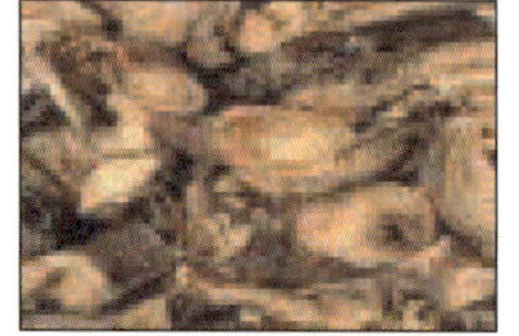

苦蔘(고삼)- 도둑놈의 지팡이

청열조습약, 고. 한, 淸熱燥濕,
거풍, 살충, 위장을 튼튼히 하며 황달, 이질, 음부소양증,
대하 등에쓴다.

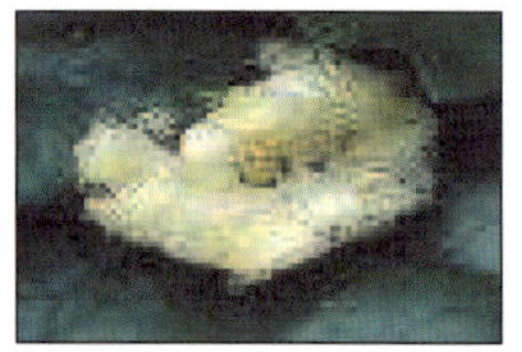 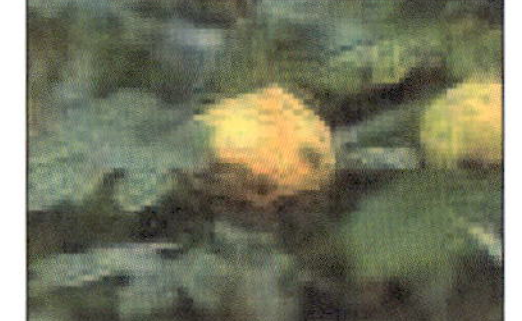

과루인(瓜蔞仁) - 하늘타리

화담지해평천약(청화열담약), 감고, 한
潤肺化痰, 滑腸 가래와 기침 및 변비에 쓴다.
유즙분비 부족에 쓴다.

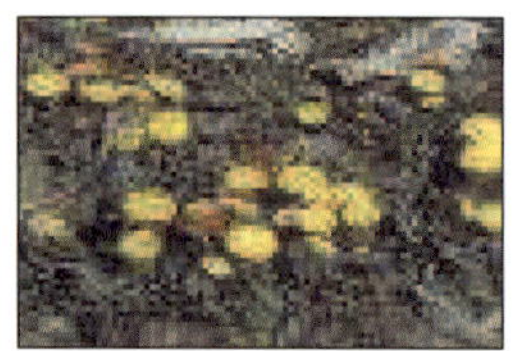 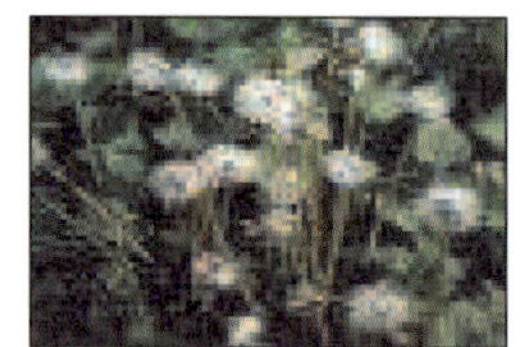

관동화(款冬花) - 머위꽃, 과동

화담지해평천약(지해평천약), 신. 감. 온
윤폐작용, 폐결핵, 폐농양에 쓴다.
외감성해수, 천식에 효과

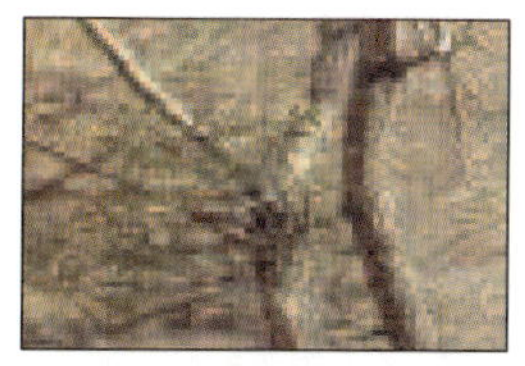 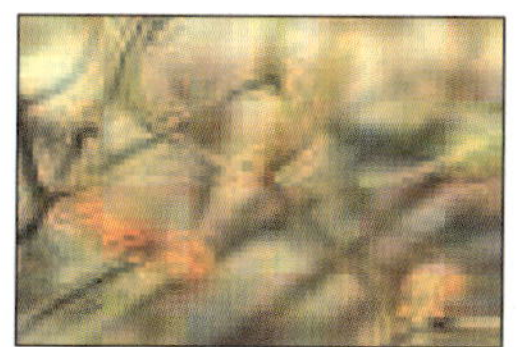

상기생(桑寄生)- 겨우살이, 노기생

거풍습건근골약, 가지. 잎을 약용, 고. 평, 補肝腎,
祛風濕, 强筋骨, 益血安胎 의 효능

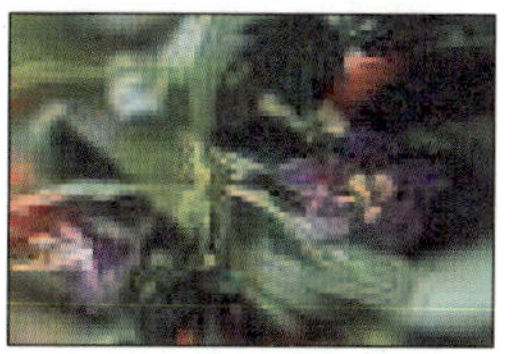 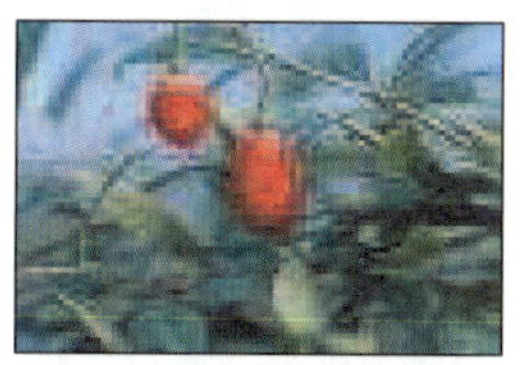

구기자(枸杞子) - 구기자나무

보음약, 허리와 무릎에 힘이 없고 남자의 유정이
있으면서 임신을 못시키는 데 쓴다.
열매를 약용, 감 .평, 滋腎補肝, 明目

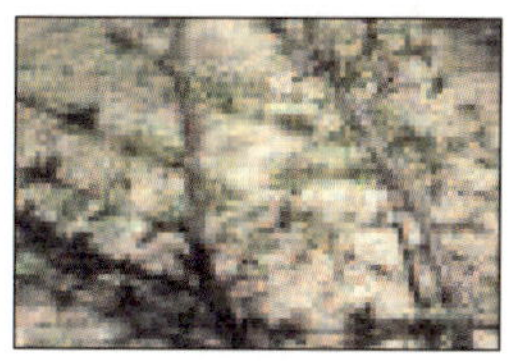 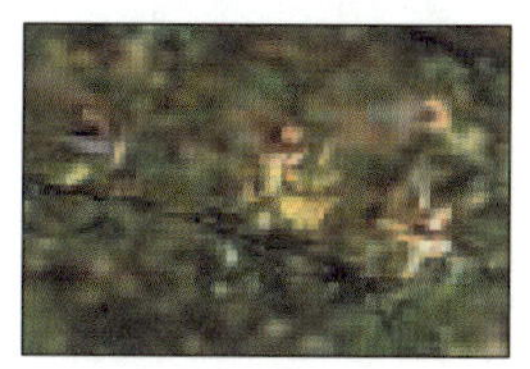

금작근(金雀根) - 골담초, 골담근, 백심피

보기약, 고.신.평, 보기이뇨, 활혈통락
보기, 이뇨작용이 있기 때문에 체력이 크게 저하된
경우나 부종 등의 병증에 응용한다. 혈액순환을 개선

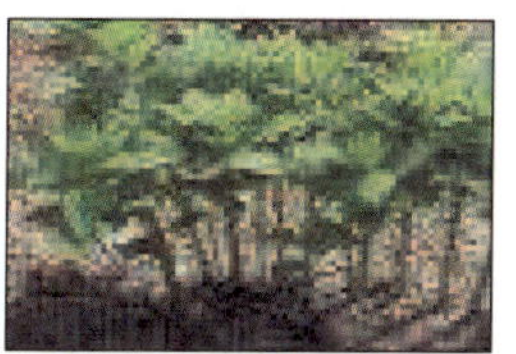 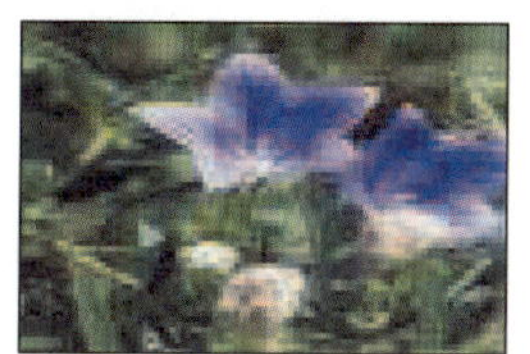

길경(길경) - 도라지

화담지해평천약(청화열담약), 뿌리약용, 고신. 평
선폐거담(宣肺祛痰), 利咽,排膿의 효능
감기로 인한 기침. 가래 .코막힘, 인후염, 편도선염에 쓴다.

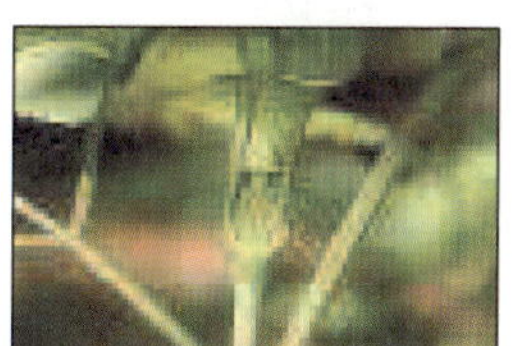 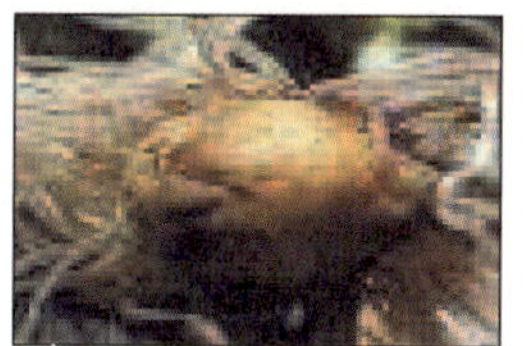

남성(南星)- 천남성

화담지해평천약(온화한담약),덩이뿌리 약용
고.온, 유독, 건근골, 보폐신, 지혈, 사지마비동통,
근육과 골격 연약증, 요통, 코피, 자궁출혈등 치료

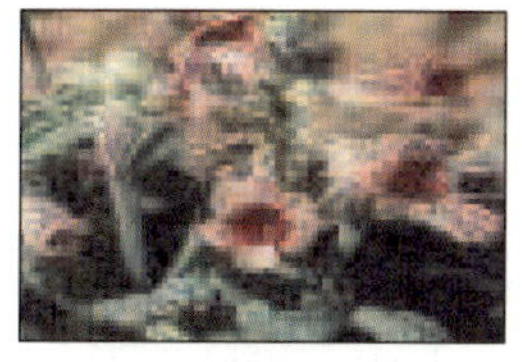 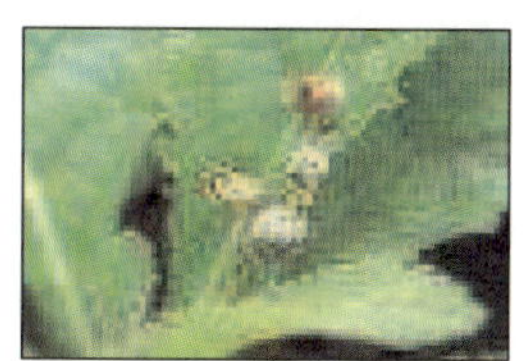

숙지황(熟地黃)- 숙지

보혈약, 지황의 뿌리줄기 가공
청열량혈, 혈액순환을 잘 시켜주며 어혈을 풀어준다.
토혈과 코피를 그치게 한다.

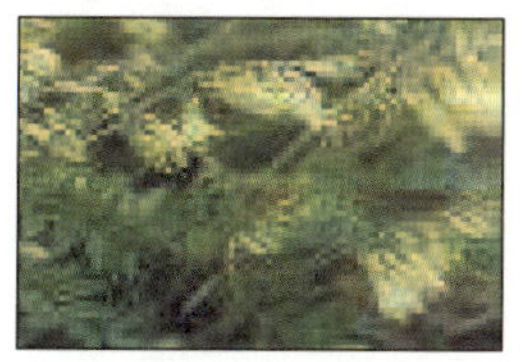 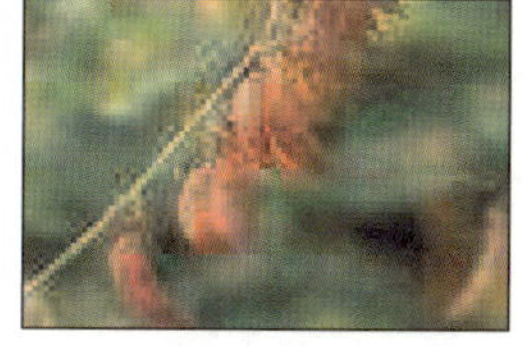

황기(黃芪) - 단너삼, 백본, 대분, 촉태

보기약, 단너삼뿌리 약용, 감. 미온
보기승양, 신체허약으로 식은땀을 흘리는데 쓴다.
상승작용이 있어 위하수. 탈항. 장기탈수. 기운하강에 쓴다.

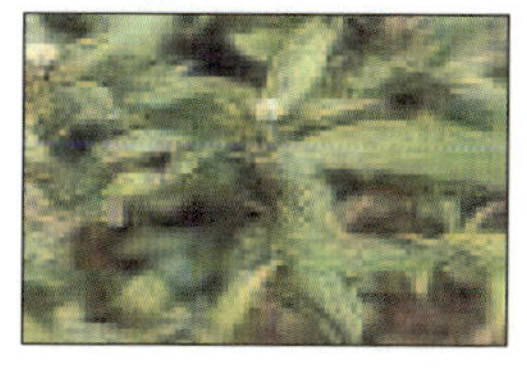 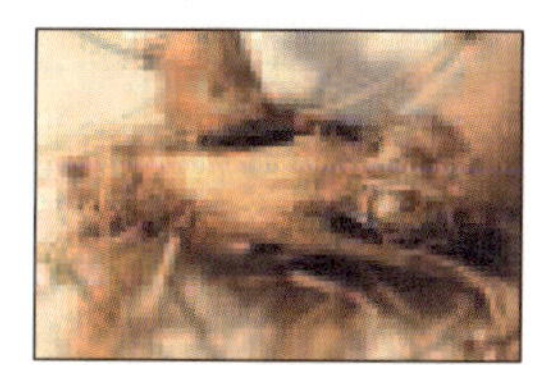

백출(白朮) - 삽주, 흰삽주, 노계, 천계, 산개

보기약, 흰삽주의 뿌리를 약용, 고감. 미온
건비, 안태, 비위가 약하여 얼굴색이 황색이며 대변을
묽게 보는데, 안태시키는데 쓴다.

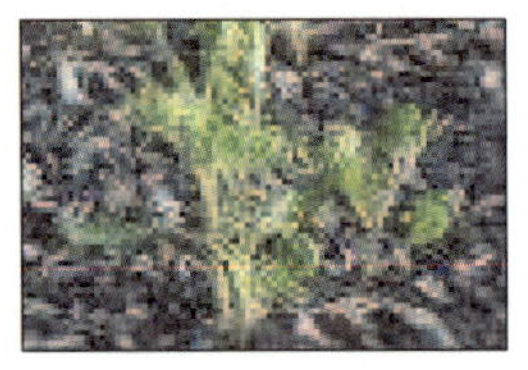 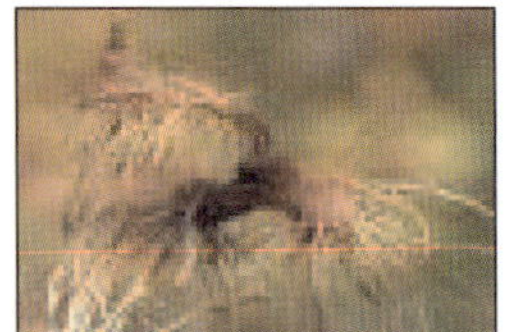

창출(蒼朮)- 산정, 선출
방향화습약, 덩이줄기약용, 신고. 온
조습건비, 발한, 거풍습작용, 소화불량, 복부창만, 설사,
사지가 나른하고 설태가 끼는 증상에 쓴다.
방향성이 있는 약 중에서 습을 날리는 대표적인 약이다

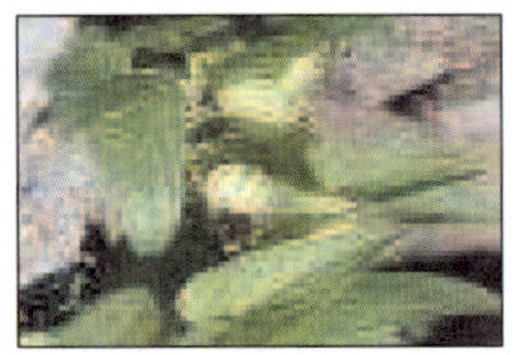 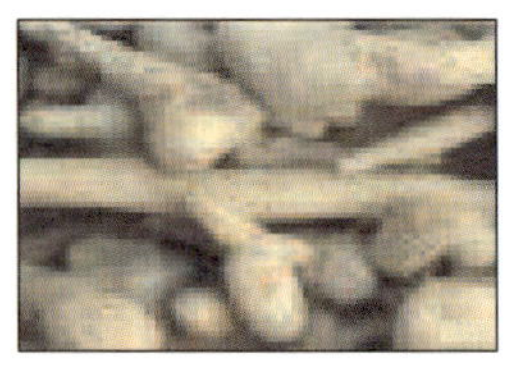

산약(山藥) - 마
보기약, 뿌리줄기를 약용, 감.평, 보비폐신
비위기능의 허약으로 인한 권태감과 무력감과 설사,
허리와 무릎이 시리고 연약한 증상과 정액을 도와준다.

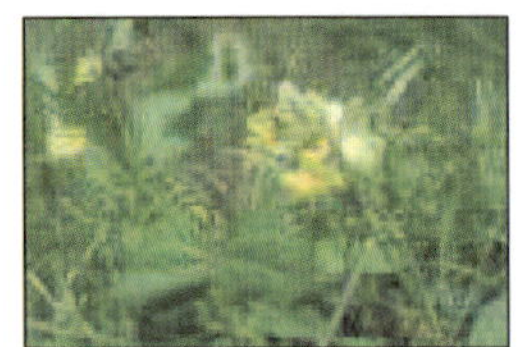 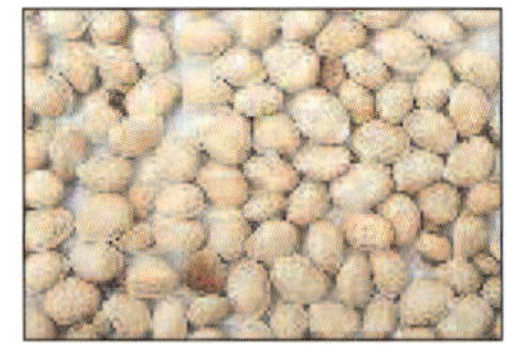

백편두(白扁豆)- 편두콩, 까치콩, 편두, 제비콩
보기약, 종자를 약용, 감. 평, 건비위, 지사, 해독
비위가 허약하여 소화가 잘 되지 않거나
설사하는 데 쓴다.

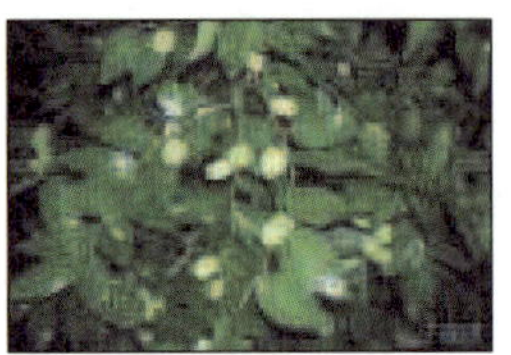 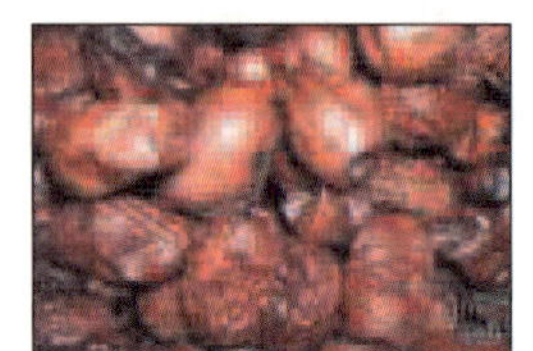

대조(大棗) - 대추나무, 건조, 홍조, 미조
보기약, 익은 열매를 약용, 감. 온, 보중익기
비위기능이 허약하여 피곤하며 식욕이 줄때와 변을
묽게 보는데 쓴다. 양혈안신, 신경과민, 불면증에 쓴다.

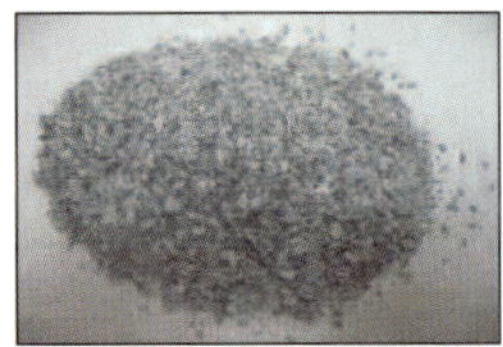

대회향(大茴香)
신, 온 무독하고 간, 신, 비, 위경
온중산한, 이기지통, 조중화위

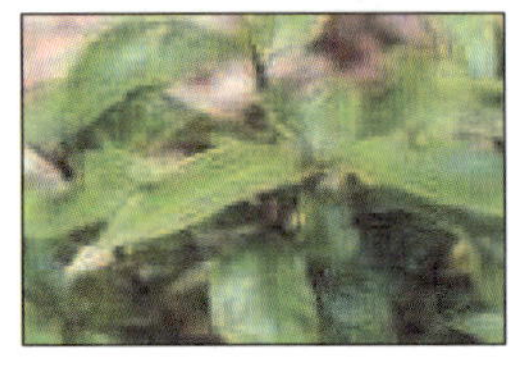 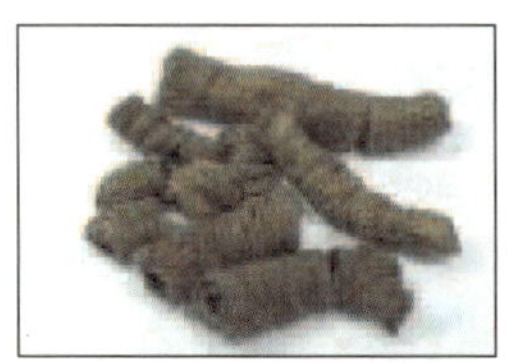

파극천(巴克天) - 파극, 호자나무, 노노, 노니
보양약, 뿌리를 약용, 신. 감. 온
신양을 보하고,근골을 강하게하며,풍습을 제거한다.
신장을 따뜻하게 하여 양을 강하게 하고 정을 돕는다

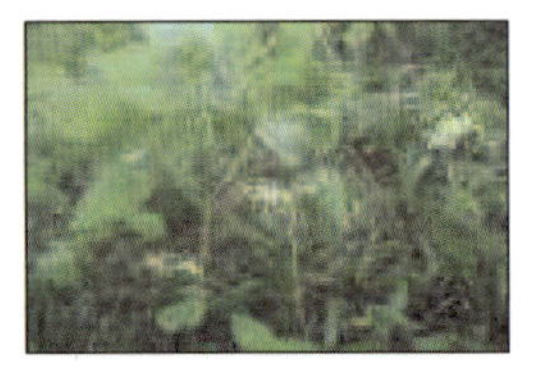 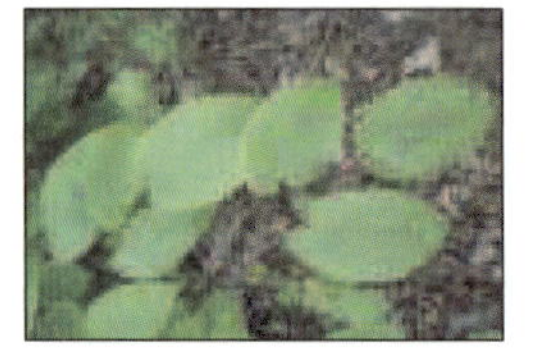

음양곽(淫羊藿)- 삼지구엽초, 선령비, 천양금
보양약, 잎.줄기를 약용, 신감. 온, 신양이 허약해서 오는
발기부전, 유정, 허리 무릎의 연약과 무력증에 쓴다.

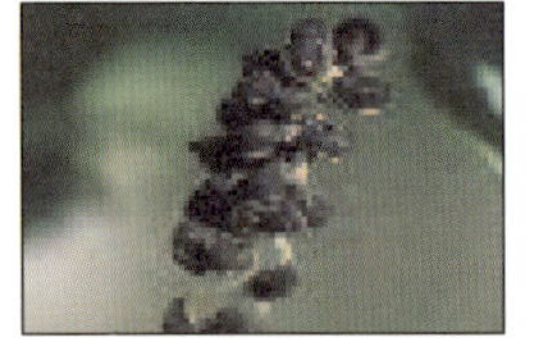 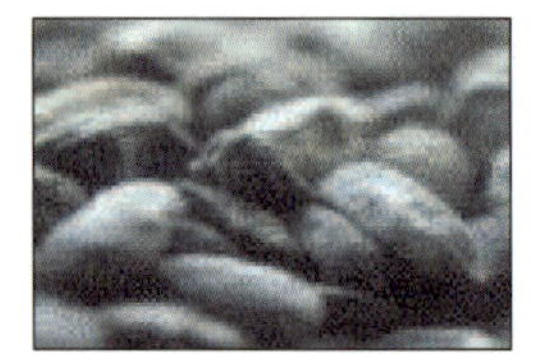

파고지(破古紙) - 보골지, 개암풀열매
보양약, 열매를 약용, 고신. 온
보신장양. 고정축뇨, 허리가 아프면서 무거운 증상과
헛배가 부르고 구역질, 설사하는데 쓴다.

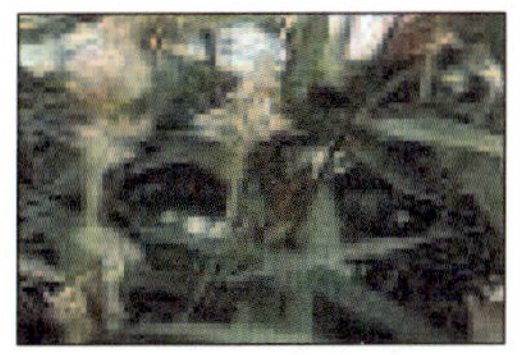 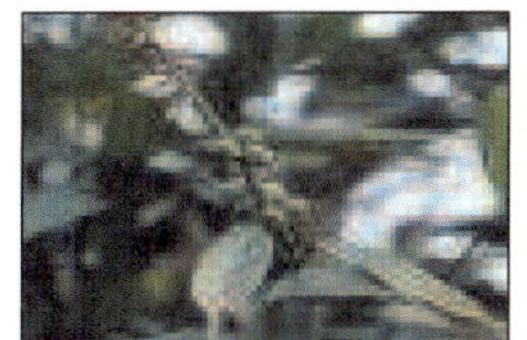

익지인(益智仁) - 익지자,적정자

보양약, 신. 온, 학명; Alpinia oxyphylla Miquel
비와 신을 따뜻하게 하면서 보하여 주고 정기를 밖으로
새어나가지 않게 하면서 보하는 효능이 있다.

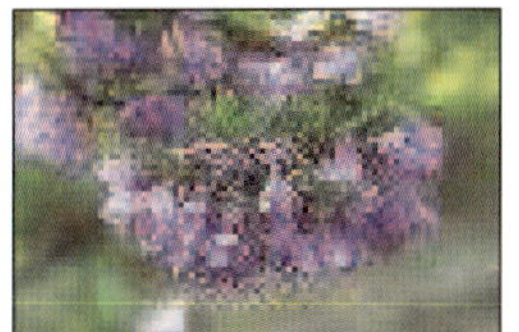 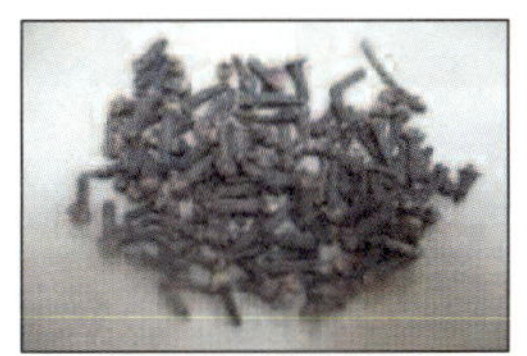

정향(丁香)

신.온, 무독하고 비. 위. 신경
온중강역, 온신조장, 소복냉통에 효과가 있다

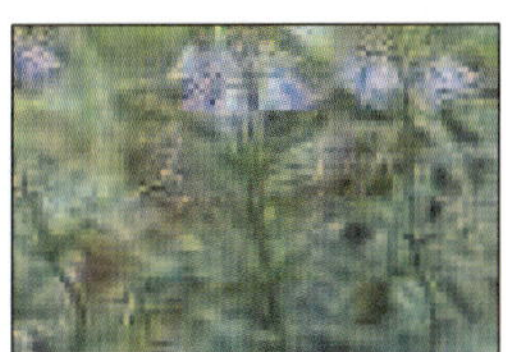 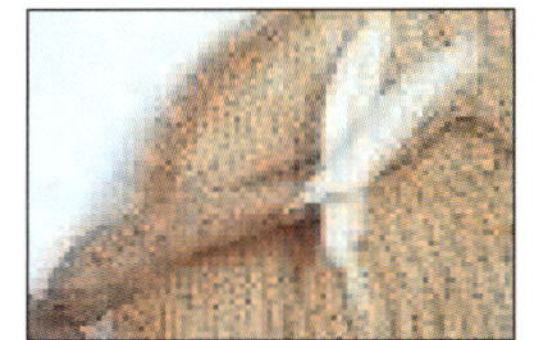

남사삼(南沙蔘)-지모(知母),양파내(羊婆內),사엽사삼

보음약, 감고. 미한, 초롱꽃과에 속한 잔대의 뿌리
학명; Adenophora triphylla var. japonica Hara
진액을 보충하여 폐를 윤택하게 하고 열을 식히며 담을
없애고 만성적인 기침, 가래를 치료한다.

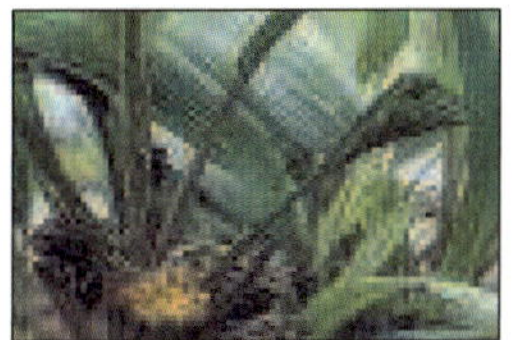 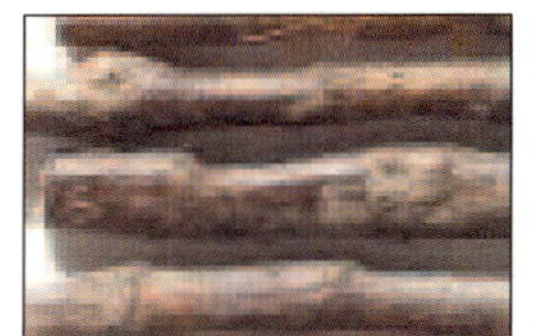

선모(仙茅)-파라문삼(婆羅門參), 독각선모(獨脚仙茅)

보양약, 少毒, 학명; Curculigo orchioides Gaertner
신장의 양기를 돋구어 성기능을 촉진하고 허리와
무릎이 시리고 아픈 증상에 효과가 있다.

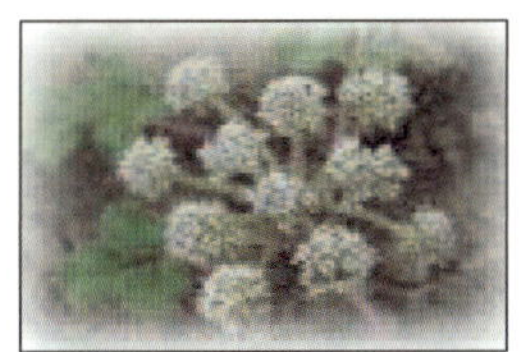 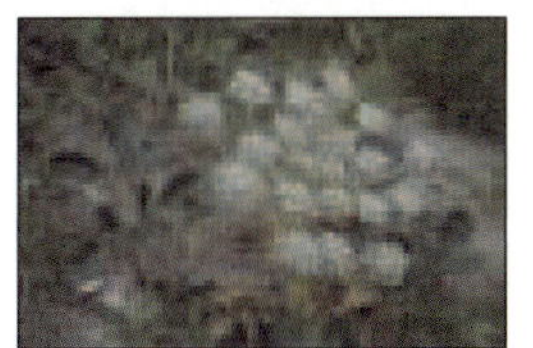

북사삼(北沙蔘)- 갯방풍, 해방풍, 모살방풍, 빌레방풍

보양약, 산형화목 미나리과, 학명; Glehnia littoralis
뿌리 말린 것을 빈방풍이라 하여 발한, 해열, 진통약으로
쓰고 민간에서는 폐질환, 목쉰 사람, 결핵환자에게 쓴다.

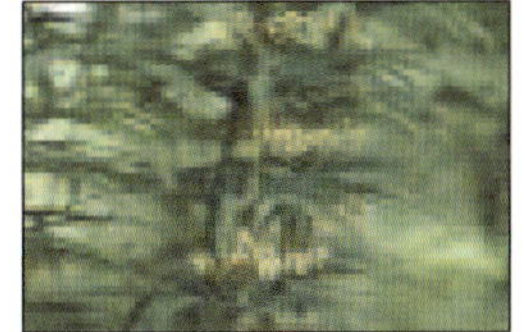 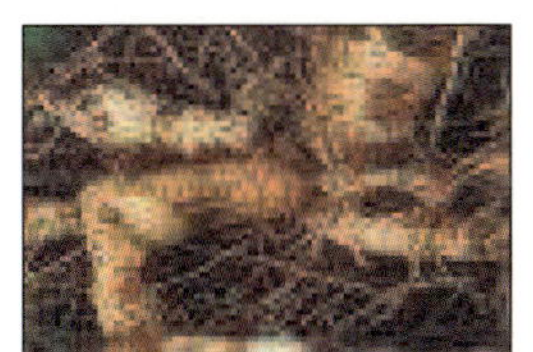

황정(黃精)- 황지, 녹죽(鹿竹), 야생강(野生薑), 선인

보음약, 층층둥굴레 뿌리줄기를 약용
학명; Polygonatum sibiricum Redoute, 脾를 補하고 肺를
윤택하게 하는 효능이 있다. 脾와 胃의 기능을 항진

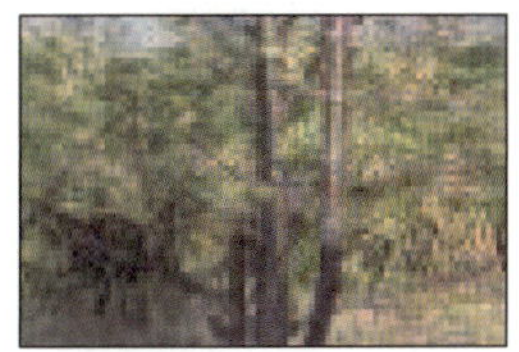 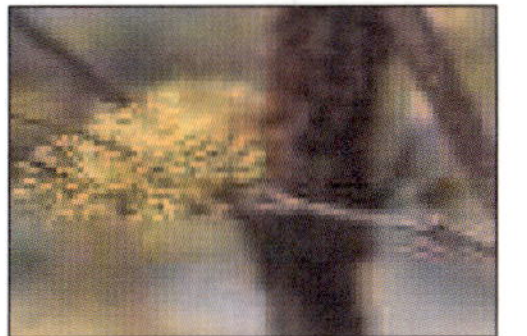

산수유(山茱萸)-족조(蜀棗),기실,서시(鼠矢),석조,

산수육, 계족, 산 .미온, 열매약용, 수삽약(고정축뇨지대약),
학명; Cornus officinalis Siebold et Zuccarin,
보익간신, 수렴고삽, 이명에 쓴다.

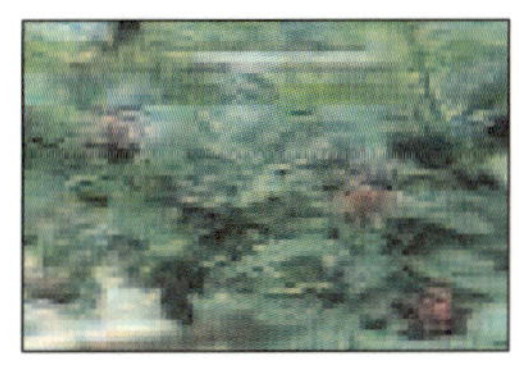 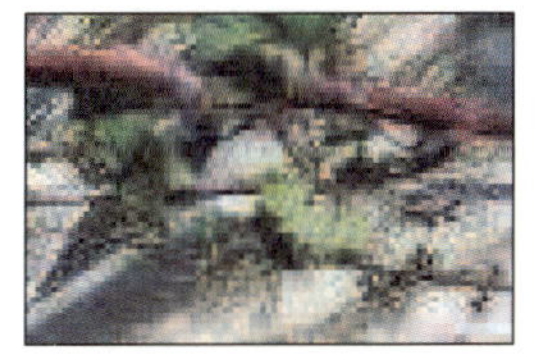

복분자(覆盆子)- 나무딸기, 오포자(烏포子), 산딸기

수삽약(고정축뇨지대약), 덜익은 열매 약용, 감산. 온
학명; Rubus coreanus Miquel, 신(腎)기능 허약으로
인한 유정(遺精), 몽정(夢精), 유뇨(遺尿) 또는 소변을
자주 볼 때 및 양기가 부족할 때 쓰인다.

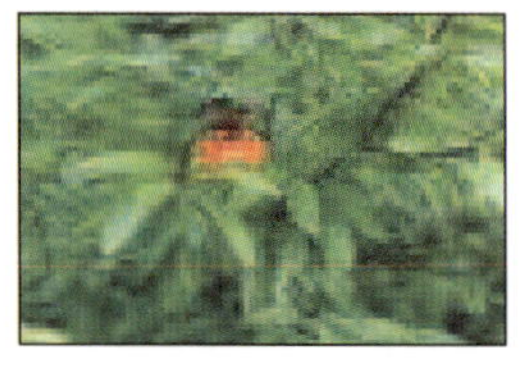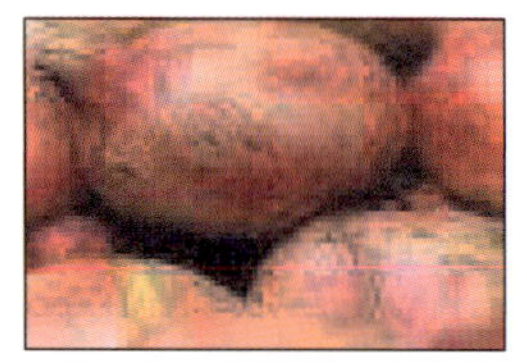

석류피(石榴皮)-석류각, 산류피(酸榴皮), 서류피,
수삽약(지사약), 酸. 溫, 오래된 이질·설사와 장내의
기생충으로 인한 복통에 쓴다. 열매, 껍질을 약용
학명; Punica granatum Linne

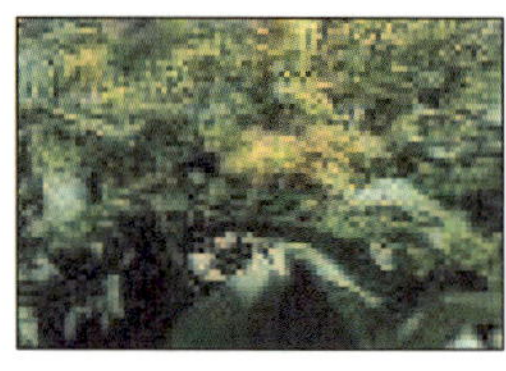

목향(木香) - 목향

온. 고, 비. 대장경, 뿌리약용
행기지통, 지사, 항균, 거습, 소담, 소종

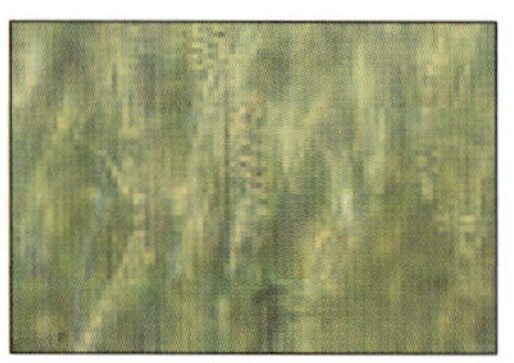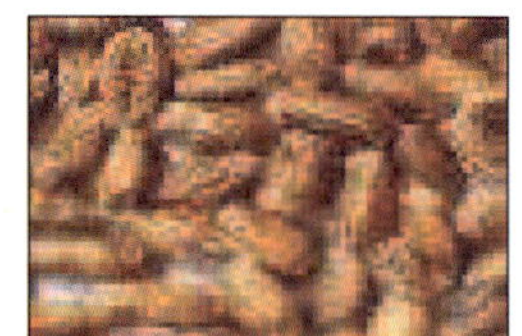

부소맥(浮小麥)-부수맥(浮水麥),소맥(浮麥),밀쭉정이
수삽약(지한약),감. 량, 신체가 허약하여 땀을 많이 흘리는
병증을 다스린다. 학명; Triticum aestivum Linne
벼과에 속한 1년생 혹은 2년생 초본인 참밀의 미성숙 유과

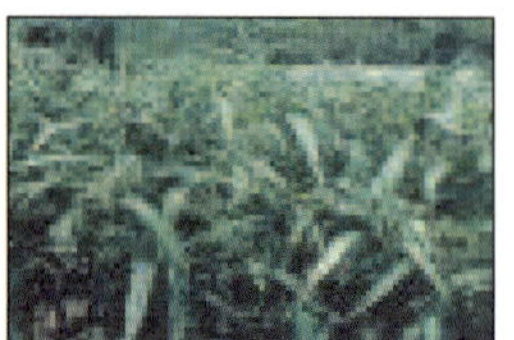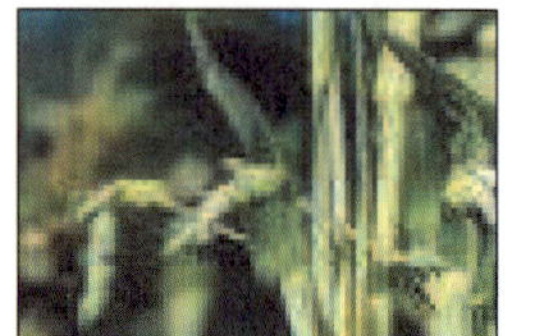

의이인(薏苡仁)-율무,해려(解蠡),기실(起實),감미,의인
이수삼습약, 종자약용, 감. 미한, 건비, 보신강근
학명; Coiz lacryma-jobi Linne var. ma-yuen stapf
몸에 불필요한 수분을 밖으로 배출시키고 비장의 기능을
보하는 효능이 있다.

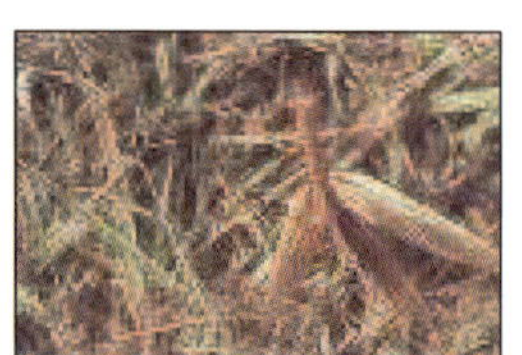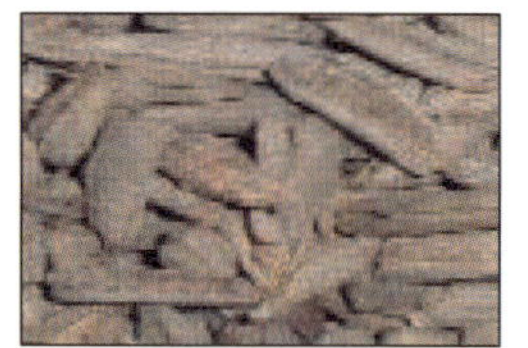

상표초(桑螵蛸) - 상표(桑표), 당랑자(螳螂子)

수삽약(고정축뇨지대약), 함. 평, 학명 Mantidis Ootheca
사마귀, 좀사마귀, 넓은 배 사마귀의 난소를 건조한 것,
신장에 작용하여 정을 보하고 양을 돋우는 효능이 있다

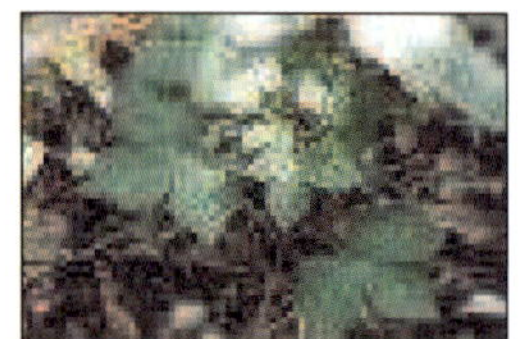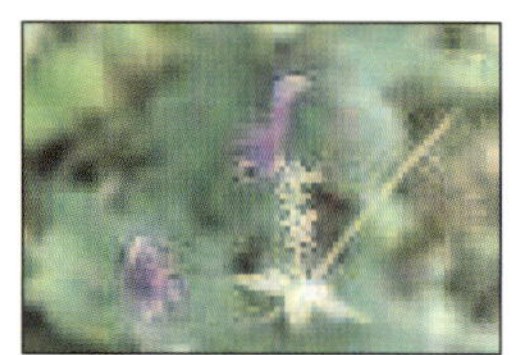

진범

미나리아재비과, 거풍, 이뇨작용
관절염에 효과가 있다

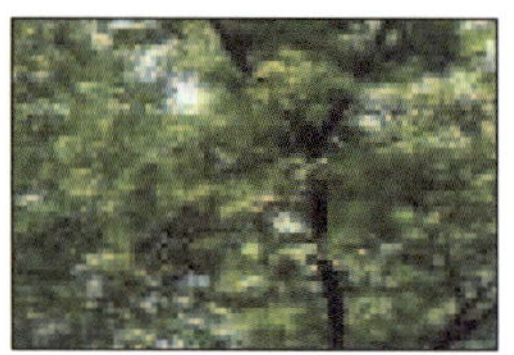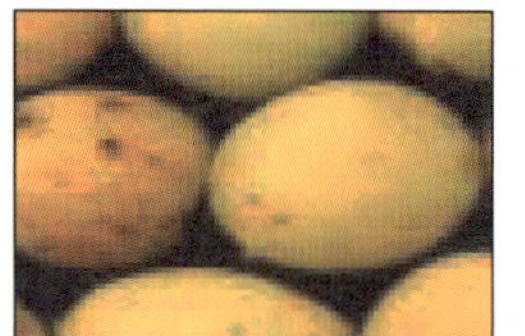

오매(烏梅) - 매화나무, 매실(梅實), 훈매(薰梅)
수삽약(지사약) Prunus mume Slebold et Zuccarini
기원 장미과에 속한 매화나무의 미성숙한 과실을 건조한 것
산. 온, 오래된 기침과 설사, 진액 부족하여 입이 마르고
가슴이 답답한 증상에 쓴다.

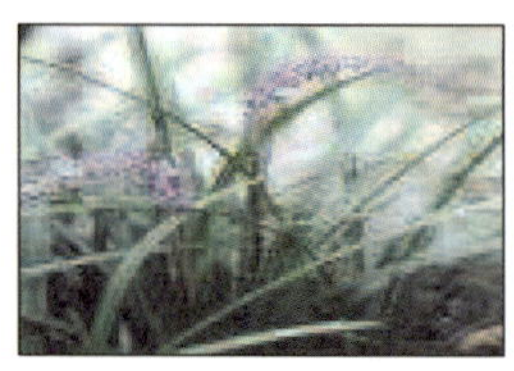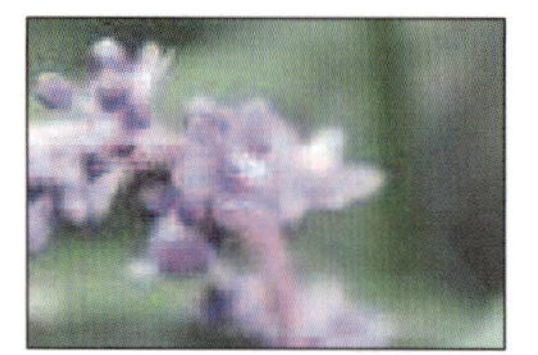

맥문동(麥門冬)-문동, 맥동(麥冬), 오구, 양구, 우구

보음약,나리과 덩이뿌리 약용, 감미고.微寒, 潤肺淸心
학명; Ophiopogon japonicus Ker-Gawler
진액부족, 완화 자양강장제로 진해,거담, 해열에 사용한다.

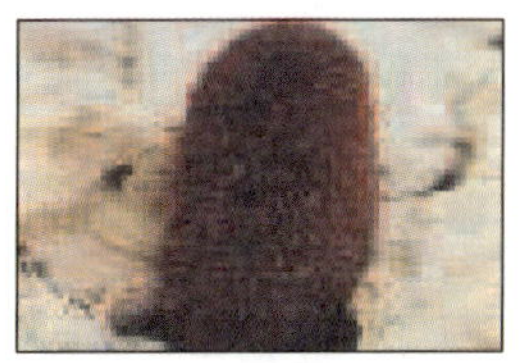 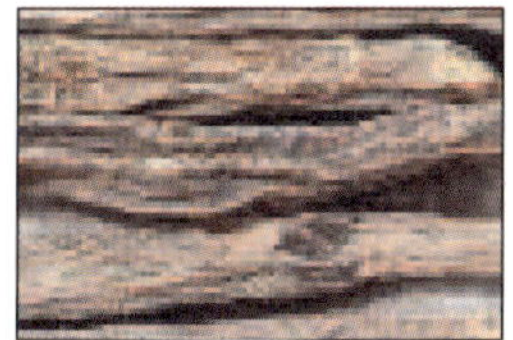

쇄양(鎖陽)-쇄양(瑣陽),불로약(不老藥),지모구(地毛球)
보양약, 무독, 중국 신강,감숙,내몽고 산지, 뿌리줄기약용
학명; Cynomorium songaricum Ruprecht 신의 양기를
보하고 정과 혈을 더하는 약재로서, 장을 윤택하게 하는
효능도 가지고 있다

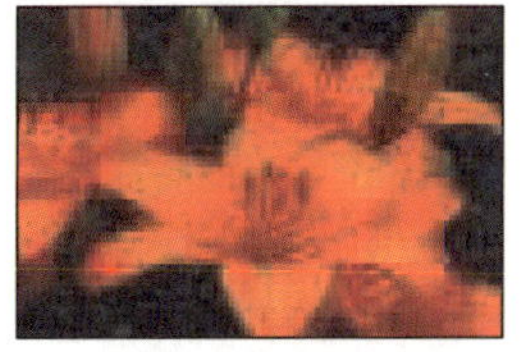 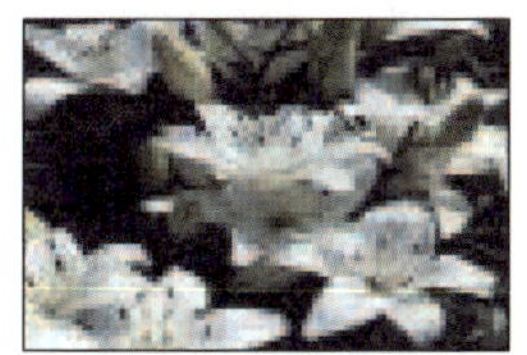

백합(百合)-참나리,백백합,산뇌저,중상,마라,중봉화,강구
보음약, 비늘줄기 약용, 潤腸止咳, 결핵, 淸心安心
학명; Lilium lancifolium Thunberg
진액을 생성시키고 폐를 윤택케하여 기침을 멈추게 한다

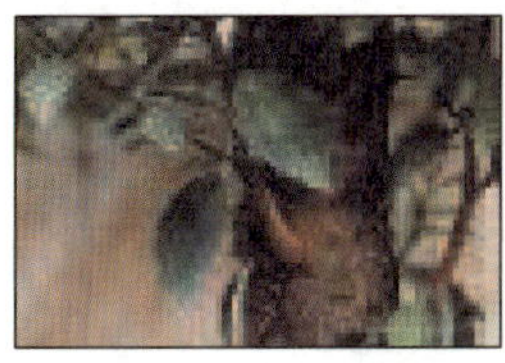

육계 - 계피, 관계,대계,목계
신온해표약   약용: 수피 무독
신, 감, 온, 진통작용, 발한작용,

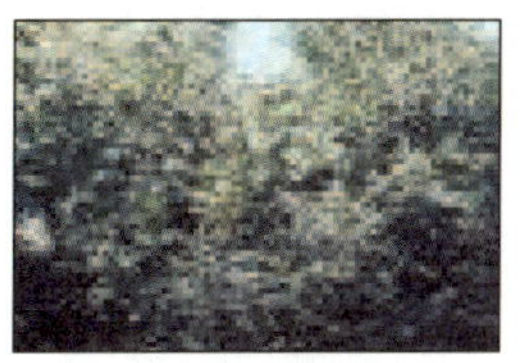 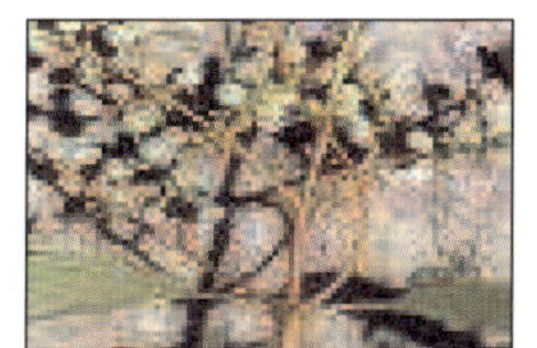

여정자(女貞子) - 광나무,여정실, 동청자(冬靑子)
보음약, 성숙한 열매 약용, 학명; Ligustrum lucidum Aiton
간. 신장의 음기를 충만히 하고 모발을 검게 하며 눈을
밝게 하고 간허약으로 두통, 귀울림, 관절이 연약한데 쓴다

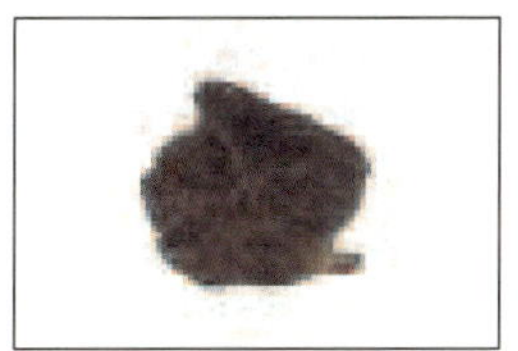

오배자(五倍子) - 붉나무, 문합(文蛤), 백충창(白蟲倉)
수삽약(지사약), 함.평, 오래된 해수, 이질, 탈항, 지혈, 해독에 쓴다.
학명; Chinensis Galla   옻나무과에 속하는 붉나무와 그 근연식물의
잎에서 자생하는 오배자 진드기의 벌레집을 건조한 것

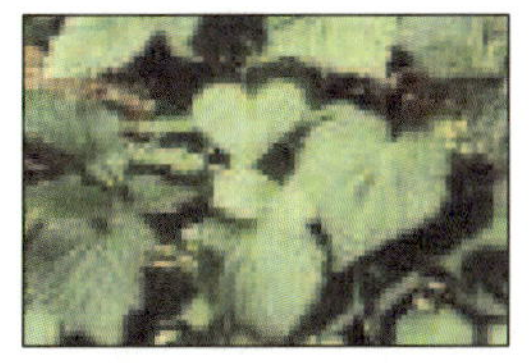 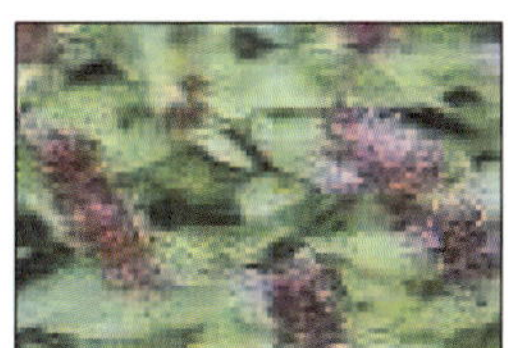

하고초(夏枯草)-꿀풀,선하고(線夏枯),맥하고(麥夏枯)
청열사화약, 지상부 전초를 약용, 신고.한, 淸肝火
학명; Prunella vulgaris Linne var. lilacina Nakai
간화로 인한 눈이 충혈되고 아프며, 결핵성 임파선염 쓴다

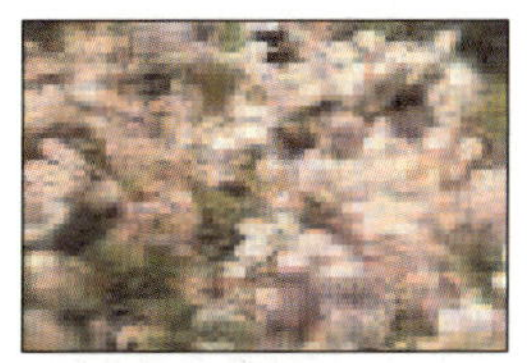 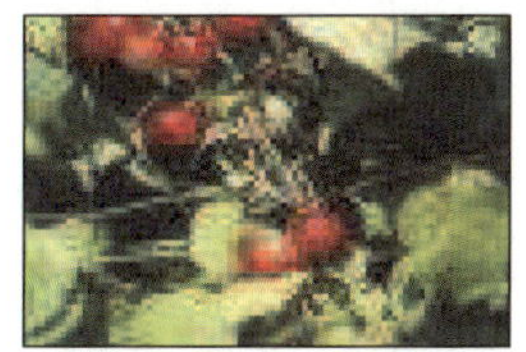

욱리인(郁李仁)-이스라지나무, 욱자, 욱리인(郁里仁),
사하약(윤하약), 신고.평, 윤조골장, 변비, 하기, 이수
학명; Prunus nakail Levelle, Prunus humillis Bunge
앵도 및 아스라지의 성숙한 종자를 건조한 것

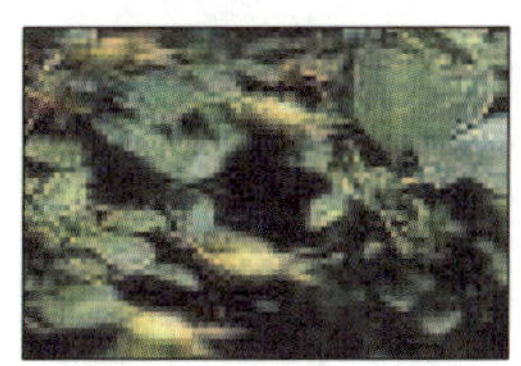 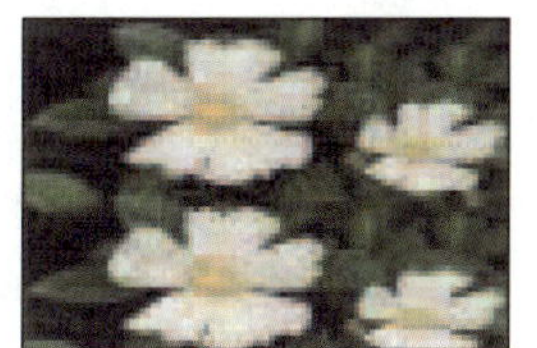

금앵자(金櫻子) 산계두자(山鷄頭子),자유자(刺楡子)
수삽약(고정축뇨지대약)/ 학명; Rosa laevigata Michaux
일체의 새는 것을 수렴시키는 작용이 강하여 유정, 유뇨,
오줌이 잦은 것. 대하를 낮게 하고 장을 수렴한다

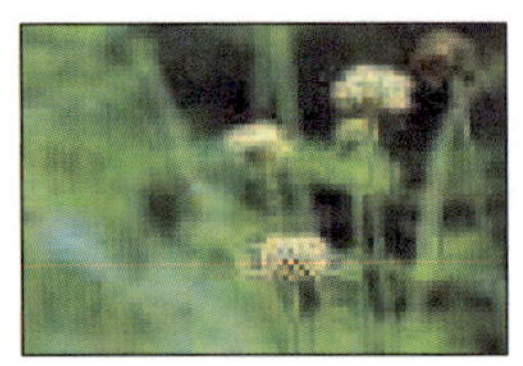 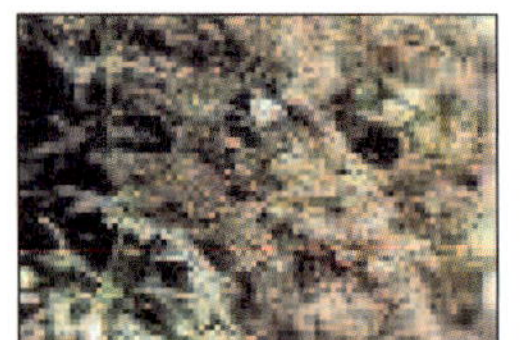

속단(續斷)- 용두(龍豆), 속절, 접골, 남초(南草),천속단
보양약, 뿌리를 약용, 고.온, 보관신, 강근골, 안태(安胎)
학명; Dipsacus asperoides C. Y. Cheng et T. M. Ai
허리와 무릎, 다리통증과 타박상, 골절상에 쓴다.

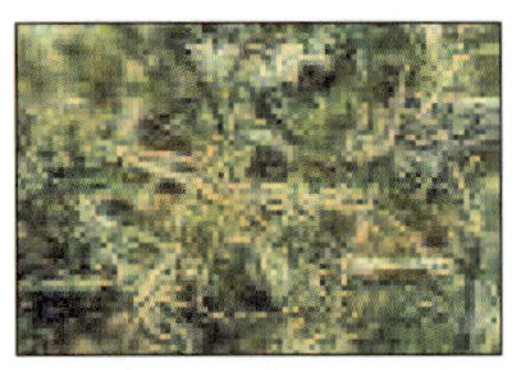 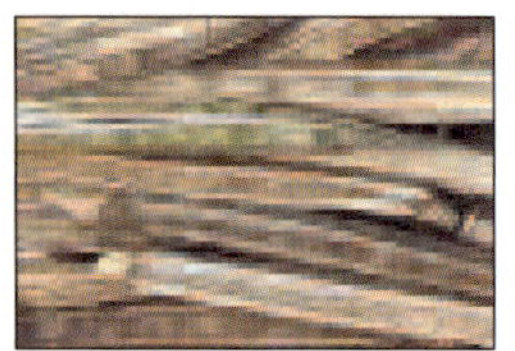

호로파(葫蘆巴) - 호파(葫巴), 로파(蘆巴)
보양약, 종자를 약용, 고. 온, 무독, 신장 기능이 저하되어
신과 그 부위가 차거워지고 정력의 부족, 노쇠 현상에 쓴다.
학명; Trigonella foenum-graecum Linne

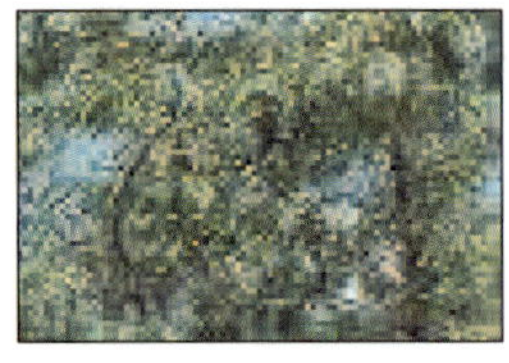 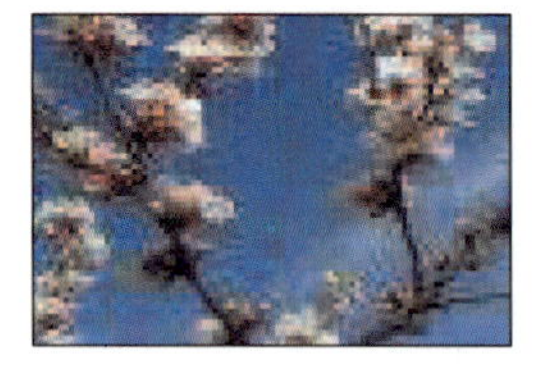

도인(桃仁)-복숭아나무, 핵도인(核挑仁), 탈도인(脫桃仁)
활혈거어약, 열매 씨앗을 약용, 고.평, 활혈거어, 윤장통변
학명; Prunus persica Batsch, Prunus persica
Franchet var. davidiana Maximowicz

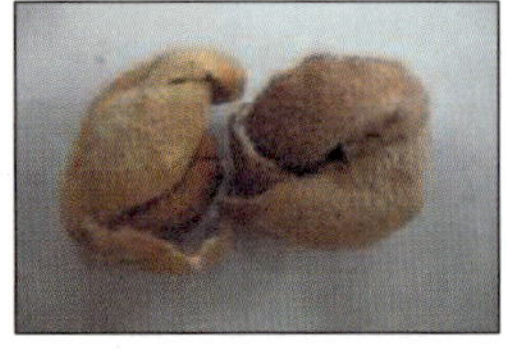

진피(陳皮) 귤피
신. 고. 온 무독하고 비, 폐경
이기건비, 조습화담, 비위기체 효과가 있다

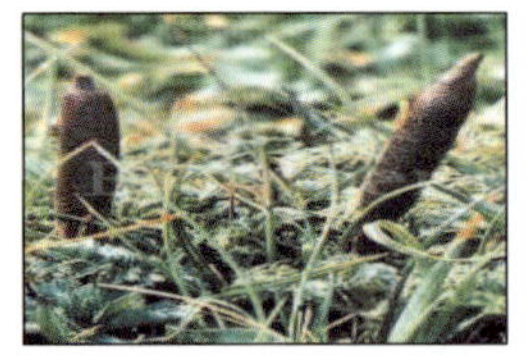 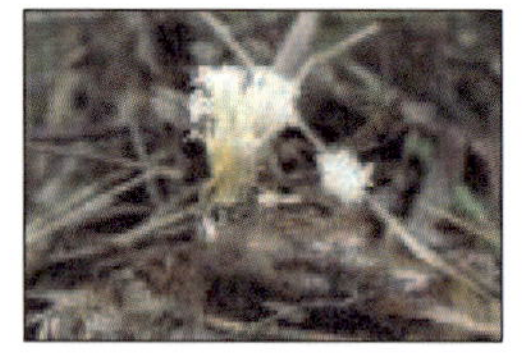

동충하초(冬虫夏草)-하초동충(夏草冬蟲),
충초(蟲草) 보양약/ 학명; Cordyceps, 몸이 허하고
약한 증상을 보하고 정기를 더하는 효능과 폐의 음기를
보하여 기침을 그친다. 맥각균과에 속한 진균인
동충하초균이 기생하여 자람

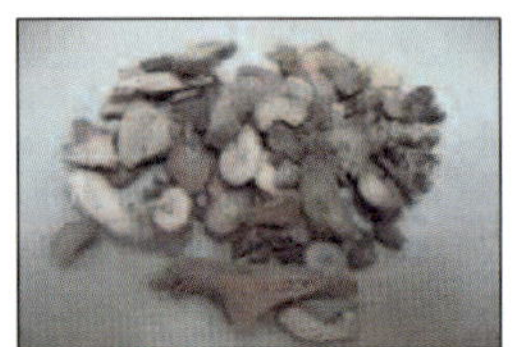

양강(良薑) - 고량강
신,열 무독하고 비, 위경
생용, 초용, 온중산한, 행기지통

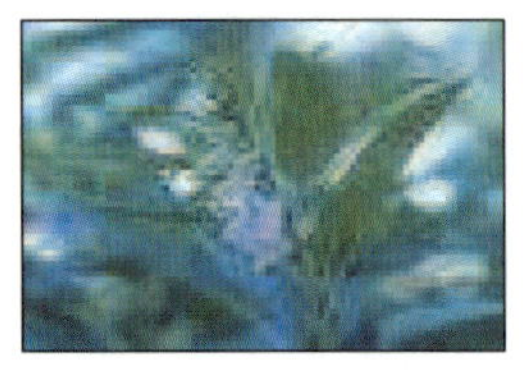 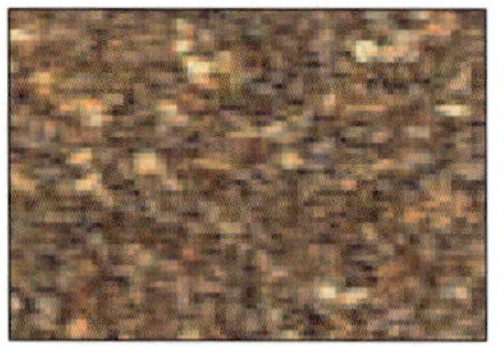

흑지마(黑脂麻) - 호마인(胡麻仁), 거승(巨僧)
보음약, 종자를 약용, 감.평, 補中精血, 潤燥滑腸
학명; Sesamum indicum Linne
기원; 참깨과의 1년생 초본인 참깨의 성숙한 검은 종자

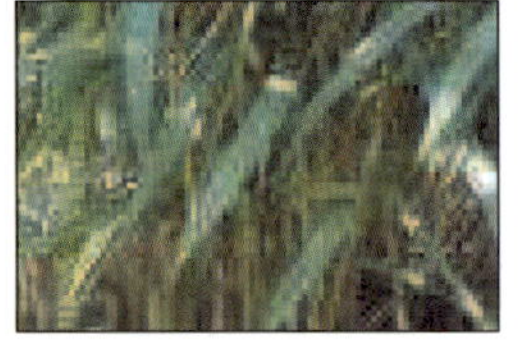 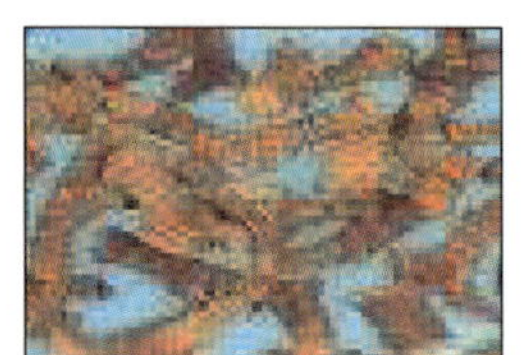

고량강(高良薑) - 양강(良薑),신강(身薑),소신강,
고신강 온리회양약/ 학명; Alpinia officinarum Hance
위를 따뜻하게 하여 위의 소화 기능을 증가하며 위액분비
를 촉진하므로 만성 위염, 식욕부진, 구토, 복통, 식채,
속이 쓰리고 신물이 올라오는 경우 등에 효과를 보인다.

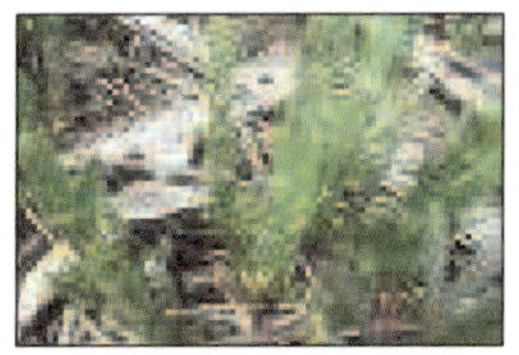 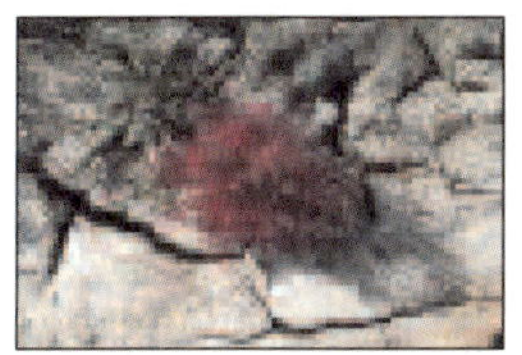

함초(鹹草)

맛은 짜다. 위와 장, 고. 저혈압, 당뇨
숙변, 변비, 비만에 효과

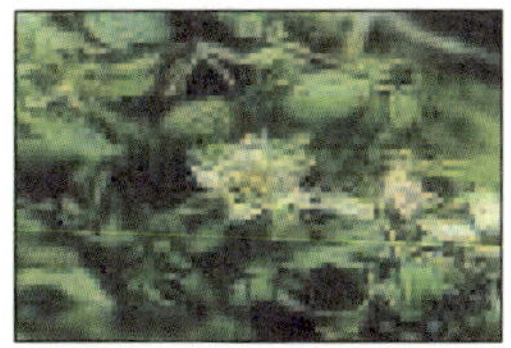 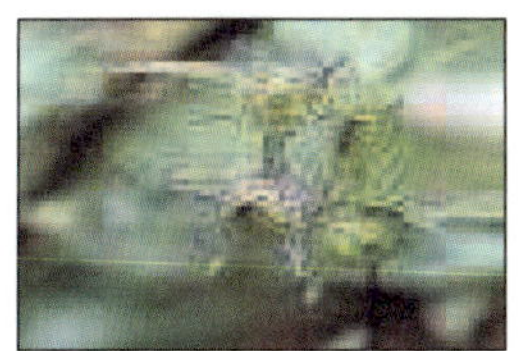

만삼(蔓蔘)- 당삼(黨參), 황삼(黃參),상당인삼

보기약, 학명; Codonopsis pilosula Nannfeldt,
생진양혈, 보중익기, 뿌리약용, 감. 평, 기운을 증강
시키고 소화력을 높이고 호흡기능을 강화시킨다

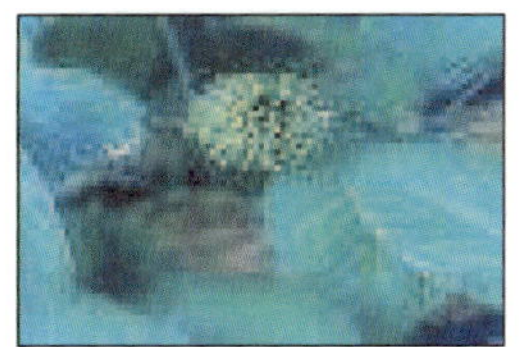 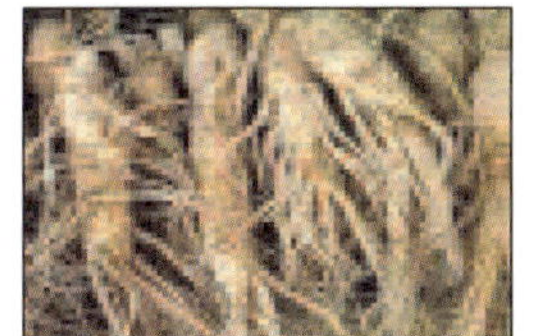

인삼(人蔘)-백삼, 홍삼, 야산삼, 별직삼(別直蔘)

보기약, 학명 Panax ginseng C. A. Meyer
뿌리약용, 감, 미, 고. 미온, 大補元氣, 生津止渴
정기를 보강하고 몸에 진액을 만든다

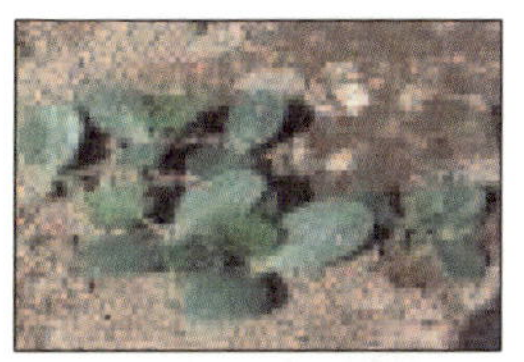 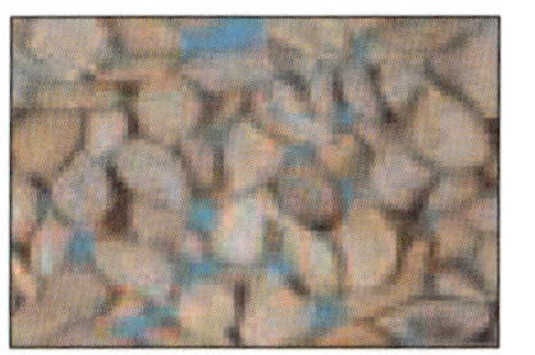

동과자(冬瓜子)-동아호박, 동과인, 동아씨, 백과자

이수삼습약, 종자 약용/ Benincase hispida cogniaux
기관지의 염증을 제거하는 작용을 하므로 기침이 심하고
인후통이 있으며 담 배출이 쉽지 않을 때 사용한다

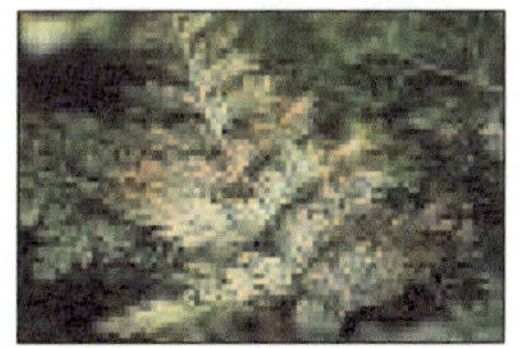 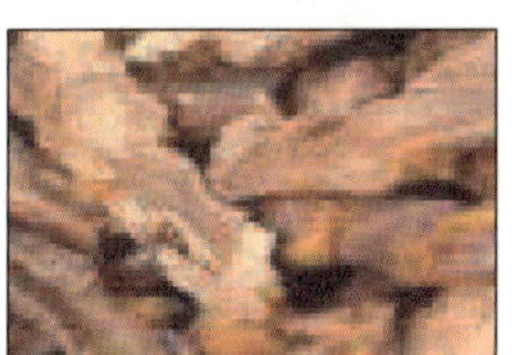

골쇄보(骨碎補)-과산룡, 쇄보, 석모강, 후강, 석암강

보양약/ 학명; Drynaria hortunei Smith
넉줄고사리 뿌리줄기를 약용 성질이 따뜻해서 혈액의
운동을 촉진시키는 작용을 한다. 부러진 뼈도 치료

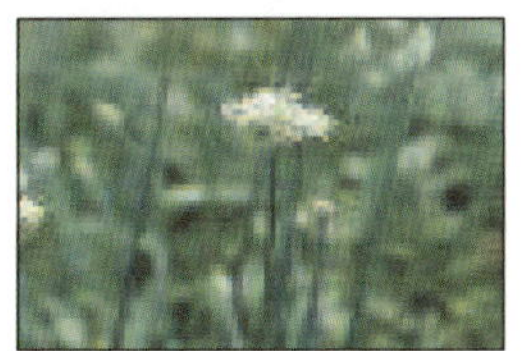 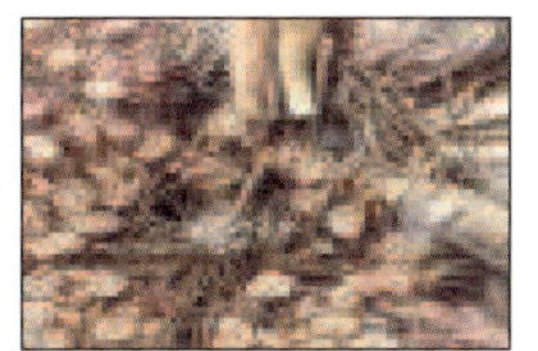

구자(韭子) - 가구자,부추,구채자(韭菜子),구채인

보양약, 신. 감. 온/ 학명; Allium tuberosum Rottler
기원 나리과에 속한 부추나물의 성숙한 종자
보간신, 장양고정(壯陽固精)

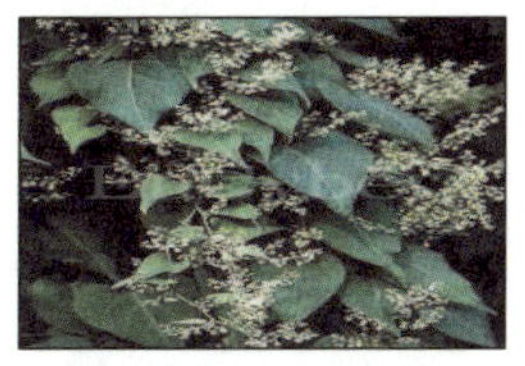 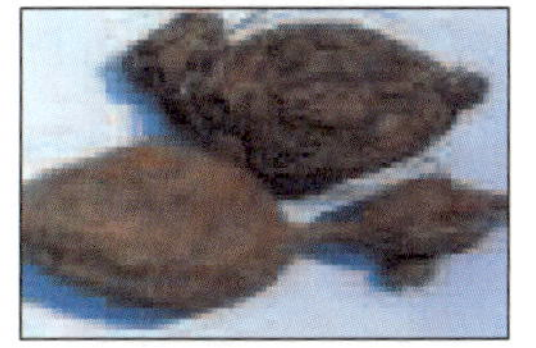

하수오(何首烏)-큰조롱,적하수오,적렴(赤斂),홍내소

보혈약,고.감.미온/Polygonum multiflorum Thunberg
여뀌과에 속한 다년생 덩굴초본인 적하수오의 덩이뿌리
장을 유연하게 하여 변비를 치료, 종창, 종기 등을 해독

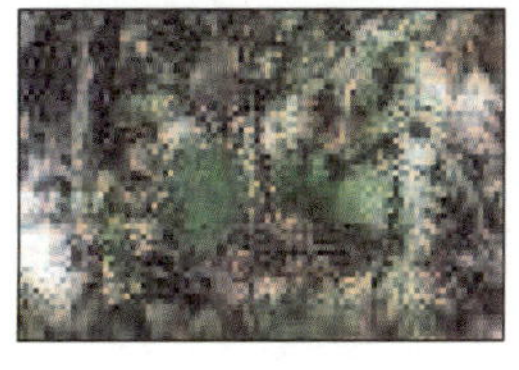 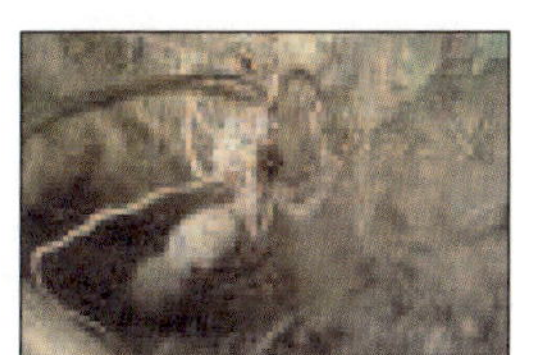

백하수오(白何首烏) - 백수오, 은조롱

보혈약,Cynanchum wilfordii(Max.) Hemsl.
박주가리과에 속한 덩이뿌리, 고.삽.감, 온.평
자양강장, 조혈 ,피로회복

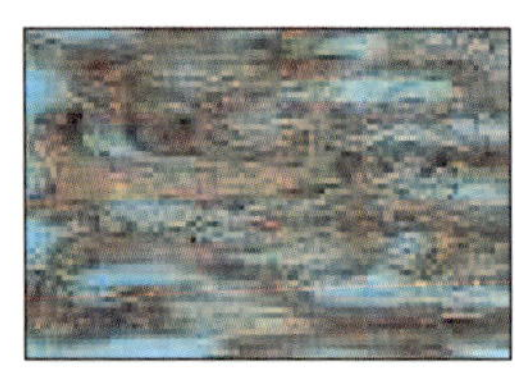

신곡(神曲) - 신국

한, 감, 위장의 운동을 도와 소화를 잘되게 하고
혈을 푼다.

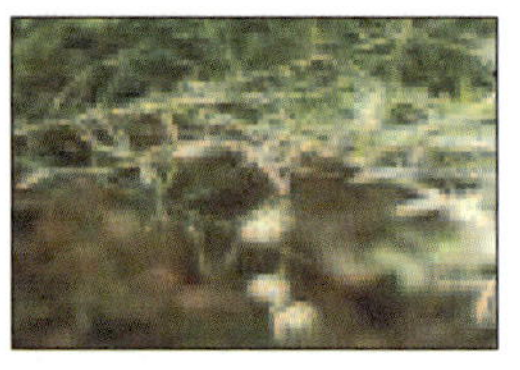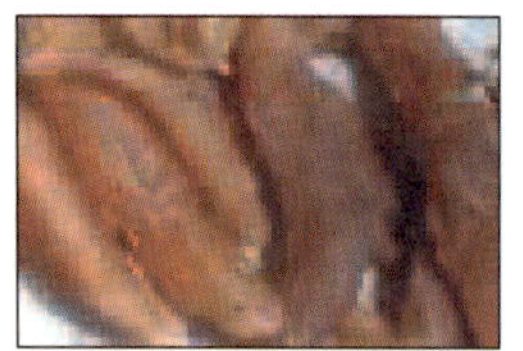

천문동(天門冬) - 천동(天冬)

보음약, 학명; Asparagus cochinchinensls Merrill
기원 백합과에 속한 천문동의 덩이뿌리를 건조한 것
신장과 폐에 작용하여 진액등의 생성과 장을 윤택

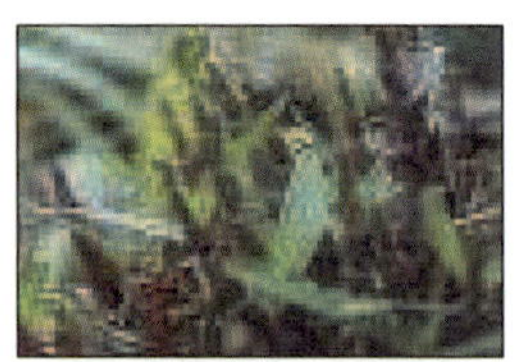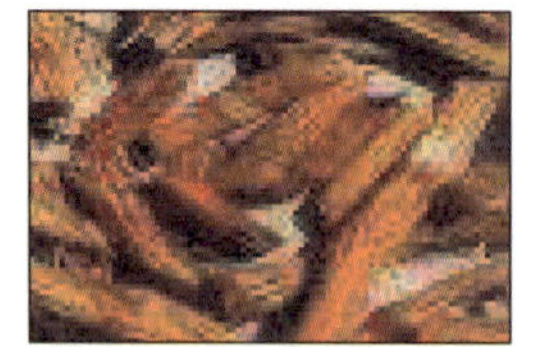

석곡(石斛)- 임란(林蘭), 금생(禁生), 두란, 금채화

보음약, 감. 미. 한, 학명; Dendrobium nobile Lindley
기원 난초과에 속한 다년생 석곡의 지상줄기
양위생진, 명목, 강요

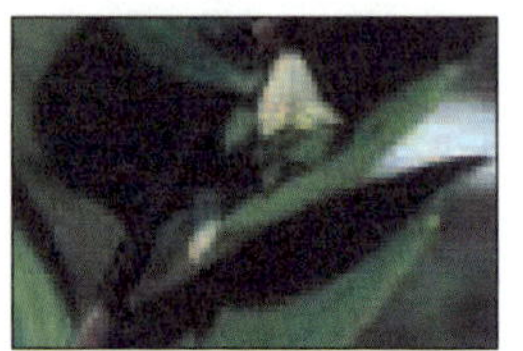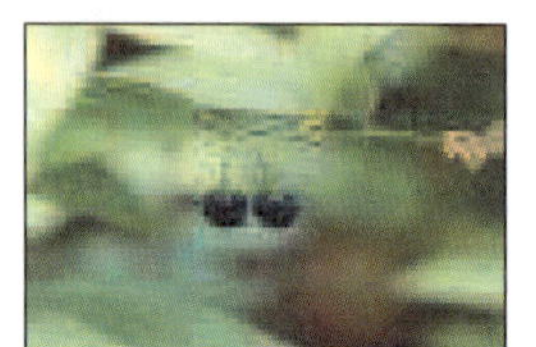

옥죽(玉竹) - 여위(女萎), 위유(萎蕤), 위삼(威參)

보음약, 학명; Polygonatum odoratum Druce var.
뿌리줄기를 약용, 미한. 감, 養陰潤燥, 生津止渴
성질이 온화하고 음기와 진액을 보한다

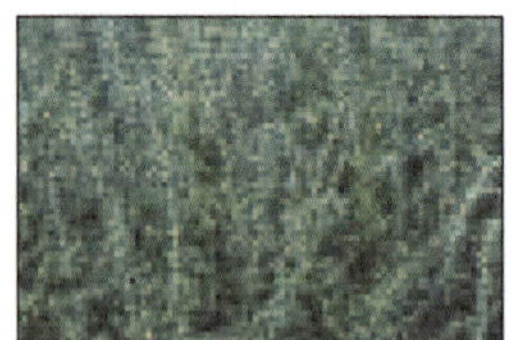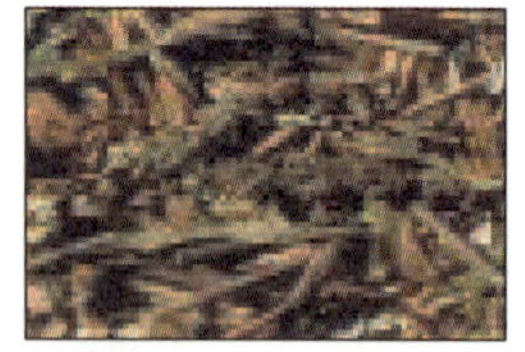

형개수(荊芥首) - 형개

성질은 따뜻하다. 풍. 한으로 오는
감기, 종창, 멍울에 효과

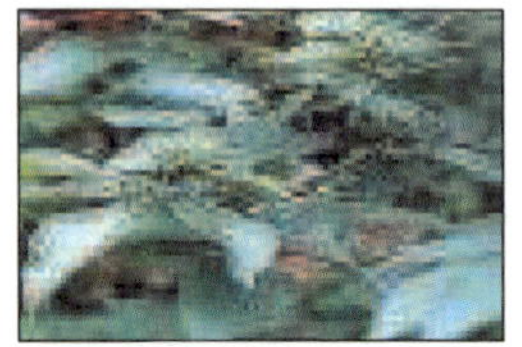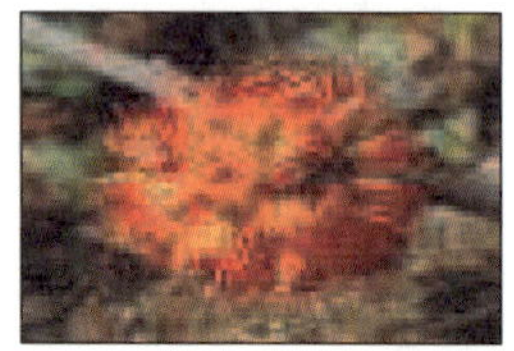

저실자(楮實子) - 꾸지나무, 저실(楮實), 곡실(穀實)

보음약, 과실을 약용, Broussonetia kazinoki Slebold,
신장을 더욱 튼튼하게 하고 간에 음기를 더하여 열을
내려 주며 눈을 밝게 해준다.

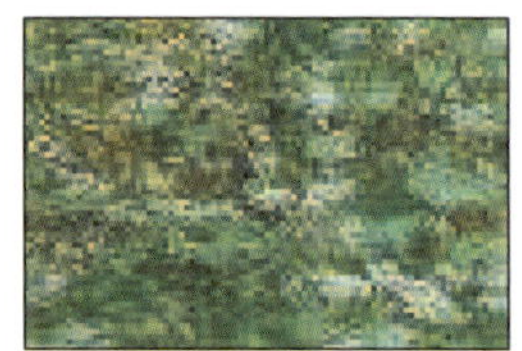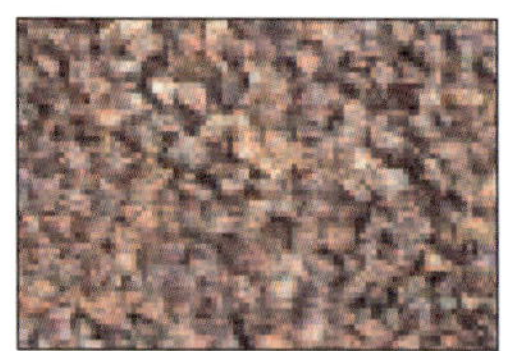

교맥(蕎麥) - 메밀, 모밀

청열해독약, 학명; Fagopyrum esculentum Moench
여뀌과 메밀의 종자를 약용
동맥경화, 고혈압, 당뇨병, 화상

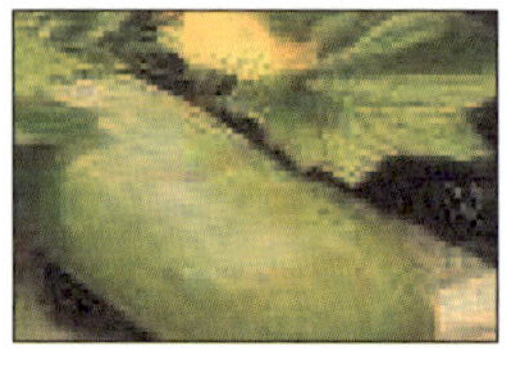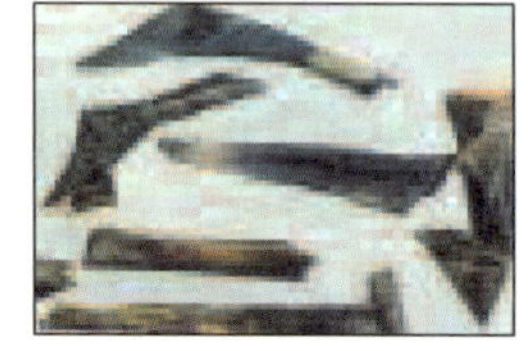

동과피(冬瓜皮) - 동아호박피

이수삼습약, 학명; Benincase hispida cogniaux
동아호박 외층과피을 약용, 미한.감
이뇨소종, 소변불리

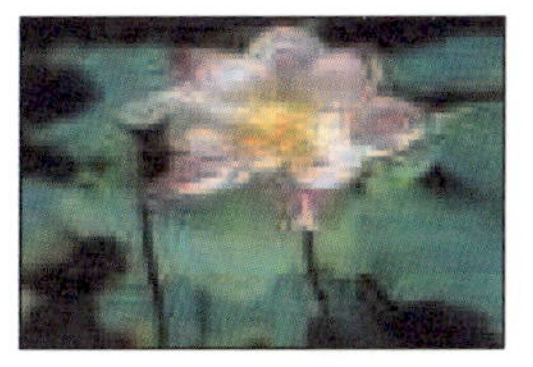 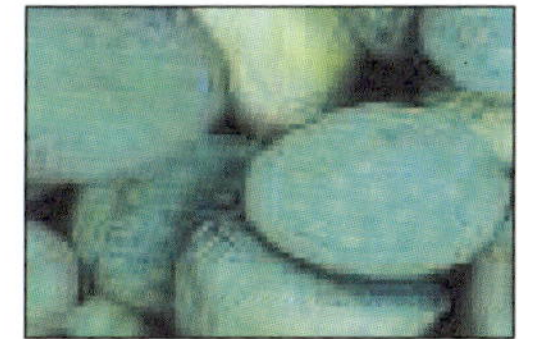

연자육(蓮子肉) - 연실, 우실, 수지단(水芝丹)
고정축뇨지대약, 연꽃 종자약용
학명; Nelumbo nucifera Gaertner
비장의 기능을 튼튼히 하고 신장에 기를 더한다.

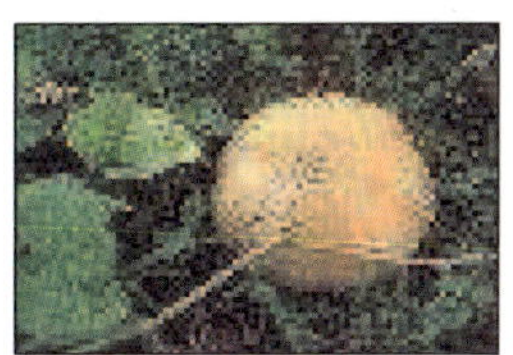 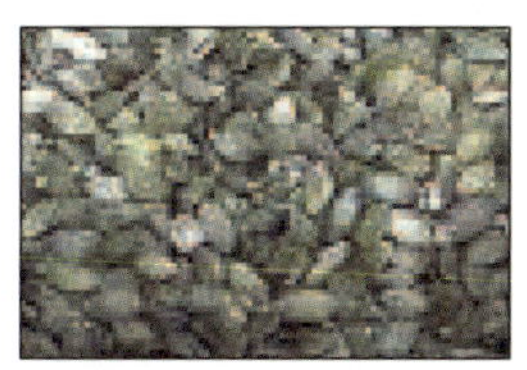

남과자(南瓜子) - 호박씨
구충약, 종자를 약용, 감. 평
살충작용이 있다.

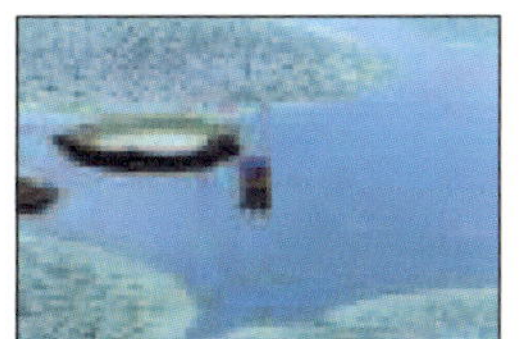 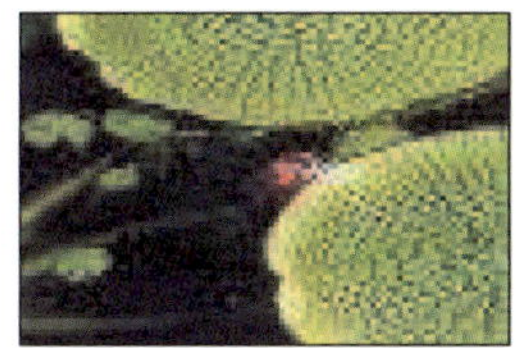

검실(芡實)-검인, 계두실(鷄頭實), 자연봉실, 가시연밥
수삽약(고정축뇨지대약), 감. 평, 종자를 약용
학명; Euryale ferox Salisbury
익신고정, 보비지사

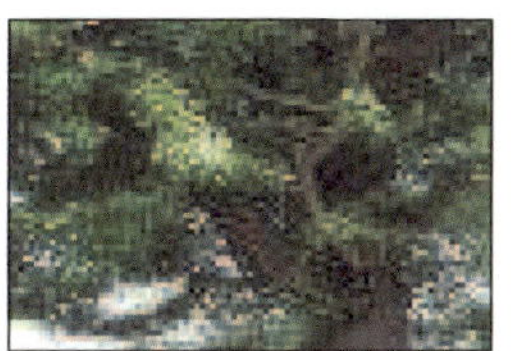 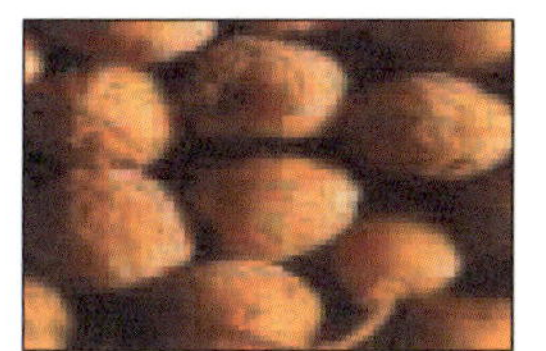

백과(白果) - 은행씨, 은행나무, 압각수,부지갑
지해평천약, 학명; Ginkgo biloba Linne
종자를 약용, 고감.평.소독
폐평천(肺平喘), 축소변(縮小便)

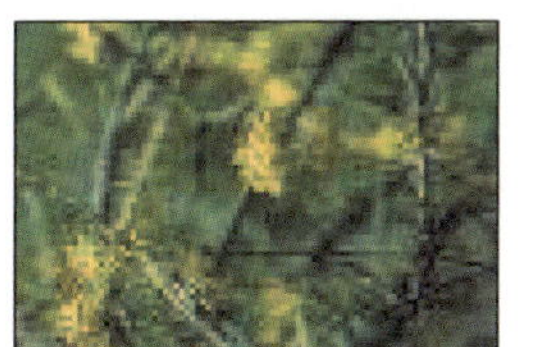 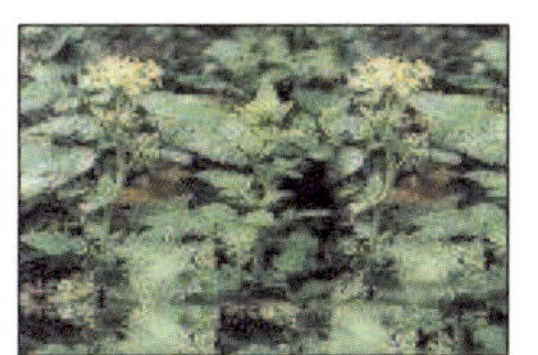

백개자(白芥子) - 겨자씨,갓씨,개자,호개자
온화한담약, 학명; Sinapis alba (L.)
만성기관지염이나 기관지 확장에 효과가 있다.

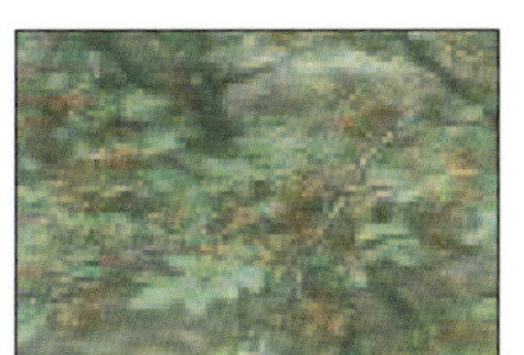 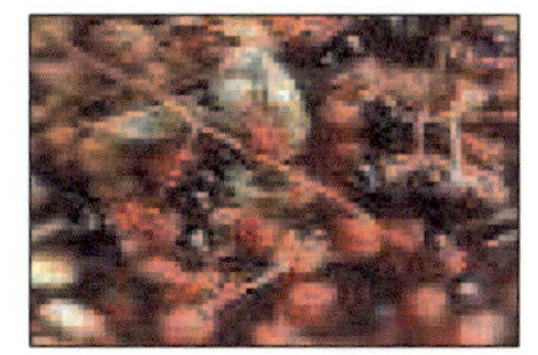

산초(山椒) - 천초(川椒), 화초(花椒), 촉초(蜀椒)
구충약, 복통, 설사 등의 병증에 응용한다
과피를 약용, 피부습진, 구충작용, 온. 소독
학명; Zanthoxylum piperitum De Candolle

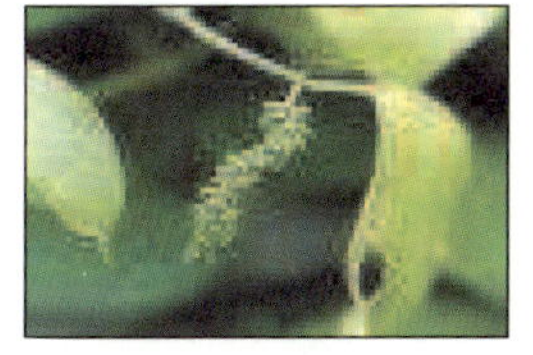 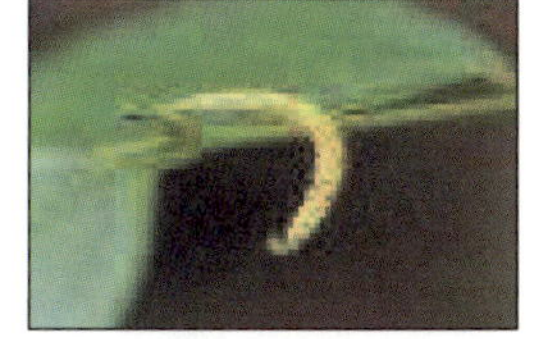

호초(胡椒) - 후추, 부초(浮椒)), 옥초(玉椒)
온리회양약, 종자를 약용, Piper nigrum Linne
차가운 기운이나 담을 제거하며 기를 내리고 속을
따뜻하게 하며 장부(臟腑)의 풍과 냉증을 없앤다.

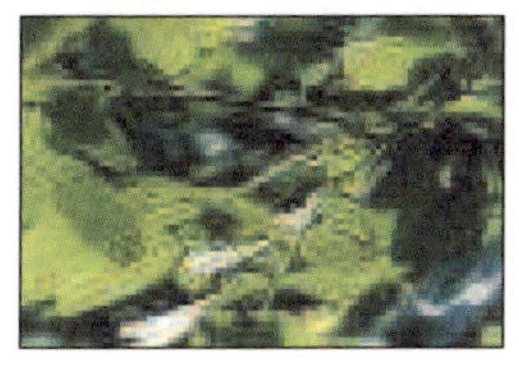 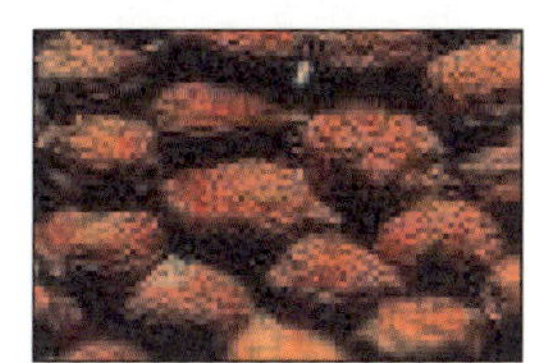

산사(山査) - 아가위나무,산리홍,홍과,북산사,적과자
소식약, Crataegus pinnatifida Bunge var.
열매 약용, 산감.온, 소식화적, 활혈산어

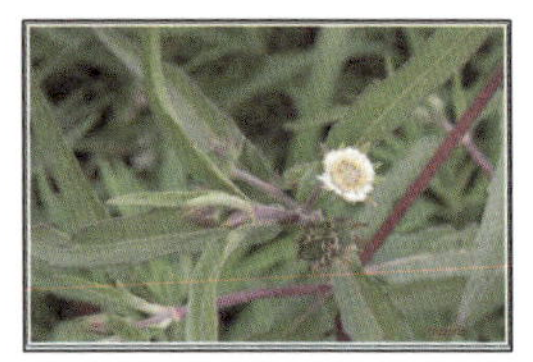 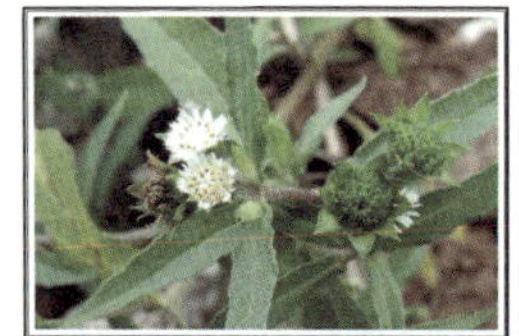

한련초(旱蓮草) - 묵한련, 에장초, 묵초

보음약, 보신, 감.산.한,
자음익신, 양혈지혈

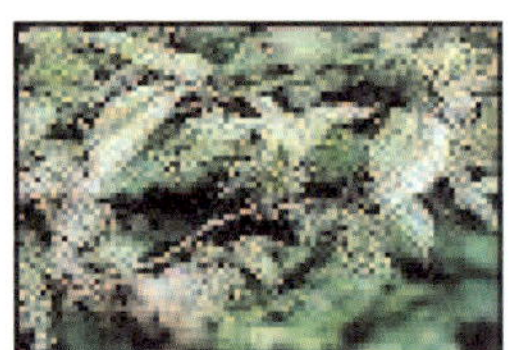 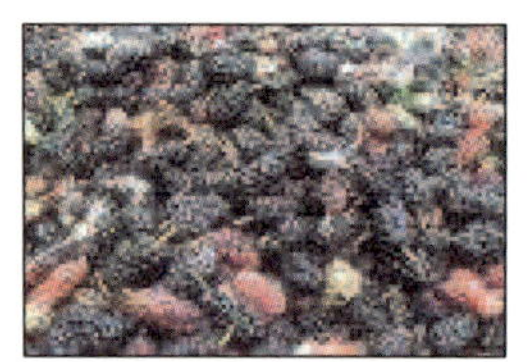

오디 - 뽕나무 열매, 상실

보음약, 무독, 보혈자음, 생진윤조, 내열소갈
한.감산,

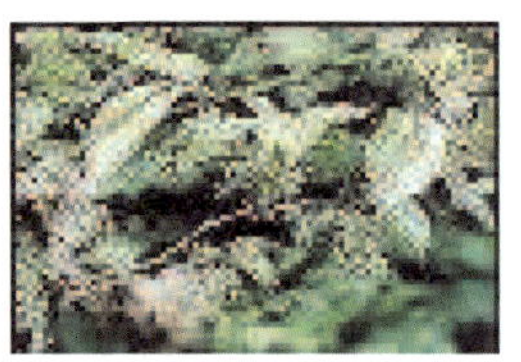 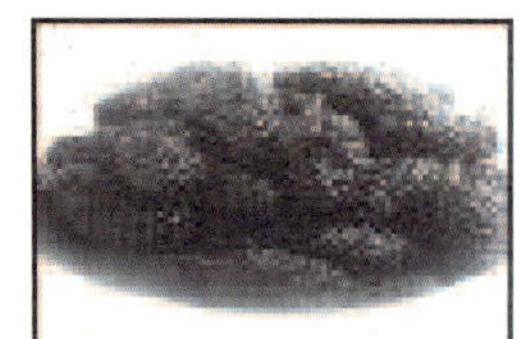

상심자(桑椹子) - 상실, 오심, 흑심

뽕나무 열매 오디를 건조
보음약, 무독, 한. 감산
보혈자음, 생진윤조, 수발조백

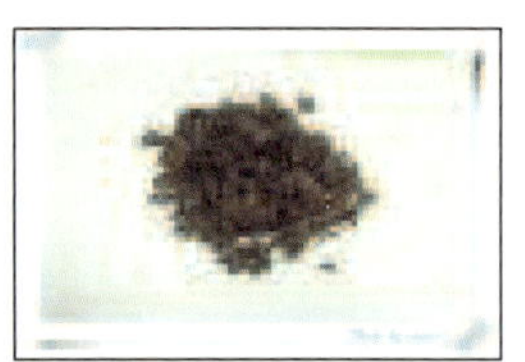 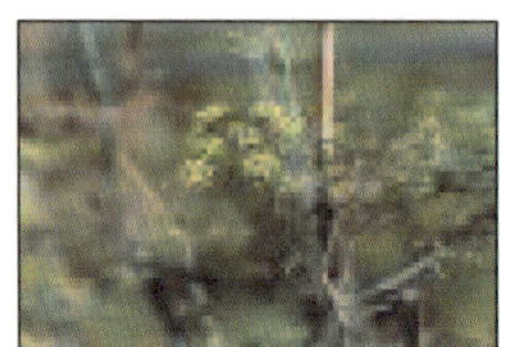

팔각회향(八角回香) - 별회향, 대회향

온리회양약, 온. 신, 위. 방광에 귀경
과실을 약용
온신산한, 화위이기, 신허요통

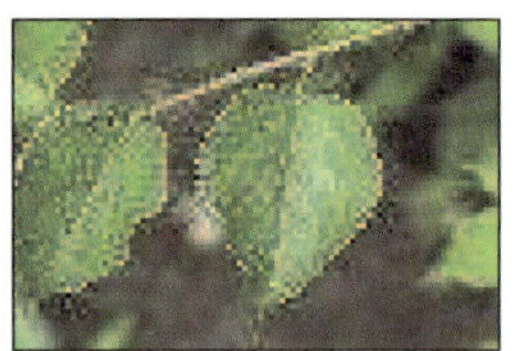 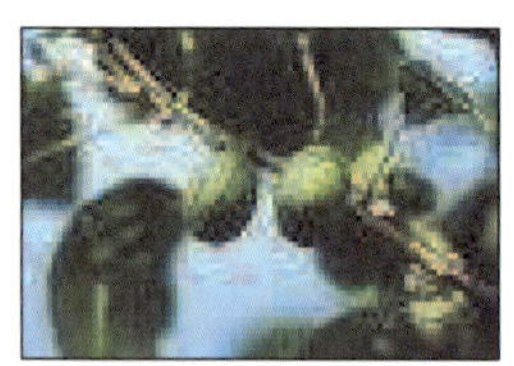

다래 - 등리근, 미후리, 양도등

청열해독약, 다래나무 뿌리, 산, 삽. 량. 무독
활혈소종, 청열해독, 거풍제습, 이뇨

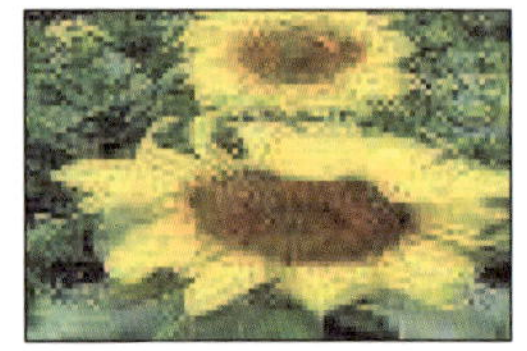 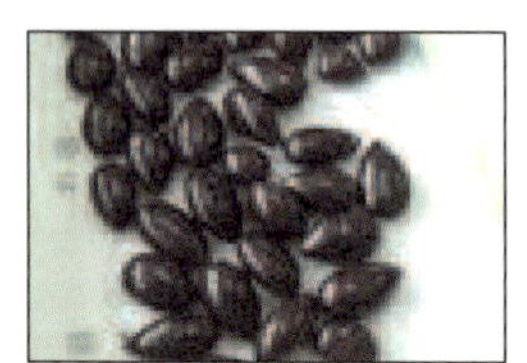

향일규자(向日葵子) - 해바라기씨

종자를 약용, 감. 온
산어혈, 두통, 어지러증, 이질, 혈압을 내리는 데
쓴다.

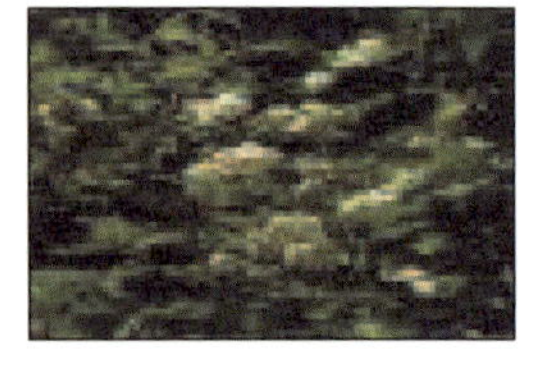 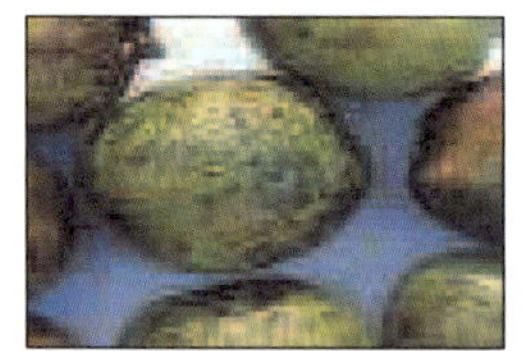

호도육(胡挑肉) - 호두살

보양약, 열매를 약용
감. 온
보골익정, 온폐정천(溫肺定喘)

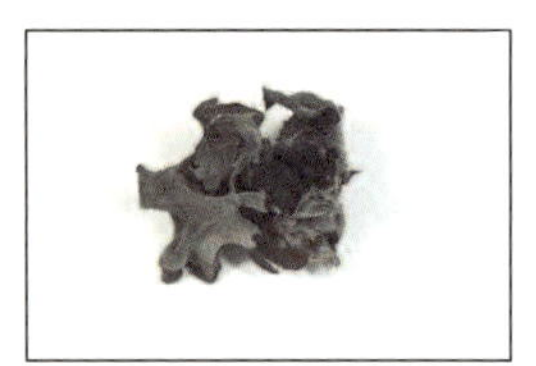 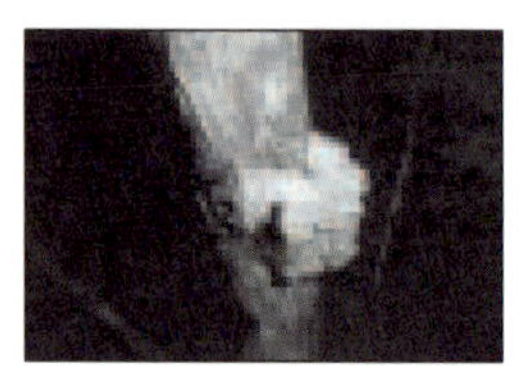

목이버섯, 흰목이버섯

오장을 좋아지게 하고 장위에 독기가 몰린 것을 헤치며
혈열을 내리고 이질과 하혈하는 것을 멎게 하며 기를
보하고 몸이 가벼워지게 한다

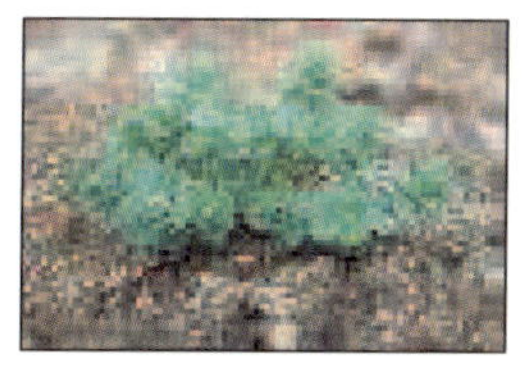 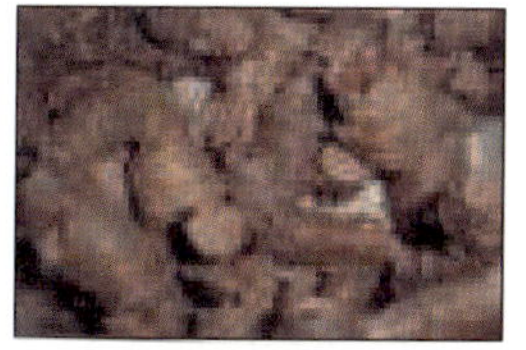

홍경천(紅景天) - 참돌꽃

뿌리를 약용, 자음강장, 피로회복
혈액순환, 성질은 차고 맛은 달고 떫다

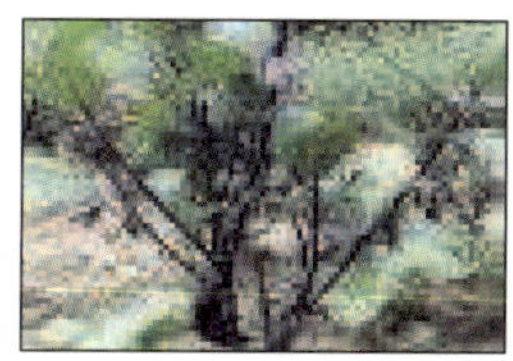 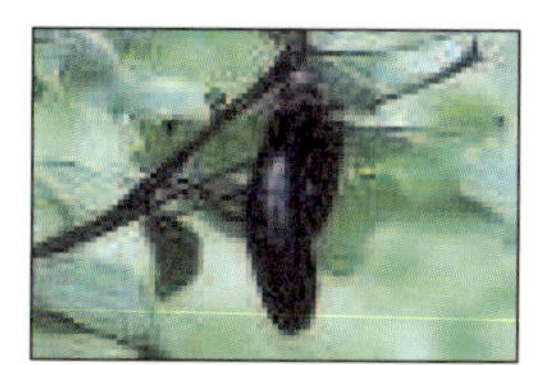

가자(茄子) - 가(茄),과채, 왜과, 조채자

학명; Solanum melongena L.
열매를 약용, 감(甘).凉, 청열, 활혈지통,
대장. 소변출혈, 치통, 진통, 종기 등을 치료한다.

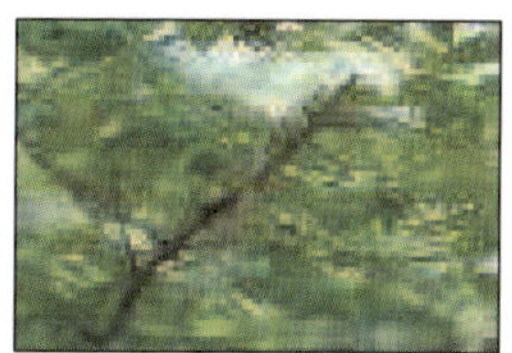 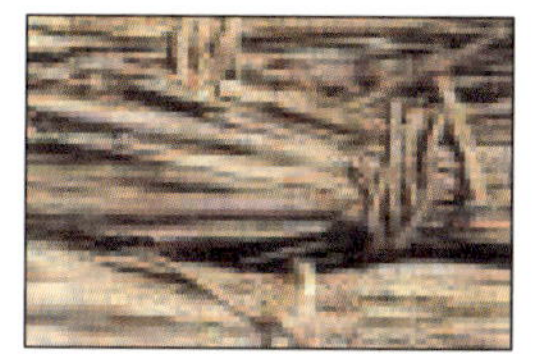

건칠(乾漆)- 옻나무진, 마른옻칠, 흑건칠(黑乾漆),

학명; Rhus verniciflua Stokes   활혈거어약
신고. 온. 소독(小毒), 파혈거어(破血祛瘀),통경(通經),
껍질약용, 살충작용, 사지마비, 월경통을 치유

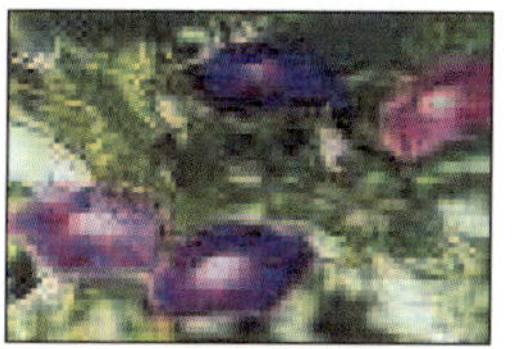 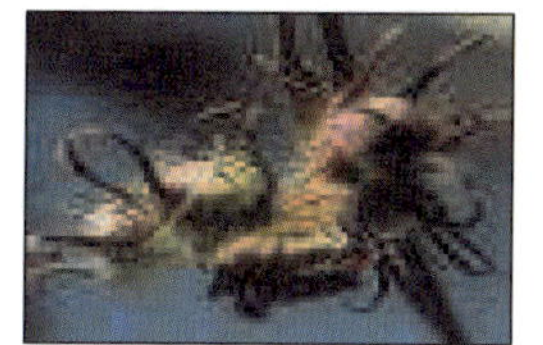

견우자(牽牛子)- 나팔꽃씨, 견우, 흑견우, 백견우

학명; Pharbitis nil Choisy,
사하약(준하축수), 종자를 약용
고신.평, 사하, 이뇨작용, 有毒

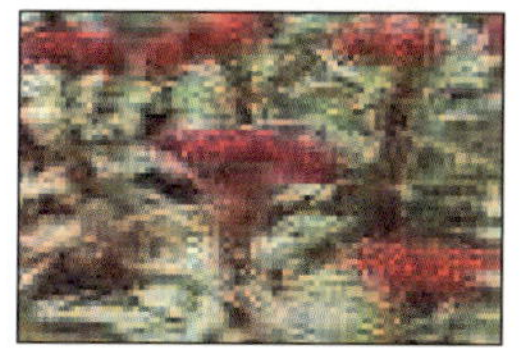 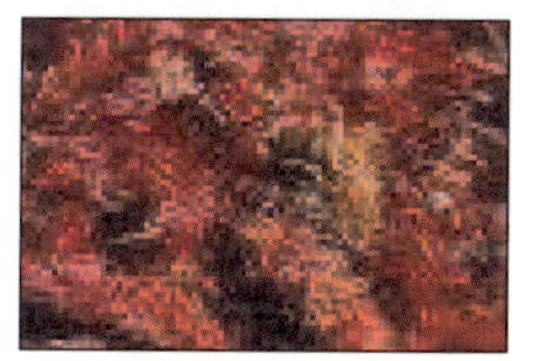

계관화(鷄冠花)- 맨드래미 · 계관(鷄冠) · 계두

학명; Celosia cristata L., 凉血. 止血작용
꽃,종자 약용, 감,량, 대변출혈, 소변. 자궁출혈에 씀

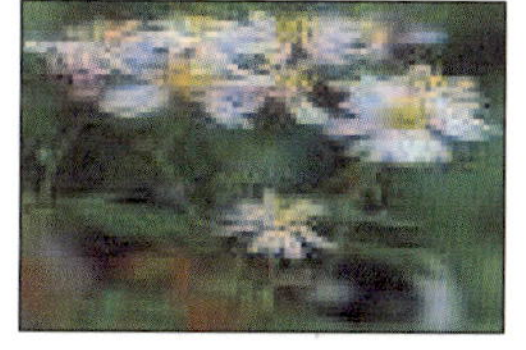 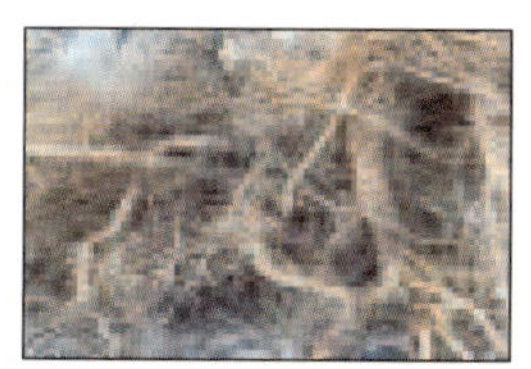

자원(紫苑) - 개미취

뿌리 약용, 온, 고. 감, 화담지해
해수천식과 인후가 마르고 아픈 데 효과

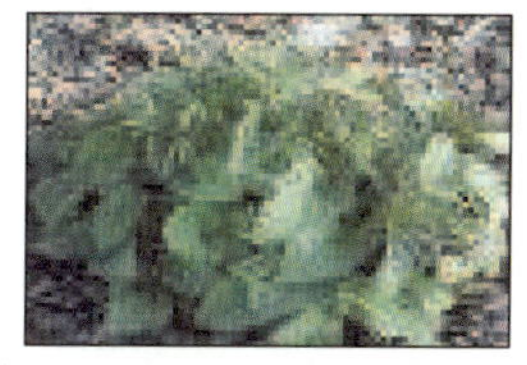 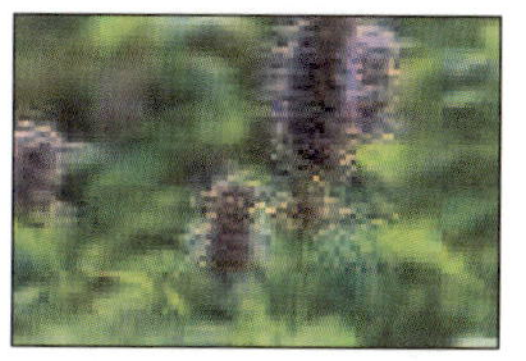

곽향(藿香) - 배초향,토곽향,야곽향, 배향초

학명; Agastache rugosa O. Kuntze/   신, 미온
방향화습약, 화습.해표작용, 지상부전초를 약용

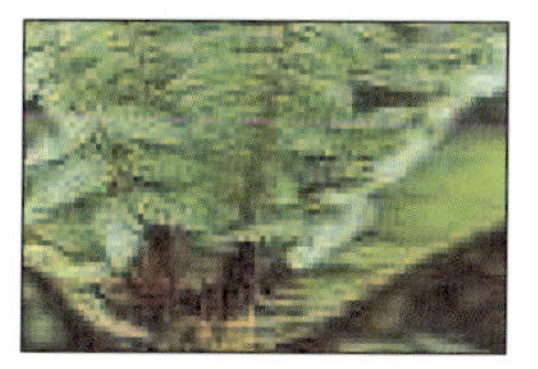 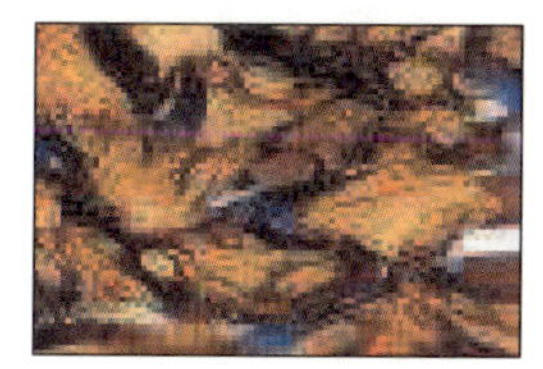

관중(貫衆) - 흑구척,관절,백두,약조,봉미초(鳳尾草)

학명 Dryopteris crassirhizoma Nakai
구충약, 고.미한, 살충, 청열해독, 지혈

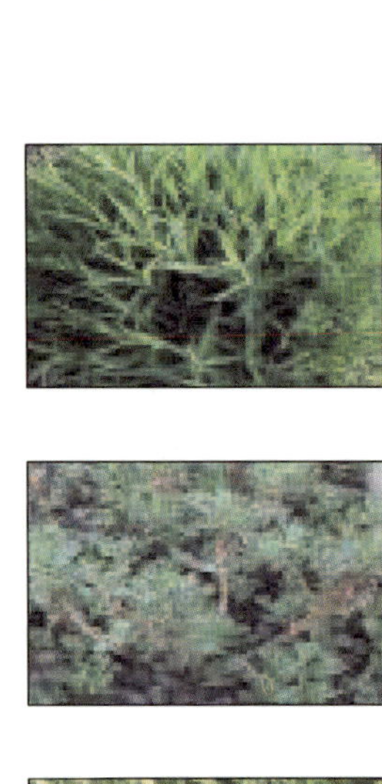 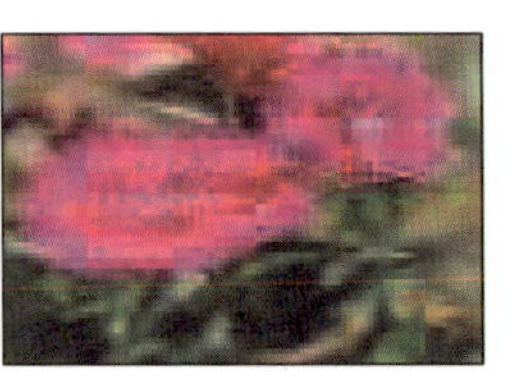

구맥(瞿麥)- 패랭이, 거구맥, 대란(大蘭), 산구맥

학명; Dianthus chinensis, Dianthus superbus Linne
이수통림약, 고. 한, 활혈통경, 이수통림
지상부전초 약용, 방광염, 요도염, 급성신우신염

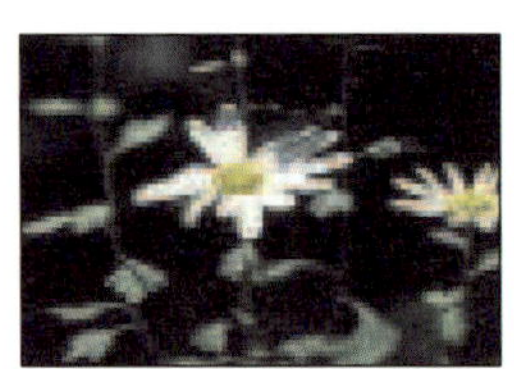 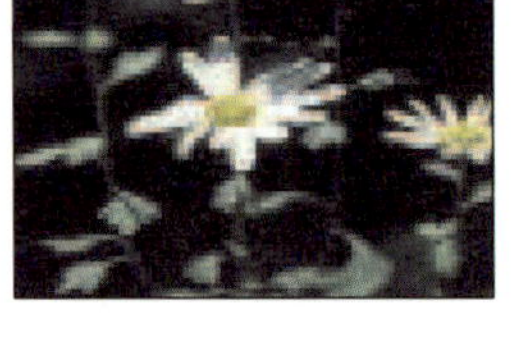

구절초(九節草) - 들국화, 구일초

학명; Chrysanthemum sibiricum var. latilobum Kitamura
잎.줄기 약용, 고.온, 자궁허냉, 생리불순, 불임증

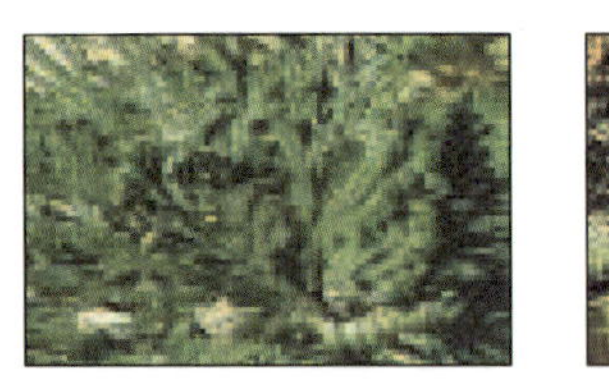 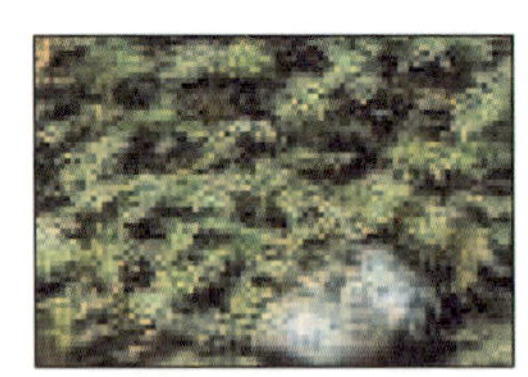

권백(券柏) - 부처손, 바위손, 불사초, 장생초

학명; Selaginella tamariscina Spring
지혈, 활혈, 통경, 잎을 약용, 신.평

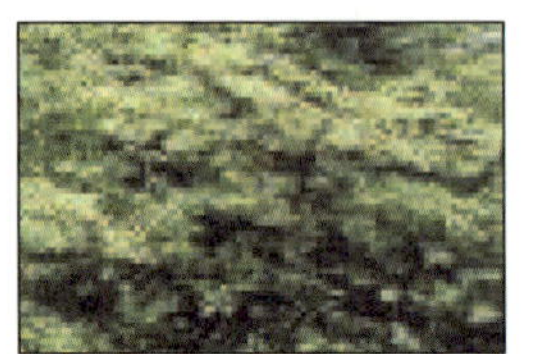 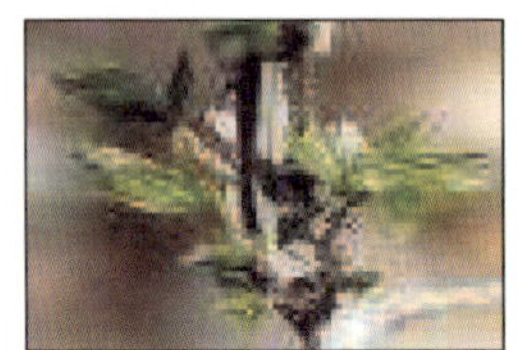

귀전우(鬼箭羽)- 화살나무,신전,육월릉,사면극

학명; Euonymus alatus Siebold
달린 날개짓을 약용, 고. 한, 파혈통경
타박상, 생리불순, 산후어혈, 복통에 쓴다.

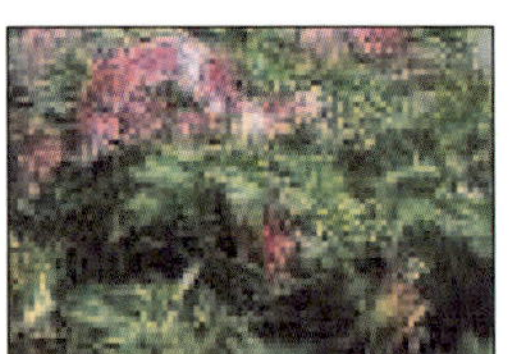 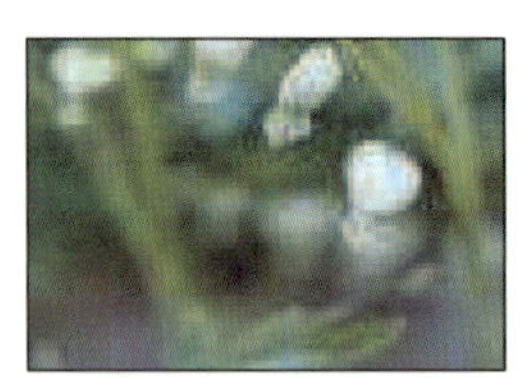

금낭화(錦囊花) - 며느리주머니

학명; Dicentra spectabilis (L.) Lemaire
뿌리줄기 약용, 신. 고, 산혈, 소창독

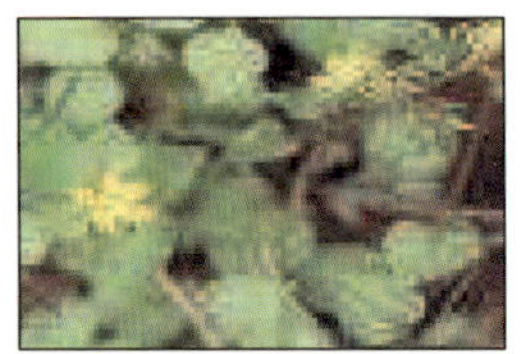 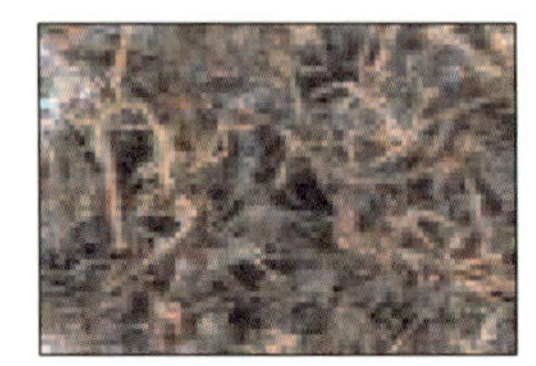

금전초(金錢草)-긴병꽃풀,지전애,연전초,동전초,구리향

학명; Glechoma hederacea Linne var. grandis Kudo
전초를 약용, 열을 내리고 소염작용을 한다.
신장결석, 담도결석, 해독작용

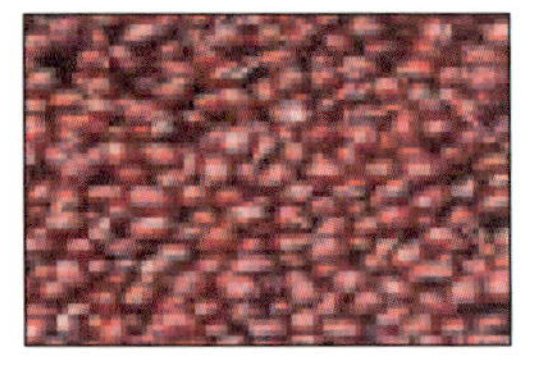 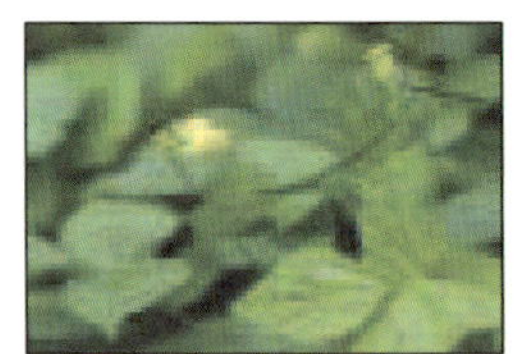

적소두(赤小豆) - 붉은팥

종자를 약용, 불필요한 수분과 습을
배출시키며 비만에 효과

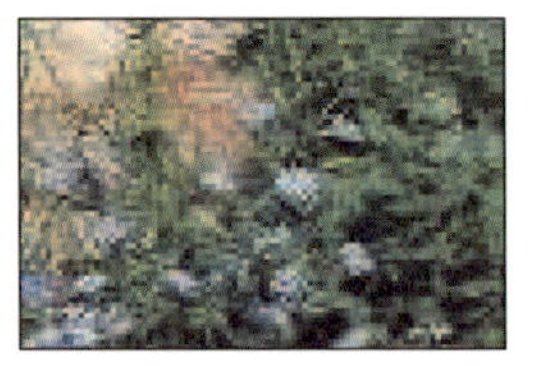 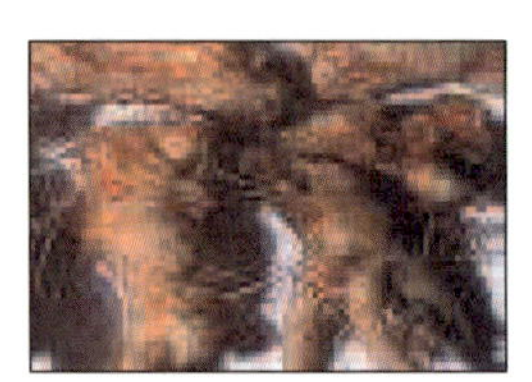

국거(菊苣) - 치커리

학명; Cichorium intybus L.
전초 약용, 청간이담(淸肝利膽)

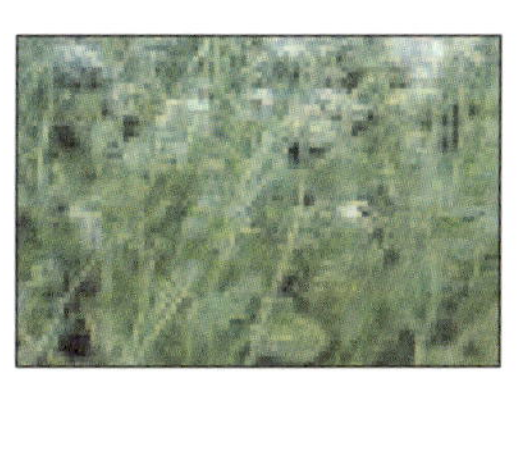 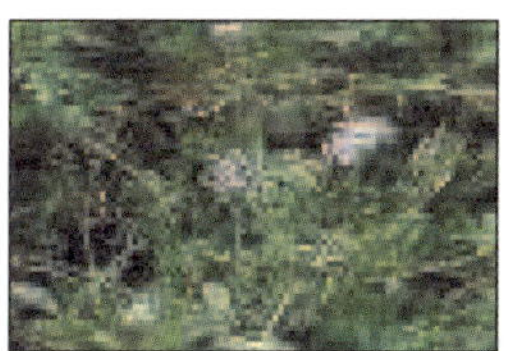

내복자(萊菔子)- 무우씨, 나복자

학명; Raphanus sativus Linne
소식약, 종자 약용, 신감. 평,
소화장애를 겸한 해수천식에 쓴다.

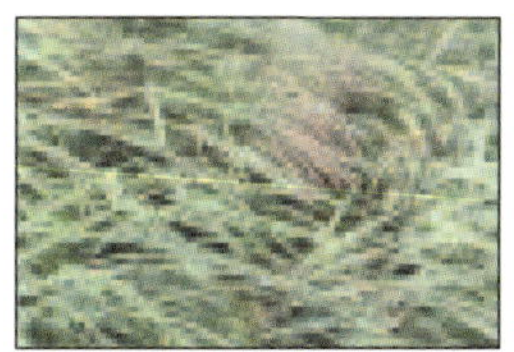 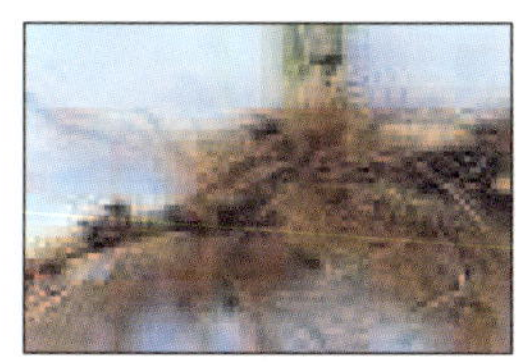

노근(盧根)- 갈대뿌리줄기, 노모근, 순강룡, 위근

학명; Phragmites communis Trinius
청열사화약, 뿌리줄기 약용, 감. 한, 청열생진

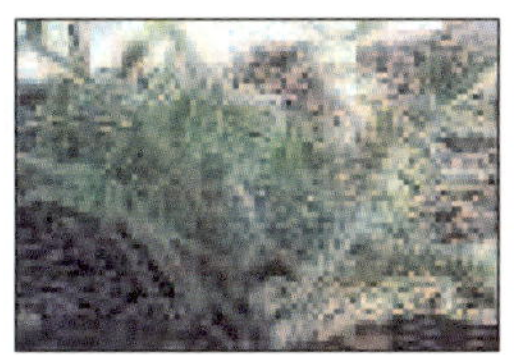 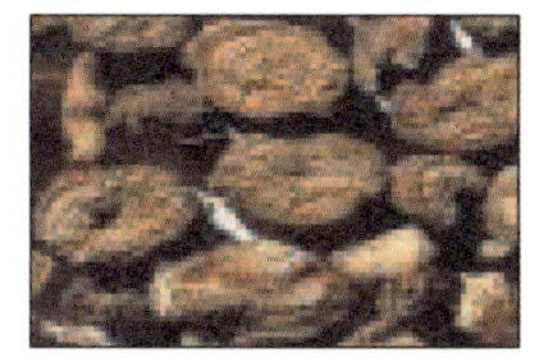

누로(漏蘆) - 뻐꾹채, 절굿대, disks

학명; Echinops setifer Linne
청열해독약, 뿌리약용, 고. 한
이질치료, 통하유(通下乳)

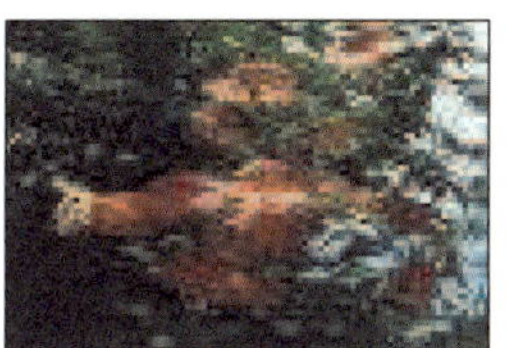 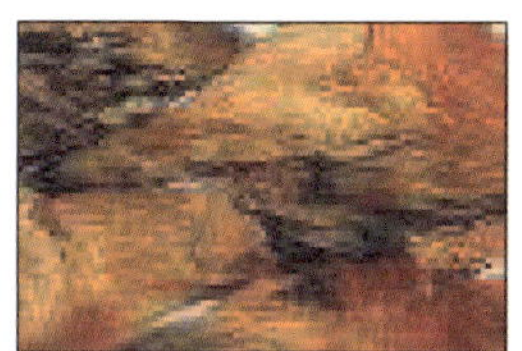

능소화(凌霄花) - 등라화

학명 Compsis grandiflora Schuman
활혈거어약, 꽃 약용, 신.미한, 양혈거풍

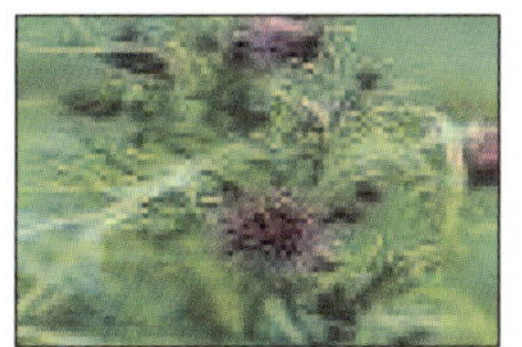 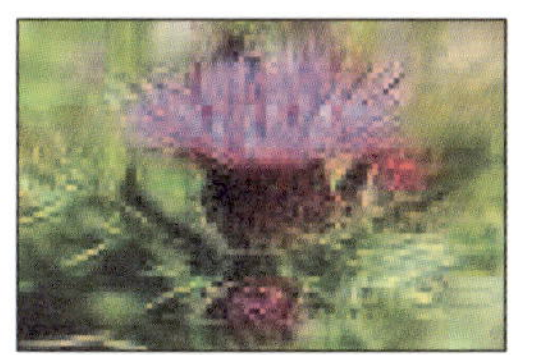

대계(大薊)- 엉겅퀴, 마계, 호계, 자계, 산우방

학명; Cirsium japonicum De Candole
양혈지혈약, 뿌리약용, 감고. 량, 산어소종

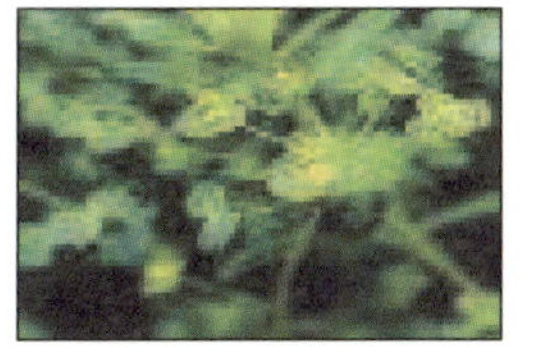 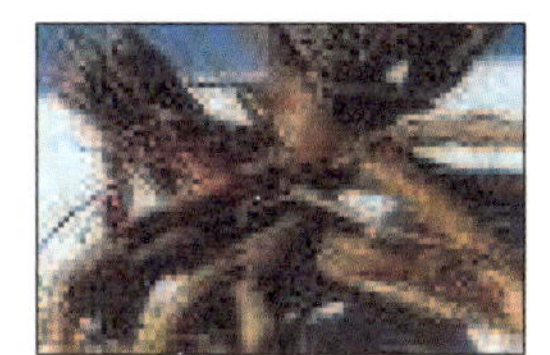

대극(大戟) - 하마선(下馬仙), 경대극(京大戟)

학명; Euphorbia pekinensis Ruprecht
사하약(준하축수약), 고. 한, 뿌리를 약용
대소변을 잘 통하게 한다. 복부창만, 수종 효과

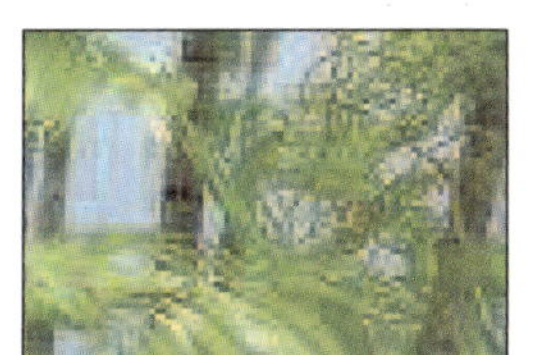 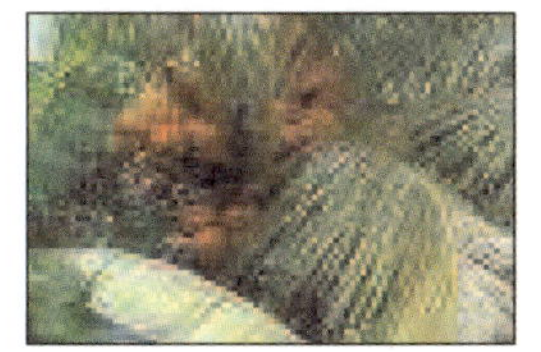

대복피(大腹皮)- 빈랑피, 대복모, 복모(茯毛),빈랑의

학명; Areca catechu Linne, 빈랑 과실의 과피
이기약, 모든 기를 내려가게 하고 대·소장을 잘 통하게
하여 위와 대장과 소장의 기운을 뚫어 이뇨시킨다

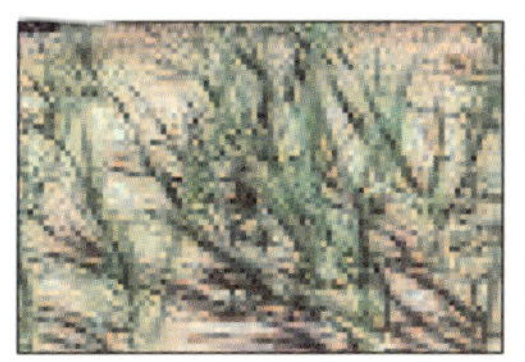 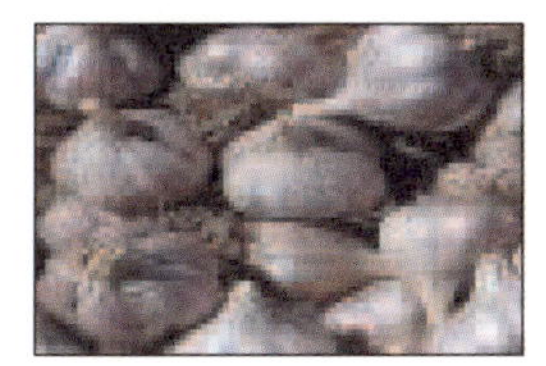

대산(大蒜) - 마늘, 호산(胡蒜), 독두산(獨頭蒜)

학명; Allium sativum Linne, 비늘줄기 약용
신.온, 해독, 소종, 살충작용

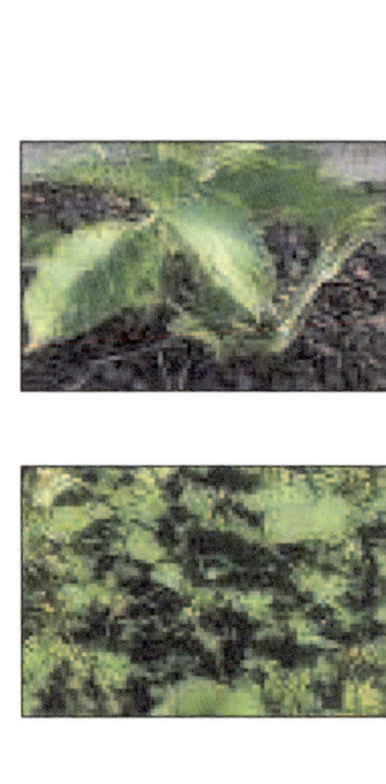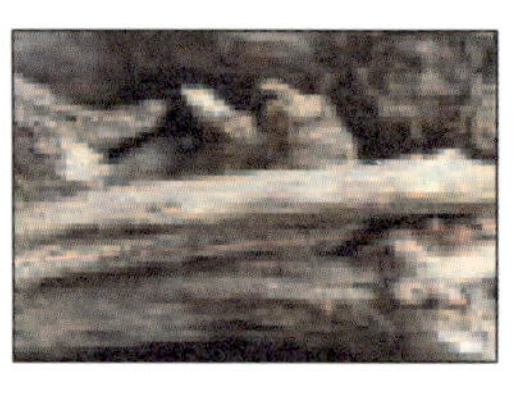

독활(獨活)- 땃두릅, 강청, 독요초(獨搖草),강활
학명; Aralia continentalis Kitagawa, 뿌리 약용,
거풍습지비통약, 신고. 온, 거풍습, 지통, 해독

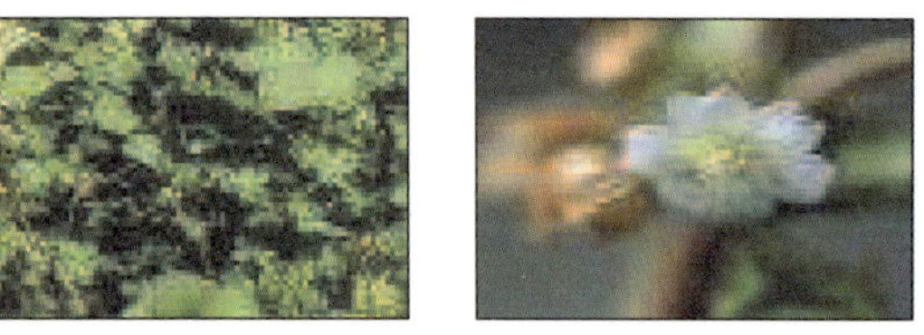

동규자(冬葵子)- 아욱, 규채자(葵菜子), 규자
학명; Malva verticilata Linne 종자를 약용
이수통림약, 감. 한, 하유(下乳), 윤장통변

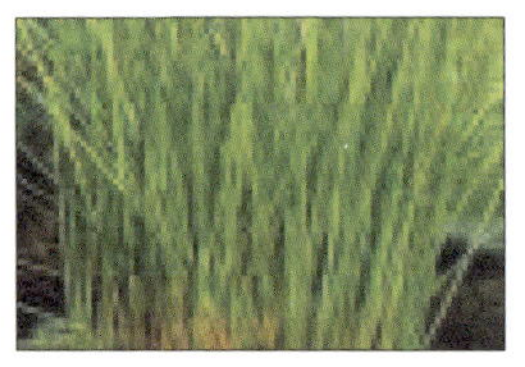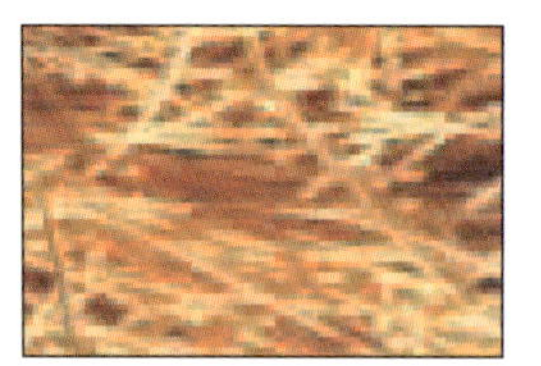

등심초(燈心草)- 골풀, 등초, 벽옥초, 골풀속살, 등심
학명; Juncus effusus Linne, 감담. 미한
이수통림약, 청심강화, 속골을 약용

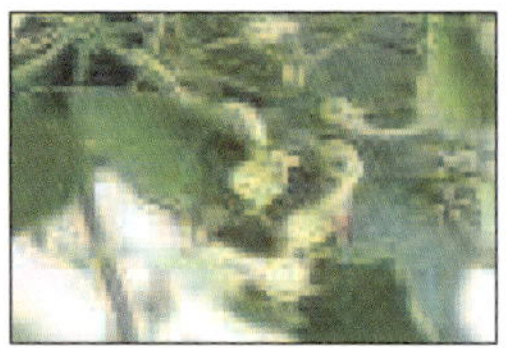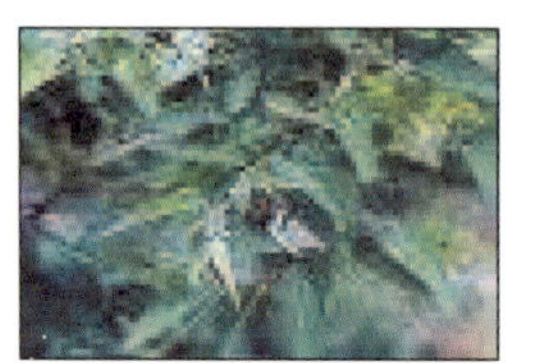

마두령(馬兜鈴)-쥐방울덩굴, 두령, 마도령, 방울풀열매
학명; Aristolochia contorta Bunge, 열매약용
지해평천약, 청폐화담, 신고. 한

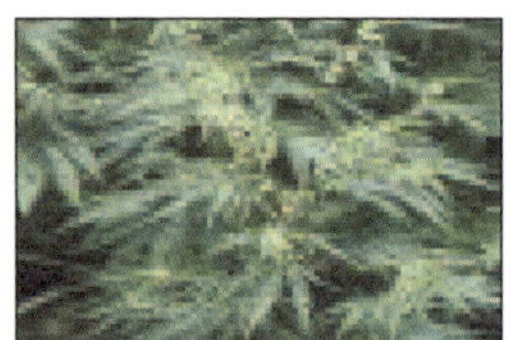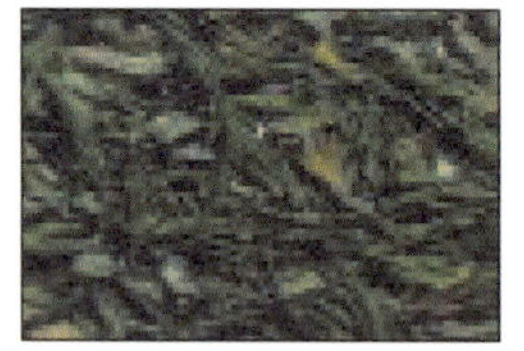

마자인(麻子仁)- 삼씨,대마자,대마인,마인,마자,화마인
학명; Cannabis sativa L. 종자 약용
감. 평, 윤장통변, 윤조, 살충

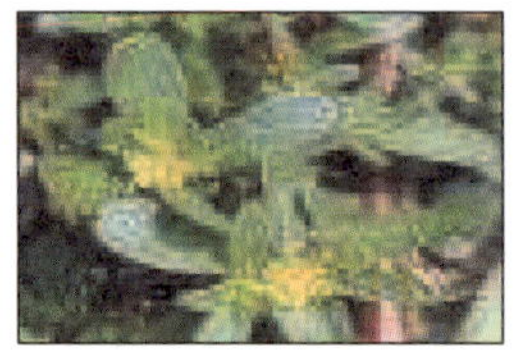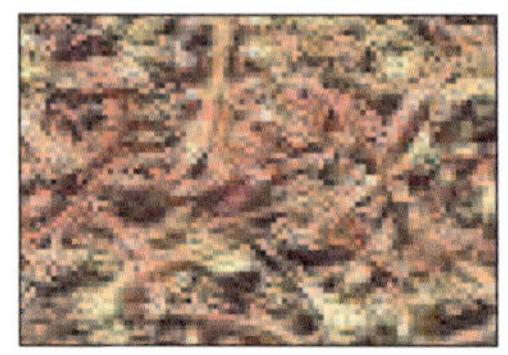

마치현(馬齒莧)-쇠비름, 마현, 오방초, 오행초, 돼지풀
학명; Portulaca oleracea L. 잎. 줄기 약용
청열해독약, 산.한, 양혈, 지혈작용, 세균성이질 효과

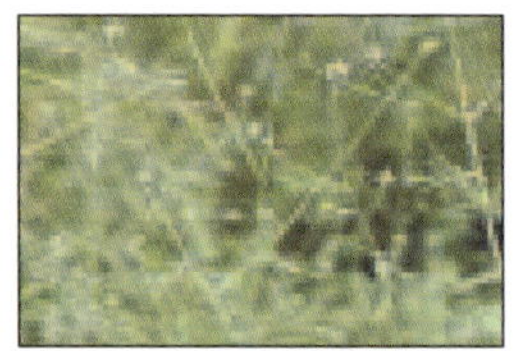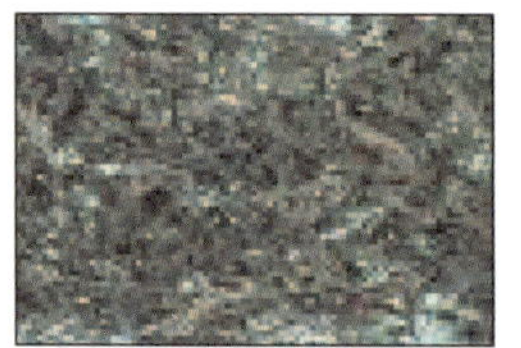

마편초(馬鞭草) - 자정용아초, 구아초(狗牙草)
학명 Verbena officinalis Linne) 전초를 약용
청열해독약, 어혈을 없애고 이뇨작용

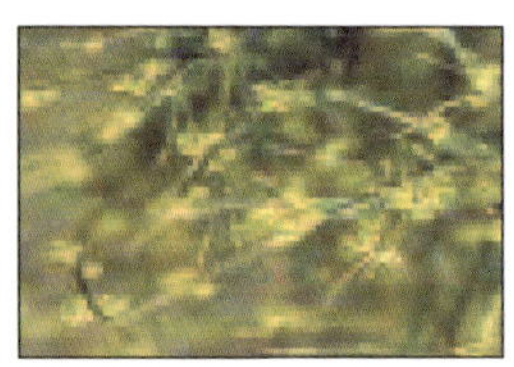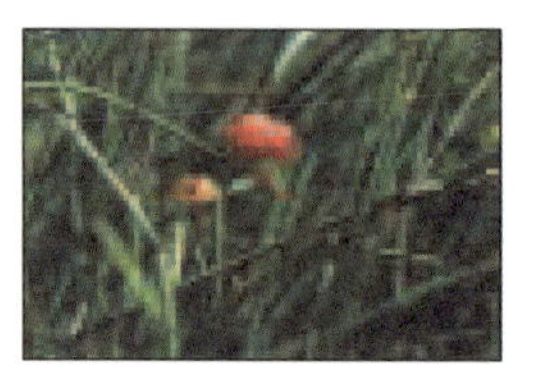

마황(麻黃)-초마황,중마황,용사,비비염 마번초(麻煩草)
학명; Ephedra sinica Stapf, 지상부 목질경 약용
발산풍한약, 신. 고 .온, 발한작용, 기침, 천식

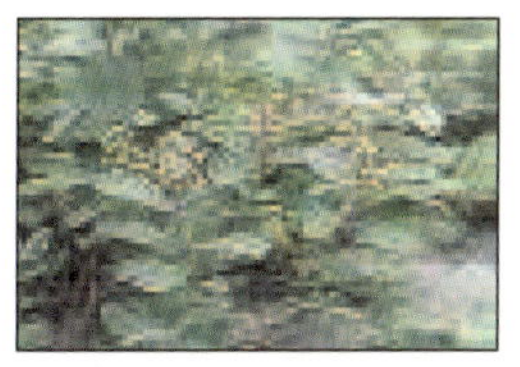 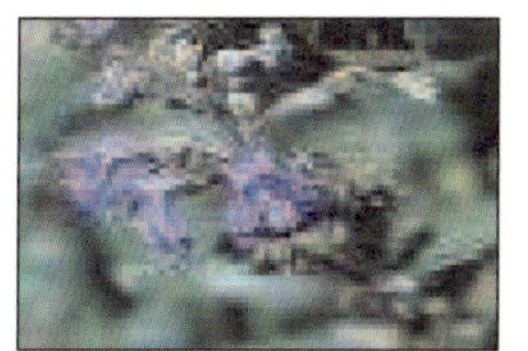

만형자(蔓荊子)-순비기나무, 만형자나무, 황형 ,소형
학명; Vitex rotundifolia Linne fil. 열매약용
발산풍열약, 고신. 량, 소산풍열, 청리두목

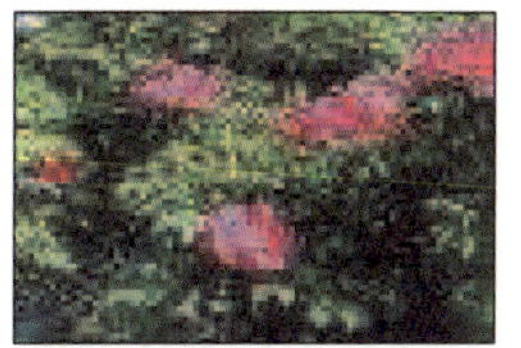 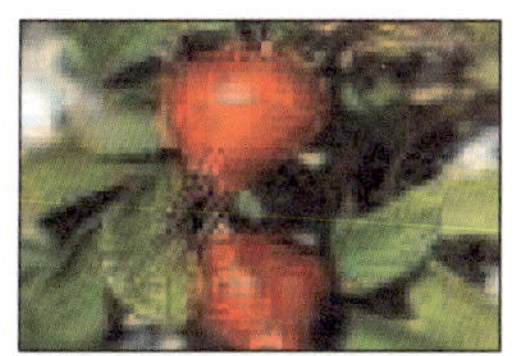

매괴화(玫瑰花) - 해당화, 자매화(刺玫花)
학명; Rosa rugosa Thumb. 뿌리 약용
이기약, 화혈산어, 행기해울(行氣解鬱)

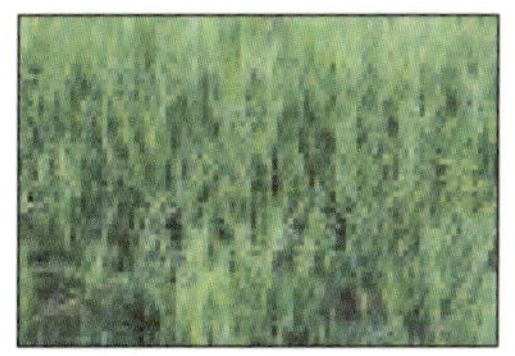 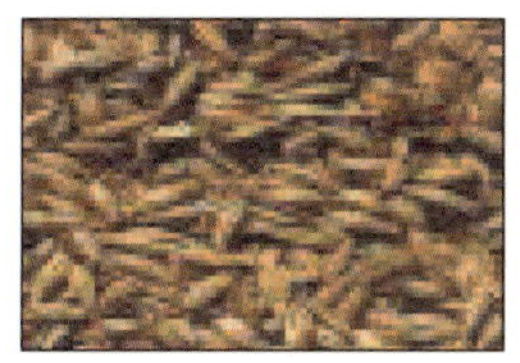

맥아(麥芽)- 겉보리, 대맥모, 대맥아, 대맥벽
학명 Hordeum vulgare Linne 소식, 화중, 회유
소식약, 종자를 발아시켜 약용, 감. 평

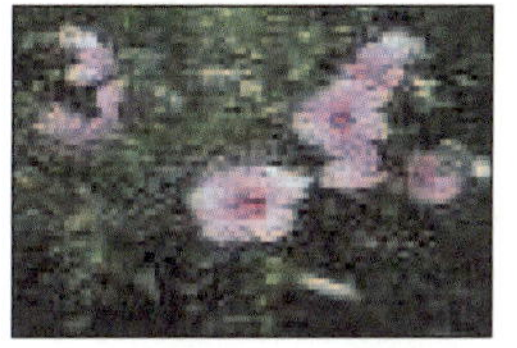 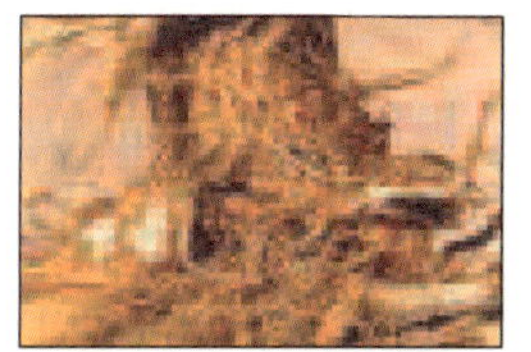

목근피(木槿皮)- 무궁화껍질, 근피(槿皮), 천근피
학명; Hibiscus syriacus Linne, 가려움증, 치질염증
기타약,청열,살충,이습,지혈,줄기껍질. 뿌리껍질을 약용

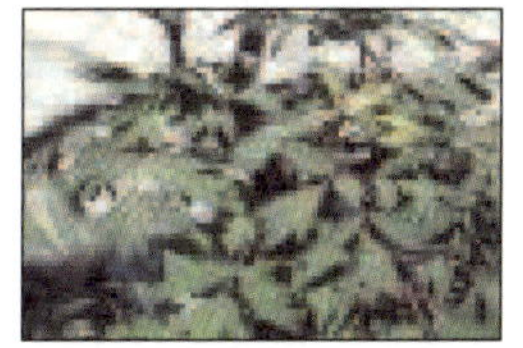 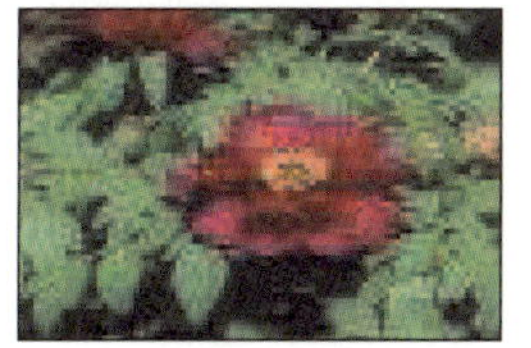

목단피(牧丹皮)-모란뿌리껍질,단피,고왕,백양금,목작약
학명; Paeonia suffruticosa Andrews 고신. 미한
청열양혈약, 뿌리껍질 약용, 청열, 양혈, 활혈거어

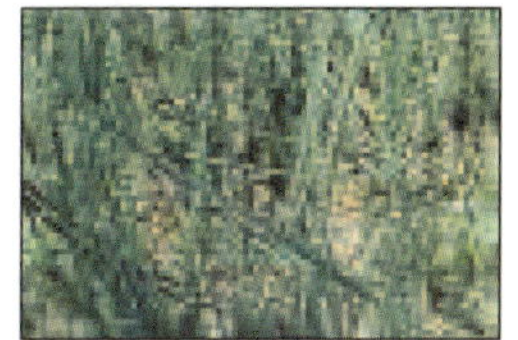 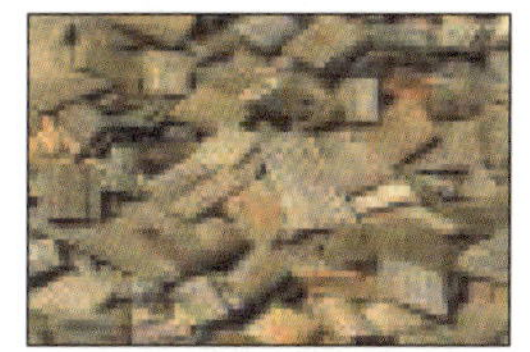

목적(木賊) - 속새,절절초,목적초,좌초
학명; Equisetum hiemale Linne, 감고.평
발산풍열약, 지상부전초 약용, 소산풍열, 눈충열효과

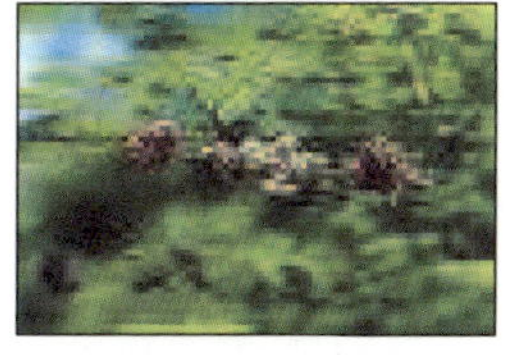 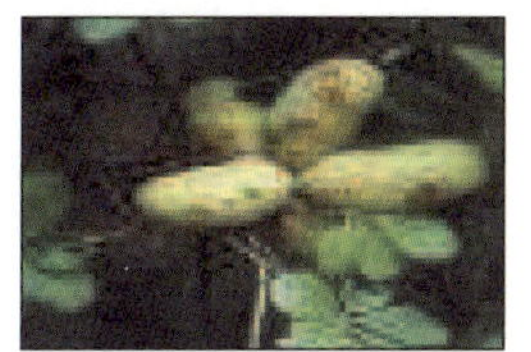

목통(木通)- 으름덩굴, 만년등, 통초 ,정옹 여덟잎으름
학명; Akebla quinata Decaisne, 고. 한, 줄기 약용
이수통림약, 통혈맥, 통유, 신우염, 방광염 효과

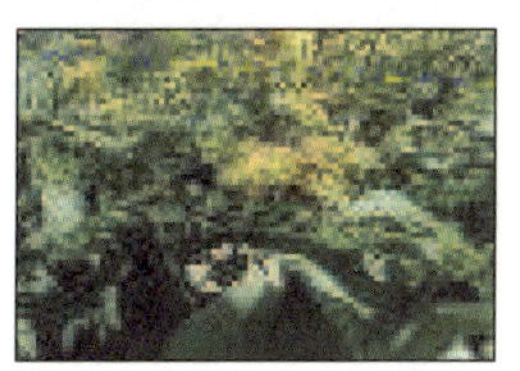 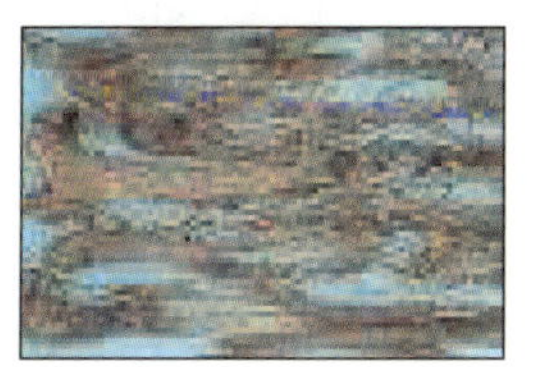

목향(木香) - 운목향, 청목향, 오향, 밀향
학명; Saussurea lappa Clarke 항균작용
이기약, 뿌리약용, 소화기 만성염증, 이질에 효과

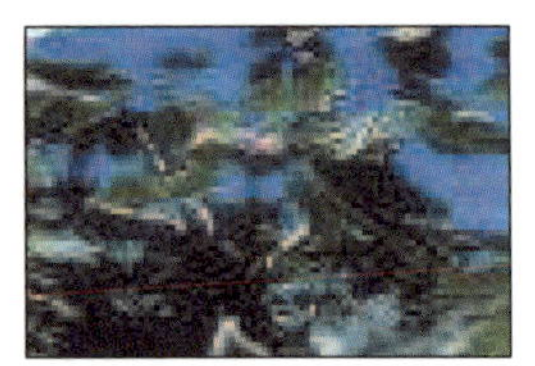 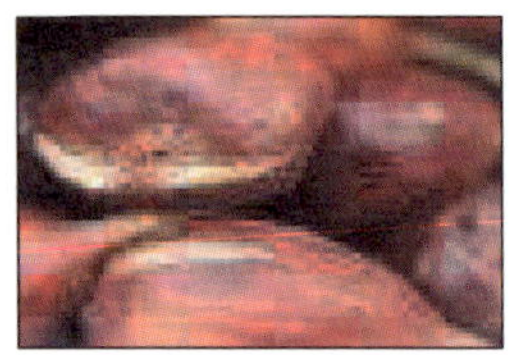

무화과(無花果) - 천생자

학명; Ficus carica / Ficus carica Linn 감. 평
열매 약용, 건위장, 소종해독, 대장염. 이질. 변비 효과

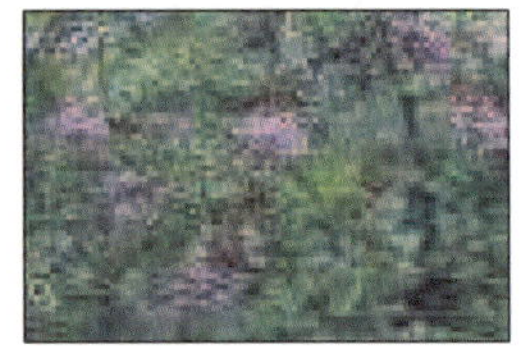 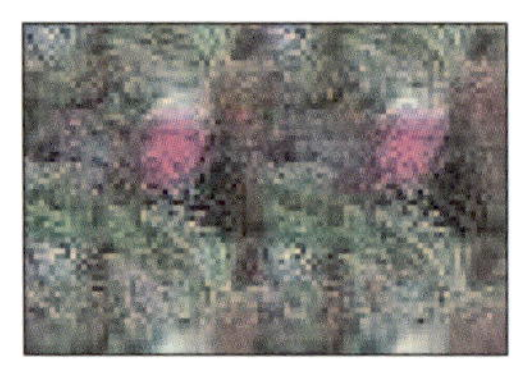

밀몽화(密蒙花)- 황반화, 소면화, 몽화, 밀몽나무

학명; Buddleia officinalis Maximowicz
청열사화약, 화서 약용, 눈을 맑게 한다.

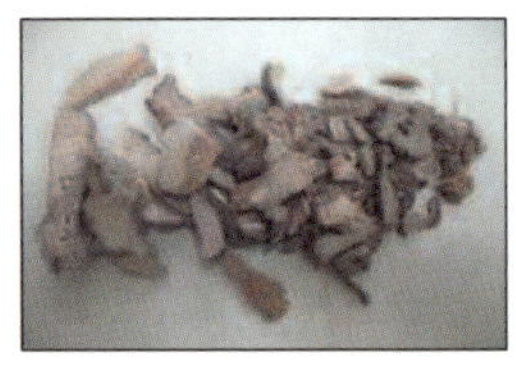

적하수오(赤何首烏)

고, 감 무독하고 간. 신경
간신부족, 수렴작용, 흑두주증 법제

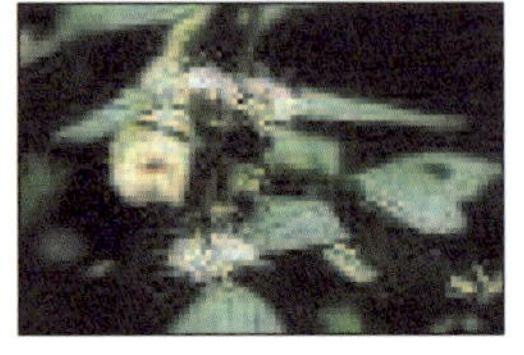 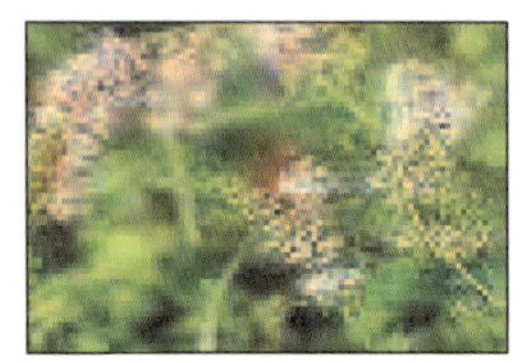

박하(薄荷) - 소박하, 집박하

학명; Mentha arvensis var. piperascens Malinvaud
발산풍열약, 줄기.잎 약용, 신. 량, 소산풍열
청리두목(清利頭目), 이인(利咽)

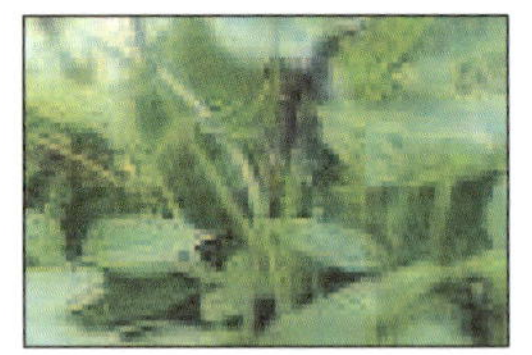 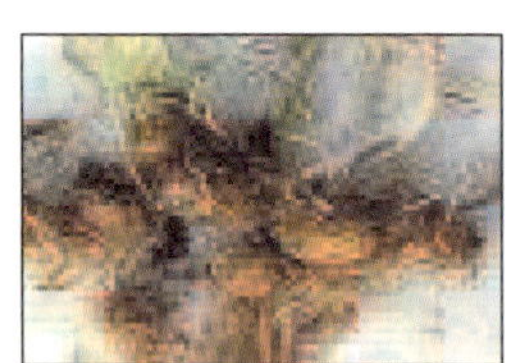

반하(半夏)- 끼무릇, 지문, 수전, 시고, 지전공, 대반하

학명; Pinellia ternata Breitenbach 온화한담약
덩이뿌리 약용, 유독. 신. 온, 조습화담, 강역지구(降逆止嘔)

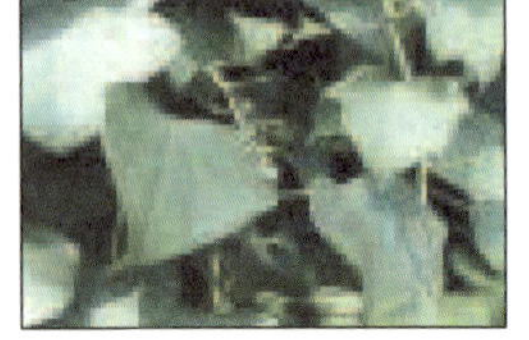 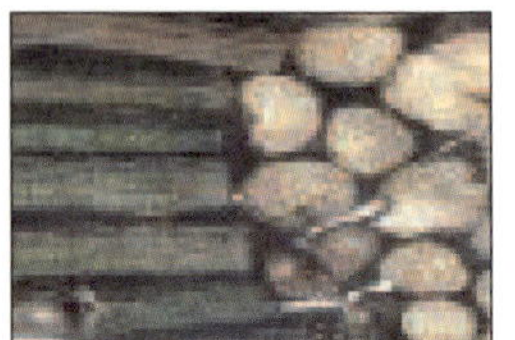

방기(防己) - 댕댕이덩굴, 석해, 분방기, 재군행, 한방기

학명; Sinomenium acutum Rehder et Wilson
거풍습지비통약, 뿌리 약용, 거풍지통, 이뇨소종, 해독
급성신우염, 혈압강하, 관절염, 늑간신경통에 효과

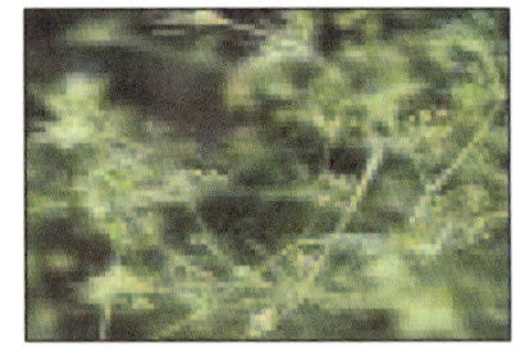 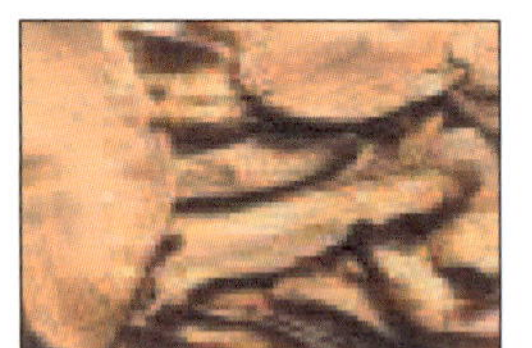

방풍(防風)- 갯방풍, 중국방풍, 회초, 병풍, 동예

학명; Saposhnikovia divaricata Schiskin
발산풍한약, 뿌리 약용, 신감.미온, 거풍해표

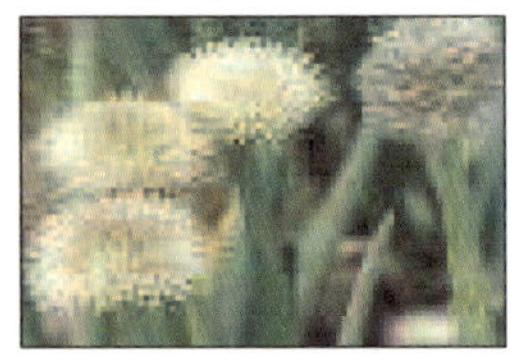 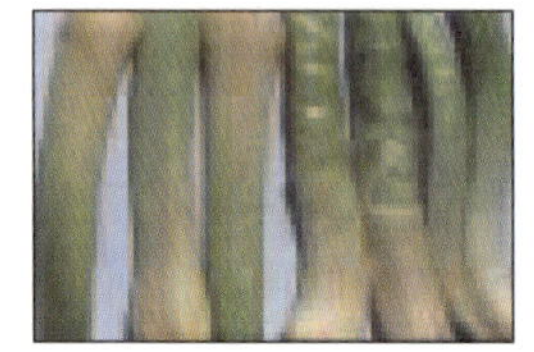

총백(茐白) - 파

비늘줄기 약용, 온, 신, 발한해표, 해독산결
감가로 열나고 추운증상과 사지냉증 효과

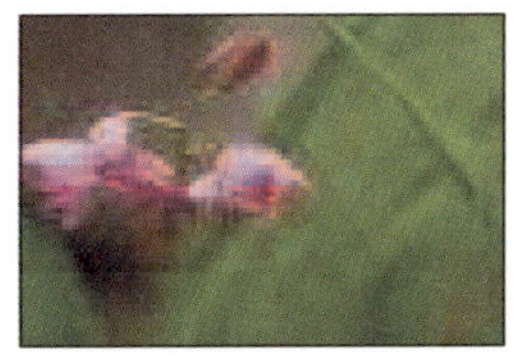 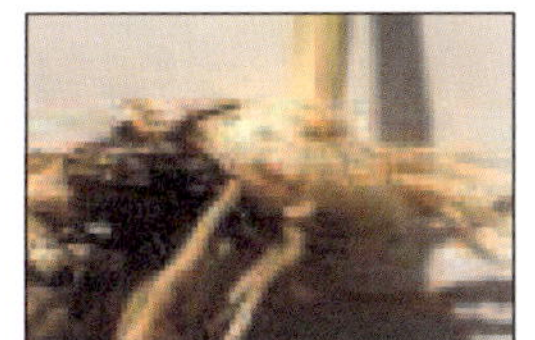

백급(白芨) - 자란,혜근,군구자,백근,대암풀,연급초
학명 Bletilla striata(Thunberg) Reichenbach fil.
덩이줄기 약용, 수렴지혈약, 객혈, 토혈, 타박상 효과

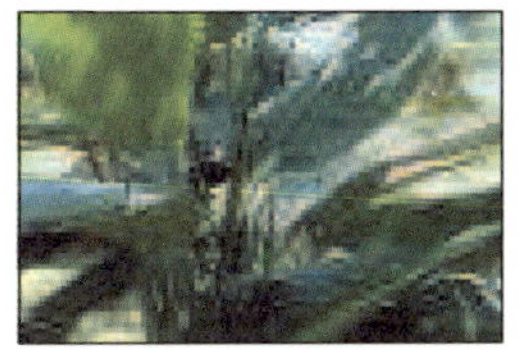 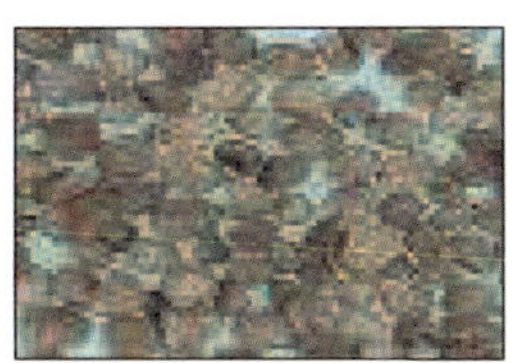

백두구(白豆寇)-다골(多骨), 백구(白寇), 각박(殼泊)
학명 Amomum cardamomum Linne
방향화습약, 과실의 과피제거 약용, 소화불량, 식적효과

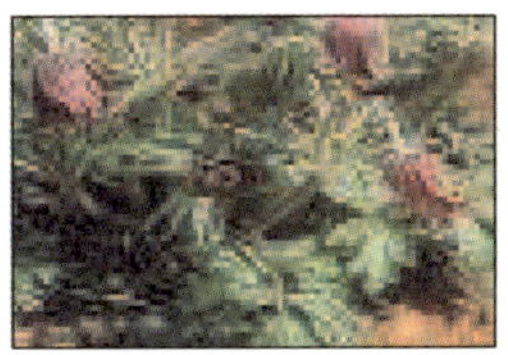 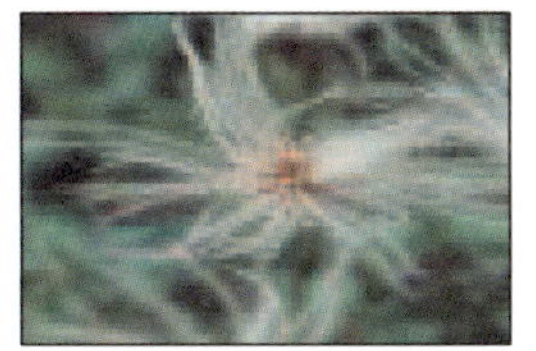

백두옹(白頭翁)-할미꽃,백두공,야장인,할미씨가비,노고초
학명; Pulsatilla koreane Nakal
청열해독약, 고.한, 양혈작용, 이질효과

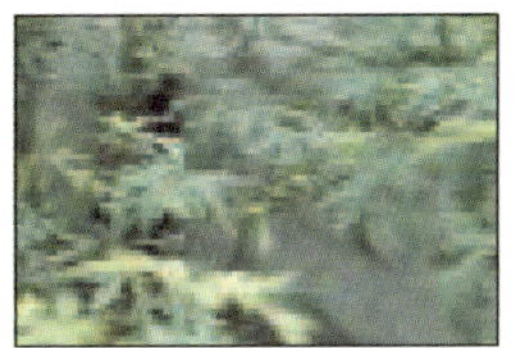 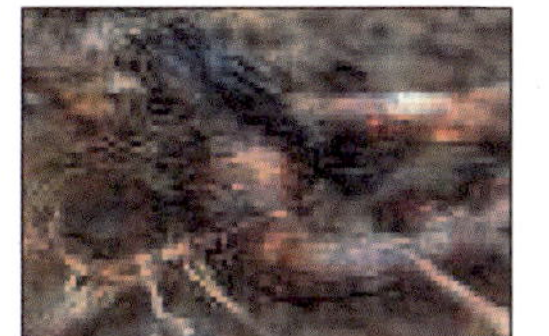

백렴(白斂) - 가위톱, 아포단, 묘아란, 백근, 곤륜, 토핵
학명; Amepelopsis japonica Makino
청열해독약, 고. 한, 옹저, 종기, 창양, 해독

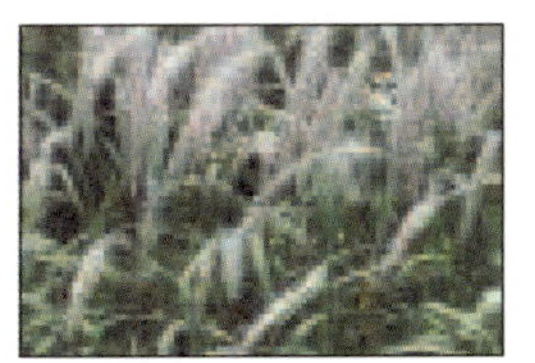 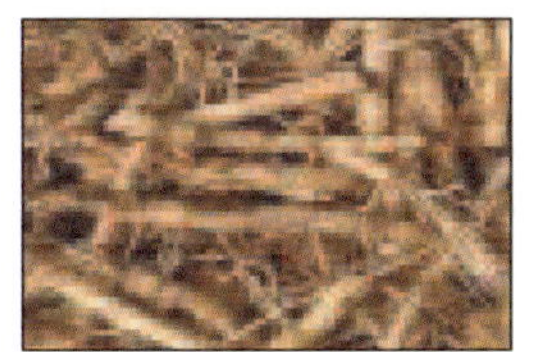

백모근(白茅根) - 띠뿌리, 란근,백화모근, 지관, 여근
Imperata cylindrica Beauvois var
뿌리줄기, 감.한, 양혈지혈약, 청열이뇨, 청폐위열

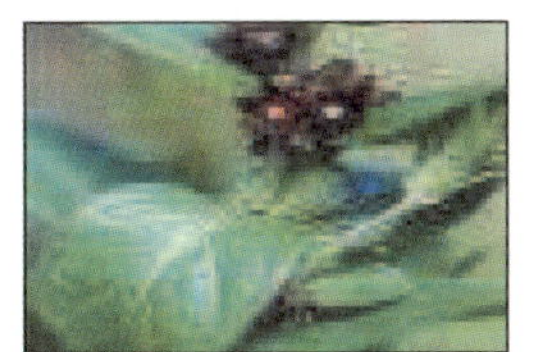 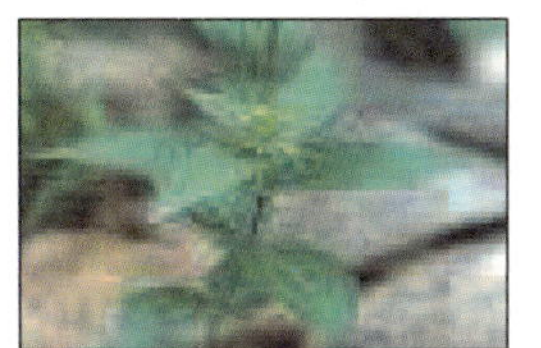

백미(白薇) - 미초(薇草), 백막(白幕), 골미(骨美)
학명; Cynanchum atratum Bunge
청허열약, 이뇨통림, 뿌리를 약용, 고함.한

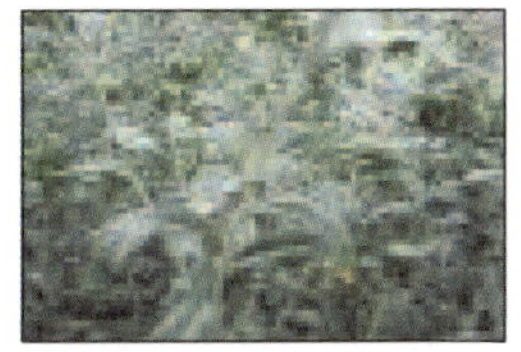 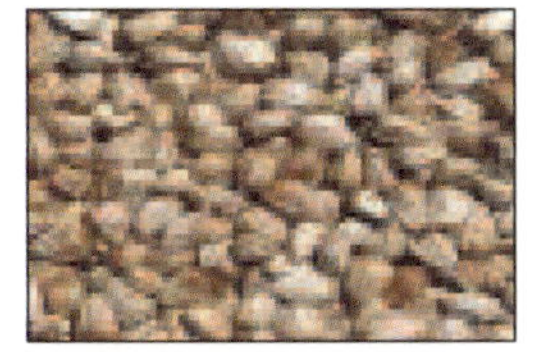

홍화인(紅花仁) - 잇꽃씨
접골약, 온, 신, 어혈제거
서근활락

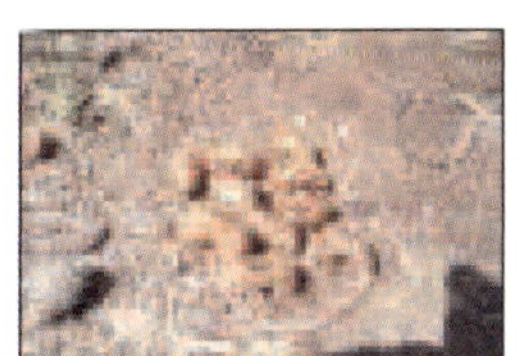 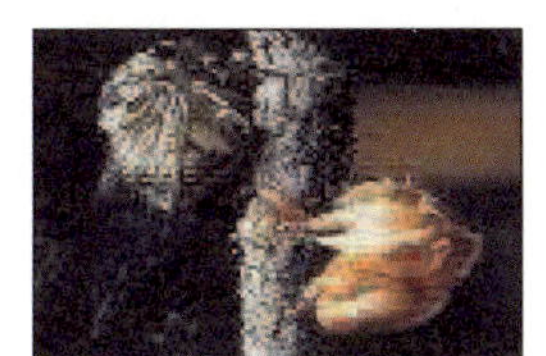

선퇴(蟬退) - 매미허물
한, 감. 한, 폐, 간경
소산풍열, 풍경제거, 진정, 진경

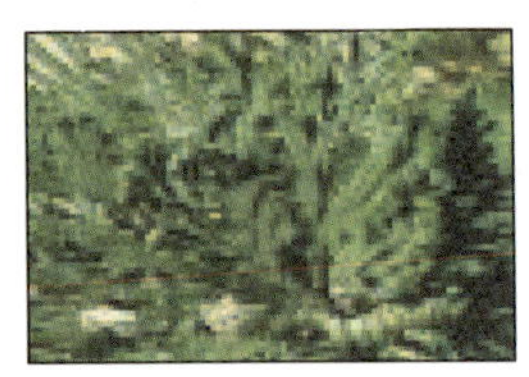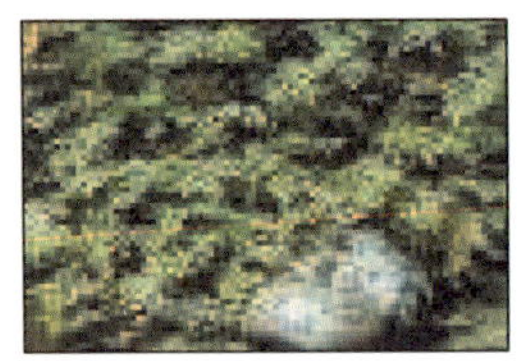

권백(卷柏) - 부처손, 불사초, 장생초
활혈거어약, 잎을 약용
평, 신
지혈, 활혈, 통경

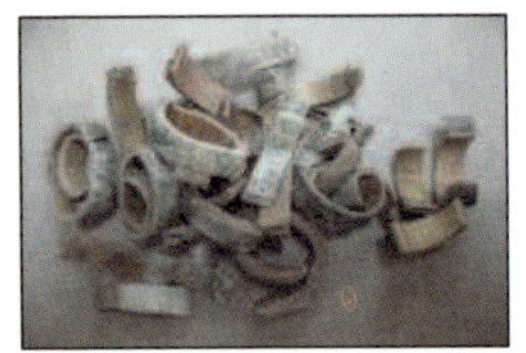

정공피 - 마가목
나무 줄기껍질 약용
강장, 거풍, 진해, 신체허약, 기침에 효과가 있다

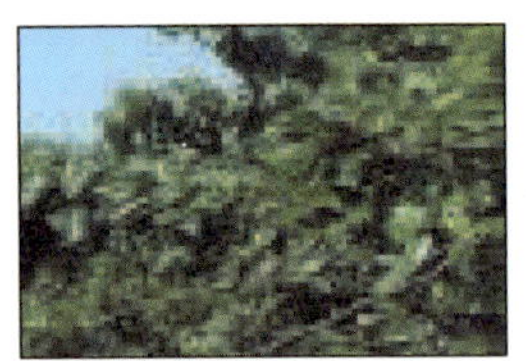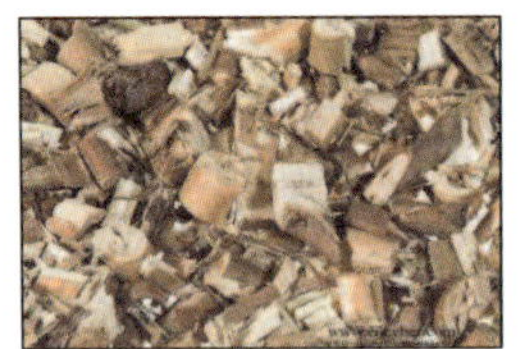

상지(桑枝) - 뽕나무 가지
거풍습약, 평,고, 간경
거풍통락, 이뇨, 관절통, 수종, 비만 효과

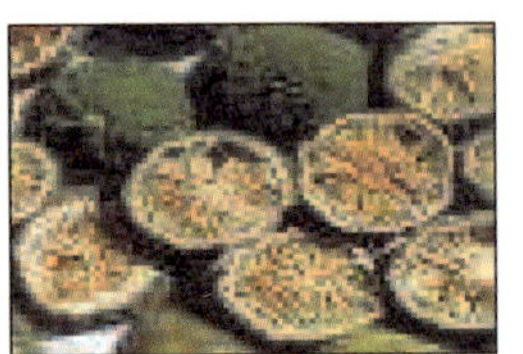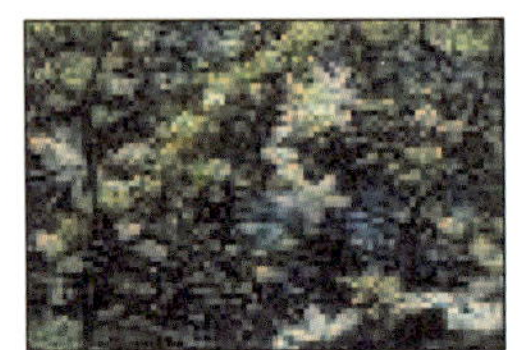

지실(枳實) - 탱자나무
덜익은 열매 약용, 미한, 고, 신
파기, 소적, 화담제비

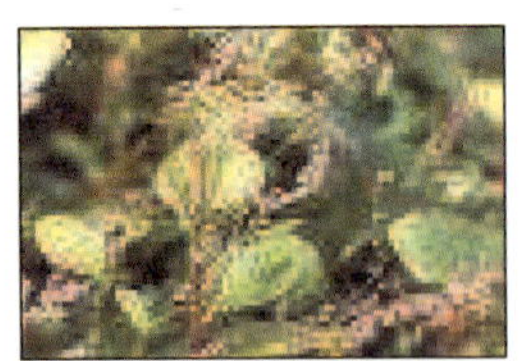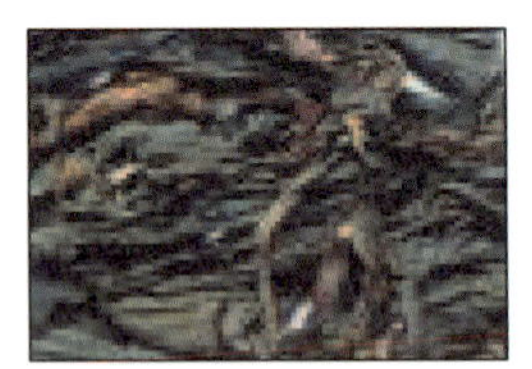

청대(靑黛) - 쪽
잎 약용 한, 함, 청열해독, 양혈소종
발진, 인후동통, 독종을 푼다.

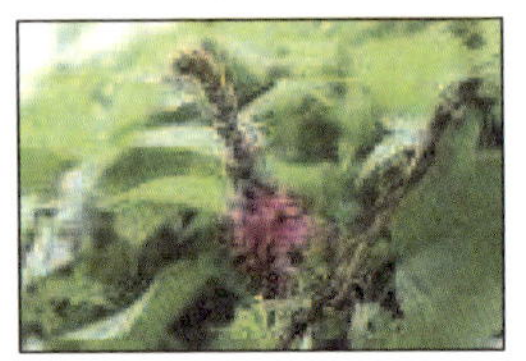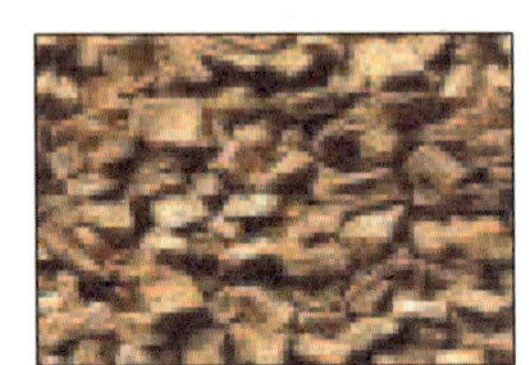

갈화(葛花) - 칡꽃
량, 감,신, 꽃을 약용
오래된 설사에 효과

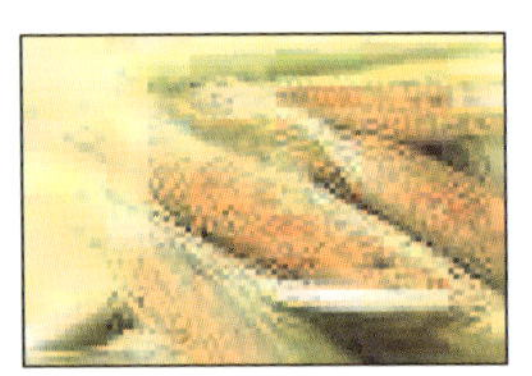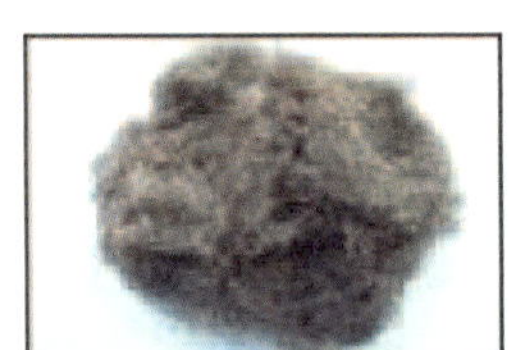

옥미수(玉米鬚) - 옥수수수염, 옥촉서예
수염 약용, 평, 감, 이수소종, 통림
고혈압, 신우염으로 몸이 부었을 때,
소변양이 적고 잘나오지 않을 때 효과

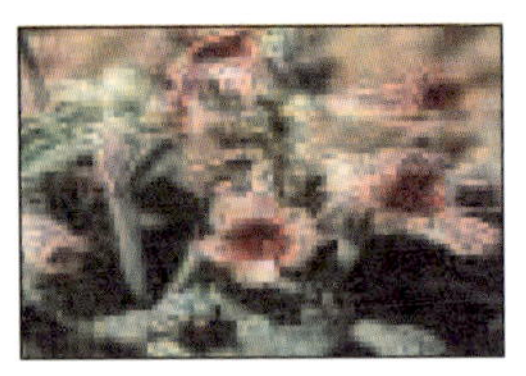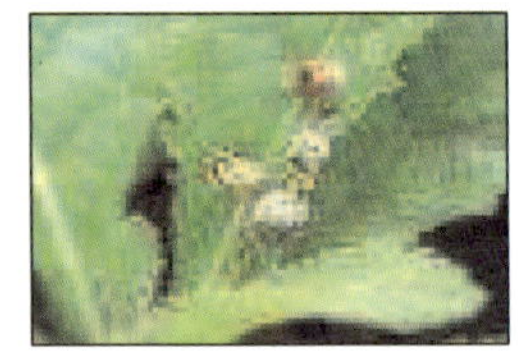

건지황(乾地黃) - 마른지황
한, 감, 뿌리를 약용
청열량혈, 양음생진, 어혈에 효과

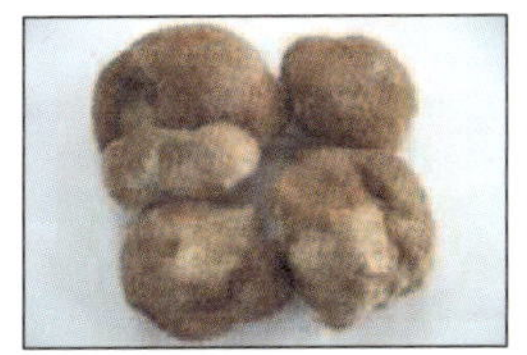 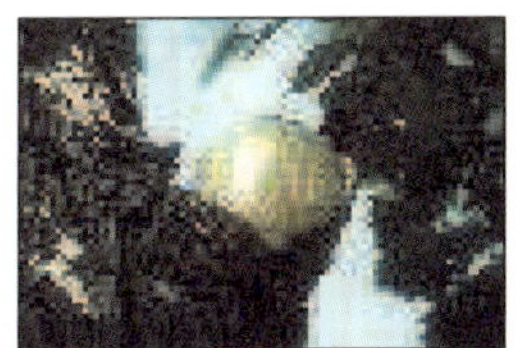

노루궁뎅이 - 후두고

맛은 달고 평하다
위궤양, 항암, 항균, 항염증, 치매

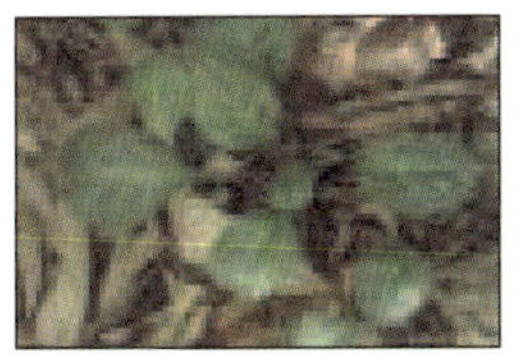 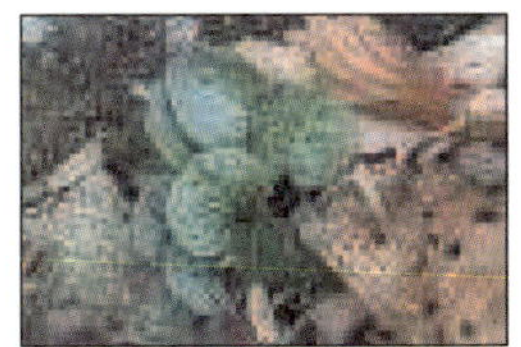

녹제초(鹿蹄草) - 노루발풀

잎, 줄기 약용, 온, 감, 고
대하, 사지마비동통, 강근골, 음낭습진
지혈, 보신, 요통에 효과

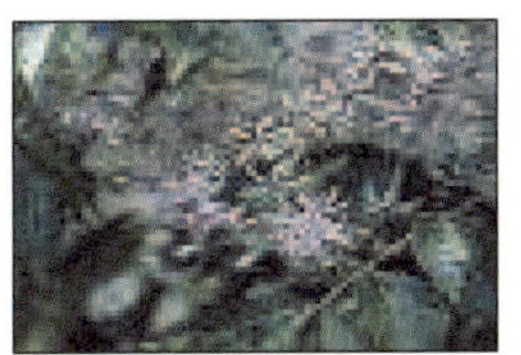 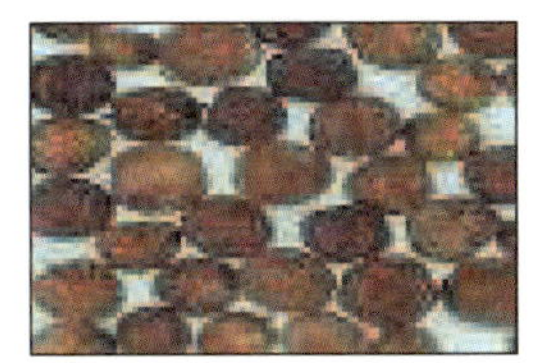

천련자(川練子) - 멀구슬나무 종자

맛은 쓰고 독이 조금 있다. 구충작용
협륵통, 배가 그득한 데 효과

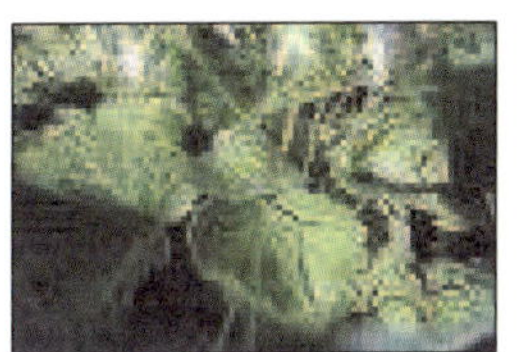 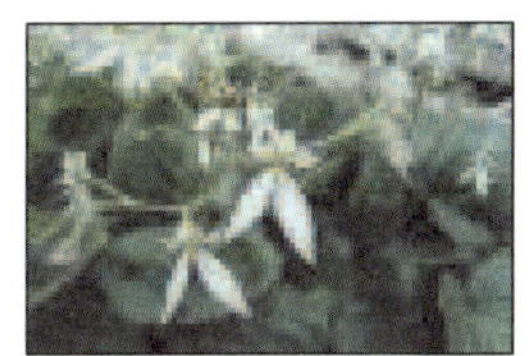

호이초(虎耳草) - 범의귀

잎,줄기 약용, 맛은 맵고 jsmf하다.
유독, 토혈, 자궁출혈에 효과

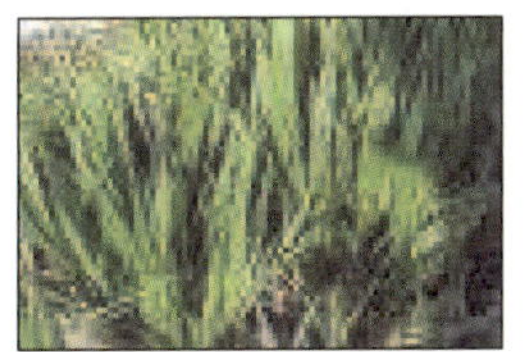 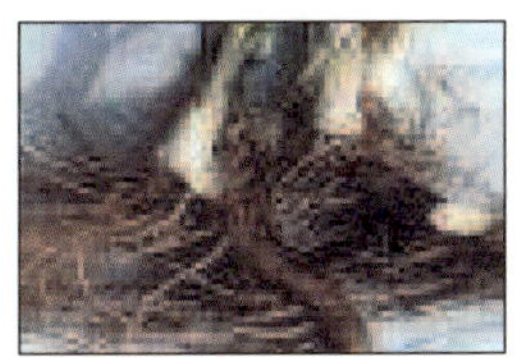

지모(知母) - 지모

뿌리줄기를 약용, 한, 감. 고, 청열사화, 자음윤조
가슴이 답답할 때, 갈증, 기침에 효과

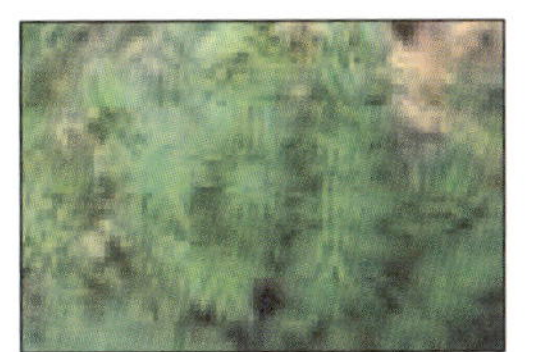 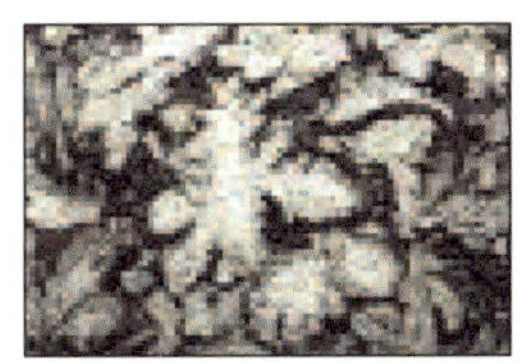

일천궁(日川芎) - 왜궁궁이

뿌리를 약용, 온. 신
활혈행기, 감기로 인한 두통, 전신통 효과

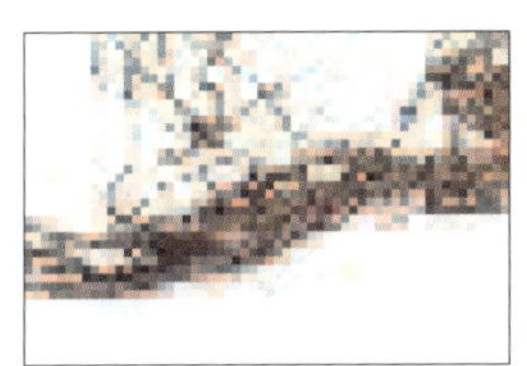 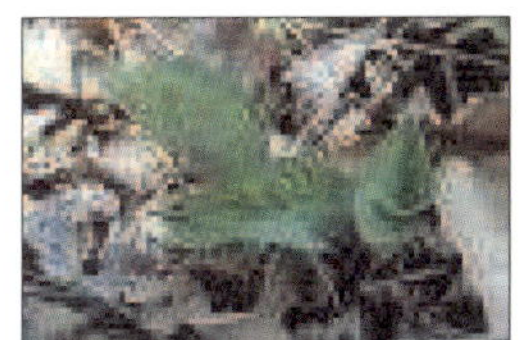

세신(細辛) - 족도리풀

뿌리 약용, 온, 신, 거풍통궁, 온한해표
외감으로 인한 두통, 오한, 발열, 코가 막히고
콧물이 흐르는 증상에 효과

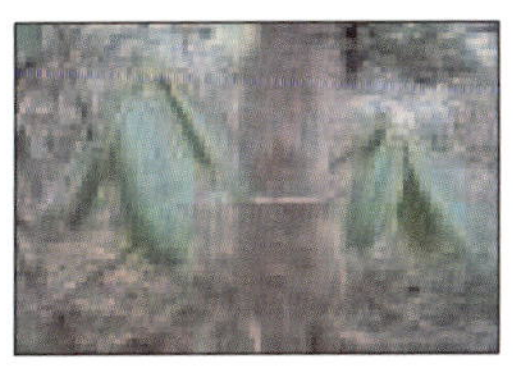 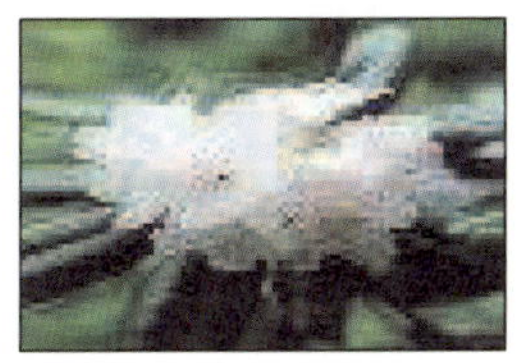

만병초(萬病草) - 진달래과

거풍습약, 잎약용, 관절통, 지통, 강장
신장염, 고혈압, 설사, 대하증 효과

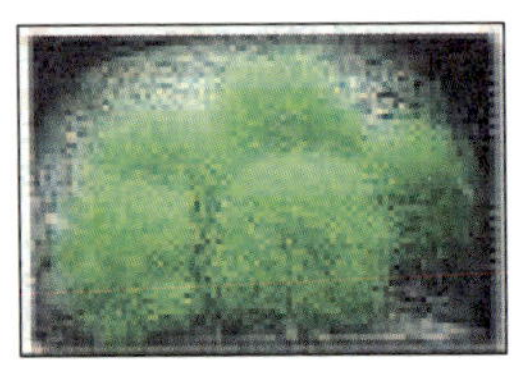

지부자(地膚子) - 댑싸리

종자 약용, 한 ,감, 이소변, 청조열
소변을 잘 못보는증상, 방광염, 신우신염

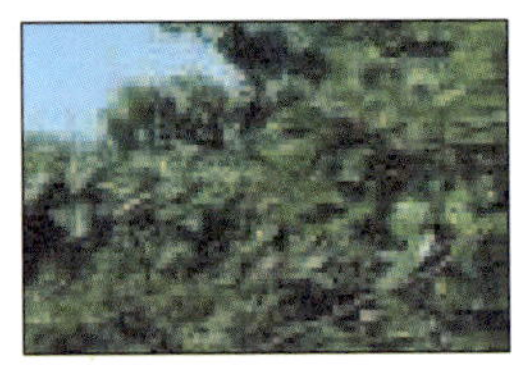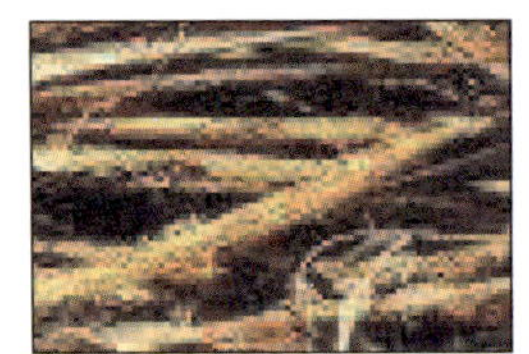

상백피(桑白皮) - 뽕나무

뿌리껍질 약용, 한, 감, 폐열을 내려 기침과
천식, 급성폐렴, 기관지염, 이뇨작용이 있어
전신부기 치료에도 효과

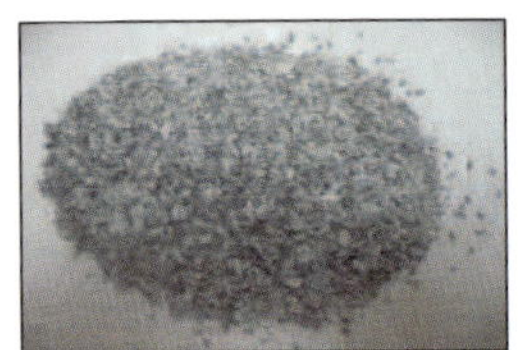

대회향(大茴香)

신, 온 무독하고 간, 신, 비, 위경
온중산한, 이기지통, 조중화위

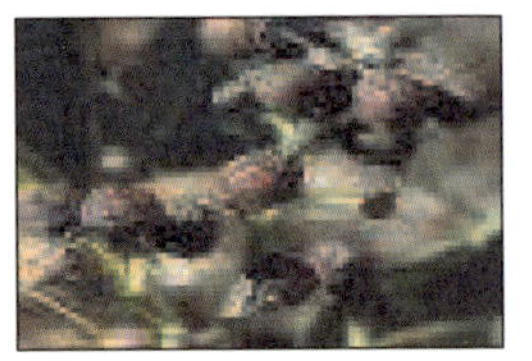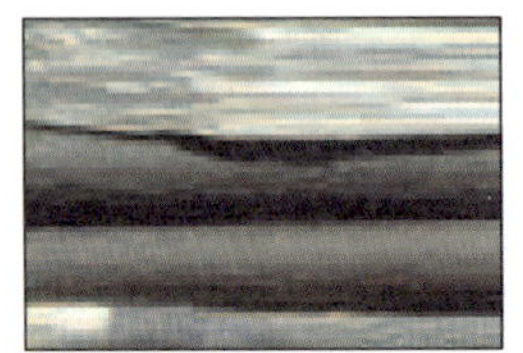

지구자(枳椇子) - 헛개나무

종자 약용, 평, 감, 청열이뇨
지갈제번, 해주독, 갱년기장애 효과

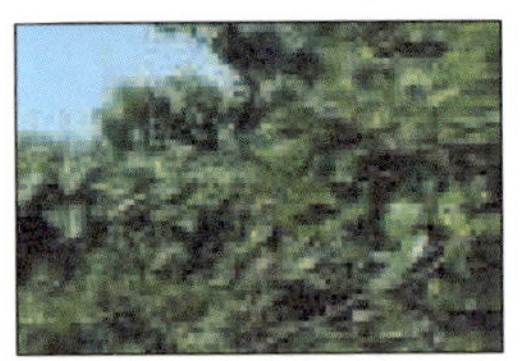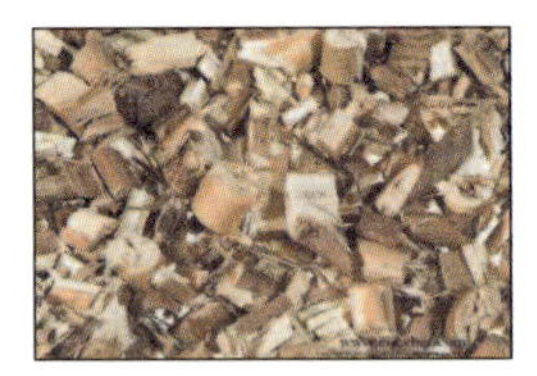

상엽(桑葉) - 뽕나무

잎을 약용, 한, 고. 감, 항균, 소산풍열
청간명목, 거담진해

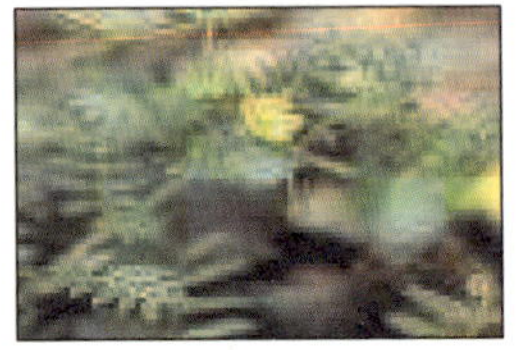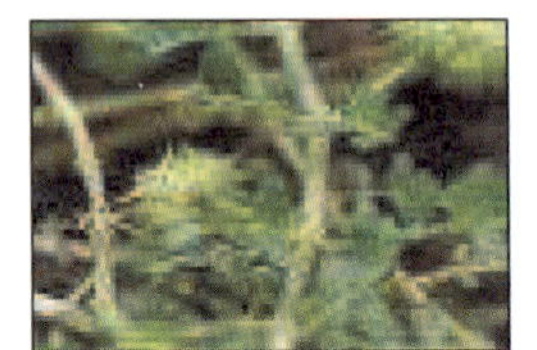

백질려(白蒺藜) - 남가새

열매 약용, 미온, 고, 폐경
식풍진경약, 소간해울, 습진, 피부소양증

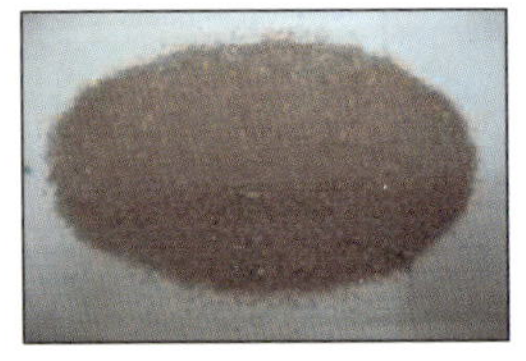

정력자 - 다닥냉이, 대적

고. 신. 대한, 폐, 방광경
행수소종, 소변불리에 효과가 잇다

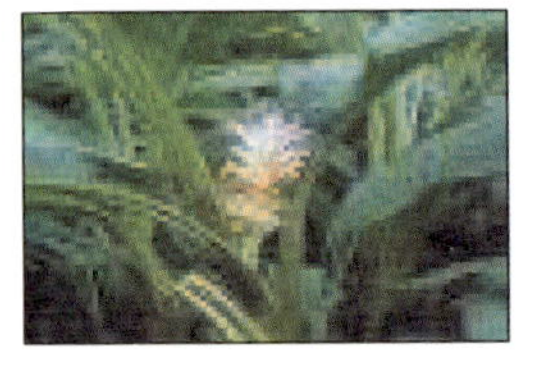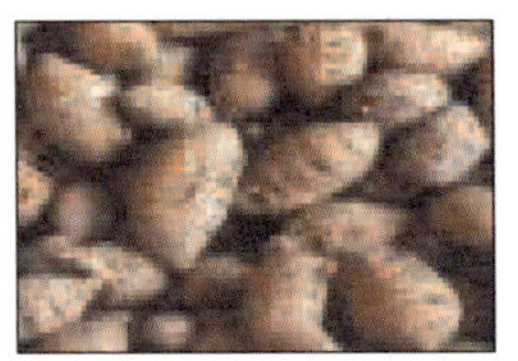

아출(莪朮) - 봉출

덩이뿌리 약용, 온, 고, 간.비경
활혈거어약, 만성기관지염, 천식효과